普通高等教育中医药类创新课程"十三五"规划教材

全国高等中医药院校教材

医学免疫学

（供中医学、中药学、中西医临床医学、针灸推拿学、
护理学、康复医学等专业研究生使用）

主　编　朱诗国　程晓东

副主编　刘　丹　刘文洪

　　　　姜　昕　郑月娟

主　审　王　易

上海科学技术出版社

内 容 提 要

本书主要介绍医学免疫基础理论及其关键科学问题之研究现状与发展趋势，为医学生系统了解医学免疫学知识和从事免疫学相关研究提供科学理论指导。本教材分上下两篇。上篇以免疫应答过程为线索，系统介绍免疫学基础理论知识；下篇以免疫关键科学问题为核心，详细介绍目前免疫学研究现状和发展趋势。

本书可满足医学生特别是研究生及科研工作者迫切想要了解和掌握现代免疫学基础理论与研究现状的需求，以便更好地为临床、教学和科研服务。

图书在版编目(CIP)数据

医学免疫学 / 朱诗国，程晓东主编. —上海：上海科学技术出版社，2020.4

普通高等教育中医药类创新课程"十三五"规划教材. 全国高等中医药院校教材

ISBN 978 - 7 - 5478 - 4788 - 6

Ⅰ. ①医… Ⅱ. ①朱… ②程… Ⅲ. ①医学－免疫学－中医学院－教材 Ⅳ. ①R392

中国版本图书馆 CIP 数据核字(2020)第 030626 号

医学免疫学

主 编 朱诗国 程晓东

上海世纪出版(集团)有限公司 出版、发行
上 海 科 学 技 术 出 版 社

(上海钦州南路 71 号 邮政编码 200235 www.sstp.cn)

浙江新华印刷技术有限公司印刷

开本 787×1092 1/16 印张 24.5

字数 500 千字

2020 年 4 月第 1 版 2020 年 4 月第 1 次印刷

ISBN 978 - 7 - 5478 - 4788 - 6/R·2017

定价：88.00 元

医学免疫学
编委会名单

编写说明

坚持中西医并重、传承发展中医药事业是党中央确定的中医药发展整体要求。在几千年的临床实践中,中医注重整体治疗,强调"养正积自除",主张通过"扶正"的方法祛除疾病,这些观念与现代免疫学理论一脉相承。因此,应用现代免疫学诠释中医药基础理论将是中医药现代化发展的重要方向之一,这就要求中医药院校的师生必须了解和掌握现代免疫学基础理论与前沿知识。

中医药院校研究生在本科阶段主要学习中医学、中药学、中西医临床医学以及药学、生物学等专业,这些学生中有近半数缺乏免疫学基础知识。对这部分研究生来说,西医药院校的研究生教材太难,只能使用西医药或中医药院校本科生教材;但本科生教材对另一部分有基础的研究生又太容易,达不到提升的目的。为解决这一两难现状,有必要编写一本适合我国中医药院校研究生使用的《医学免疫学》教材。

本教材分为上下两篇。上篇以免疫应答过程为线索,系统介绍免疫学基础理论知识;下篇以免疫关键科学问题为主题,详细介绍其研究现状和发展趋势,其中以研究现状的介绍为重点。

本教材第一章到第六章为上篇,第七章到第十七章为下篇。第一章绪论由朱诗国、屈泽强和吴展帅编写,第二章固有免疫应答由王莉新编写,第三章抗原提呈由陶方方编写,第四章 T 细胞介导的免疫应答由张丽峰编写,第五章 B 细胞介导的免疫应答由张晴雯编写,第六章免疫耐受与免疫调节由程新华编写,第七章疫苗与抗体工程由刘文洪编写,第八章细胞因子由聂歆闻编写,第九章 CD 分子由孙锦霞编写,第十章黏膜免疫由周联编写,第十一章固有免疫细胞由郑月娟编写,第十二章 T 淋巴细胞亚群与 B 淋巴细胞亚群由刘丹编写,第十三章超敏反应由杨贵珍编写,第十四章自身免疫性疾病由张悦编写,第十五章抗感染免疫由姜昕编写,第十六章肿瘤免疫由姚超编写,第十七章中医药免疫由程晓东、胡丹编写。本

1

教材绘图由缪珠雷负责。

　本教材编写人员本着精益求精的精神，认真编写每一个章节。免疫学进展日新月异，本教材难免有疏漏和错误，敬请广大师生和读者批评指正，为我们教材的完善和更新提出宝贵意见。

《医学免疫学》编委会

2020 年 1 月

目　录

上　篇

下 篇

医 学 免 疫 学

上 篇

篇 上

第一章

绪 论

　　免疫(immunity)一词来源于拉丁词 immunitas,拉丁语义为人的"不受侵犯",原意指罗马参议员或中世纪领主享有的免于徭役或兵役等豁免权和特恩权。引入医学领域后指免除疾病,特别是感染性疾病。执行免疫功能的细胞和分子构成了免疫系统,它们对外来物质等危险信号的反应称为免疫应答。

　　医学免疫学(medical immunology)是研究人体免疫系统构成与功能,免疫应答规律与效应机制,免疫功能异常与疾病发生发展和转归,以及应用免疫学原理与技术方法进行疾病诊断、预防和治疗的科学。免疫学经历了免疫现象观察与模仿应用的经验免疫学时期、免疫物质结构基础与基础理论探讨的科学免疫学时期以及免疫作用机制解读的现代免疫学时期的发展,特别是在 20 世纪 50 年代之后,人们对免疫作用分子机制的深刻解读,使免疫学脱离了微生物学的母体,形成了一门独立的学科。

第一节　免疫系统的构成与功能

　　免疫如同生命本身一样古老。从进化早期开始,生物体为了生存就必须能够在恶劣的环境中保护自己以免受到病原体的侵害。为完成这一历史使命,生物体就必须能够区分"自我"和"非我",以排除"非我"维持自身稳定,为此开创了宿主-病原体共同进化的悠久历史,逐步形成了结构复杂和功能精细的免疫系统。

一、免疫系统的构成

　　免疫系统(immune system)是机体执行免疫功能的组织系统和物质基础。经典解剖学所指的免疫系统主要指淋巴系统、骨髓和胸腺;生理学意义上,免疫系统则分为免疫器官和组织、免疫细胞和免疫分子。这些不同层次的组分,有些专司其职,有些则兼顾其他生理功能(表 1-1)。

(一) 免疫器官和组织

　　免疫器官(immune organ),又称为淋巴器官(lymphoid organ),依据功能的不同分为

表 1-1　免疫系统的组成

| 免疫器官和组织 | | 免疫细胞 | | 免疫分子 | |
中　枢	外　周	适应性免疫	固有免疫	膜　型	分泌型
骨髓	脾脏	T 淋巴细胞	吞噬细胞(单核细胞、巨噬细胞和中性粒细胞)	TCR	免疫球蛋白
胸腺	淋巴结	B 淋巴细胞	树突状细胞	BCR	补体
腔上囊/法氏囊(禽类)	皮肤/黏膜相关淋巴组织		NK 细胞 NK T 细胞 γδ T 细胞 B1 细胞 固有淋巴样细胞 其他细胞(嗜酸性粒细胞、嗜碱性粒细胞和肥大细胞等)	MHC 分子 CD 分子 黏附分子 细胞因子受体	细胞因子

中枢免疫器官(central immune organ)和外周免疫器官(peripheral immune organ)两类,中枢免疫器官又称为初级淋巴器官(primary lymphoid organ),是免疫细胞发生、发育、分化和成熟的场所,包括人和其他哺乳类动物的骨髓(胚胎期的卵黄囊、肝和脾)、胸腺以及禽类特有的腔上囊/法氏囊;外周免疫器官又称为次级淋巴器官(secondary lymphoid organ),是发育成熟的淋巴细胞(T 细胞和 B 细胞)定居并接受抗原刺激产生免疫应答的场所,包括淋巴结、脾脏和皮肤/黏膜相关淋巴组织(cutaneous/mucosal-associated lymphoid tissue, CALT/MALT)等。中枢免疫器官和外周免疫器官通过血液循环和淋巴循环相联系,构成一个完整的免疫系统网络(图 1-1)。

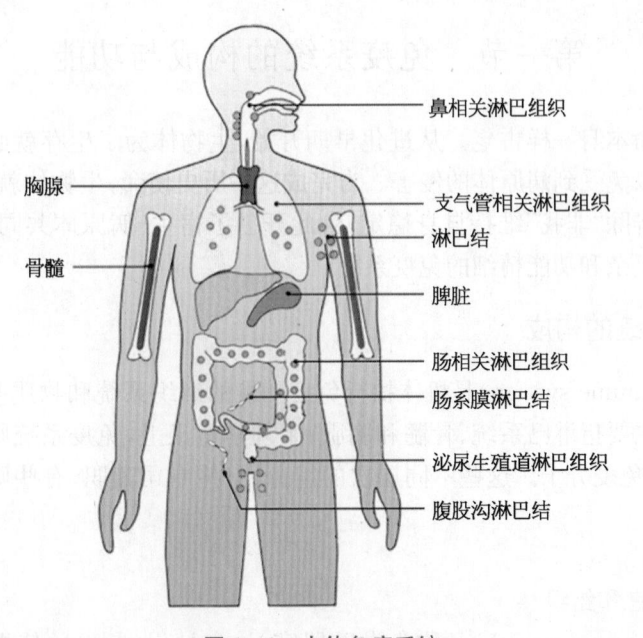

图 1-1　人体免疫系统

免疫组织(immune tissue),又称为淋巴组织(lymphoid tissue),广泛分布于机体各个部位,是构成胸腺、脾脏、淋巴结等包膜化淋巴器官的主要成分。在皮肤及消化道、呼吸道和泌尿生殖道等的黏膜部位存在大量非包膜化的弥散性淋巴组织,构成重要的皮肤/黏膜相关淋巴组织。

1. 中枢免疫器官

(1) 骨髓 骨髓(bone marrow)是各类血细胞(包括免疫细胞)的发源地,也是人类和其他哺乳动物 B 细胞发育成熟的场所。骨髓位于骨髓腔中,包括红骨髓(red marrow)和黄骨髓(yellow marrow)。红骨髓具有活跃的造血功能,位于骨松质腔隙中,在结构上是一种主要由造血干细胞、基质细胞和毛细血管网络构成的海绵状组织。红骨髓基质细胞包括网状细胞、成纤维细胞、巨噬细胞、脂肪细胞和血窦内皮细胞等。基质细胞可分泌多种造血生长因子(IL-3、IL-4、IL-6、IL-7 和 GM-CSF 等),连同基质细胞共同构成了造血细胞赖以生长、分化、发育和成熟的环境,称为造血诱导微环境(hematopoiesis inductive microenvironment,HIM)。黄骨髓主要由结缔组织构成,富含血管和脂肪细胞。红骨髓在人 5 岁左右时转变为黄骨髓,一旦造血需求增加,可转变为红骨髓,恢复造血功能。

骨髓多能造血干细胞简称造血干细胞(hematopoietic stem cell,HSC),具有自我更新和向多谱系血细胞分化的潜能,是体内血细胞的前体细胞。血细胞在骨髓中生长、分裂及分化的过程称为造血(hematopoiesis)。HSC 在人体胚胎 2～3 周时可出现于卵黄囊,第 2～3 个月开始转移至胚肝,继而入脾,肝和脾是胚胎第 3～7 个月的主要造血器官。随后,HSC 又迁移至骨髓,使骨髓成为胚胎末期以及出生后的造血场所。HSC 除了自我更新能力和多向分化潜能外,还具有相对静止性和高度异质性的生物学特征。生理情况下,90%～95% 的 HSC 处于 G_0 期,不进行 DNA 合成和有丝分裂,这表明少数 HSC 即可保证机体造血恒定。即使完全纯化的 HSC,其功能、生物物理学特征和表面标志并非完全一致,存在高度异质性(heterogenicity)和等级性(hierarchy)。HSC 在造血组织中所占比例极低,形态学上难以与其他单个核细胞区别,人 HSC 的主要表面标志为 CD34 和 CD117,还会表达 CD38、血管内皮生长因子受体 2(VEGFR-2)、CD45 和 HLA-DR 等。

骨髓是重要的造血器官,是几乎所有免疫细胞的发源地。在造血诱导微环境中,造血干细胞首先定向分化为髓样干细胞(myeloid stem cell)和淋巴样干细胞(lymphoid stem cell),髓样干细胞最终分化为多种分叶核粒细胞、红细胞、单核细胞以及产生血小板的巨核细胞等;淋巴样干细胞最终分化发育为 T 细胞、B 细胞和 NK 细胞等。

骨髓是人类和哺乳动物 B 细胞分化、发育和成熟的场所(禽类 B 细胞在腔上囊中发育成熟)。胚胎期 B 细胞分化部位是胚肝。出生后到成年期,B 细胞仅在骨髓内发育成熟。祖 B 细胞在骨髓内经过 B 细胞、未成熟 B 细胞等阶段最终发育为成熟 B 细胞。B 细胞前体与骨髓基质的网状细胞密切接触,后者通过分泌重要的细胞因子 IL-7 促进 B 细胞的发育成熟。B 细胞在发育过程中,将经历严格的选择,阳性选择使发生免疫球蛋白基因重排的 B 细胞得以存活,继续发育;阴性选择则清除掉自身反应性 B 细胞,最终有将近 75% 的前体 B 细胞发生凋亡而被淘汰,成熟 B 细胞仅占 25%。

骨髓是再次体液免疫应答发生的场所,也是体内抗体产生的重要器官。记忆 B 细胞在外周免疫器官接受抗原再次刺激而活化,经淋巴液和血液迁移至骨髓,在此分化为成熟浆细胞,并产生大量抗体(主要是 IgG,其次为 IgA)。抗原再次免疫后,外周免疫器官可快速应答,但产生抗体的持续时间短;骨髓可缓慢、持久地产生大量抗体,是血清抗体的主要来源。

(2) 胸腺 胸腺(thymus)是 T 细胞分化、发育和成熟的场所。人类胸腺位于胸腔纵隔上部、胸骨后方、心脏上方,于胚胎第 9 周出现,由第Ⅲ、Ⅳ对咽囊的内胚层分化而来,20 周发育成熟,是发育最早的免疫器官。出生后胸腺体积迅速增大,至青春期达到顶峰,此后随年龄增长而逐渐萎缩退化,至老年期被脂肪组织取代。胸腺微环境改变,T 细胞发育成熟减少,与老年人免疫功能衰退有关。

胸腺分左右两叶,表面覆盖有结缔组织被膜,被膜深入实质部成为小梁,并将实质部分成若干小叶,小叶的外层为皮质区(cortex),分为浅、深两层。内层为髓质区(medulla),相邻小叶的髓质彼此相通。胸腺实质部的细胞成分主要为胸腺细胞和胸腺基质细胞(thymus stromal cells,TSC),胸腺细胞包括正在发育中的未成熟和已成熟的 T 细胞,胸腺基质细胞包括胸腺上皮细胞(thymus epithelial cells,TEC)、巨噬细胞(macrophage,Mφ)、树突状细胞(dendritic cells,DC)和成纤维细胞等(图 1-2)。

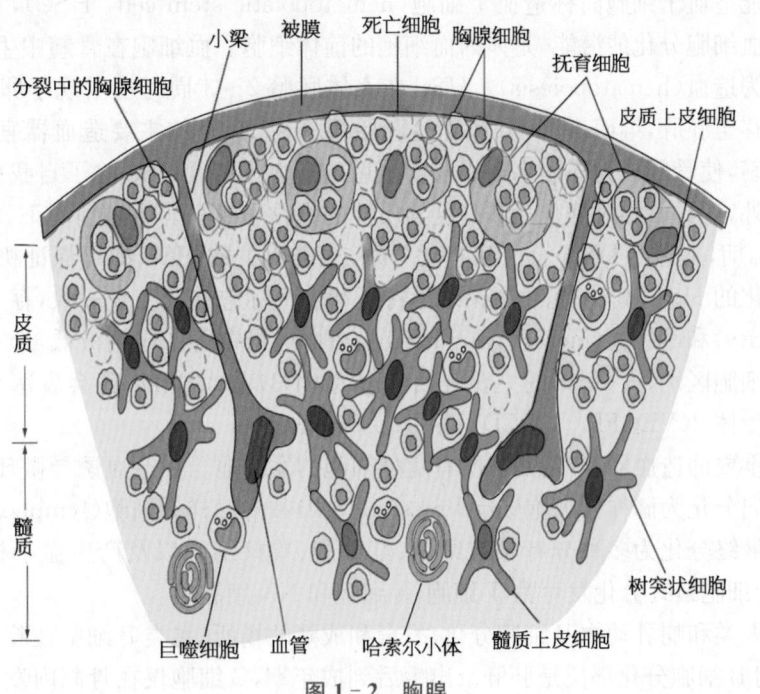

图 1-2 胸腺

胸腺皮质区内的上皮细胞高度特化,其胞质突起,形成口袋样结构,包裹着胸腺细胞,此种上皮细胞被称为胸腺抚育细胞(thymus nursing cell),是胸腺细胞赖以发育成熟的重要基质细胞,可产生促进胸腺细胞分化发育成熟的激素和细胞因子。髓质区内有大量胸腺髓质上皮细胞和较成熟的胸腺细胞、Mφ 和 DC。髓质区有胸腺小体(thymic corpuscle),也被称为哈索尔小体(Hassall corpuscle),为胸腺特征性结构,由聚集的上皮细胞呈同心圆状包绕排列而成。

胸腺基质细胞连同其所分泌的细胞因子、胸腺肽类分子以及细胞外基质共同构成胸腺微环境(thymic microenvironment)，是决定 T 细胞分化、增殖和选择性发育的重要条件。胸腺上皮细胞主要通过两种方式促进胸腺细胞发育：其一，分泌细胞因子和胸腺肽类分子，包括 SCF、IL-1、IL-2、IL-6、IL-7、TNF-α、GM-CSF、趋化因子、胸腺素(thymosin)、胸腺肽(thymulin)和胸腺生成素(thymopoietin)等，促进和调节胸腺细胞分化、发育和增殖。其二，通过胸腺上皮细胞-胸腺细胞间的受体-配体相互作用，诱导和促进胸腺细胞分化、发育和成熟。

胸腺是 T 细胞分化、发育和成熟的场所。皮质-髓质交界处富含血管，由骨髓迁移到胸腺的祖 T 细胞(pro-T)由此处进入胸腺，首先移行到皮质区，随着发育成熟，逐渐向髓质区迁移。在此过程中，胸腺细胞经历阳性选择和阴性选择，90% 以上的细胞发生凋亡，仅有少数细胞最终发育为成熟的初始 T 细胞(naïve T cell)，获得识别抗原的自身 MHC 限制性和自身免疫耐受。成熟 T 细胞仅识别位于抗原提呈细胞(APC)表面的、与自身 MHC 分子结合的抗原肽，这被称为 T 细胞抗原识别的 MHC 限制性。阳性选择主要由上皮细胞介导，胸腺细胞表达的 TCR 若与上皮细胞表面的自身 MHC 分子具有过高或过低亲和力，则导致该胸腺细胞凋亡，只有表达与自身 MHC 分子具有中等亲和力的 TCR 的胸腺细胞才能进一步发育，阳性选择的意义是使 T 细胞获得了识别抗原的自身 MHC 限制性。阴性选择是指清除胸腺内自身抗原应答性胸腺细胞的过程，其生物学意义在于使 T 细胞获得自身免疫耐受性和对外来抗原的应答能力。早期成熟的 T 细胞主要是 γδ T 细胞，经血液循环到达皮肤、黏膜，参与固有免疫应答(innate immunity)。胚胎晚期至终生则以 αβ T 细胞为主，它们定居在外周免疫器官和组织，参与适应性免疫应答(adaptive immunity)。

胸腺发育不全，可导致成熟 T 细胞缺乏和细胞免疫缺陷，裸鼠就是因为胸腺上皮细胞发育障碍导致胸腺发育不全，致使其外周淋巴组织缺乏 T 细胞。人类胸腺上皮细胞缺失可导致迪格奥尔格综合征(DiGeorge syndrom)，患儿先天性胸腺发育不全，缺乏 T 细胞，易反复发生病毒性和真菌性感染。

胸腺还具有免疫调节和自身耐受的建立两大功能。胸腺上皮细胞产生的细胞因子和胸腺肽，不仅能调控胸腺细胞的分化和发育，还能对外周免疫器官和免疫细胞产生调节作用。另外，T 细胞在发育过程中，会通过 T 细胞受体(TCR)与胸腺基质细胞表面上的自身抗原-MHC 复合物发生高亲和力结合，引发阴性选择，启动细胞程序性死亡，消除自身反应性 T 细胞，建立自身耐受。若胸腺基质细胞缺陷，则阴性选择机制发生障碍，无法消除自身反应性 T 细胞，出生后易患自身免疫病。

2. 外周免疫器官和组织

(1) 淋巴结　淋巴结(lymph node)是最完备的外周免疫器官，形态为圆形或肾形或豆形，大小为 1～25 毫米，广泛分布于全身非黏膜部位的淋巴管道汇集处，身体浅表部位的淋巴结常位于颈部、腋窝和腹股沟等凹陷隐蔽处，内脏的淋巴结常位于纵隔和腹腔以及内脏的器官门附近，组织或器官的淋巴液均引流至局部淋巴结。淋巴结是淋巴系统重要的组成部分。

淋巴结表面由结缔组织被膜包被，被膜深入实质成为小梁，构成淋巴结的主要支架结构，淋巴结实质分为位于外层区域的皮质和中心区域的髓质两部分。皮质又分为浅皮质区和深皮质区,紧靠被膜下为浅皮质区,是 B 细胞定居部位,称为 B 细胞区,又称为非胸腺依赖区(thymus-independent area)。大量 B 细胞在该区域聚集形成初级淋巴滤泡(primary lymphoid follicle),或称淋巴小结(lymph nodule)。初级淋巴滤泡为未受抗原刺激的状态,主要含成熟的初始 B 细胞。接受抗原刺激后,初级淋巴滤泡内出现生发中心(germinal center, GC),又称为次级淋巴滤泡(secondary lymphoid follicle),由活化增殖的 B 细胞、记忆 B 细胞、滤泡树突状细胞和 Mφ 组成。滤泡树突状细胞(follicular dendritic cell, FDC),与 B 细胞接受抗原刺激活化密切相关。深皮质区又称副皮质区(paracortex),位于浅皮质区与髓质之间,是 T 细胞的定居场所,故又称为胸腺依赖区(thymus-dependent area)。副皮质区富含并指状树突状细胞(IDC),是由皮肤的朗格汉斯细胞和黏膜等部位的 DC 迁移而来,高表达 MHCⅡ类分子,是非常重要的专职抗原提呈细胞,可将来自机体内外表面所处理的抗原传递到淋巴结内。副皮质区有许多结构特化的毛细血管后微静脉(post-capillary venule, PCV),由单层立方状不连续的内皮细胞所组成,又称为高内皮微静脉(high endothelial venule, HEV),血液中的淋巴细胞由此进入淋巴结,是淋巴细胞再循环的一个重要门户通道。髓质由髓索和髓窦组成,髓索由 B 细胞、浆细胞、T 细胞和 Mφ 组成;髓窦为淋巴窦,窦内富含 Mφ,可捕捉、吞噬和清除抗原异物,发挥过滤作用(图 1 - 3)。

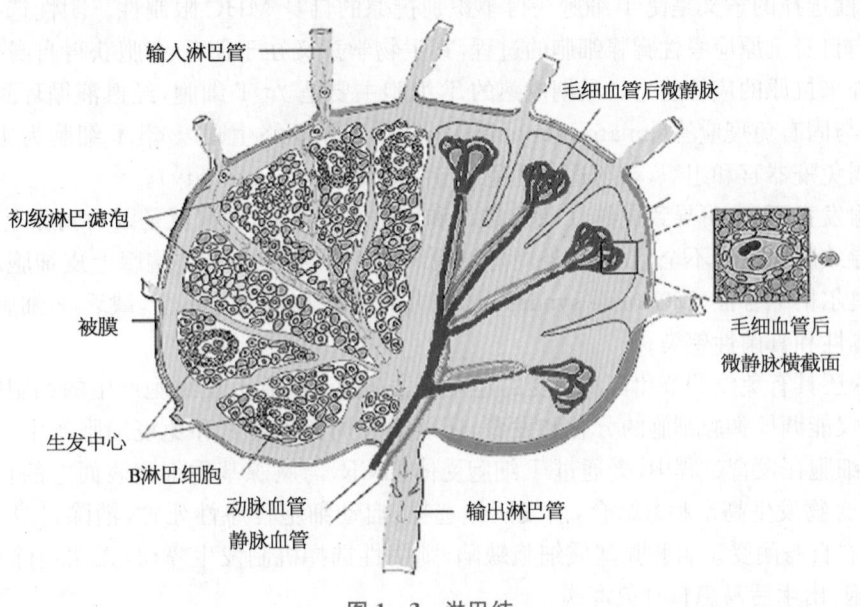

图 1 - 3 淋巴结

淋巴结有四大功能:第一,淋巴结是成熟 T 细胞(占 75%)和 B 细胞(占 25%)的主要定居部位;第二,淋巴结是免疫应答发生的场所,是淋巴细胞接受抗原刺激、发生适应性免疫应答的主要部位之一。T 细胞、B 细胞在淋巴结中接受抗原刺激,增殖、分化并产生免疫应答效应;第三,淋巴结是淋巴液的有效过滤器,侵入机体的病原微生物、毒素或其他有害异物,随淋巴液进入局部引流淋巴结,窦内的 Mφ 吞噬、杀伤病原微生物,具有净化淋巴液、防止病原体扩散的作用;第四,淋巴结参与淋巴细胞再循环,通过淋巴细胞再循环与整体免疫系统发生功能联系。随血流而来的 T 细胞和 B 细胞穿过 HEV,分别进入深皮质区和浅皮质区,再迁移至髓窦,经输出淋巴管汇入胸导管,最终经左锁骨下静脉返回血液循环,这一过程体现了淋巴细胞在不同部位间的移动,称为淋巴细胞再循环(图1-4)。参与再循环的淋巴细胞主要是T细胞,占80%以上。

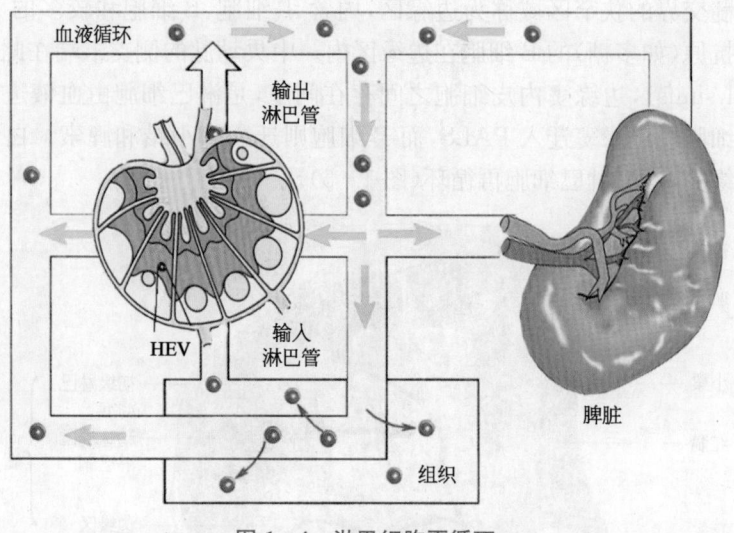

图1-4 淋巴细胞再循环

淋巴细胞再循环的生物学意义在于淋巴细胞得以合理的在体内分布;淋巴组织内的淋巴细胞得到不断的补充;增加淋巴细胞与抗原接触的机会,并使淋巴细胞间及时传递抗原信息,产生有效的免疫应答。淋巴细胞再循环过程中,某些淋巴细胞亚群可选择性迁移并定居在外周淋巴组织和器官的特定区域,称为淋巴细胞归巢(lymphocyte homing)。进入淋巴结的T细胞和B细胞分别进入深皮质区和浅皮质区。

三级淋巴组织(Tertiary lymphoid tissues,TLTs),也被称为三级淋巴器官(Tertiary Lymphoid Organs,TLOs),是出生后在非淋巴组织中诱导产生的淋巴器官组织,可被慢性感染、自身免疫疾病、慢性排斥反应和肿瘤等因素诱导。TLTs能够为细胞免疫和体液免疫提供重要的淋巴细胞行使功能所需的环境,包括T细胞区、B细胞区和HEV,类似于淋巴结或派尔集合淋巴结的结构。

(2)脾脏 脾脏(spleen)是胚胎时期的造血器官,骨髓开始造血后,脾脏成为机体最大的外周免疫器官和血液循环的滤过器官。脾脏不与淋巴管相连,无淋巴窦,有大量血窦。脾脏位于左上腹,胃后方,邻近膈膜。脾脏外层为结缔组织被膜。被膜伸入脾实质形成小梁,小梁反复分支形成网状结构对实质部起到支撑作用。脾脏实质分为白髓和红髓,红髓部分居多。

白髓(white pulp)为密集淋巴组织,由动脉周围淋巴鞘(periarteriolar lymphoid sheath,PALS)、脾小结(splenic nodule)和边缘区(marginal zone)组成,相当于淋巴结的皮质,是成熟淋巴细胞定居并接受抗原刺激而活化的地方。脾动脉经脾门进入脾脏后,分支并随小梁走行,称为小梁动脉。小梁动脉的分支进入脾实质,称为中央动脉。中央动脉周围包绕着厚层弥散性淋巴组织,内含密集的T细胞、少量DC和Mφ,为T细胞区,称为中央动脉周围淋巴鞘。PALS的旁侧有淋巴滤泡,又称为脾小结,为B细胞区,含有大量B细胞以及少量的Mφ和FDC。与淋巴结相似,淋巴滤泡可分为初级滤泡和次级滤泡。

红髓(red pulp)由脾索(splenic cord)和脾血窦(splenic sinus)组成。脾索为索条状组织,由大量的红细胞、Mφ、DC、血小板、粒细胞、少量的淋巴细胞以及浆细胞构成。脾索之间为脾血窦,其内充满血液。脾血窦汇入小梁静脉,再于脾门汇合为脾静脉出脾。

白髓和红髓交界的狭窄区域称为边缘区,内含 T 细胞、B 细胞和较多的 Mφ,识别 II 型胸腺非依赖性抗原(如多糖)的 B 细胞在边缘区内。中央动脉的侧支末端在此处膨大形成边缘窦(marginal sinus),边缘窦内皮细胞之间存在间隙,是淋巴细胞由血液进入淋巴组织的重要通道。T 细胞经边缘窦迁入 PALS,而 B 细胞则迁入脾小结和脾索。白髓内的淋巴细胞也可进入边缘窦,参与淋巴细胞再循环(图 1-5)。

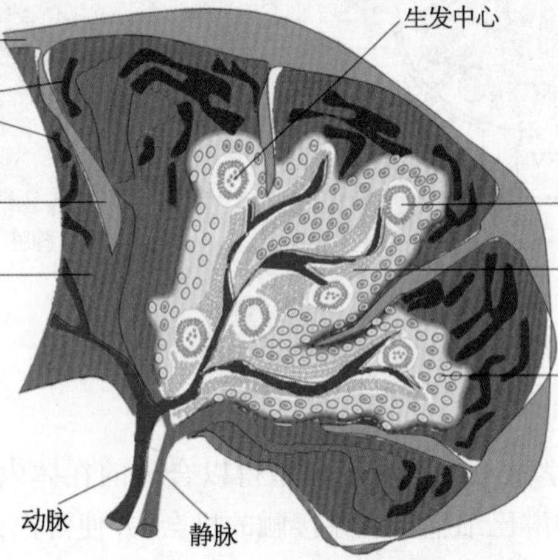

图 1-5 脾脏

脾脏具有四大功能:第一,脾脏是成熟淋巴细胞的定居地,尤其是 B 细胞(占脾淋巴细胞总数的 60%,T 细胞占 40%);第二,脾脏是免疫应答发生场所,负责对血源性抗原(blood born antigen)产生免疫应答;第三,脾脏具有过滤功能。微生物进入血液循环流经脾脏,刺激 T 细胞和 B 细胞活化,产生效应 T 细胞和抗体,经效应机制清除微生物。脾脏中的 Mφ 可吞噬被抗体包被的微生物(调理作用),脾脏切除的个体易患荚膜细菌(如肺炎球菌和脑膜炎球菌)的感染,并普遍对菌血症和败血症易感。除了执行免疫功能外,脾脏还是血小板、红细胞和粒细胞的储藏器,并具有过滤血液的作用,衰老的血小板和红细胞在脾脏红髓中得到处理与清除。第四,脾脏还可合成并分泌某些重要的生物活性物质,如补体、细胞因子和干扰素等。

(3) 黏膜相关淋巴组织 黏膜相关淋巴组织(mucosal-associated lymphoid tissue, MALT),也称为黏膜免疫系统(mucosal immune system, MIS),主要指位于呼吸道、胃肠道及泌尿生殖道黏膜上皮、固有层以及黏膜下层弥散性淋巴组织,以及含有淋巴滤泡的半器官化淋巴组织,如扁桃体、小肠派尔集合淋巴结(Peyer patches, PP)及阑尾等,主要包括肠相关淋巴组织、鼻相关淋巴组织、支气管相关淋巴组织等。该系统针对经黏膜侵入机体的病原微生物产生免疫应答,是黏膜局部免疫应答发生的主要部位,是人体重要的防御屏障。

肠相关淋巴组织(gut-associated lymphoid tissue, GALT)的研究比较深入。在胃肠道黏膜,大量淋巴细胞集中在上皮层、固有层和半器官化的派尔集合淋巴结三个区域。在上皮层的淋巴细胞称为上皮细胞内淋巴细胞(intraepithelial lymphocyte, IEL),主要是 T 细胞。

人类 IEL 中的 T 细胞主要表达 CD8 分子,90% 表达 αβTCR,10% 表达 γδTCR,小鼠 IEL 则有 50% 表达 γδTCR。γδ T 细胞对抗原的识别为有限多样性,即有限的抗原特异性。γδ T 细胞属于固有免疫细胞,具有较强细胞毒作用,并能分泌多种细胞因子。IEL 在免疫监视和细胞介导的黏膜免疫中发挥重要作用。黏膜固有层含有大量的 CD4$^+$ T 细胞,并有活化标志,这提示在肠系膜淋巴结内活化的 T 细胞又返回到了黏膜固有层。黏膜固有层还含有大量活化的 B 细胞(浆细胞)和 Mφ、DC、嗜酸性粒细胞和肥大细胞。派尔集合淋巴结属小肠黏膜淋巴滤泡组织,中心区域为 B 细胞聚集区,形成淋巴滤泡,伴有生发中心。派尔集合淋巴结处的肠上皮组织称为滤泡相关上皮(follicle-associated epithelium, FAE),其中某些肠上皮细胞特化成抗原转运细胞,称为皱褶细胞(microfold cell, M 细胞)。M 细胞肠腔侧无微绒毛,不能分泌消化酶和黏液,容易与小肠腔内的微生物等抗原接触,另一侧向胞内凹陷形成口袋,内有 Mφ 和 DC 等。M 细胞可摄取肠腔内的抗原性异物,并转运给口袋内的 Mφ 或 DC,后者携带抗原信息进入派尔集合淋巴结激活 T 细胞、B 细胞,启动肠道黏膜免疫应答。激活的 T 细胞、B 细胞也可进入肠系膜淋巴结并最终进入血液循环。因此,GALT 不仅参与肠道局部免疫,而且与全身免疫系统密切相关(图 1-6)。

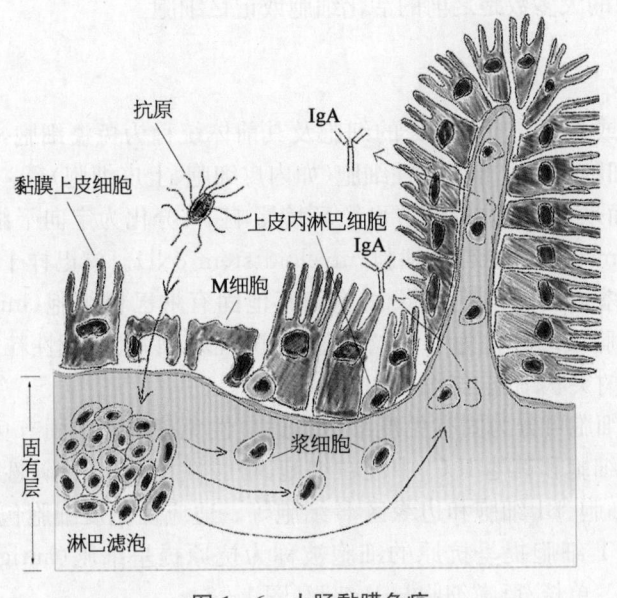

图 1-6　小肠黏膜免疫

　　鼻相关淋巴组织(nasal-associated lymphoid tissue, NALT)由咽、腭、舌等处的扁桃体和鼻后部的淋巴组织组成,主要抵御通过空气传播的病原微生物的感染。抗原经 NALT 到达淋巴小结,刺激 B 细胞增殖,形成生发中心。

　　支气管相关淋巴组织(bronchus-associated lymphoid tissue, BALT)分布于支气管上皮下,具有与派尔集合淋巴结类似的结构。滤泡中的 B 细胞接受抗原刺激后增殖,形成生发中心。

　　黏膜是机体的重要屏障结构,也是病原体等抗原异物入侵机体的主要途径,机体近 50% 的淋巴组织分布于黏膜系统,故 MALT 构成了人体重要的防御屏障,在黏膜局部抗感染免疫防御中发挥重要作用。表达 IgA 的 B 细胞可趋向定居于派尔集合淋巴结和肠黏膜固有层淋巴组织,派尔集合淋巴结内的 Th2 细胞分泌大量的 IL-5 促进 B 细胞分化并产生 IgA,经黏膜上皮细胞分泌至肠黏膜表面形成 sIgA,成为肠道局部黏膜免疫的主要效应分子,抵御病原微生物的入侵。

皮肤相关淋巴组织(cutaneous-associated lymphoid tissue, CALT/skin-associated lymphoid tissue, SALT)包括角质形成细胞、朗格汉斯细胞、表皮内 T 细胞、血管内皮细胞和皮肤引流淋巴结。CALT/SALT 与真皮 DC、肥大细胞、细胞因子、趋化因子和抗体等共同构成了皮肤免疫系统(skin immune system, SIS)。

皮肤的外层主要由角质细胞构成,可分泌诱导局部炎症反应的细胞因子。角质细胞还可被诱导表达 MHCⅡ类分子,作为抗原提呈细胞发挥作用。分散在表皮中的上皮细胞基质中的朗格汉斯细胞是一种树突状细胞,通过吞噬作用和内吞作用内化抗原,然后从表皮迁移到局部淋巴结,分化为并指状树突状细胞。此类细胞高表达 MHCⅡ类分子,是初始 Th 细胞的有效激活剂。

表皮内含有表皮内 T 细胞,与 MALT 中的上皮淋巴细胞类似,主要是表达 γδ T 细胞受体的 CD8$^+$ T 细胞,能识别的抗原种类有限。真皮下包含有分散的 CD4$^+$、CD8$^+$ T 细胞和 Mφ,这些 T 细胞中的大多数是之前的活化细胞或记忆细胞。

(二) 免疫细胞

参与免疫应答或与免疫应答有关的细胞及其前体统称为免疫细胞,是免疫系统的功能单元,包括各类血细胞和少数非血源性细胞(如内皮细胞、上皮细胞)等。绝大多数免疫细胞由骨髓 HSC 分化而来,HSC 在骨髓造血微环境影响下,分化为定向干细胞,包括淋巴样干细胞(lymphoid stem cell)和髓样干细胞(myeloid stem cell)。淋巴样干细胞最终分化为 T 细胞、B 细胞、淋巴系树突状细胞、NK 细胞和其他固有淋巴样细胞(innate lymphoid cell, ILC)等。髓样干细胞最终分化为中性粒细胞、嗜酸性粒细胞、嗜碱性粒细胞、肥大细胞、单核/巨噬细胞、髓系树突状细胞、红细胞和血小板等。

根据功能免疫细胞可分为固有免疫细胞和适应性免疫细胞。固有免疫细胞包括单核/巨噬细胞、DC、NK 细胞和其他 ILC、中性粒细胞、嗜酸性粒细胞、嗜碱性粒细胞、肥大细胞、NK T 细胞、γδ T 细胞、B1 细胞和边缘区 B 细胞等。适应性免疫细胞包括 αβ T 细胞与 B2 细胞。其中能够向 T 细胞提呈抗原的细胞被称为抗原提呈细胞(antigen-presenting cell, APC),主要包括 DC、单核/巨噬细胞与 B 细胞(图 1-7)。

1. 固有免疫细胞 固有免疫细胞不表达特异性抗原识别受体,主要通过模式识别受体(pattern recognition receptor, PRR)或有限多样性的抗原识别受体对病原体、受感染细胞、肿瘤细胞,以及衰老损伤细胞来源的特定分子模式(如病原相关模式分子,pathogen associated molecular pattern, PAMP)进行模式识别并启动应答。固有免疫细胞还参与适应性免疫应答的启动和效应过程,如某些固有免疫细胞作为抗原提呈细胞,参与激活和调节适应性免疫应答。

(1) 树突状细胞(dendritic cell, DC) 是体内最重要的 APC,为目前所知功能最强的 APC。负责对抗原的摄取、加工、处理,并将抗原信息提呈给 T 细胞,启动抗原特异性 T 细胞免疫应答。DC 具有六大生物学功能:抗原提呈;激活初始 T 细胞;参与 T 细胞分化、发育;诱导免疫耐受;参与免疫调节;参与 B 细胞发育、分化和激活。

(2) 单核/巨噬细胞 是同一发育谱系细胞的两个不同发育阶段的合称,也称为单核吞噬细胞系统(mononuclear phagocyte system, MPS),包括骨髓前单核细胞(pre-monocyte)、血液循环中的单核细胞(monocyte, Mon)和各组织器官内的 Mφ。单核细胞和巨噬细胞的功能包括吞噬、抗感染、抗肿瘤、免疫应答和免疫调节等。

(3) 自然杀伤细胞(natural killer cell, NK) 来源于骨髓淋巴样定向干细胞,不表达特异性抗原识别受体 TCR 或 BCR,但可表达一系列与其活化和抑制相关的调节性受体,并通过此类受体识别"自己"与"非己"成分,选择性地杀伤病毒感染靶细胞和肿瘤细胞。NK 细胞具有直接杀伤靶细胞的效应,其杀伤作用无须预先致敏,表现为一种速发效应。另外,其以"丧失自我"识别模式识别病毒感染和突变细胞,杀伤靶细胞无 MHC 限制性。NK 细胞是抗感染和抗肿瘤免疫的第一道天然防线。

(4) 固有样淋巴细胞(innate-like lymphocyte, ILL) 来源于骨髓淋巴样定向干细胞,存在于机体某些特殊部位,主要包括 NK T 细胞、γδ T 细胞和 B1 细胞,其表面受体 TCR 或 BCR 表现为有限多样性抗原识别受体,可直接识别靶细胞或病原体表面某些共有特定分子,通过释放细胞毒性介质裂解、破坏靶细胞,或通过合成和分泌 IgM 发挥早期抗感染免疫作用。固有样淋巴细胞严格来讲是适应性免疫系统的组分,但是它们的功能更接近于固有免疫细胞。

(5) 固有淋巴样细胞(innate lymphoid cell, ILC) 固有淋巴样细胞没有特异性的表面标志,但是可以表达如 IL-7Rα 等淋巴样前体标志。ILC 包括三类:第一类以 NK 细胞和 ILC1 为代表,能够产生 IFN-γ 等 Th1 型细胞因子;第二类以 ILC2 为代表,是自然辅助细胞(natural helper cell),其分化需要 IL-7 的帮助。在 IL-25 和 TSLP(thymic stromal lymphopoietin)的刺激下,可以产生 Th2 型细胞因子;第三类 ILC 包括 ILC3 和 LTi,是可以产生 IL-17A 和/或 IL-22 的细胞,它们的分化和功能依赖 RORγt 和 IL-17Rα。淋巴样组织诱导细胞(lymphoid tissue inducer, LTi),在胚胎发育时期刺激淋巴器官的形成过程中发挥重要作用。

(6) 边缘区 B 细胞(marginal zone B, MZB) 存在于小鼠和人脾脏白髓边缘窦以及人淋巴结生发中心边缘区的一类静息状态的 B 细胞亚群,属于固有样 B 淋巴细胞。不参与淋巴细胞再循环,可对 TI-2 抗原快速应答,是机体抗感染的第一道防线,也是机体内预存的天然抗体的主要来源。

(7) 其他免疫相关细胞 ① 中性粒细胞(neutrophil),是外周血含量最高的有核细胞,属小吞噬细胞,处于机体抵御病原体的第一线。中性粒细胞的集聚与浸润被视为急性炎症与急性坏死的一种典型的病理表现,炎症发生时,大量中性粒细胞趋化至炎症部位。② 嗜酸性粒细胞(eosnophil),在抗寄生虫感染和过敏性炎症反应中有重要作用,故也被认为是一种与免疫应答关系密切的细胞。③ 嗜碱性粒细胞(basophil),细胞内颗粒中含肝素、组胺、血清素、前列腺素和白三烯的可代谢前体以及一系列水解酶类,释放后可引起一系列血管变化与炎症反应,与肥大细胞共同参与Ⅰ型超敏反应的发生。④ 肥大细胞(mast cell),与嗜碱性粒细胞生物学作用相近,具有与嗜碱性粒细胞相同的颗粒,主要分布于皮肤、呼吸道和消化道等黏膜组织,是介导Ⅰ型超敏反应的主要效应细胞。⑤ 红细胞(red blood cell, RBC),表达补体受体(CR),借此与抗原-抗体-C3b 复合物结合,发挥免疫黏附作用,在清除循环免疫复合物、增强吞噬细胞对病原体的吞噬等方面发挥重要作用。⑥ 血小板(platelet),除凝血作用外,还参与免疫应答和炎症反应。血小板可黏附于受损的血管内皮细胞表面,通过释放含血清素和纤维蛋白原的颗粒,增强毛细血管通透性、激活补体并吸引白细胞。

2. 适应性免疫细胞 适应性免疫细胞负责对抗原进行特异性识别和介导适应性免疫应答,主要包括 T 淋巴细胞和 B 淋巴细胞。

(1) T 淋巴细胞(T lymphocyte) 全称为胸腺依赖性淋巴细胞(thymus-dependent lymphocyte),简称 T 细胞(T cell)。T 细胞表面表达抗原识别受体——T 细胞受体(T cell receptor, TCR),根据 TCR 不同分成 αβ T 细胞和 γδ T 细胞。αβ T 细胞为介导适应性免疫应答发生的适应性免疫细胞,γδ T 细胞属于固有免疫细胞。αβ T 细胞识别抗原具有自身 MHC 限制性特点,即只能识别并结合由 APC 加工、并由自身 MHC 分子提呈的抗原肽,活化后经克隆扩增,最终分化为效应 T 细胞。αβ T 细胞分为 CD4$^+$ T 细胞和 CD8$^+$ T 细胞两类。大多数 CD4$^+$ T 细胞功能上属于辅助性 T 细胞(T helper cell, Th),通过合成和分泌细胞因子,对免疫应答起辅助和调节作用。当 Th 活化后,可以分化为不同的功能性细胞亚群,介导不同的免疫效应。大多数 CD8$^+$ T 细胞功能上属于细胞毒性 T 细胞(cytotoxic T lymphocyte, CTL),通过细胞毒(cytotoxicity)作用特异性杀伤病毒感染细胞和体内突变的

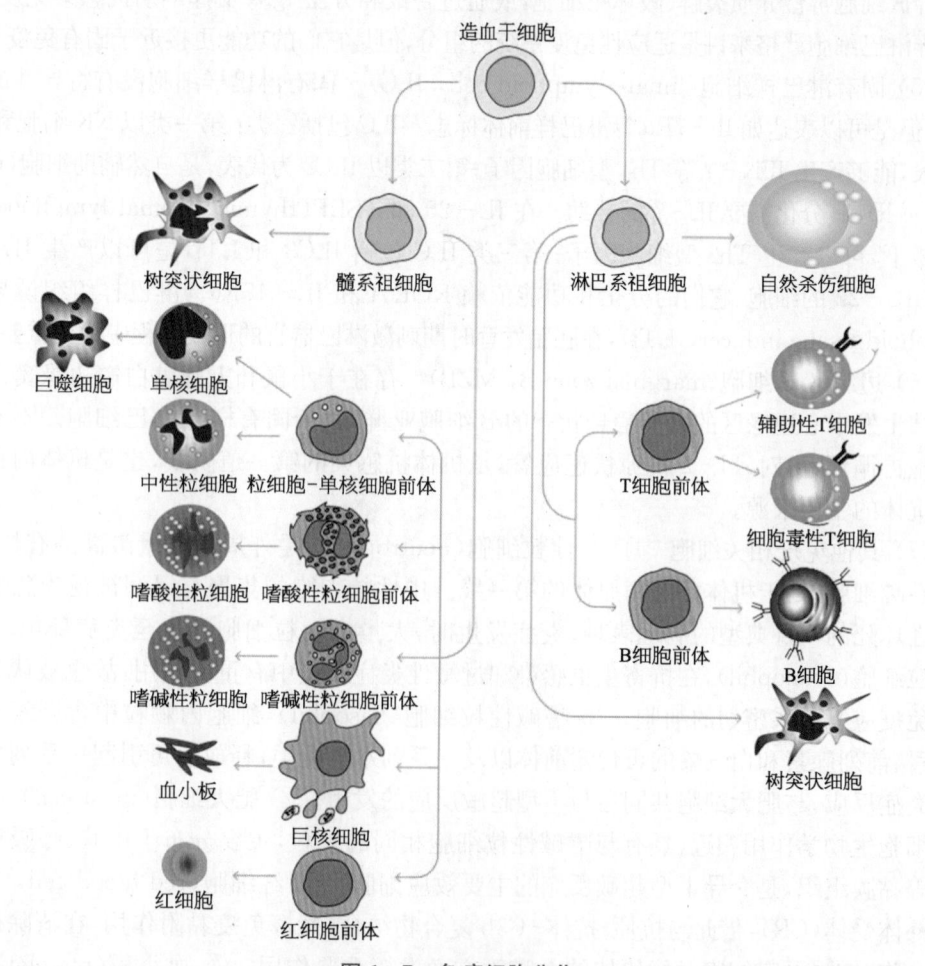

图 1-7 免疫细胞分化

肿瘤细胞。通常把 T 细胞介导的免疫应答过程称为细胞免疫。

（2）B 淋巴细胞（B lymphocyte） 全称为骨髓依赖性淋巴细胞（bone marrow-dependent lymphocyte）或囊依赖性淋巴细胞（bursa-dependent lymphocyte），简称 B 细胞（B cell），分为 B1 和 B2 两类。其中，B1 细胞属于固有免疫细胞，B2 细胞则为传统意义上的经典 B 细胞，是适应性免疫细胞，介导适应性免疫应答。B 细胞表面表达的抗原识别受体称为 B 细胞受体（B cell receptor，BCR），实质是膜型 IgD 或 IgM 分子，可直接识别未经 APC 加工处理的天然抗原表位（epitope），其抗原识别不具有 MHC 限制性。B 细胞接受抗原激活后，经克隆扩增最终分化为浆细胞，合成并分泌抗体，在体液中发挥结合和清除抗原的作用。故 B 细胞介导的免疫应答通常被称为体液免疫。此外，B 细胞还是重要的抗原提呈细胞，参与抗原提呈、T 细胞活化。

（三）免疫分子

参与免疫应答或与免疫应答有关的分子统称为免疫分子，其种类众多，结构各异，功能多样，参与介导免疫细胞对抗原的识别、清除以及免疫细胞间相互作用和信息传递。

根据其存在形式，可分为膜型免疫分子与分泌型免疫分子。膜型免疫分子依所处部位不同又可分为细胞膜分子与细胞质内膜分子，包括抗原受体（TCR、BCR）、模式识别受体（pattern recognition receptor，PRR）；提呈抗原的 MHC 分子；介导细胞间相互作用的黏附分子（adhesion molecule，AM）和细胞因子受体，以及与部分效应分子结合的抗体受体与补体受体等。

分泌型免疫分子主要为由 B 细胞产生的作为抗体的免疫球蛋白，由多种体细胞产生的补体系统血浆蛋白，各类固有免疫细胞分泌的抗微生物肽，以及被称为细胞因子的各类繁复多样的小分子信号蛋白与多肽等。各类重要的免疫分子生物学意义将在后续相应章节中详述。

二、免疫系统的功能

机体免疫系统除了能够识别和清除外来病原体外，还能识别和清除体内突变、衰老死亡的细胞以及其他有害成分，其功能主要包括三大类（表 1-2）：免疫防御（immune defense）——防止和清除外来病原体及其他有害物质；免疫自稳（immune homeostasis）——通过自身免疫耐受和免疫调节维持机体内环境的稳定；免疫监视（immune surveillance）——识别和清除机体内出现的"非我"成分，如突变的恶性转化细胞、衰老和死亡细胞等。故简言之，免疫系统功能体现为对"非我"和"危险"因素的信号识别和防御，以维持机体内环境稳定。

表 1-2 机体免疫功能的分类及其功能表现

功 能	正常情况下	异常情况下
免疫防御	抵抗和清除外来病原体侵袭及中和毒素	病原体感染、病原体携带等
免疫稳定	清除自身性病原相关分子模式物质，维持机体生理功能平衡，自身免疫耐受及免疫调节	生理功能紊乱，自身组织细胞损伤、自身免疫病、免疫功能紊乱等
免疫监视	监视和清除突变或转化细胞、衰老及死亡细胞	细胞转化、癌变等

第二节　免疫应答的种类及其机制演化

机体免疫系统识别和清除入侵病原体、自身突变以及损伤与衰老凋亡细胞等"非我"成分的过程称为免疫应答(immune response),包括固有免疫应答(innate immune response)和适应性免疫应答(adaptive immune response)两大类。免疫应答是生物体长期进化过程中逐渐形成的,即使单细胞生物也有丰富的免疫应答机制,如限制性内切酶、抗微生物肽和RNA干涉等。在多细胞生物,免疫细胞已经进化到能够选择性识别、吞噬和杀灭外源细胞以及因损伤、衰老、感染和癌症等因素导致改变的自身细胞。

一、固有免疫应答机制的演化

固有免疫是在长期进化过程中逐渐发展起来的,有些防御机制起源于单细胞生物,而有些则是在多细胞生物中进化形成出现的,而且一些单细胞生物的防御机制在人类免疫防御中亦发挥着重要作用。

(一)起源于单细胞生物的机制

1. 抗微生物肽　抗微生物肽(antimicrobial peptides, AMPs)是一类相对保守的固有免疫成分,存在于自原核生物至哺乳动物的几乎所有生物体内,这类具有抗生素与免疫调节剂双重作用的免疫分子可以直接导致微生物的损伤和破坏,对于单细胞生物抵御病毒及其他同类生物的侵袭具有重要的防御意义。

2. RNA干涉及其他核酸水平的干涉　RNA干涉(RNA interference, RNAi)是基于双链RNA(double-stranded RNA, dsRNA)识别和沉默基因的一种进化过程中高度保守的防御机制,主要是通过dsRNA诱导同源mRNA降解或翻译阻滞从而导致转录后基因沉默。当来源于病毒、转座子或生物体根据异常RNA合成的dsRNA出现时,Dicer酶将长的dsRNA切割成短的小干扰RNA(small interfering RNA, siRNA)双链片段;之后siRNA解离成2条单链RNA-信使链和引导链,信使链被降解,引导链诱导形成RNA诱导的沉默复合物(RNA-induced silencing complex, RISC);RISC中的引导链能够识别同源靶标RNA,导致靶标RNA降解或翻译阻滞,从而通过基因沉默的方式抑制病原体的生物合成,形成对病原体的免疫。真核生物本身存在一种与siRNA类似的小RNA(microRNA, miRNA)。miRNA是内源基因编码的20~23个核苷酸长度的单链非编码RNA,是70~90个碱基的miRNA前体经Dicer酶切割后形成,具有高度保守性,在真核生物转录后基因表达调控中有着广泛作用。近来发现miRNA可以直接识别病毒来源的DNA,从而诱导其被切割而实现抗感染,具有潜在的免疫防御效力,但miRNA的免疫防御机制还有待深入研究。

在原核生物中存在一种成簇的规则间隔的短回文重复序列(Clustered Regularly Interspaced Short Palindromic Repeats, CRISPR),其间隔序列(spacers)来源于以前攻击过细胞的病毒DNA。CRISPR旁有CAS(CRISPR-associated)基因存在,可以编码CAS核酸酶,对靶DNA进行切割。CRISPR/CAS系统是原核生物抵抗外源侵略的一种免疫防御系统,通过 CRISPR‑RNA(crRNA)发挥 CRISPR 干涉作用(CRISPR interference, CRISPRi),其作用方式有些类似于真核细胞中 RNAi。CrRNA 来源于 CRIPSR 转录序列中的间隔序列,可以特异性识别入侵的外源性核酸,并与 CAS 蛋白结合形成识别外源核酸的核糖核苷酸复合物,指导 CAS 核酸酶特异性识别和切割外源核苷酸。CRISPR 的间隔序列来源于外源病毒 DNA,所以严格来说 CRISPR/CAS 系统是一个适应性免疫系统。

3. 核酸修饰识别 这是一种基于核酸修饰的免疫防御机制,进化上高度保守,主要通过识别 DNA 甲基化来区分"自我"和"非我"成分。宿主 DNA 在特定序列上发生甲基化修饰,从而免于被限制性酶消化降解,而非甲基化的外源 DNA 则被限制酶所摧毁。在高等真核细胞,DNA 通常被甲基化,主要被用于调节基因组结构和基因表达,哺乳动物 DNA 胞嘧啶甲基转移酶可能来源于原核限制性甲基转移酶。脊椎动物免疫细胞通过 TLR9(Toll-like receptor 9)将细菌 DNA 中的非甲基化 CpG 序列视为"非我"成分加以识别。与微生物 DNA 相比,哺乳动物 DNA 含有更多的甲基化或其他修饰的核酸序列,哺乳动物的模式识别受体 TLR3、TLR7 和 TLR8 能够识别这种差异,并产生免疫防御。

4. 利他死亡 生物体抵抗感染不仅与自身个体水平相关外,还与群体水平密切相关。程序性死亡(programmed cell death, PCD)在从细菌和单细胞真核细胞到植物和动物等物种的生命周期中都具有重要作用。细菌和真核细胞通过细胞自杀死亡能够将病原体局限于感染细胞内,从而使得余下细胞有更好的机会免于感染。在细菌中,这一机制称为噬菌体排斥或顿挫型感染。在动物细胞,最普遍的程序性细胞死亡是半胱天冬酶(Caspase)的酶联反应导致的凋亡。在细胞应激或细胞内成分(尤其是线粒体和 DNA)损伤时,无活性的半胱天冬酶能够被激活从而诱导细胞凋亡,是机体自稳维持的潜在机制。从秀丽线虫到人类,凋亡都是一个保守的防御机制。

(二) 起源于多细胞生物的机制

1. 模式识别 铲除病原体的第一步就是识别病原体。一种经济有效的识别方式是识别所有或多数微生物的共有特征,而不是单一病原微生物。微生物有许多保守的、在多细胞生物中不存在的共有的特征性模式分子,如碳水化合物中丰富的甘露糖、革兰阴性菌细胞壁的脂多糖(LPS)成分、革兰阳性菌细胞壁的肽聚糖、DNA 甲基化模式和病毒 dsRNA。这些特征性模式分子即为病原相关分子模式(pathogen-associated molecular pattern, PAMP),能够被以细胞受体或分泌蛋白形式表达的模式识别受体(pattern recognition receptor, PRR)所识别。其中,最常见的 PRR 是凝集素受体、清道夫受体和 Toll 样受体(TLR)。免疫细胞可通过表达在细胞表面的 PRR 对细胞外配体进行模式识别,并被激活,介导细胞吞噬、炎症、抗病毒等生物学效应。可溶性模式识别分子则可以识别细胞内的配体信号,并进一步激活细胞,介导炎症和抗病毒等生物学效应。除了微生物外,凋亡细胞、损伤细胞和恶性转化细胞等也能够通过模式识别被固有免疫细胞所识别。

2. 吞噬作用 在病原体被识别之后,下一步的防卫措施就是摧毁或减少病原体,而吞噬作用是摧毁病原体的重要机制。吞噬作用在单细胞生物体就已经出现,但此时吞噬作用仅仅是一种营养手段;而在动物才将吞噬作用转化为一种防御和维持平衡的机制。细胞表面的吞噬性 PRR 识别病原体和凋亡细胞后,可诱导细胞骨架发生改变,导致在被识别的颗粒性物质周围形成延伸,并最终将颗粒性物质包闭,形成吞噬体;吞噬体与溶酶体融合后形成吞噬溶酶体,酸化的吞噬溶酶体内的病原体或凋亡细胞被消化。动物免疫细胞与变形虫拥有许多相似的吞噬特征,能够吞噬和消化微生物;但动物免疫细胞也有一些新的能力,如分泌细胞因子等预警体内其他细胞有病原体入侵;吸引其他免疫细胞到入侵部位参与共同防御;分泌抗微生物肽和活性氧产物(ROS)杀灭细胞外的微生物等。

3. 缺失自我的识别 缺失自我(missing self)是生物体识别病原体的另一重要策略。在高等脊椎动物,MHCⅠ类分子被认为是"自我"标志,NK细胞可以通过这一标志进行免疫监测。NK细胞表达多种激活受体,可以识别病原体、恶性转化以及病毒感染细胞,启动激活信号,促进NK细胞活化。NK细胞表面也表达识别自我标志MHCⅠ类分子的抑制性受体,启动抑制信号,抑制NK细胞的活化。NK细胞是否对靶细胞产生攻击,依赖于激活信号和抑制信号的平衡。高表达MHCⅠ类分子能够保护细胞免受NK细胞攻击,而缺失自我标志则引导NK细胞进行攻击。MHCⅠ类分子在恶性转化和病毒感染细胞中往往减少,这就使得NK细胞能够及时发现和清除这些细胞,有效维持机体平衡。缺失自我的识别策略不仅仅局限于NK细胞,固有免疫系统的其他细胞亦有使用,如吞噬细胞对吞噬自我细胞没有反应,而对吞噬的外源细胞有活化反应。

4. 补体及其他级联系统 酶的体液级联系统,如补体,是多细胞生物才具有的新型防御机制。在脊椎动物,主要有三类补体级联途径:经典途径、凝集素途径和替代途径。补体的许多成分是蛋白酶,它们彼此之间按顺序切割。补体激活最关键的步骤是C3b结合到靶标上。补体激活后形成膜攻击复合物(membrane attack complex,MAC),在细胞膜表面打洞,从而导致细胞死亡。补体系统不仅在防御中起重要作用,而且也是生物体自我监控的必备工具,参与免疫复合物、异常和凋亡细胞以及细胞碎片的清除;而且一些补体成分能够直接促进细胞增殖,故补体成分也是正常组织再生和发育所必需的。

在无脊椎动物,也有一种替代的基于酚氧化酶的级联系统。当模式识别蛋白结合到LPS、肽聚糖和其他微生物产物后,会激活丝氨酸蛋白酶级联反应,使酚氧化酶的前体转化为活性形式。酚氧化酶催化酚氧化为醌类化合物,随后非酶促聚合成黑色素。醌类化合物和黑色素均具有抗菌特性。酚氧化酶级联系统与补体系统非常相似,但又相互独立。

凝血系统是一个通过诱捕微生物和触发炎症反应来发挥保护作用、防止感染的另一级联系统。血小板能够通过传递趋化因子、抗菌肽到血管损伤部位,从而帮助防止感染,这也解释了为什么血小板减少患者其感染的风险显著增加。在无脊椎动物中,凝血可能与免疫力更相关,如在马蹄蟹中,血细胞表面启动凝血级联的丝氨酸蛋白酶也是LPS的模式识别蛋白。

二、适应性免疫应答机制的演化

大约5亿年前,颌骨脊椎动物发展了一种新型病原识别系统,即适应性免疫系统。该系统的核心特征是在每个个体中,通过随机重组和基因片段的多样性产生无限可变的免疫受体,具有特异性受体的细胞发生克隆扩增。免疫细胞对抗原的记忆不是在细胞基因组中保守编码,而是在免疫细胞的克隆组成中得以编码。因此,适应性免疫系统允许每个个体具有与其生命史相对应的一套独特的免疫受体。最近研究发现,幸存的无颌脊椎动物如七鳃鳗和盲鳗亦具有适应性免疫系统。与有颌脊椎动物不同,无颌脊椎动物的受体多样性不是通过重组基因片段来编码,而是通过重组亮氨酸富含重复序列(leucine-rich-repeat,LRR)模块遗传单元来编码可变淋巴细胞受体(variable lymphocyte receptor,VLR),从而解决受体的多样化问题(图1-8)。

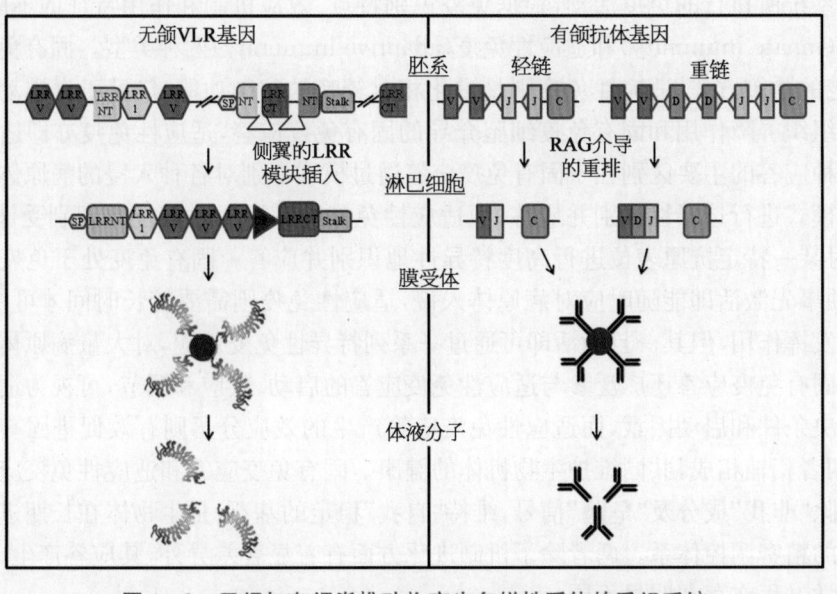

图1-8 无颌与有颌脊椎动物产生多样性受体的重组系统

LRRV 代表 24 个可变氨基酸 LRR,LRRNT 代表 N 末端加帽的 LRR,LRR1 代表 18 个可变氨基酸 LRR,SP 代表信号肽,NT 代表 LRRNT 的前 6 个氨基酸;LRRCT 代表 C 末端加帽的 LRR,CT 代表 LRRCT 的后 9 个氨基酸,CP 代表 13 可变氨基酸联结肽,Stalk 代表 VLR 恒定区。邻近 V、D、J 基因片段的黄色小三角代表重组信号肽序列,C 代表免疫球蛋白恒定区。

与无脊椎动物相比较,脊椎动物免疫系统的进化体现为:① 所有脊椎动物都有淋巴细胞和特异性 IgM 抗体;免疫球蛋白的类别,随脊椎动物的演进而趋于多样;② 开始出现 T、B 淋巴细胞的分化,并在相应器官结构上得以体现;这种分化,在无颌类和软骨鱼类尚不分明,自硬骨鱼类起已然明显;③ 移植排斥的二次应答表现出典型的加速反应。这些特点也被今天的免疫学工作者作为划分固有免疫系统与适应性免疫系统的主要依据。

三、基于生物协同演化的免疫机制

自然界中的微生物是机体免疫系统的主要防御对象,在免疫系统防御和微生物生存的长期协同进化过程中,逐渐协同演化形成人体微生态系统,由人体体表和体腔存在的大量微生物群,与其生存的人体微环境共同构成。构成人体微生态系统的正常微生物群参与人体物质代谢、黏膜屏障、促进免疫系统发育成熟、保护宿主免受病原生物攻击。在人体免疫系统成熟过程中,正常微生物群和机体免疫系统相互制约和影响,共同构成机体的重要生理屏障。如:肠道正常微生物群定植能促进胃肠相关淋巴组织(gut-associated lymphoid tissues,GALT)的发育和肠道特异性免疫细胞的分化,反过来正常微生物群激活下的肠道免疫应答也能调节肠道微生态群的构成。

第三节 免疫活动

免疫系统所执行的免疫活动,根据免疫识别特点、效应机制和作用特征的不同,可分为固有免疫(innate immunity)和适应性免疫(adaptive immunity)两种类型。固有免疫是最原始、最古老的防御方式,适应性免疫则是进化相对较晚的防御功能,仅见于脊椎动物。固有免疫包括组织屏障作用和固有免疫细胞介导的固有免疫应答,适应性免疫亦即适应性免疫应答。两种应答的主要区别在于固有免疫应答通过模式识别对各种入侵的病原体共有的保守的分子模式进行选择性识别并应答,而适应性免疫应答则通过其抗原识别受体(TCR 或BCR)针对某一特定抗原表位进行高度特异性地识别并应答。固有免疫处于免疫防御的第一线,无须事先激活即能随时应对病原体入侵,适应性免疫则需要较长时间才可被激活,在感染晚期发挥作用,但其一旦激活即可通过一系列特异性免疫效应,对大量病原体进行特异性清除。固有免疫应答还广泛参与适应性免疫应答的启动、效应和调节,可视为适应性免疫激活的先决条件和启动因素,而适应性免疫应答产生的效应分子则有效促进固有免疫应答的功能,两者相辅相成,共同维护生物机体的健康。固有免疫应答和适应性免疫应答是机体识别和清除"非我"成分及"危险"信号,维持"自我"稳定的基石,是生物体在长期进化过程中逐渐形成的精密调控体系。两者除了机制进化方面有着显著差异外,其应答产生、发展和转归的生物学过程亦存在明显不同(表 1-3)。

表 1-3 固有免疫应答与适应性免疫应答的比较

比 较 点	固有免疫应答	适应性免疫应答
获得形式	先天存在,无须抗原刺激	后天获得,需要抗原刺激
作用特点	早期、快速(数分钟到 4 日)、非特异性识别和清除	4~5 日后发挥效应、特异性识别和清除
免疫原识别受体	模式识别受体,固有胚系基因编码,不形成受体库	特异性抗原识别受体,胚系基因重排后编码,形成受体库,具有高度多样性
主要参与细胞	吞噬细胞、DC、NK 细胞、NK T 细胞、γδ T 细胞、B1 细胞	αβ T 细胞,B2 细胞
主要参与成分	补体、细胞因子、抗微生物肽	抗体,细胞因子
抗原特异性细胞克隆扩增	无	有
免疫记忆	无	有,产生记忆细胞

一、固有免疫(innate immunity)

固有免疫又称先天性免疫(congenital immunity)、天然免疫(natural immunity)、非特异性免疫(non-specific immunity)等,是生物体在长期种系发育与进化过程中逐渐建立的不具有严格针对性的防御功能,其以分子模式为主要识别对象,由胚系基因编码的受体感知并引发直接清除"非己成分"的效应。固有免疫的执行成分包括固有免疫屏障、固有免疫细胞和固有免疫分子,实现途径主要包括屏障系统的机械性防御和固有免疫应答。固有免疫应答(innate immune response),又称非特异性免疫应答(nonspecific immune response),是指机体固有免疫细胞和分子通过识别入侵病原体或体内肿瘤细胞等危险成分,迅速活化,破坏、清除病原体或肿瘤细胞等危险成分,从而获得非特异性保护作用的过程。固有免疫也对内源性危险信号进行应答,以维持内环境的稳定和平衡。其特点为经遗传获得,与生俱有,应答迅速,作用广泛无针对性,固有免疫细胞不经历克隆扩增,不产生免疫记忆,但可以通过训练性免疫(trained immunity)机制,在二次应答中形成非特异性的免疫增强。

(一) 组织屏障作用

由机体特定部位的组织结构及其特有的物理、化学、生物学因素构成的防御结构,包括皮肤黏膜屏障和内部屏障。皮肤黏膜屏障位于机体内外环境界面上,主要包括机体体表完整的皮肤,以及位于呼吸道、消化道、泌尿生殖道内表面的黏膜组织及其分泌的杀菌或抑菌物质、共生的正常微生物群,是机体抵御病原体入侵的第一道防线。内部屏障为机体内部特定组织器官的局部屏障结构,是血液与组织细胞之间进行物质交换时所经过的多层屏障性结构,主要包括血-脑屏障、血-睾屏障、血-胸腺屏障等,起到防御病原体入侵特定区域和维持局部内环境稳定的作用。产生屏障作用的机制包括物理屏障(组织屏障)和生物化学屏障机制。物理屏障对病原体入侵起到机械阻挡作用,生物化学屏障包括皮肤和黏膜共生菌群对致病菌的生物拮抗作用,以及所分泌的杀菌或抑菌物质,如皮脂腺分泌的不饱和脂肪酸、汗腺分泌的乳酸、消化道和呼吸道分泌液中的溶菌酶、抗菌肽等。

(二) 固有免疫识别

固有免疫细胞主要包括单核/巨噬细胞、NK 细胞、树突状细胞(DC)、固有样淋巴细胞(NK T 细胞、γδ T 细胞、B1 细胞、边缘区 B 细胞)、固有淋巴样细胞、肥大细胞、中性粒细胞、嗜碱性粒细胞、嗜酸性粒细胞等。固有免疫主要的识别方式是模式识别。

分子模式为固有免疫细胞的主要识别对象,包括:① 作为外源性危险信号的病原体相关分子模式(pathogen-associated molecular patterns,PAMPs),为存在于病原微生物,尤其是原核微生物里,结构恒定、进化保守的分子结构,一般人体宿主没有,但可为许多相关微生物所共享,如革兰阴性菌细胞壁的脂多糖(lipopolysaccharide,LPS)、革兰阳性菌的肽聚糖(peptidoglycan)、脂磷壁酸(lipoteichoic acid,LTA)、病毒的双链 RNA 等。② 作为内源性危险信号的损伤相关分子模式(damage-associated patterns,DAMPs),是机体自身受损或坏死组织和某些激活的免疫细胞所释放的内源性分子,包括胞浆蛋白、核蛋白,以及部分代谢分子,如高迁移率组蛋白 B1(high mobility group box 1 protein B1,HMGB1)、热休克蛋白(heat shock protein,HSP)、尿酸结晶、ATP 等。

固有免疫细胞的主要识别受体为模式识别受体(pattern recognition receptor,PRR),包括 Toll 样受体(toll-like receptors,TLRs)、清道夫受体及甘露糖受体等,这类受体多为胚系基因编码。与分子模式结合的细胞几乎总是处于活化或近活化状态,一旦 PAMPs 或 DAMPs 与 PRR 成功识别并结合,即可介导吞噬作用、启动细胞活化和炎性信号转导等,迅速引起固有免疫应答效应。同时可直接或间接地启动适应性免疫应答。

(三) 固有免疫分子

固有免疫分子为存在于正常体液中可识别或攻击病原体及促进损伤组织修复的可溶性分子,主要包括补体系统(complement system)、细胞因子、溶菌酶以及防御素、乙型溶素等具有溶解、杀伤及抑制病原体作用的碱性蛋白与多肽。固有免疫分子可直接杀灭病原体或以激活炎症反应的方式参与病原体的清除。

(四) 固有免疫应答效应

固有免疫的第一个重要功能是机体抵抗病原体感染的第一道防线。该应答的效应形式包括吞噬细胞产生的吞噬杀灭作用、NK 细胞等发挥的杀伤病毒感染和肿瘤靶细胞的细胞毒作用、以补体系统激活为代表的体液抗感染作用、干扰素分泌细胞所产生的抗病毒作用,以及使感染得以局限和控制的炎症反应过程等。同时,单核/巨噬细胞和树突状细胞等专职APC,可摄取、处理、加工抗原,将抗原刺激信号传递给 T 淋巴细胞,并高表达共刺激分子,提供协同刺激信号,最终激活 T 细胞,启动适应性免疫应答。在适应性免疫应答的效应阶段,吞噬细胞、NK 细胞、细胞因子、补体等固有免疫细胞与分子也发挥十分重要的作用。因此,固有免疫的第二个功能是启动适应性免疫应答,并参与适应性免疫的效应过程。

二、适应性免疫(adaptive immunity)

适应性免疫是指体内 T、B 淋巴细胞接受抗原刺激后活化,增殖、分化为效应细胞,产生包括清除抗原在内的一系列生物学效应的全过程,是机体出生后适应生存环境、接触特定病原体(抗原)后所产生、仅针对该抗原的高效防御机制,亦称获得性免疫(acquired immunity)或特异性免疫(specific immunity)。应答过程中 T、B 细胞对抗原的识别和清除是特异性的,可形成免疫记忆,并产生免疫耐受。

(一) 适应性免疫识别

适应性免疫应答以抗原表位为识别对象,由基因重组编码受体 TCR/BCR 所感知。经历胚系基因重排产生的抗原受体(TCR 和 BCR)具有丰富的多样性,可以对自然界中存在的各种各样的潜在的抗原表位进行特异性识别和结合。

抗原(antigen, Ag)是一类能刺激机体免疫系统产生特异性免疫应答,并与相应免疫应答产物发生特异性结合的物质。抗原也被称为免疫原(immunogen)。抗原刺激机体免疫系统产生特异性免疫应答的能力,被称为抗原的免疫原性(immunogenicity);抗原与免疫应答产物特异性结合的能力,被称为抗原的抗原性(antigenicity)。通常 TCR/BCR 仅仅能够特异性识别抗原分子中某些特定分子基团,称为表位(epitope)。表位是抗原分子中的免疫活性区域,作为 TCR/BCR 的配体,为 T 细胞和 B 细胞提供抗原活化的刺激信号;也是决定抗原特异性的关键结构。

TCR 和 BCR 进行抗原表位识别的方式不同,TCR 只能识别经 APC 加工处理后,并被MHC 分子结合并提呈的抗原肽片段,其抗原识别受到 MHC 限制性的约束;而 BCR 则可以直接识别未经 APC 加工处理的天然抗原表位,无 MHC 限制性。CD4$^+$ T 细胞主要识别 MHCⅡ类分子提呈的外源性抗原,而 CD8$^+$ T 细胞主要识别 MHCⅠ分子提呈的内源性抗原。TCR/BCR 接收到的抗原刺激信号,需要借助共受体 CD3 或 CD79a/CD79b 传递,进一步激活 T 细胞或 B 细胞。

(二) 适应性免疫分子

抗体是最重要的免疫效应分子之一,存在于血液和黏膜分泌液等体液中,通过特异性识别和结合病原生物携带的抗原分子,中和病原生物的传染性,并通过各种效应机制清除病原微生物,如促进吞噬细胞的吞噬作用,增强 NK 细胞的细胞毒效应,激活肥大细胞,释放炎性介质,控制感染的扩散等。

(三) 适应性免疫应答效应

T 细胞、B 细胞经抗原刺激后,都须经一定诱导期,方可形成效应产物,包括效应 T 细胞和抗体等。故适应性免疫应答过程可人为划分为抗原识别的感应阶段、淋巴细胞活化增殖的反应阶段及发挥抗原清除的效应阶段。根据介导抗原清除的效应产物不同,适应性免疫可分为体液免疫(humoral immunity)和细胞免疫(cellular immunity)两类。体液免疫由 B 细胞活化后产生的抗体(antibody)介导,主要执行抗胞外微生物感染及中和其毒素等防御功能。细胞免疫全称细胞介导的免疫(cell-mediated immunity),由 T 细胞介导,主要针对胞内寄生菌和病毒等胞内病原体。激活的 CD8$^+$ T 细胞可以直接发挥特异性的细胞毒作用,诱导靶细胞凋亡,参与抗肿瘤和抗病毒感染免疫。激活的 CD4$^+$ T 细胞在细胞因子的诱导下分化为不同的功能性 Th 细胞亚群,介导不同的免疫效应。细胞内寄生的微生物,如病毒和某些细胞内感染细菌(如结核杆菌),可在吞噬细胞和其他宿主细胞内生存和繁殖,抗体不能与其结合。功能性 Th1 细胞则可发挥促进吞噬细胞杀灭细胞内微生物的作用,或直接杀伤受感染细胞,从而起到清除细胞内感染病原体存储场所的作用。

三、固有免疫和适应性免疫的时相

当病原微生物穿过皮肤黏膜屏障后,最早出现的免疫识别和应答发生在 0～4 小时。在该时相是由一些预存的效应分子(如预存的天然抗体、溶菌酶、MBL、C 反应蛋白等)对非己成分的识别和应答。然后,进入早期应答时相(4～96 小时),在此时相,各种固有免疫细胞(组织中的巨噬细胞和外周血中的中性粒细胞和 NK 细胞)可被病原体激活,发挥吞噬清除和细胞毒效应,并激活补体,增强吞噬细胞的吞噬能力。同时固有免疫细胞表达的 PRR 能够识别病原体表面的 PAMP,诱导炎症产生,共同参与病原体的清除。96 小时后,经历固有免疫应答后,如果感染不能被有效清除,携带有感染信息的固有免疫细胞,可以进入外周淋巴组织和器官,将抗原提呈给 T 细胞,启动适应性免疫应答,发挥对感染病原体的高度特异性清除。B 细胞直接识别抗原,在 CD4$^+$ T 细胞辅助下分化为浆细胞,产生抗体,抗体通过中和作用、补体激活以及抗体依赖的细胞毒作用(ADCC)发挥抗感染功能。T 细胞在识别抗原提呈细胞传递的抗原后,活化增殖为效应性 CD4$^+$ 和 CD8$^+$ T 细胞。CD4$^+$ T 细胞通过分泌细胞因子,对细胞免疫和体液免疫起辅助作用;CD8$^+$ T 细胞直接发挥对靶细胞的杀伤作用。适应性免疫应答清除入侵的病原体后，克隆扩增的 B 细胞和 T 细胞大多数死亡，但有少数细胞分化为记忆性 B 细胞和记忆性 T 细胞，在机体再次接触相同抗原时迅速活化、增殖为效应细胞，发挥快速、高效的特异性防御功能。

第四节　免疫学的发展历程

免疫学是人类在与传染病的长期斗争过程中逐步发展起来的，根据其发展历史，大致可分为 3 个时期：19 世纪中叶之前的经验免疫学时期，以经验性免疫实践为主防治疾病；19 世纪中叶到 20 世纪 70 年代的科学免疫学时期，通过科学研究形成了系统的免疫学理论；20 世纪 70 年代至今的现代免疫学时期，免疫学研究深入到了基因和分子水平。

一、经验免疫学时期

在与传染病斗争过程中，人们发现传染病患者痊愈之后可以抵抗该类传染病的再次发生。我国古代医学家受此启发，开展了"以毒攻毒"的疗法。如晋代医学家葛洪（283—363年）在《肘后备急方》中记载，"疗猘犬咬人，乃杀咬犬，取脑敷之，则后不发"，即将咬伤人的狗的大脑取出后敷在伤者伤口上，可以预防狂犬病的发作。后来唐代医学家孙思邈（581—682年）在《备急千金要方》亦记载"取猘犬脑敷上，后不复发"。这种"以毒攻毒"疗法与现代的狂犬疫苗接种来预防狂犬病的方法基本一致。因此，早在 1 700 多年前，我国就已经开始应用预防接种的方法预防和治疗传染性疾病。

我国"以毒攻毒"疗法对后世影响最大的是利用"种痘术"预防天花。天花（small pox）是由天花病毒感染人引起的一种烈性传染病，患者在痊愈后脸上会留有麻子，"天花"由此而得名。同时人们发现，天花感染后的幸存者不再罹患天花，这就为我国古代医学家应用"以毒攻毒"疗法提供了重要依据。文献追述最早种痘法在唐代民间已开始出现，11 世纪宋真宗时期，已明确有用患者痘痂粉入鼻或穿患者衣服（痘衣）的方法预防天花，至 17 世纪初（明隆庆时期）则已广泛应用。1628 年的《种痘心法》不仅正式记载了种痘法，而且还明确记述了人痘苗有时苗（又称生苗，致病力强）和种苗（又称熟苗，致病力弱）之分。并认识到患过天花或其他皮疹性传染病后，则不会再感染该病。《家传痘诊心法》载有"终身但作一疫，后者其气不复传染"；《痘诊世医心得》亦记载"至以疹子与痘诊相似，彼此传染，但发过不再作耳"。明代接种"人痘"预防天花的方法不仅在我国广泛应用，而且引起了邻国的关注，并通过丝绸之路传播到俄罗斯、土耳其和英国等，同时也传播到朝鲜、日本等国。18 世纪英国公使夫人从土耳其君士坦丁堡学到种痘术后，为自己和皇家子女接种人痘，之后英国王室开始允许在小孩中应用。虽然种"人痘"预防天花有感染天花的危险，但确实为后来的牛痘接种提供了宝贵经验。

在 18 世纪末（1796 年），英国医生 Edward Jenner 发现挤牛奶女工接触患有牛痘的牛后，其手臂上会长出类似牛痘的疱疹，而这些得过牛痘的女工却不会得天花。于是他意识到人接种"牛痘"可能可以预防天花，于是他从一名患牛痘的挤奶女工身上的脓疱中取出少许脓液接种到一个 8 岁男孩的臂内，一段时间后，他给这个男孩接种天花病毒，发现该男孩并没有感染天花。据此,1798 年,Edward Jenner 发表了"vaccination"的论文(vacca 在拉丁语中是牛的意思,意为接种牛痘),开创了人工免疫的先河。因为接种牛痘没有感染天花的风险,种牛痘预防天花于是被广泛应用和推广。经过全人类近 180 年的共同努力,1980 年世界卫生组织正式宣布,全球已经消灭了天花,这是免疫学发展对人类健康的划时代贡献。种牛痘为什么能预防天花呢? 这个问题当时还不清楚。实际上是因为牛痘病毒和天花病毒存在交叉反应性。天花病毒对人类来说毒性强,具有致命性,感染后死亡率极高;但牛痘病毒对人类来说毒性较弱,感染后反应轻,自愈快。但因为牛痘病毒与天花病毒之间有交叉反应性,接种牛痘后针对牛痘病毒产生的免疫力自然也能够针对天花病毒。

二、科学免疫学时期

19 世纪中叶,随着显微镜技术的改进,人们可以在显微镜下直接观察到细菌,之后科学免疫学作为微生物学的一个分支得到了快速发展,并取得了系列划时代的研究成果。

1. 致病菌的发现 19 世纪 50 年代,Pierre Rayer 在感染绵羊血中观察到了炭疽杆菌,之后法国科学家 Louis Pasteur 发现实验室培养的炭疽杆菌能够使动物致病。19 世纪 70 年代,德国细菌学家 Robert Koch 发明了固体培养基,分离培养出了结核杆菌,并提出了病原菌致病的概念。Robert Koch 也因此于 1905 年获诺贝尔生理学或医学奖。

2. 疫苗的成功研制 19 世纪 80 年代,Louis Pasteur 提出了病原体致病学说,有力地推动了疫苗的研究。1879 年 Louis Pasteur 发现炭疽杆菌于 $40\sim43℃$ 培养后其毒力明显降低,将其制备成人工减毒活疫苗接种到牲畜可以预防炭疽病的发生。1881 年,他发现鸡霍乱杆菌在室温下长期放置后其毒力亦显著降低,制备成人工减毒鸡霍乱杆菌疫苗可预防霍乱的传播。1885 年他又发现将狂犬病毒在兔脑中传代后其毒力显著减弱,使用制备的减毒狂犬病疫苗接种,能够防治狂犬病的发生。因此,Louis Pasteur 是人工主动免疫的先驱者,其病原体致病学说的建立和人工疫苗的成功研究,使免疫学成为一门学科,因而也被认为是免疫学的开创者。

3. 细胞免疫学派的形成 1882 年,俄国科学家 Elie Ilya Metchnikoff 在 Pasteur 研究所工作时发现,当将圣诞树上的小刺钉在海星幼虫身上后,会有异常细胞包围在小刺周围。根据这一现象,他意识到动物中白细胞聚集在炎症周围可能是白细胞攻击和杀灭细菌的过程。这类包围和杀灭病原体的细胞被建议命名为吞噬细胞(phagocyte)。于是在 1883 年他提出了吞噬细胞理论,即有些白细胞(吞噬细胞)可以吞噬和摧毁诸如细菌之类的有害物体,从而抵抗疾病的发生。细胞免疫学理论提出后当即受到了广泛质疑和猛烈抨击,因为当时大多数细菌学家相信,白细胞摄取病原体,然后将它们进一步传播到体内。当然后来也有研究支持这一理论,如关于炭疽的研究表明,炭疽感染与动物血清的天然杀菌能力无关,而是与吞噬细胞对炭疽的吞噬消化能力相关。

4. 抗体的发现及体液免疫学派的形成 19 世纪 80 年代后期,在研究病原菌的过程中,科学家们发现白喉杆菌经其分泌的白喉毒素致病。1890 年德国 Koch 研究所的科学家 Emil von Behring 发现接种白喉外毒素的动物血清中有一种能中和外毒素的物质,称为抗毒素(antitoxin)。之后,Behring 应用白喉抗毒素血清成功救治了一名白喉患儿,开创了人工被动免疫的先河,体液免疫由此兴起。在抗毒素发现后不久,又相继在动物血清中发现了溶菌素、凝集素、沉淀素等，它们都能与相应微生物及其产物发生特异性结合，并由此建立了基于抗原与抗体特异性结合的一系列血清学试验方法，如 1896 年 Gruber 和 Durham 建立的特异性凝集反应，1897 年 Kraus 进行的沉淀试验等。后来血清中的抗毒素这类物质被称为抗体，能刺激宿主产生抗体的物质称为抗原；抗原和抗体的概念从此诞生。

5. 补体的发现　1899 年 Metchnikoff 的学生，比利时医生 Jules Bordet 发现绵羊抗霍乱血清能够溶解霍乱弧菌，56℃加热 30 min 可阻止其溶解活性；加入新鲜非免疫血清后又可恢复其活性。这种非特异性、能补充和加强抗体溶菌、溶细胞的热不稳定物质后来被称为补体(complement)。

6. 抗体产生侧链学说的提出　1897 年德国科学家 Paul Ehrlich 提出了著名的抗体产生的侧链学说(Side chain theory)(图 1-9)。这一理论认为，免疫细胞表面带有各种不同的受体；每一个受体对应一个特异性物质；当某一个毒素与相关受体反应时，细胞被激活，细胞表面将产生更多的特异性受体；这些受体之后释放到血液中，作为抗体中和毒素。这一学说与目前的 B 细胞受体识别抗原，在抗原刺激后 B 细胞分化为浆细胞产生大量特异性抗体这一理论极其相似。Paul Ehrlich 的抗体产生侧链学一经提出即受到高度关注，极大地推动了体液免疫学的发展。

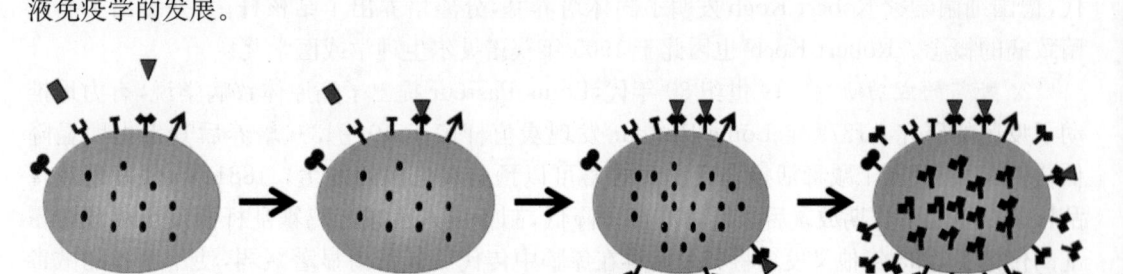

图 1-9　侧链学说

免疫细胞表面有许多受体；每一个受体有对应的特异性物质；当毒素与受体结合后，免疫细胞被激活，产生更多特异性受体；这些受体释放后进入血液，作为抗体中和毒素。

7. 抗体产生抗原模板学说的提出　1901 年奥地利生物化学家 Karl Landsteiner 发现人红细胞表面表达的糖蛋白中，其末端寡糖决定了其抗原性，并由此发现了 ABO 血型，避免了不同血型输血引起的输血反应，极大地推动了临床医学的发展。1917 年，在研究半抗原时 Karl Landsteiner 将一种半抗原芳香族分子偶联到蛋白质上，然后用之免疫动物，发现抗原的特异性由抗原分子表面的特定化学基团所决定，人工合成的半抗原也能够诱导特异性抗体。既然人工合成的半抗原也能够诱导机体产生特异性抗体，那么宿主怎么可能事先合成针对自然界中原本不存在的结构的特异性抗体？所以 Karl Landsteiner 的半抗原研究对侧链学说提出了重大挑战，于是逐渐形成了抗体产生的抗原模板学说，认为抗原是所有抗体合成的模板。这一学说片面强调了抗原对抗体产生的刺激作用，忽略了抗体产生的生物学过程，也无法解释天然抗体(如血型抗体)的存在，以及机体第二次接触抗原后为什么会产生更快更强的抗体反应。尽管如此，这一抗原模板学说仍作为免疫学的理论核心存在了近半个世纪。

8. 抗体产生自然选择学说的提出　随着抗原模板学说的兴起，侧链学说日趋没落，天然抗体的存在始终无法解释。1955 年,丹麦科学家 Niels Kaj Jerne 提出自然选择学说(natural selection theory),认为机体在胚胎时期就已合成数百万种特异性抗体,它们进入血液循环成为"天然抗体",抗原进入机体后能与特定的抗体结合,以此为模板,合成大量这种特异性抗体。显然,这一自然选择学说解释了抗原模板学说无法解释的天然抗体问题,但仍没有逃出抗原模板学说的影响。

9. 抗体产生克隆选择学说的提出 1945 年 Ray Owen 发现异卵双生、胎盘融合的小牛体内形成血型嵌合体,两种不同血型的红细胞共存而不引起免疫反应。1953 年 Peter Medawar 发现动物胚胎期或新生期接触抗原,则使其对该抗原发生免疫耐受。1957 年,澳大利亚科学家 Frank MacFarlane Burnet 受自然选择学说的启发,结合耐受现象实验结果,提出了著名的克隆选择学说(clonal selection theory)(图 1 - 10),认为淋巴细胞在成熟过程中会形成许多表达不同抗原受体、识别众多不同抗原的细胞克隆,同一种细胞克隆表达相同的特异性受体,淋巴细胞识别抗原的多样性是在机体接触抗原以前就预先形成的,是生物体在长期进化过程中获得的。抗原进入机体后,与免疫细胞库中能够识别该抗原的相应淋巴细胞克隆的特异受体结合,使其活化、增殖,扩增出众多具有相同特异性的子代细胞,产生大量特异性抗体,清除入侵抗原。如果抗原与未成熟淋巴细胞克隆的相应受体结合,则会诱导细胞凋亡,从而形成针对该抗原的免疫耐受。机体自身的抗原成分在胚胎期识别相应的淋巴细胞克隆,使得识别自身组织的细胞克隆被清除,从而赋予了机体免疫系统识别"自我"和"非我"的能力。克隆选择学说与侧链学说在本质上基本一致,只是克隆选择学说提出了细胞克隆这一概念,并强调了其在抗体产生中的作用。

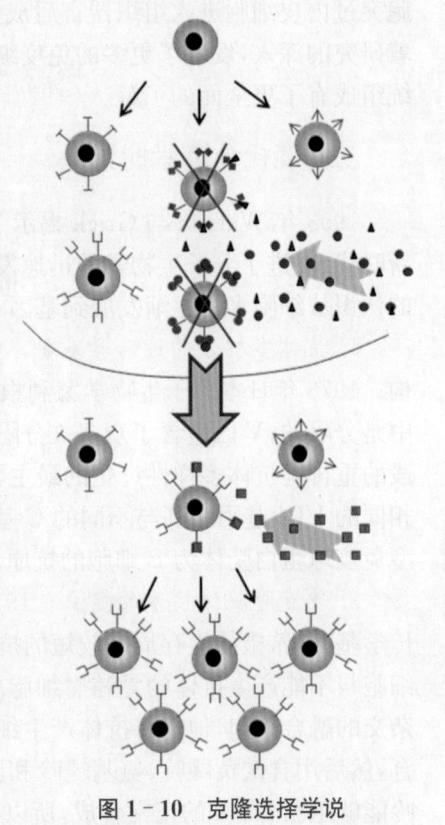

图 1 - 10 克隆选择学说

淋巴细胞成熟过程中分化成表达不同受体的细胞克隆;未成熟淋巴细胞与相应抗原结合,则细胞克隆发生凋亡;成熟淋巴细胞与相应抗原结合,则细胞克隆发生扩增,形成特异性受体表达的细胞。

10. 抗体独特型与抗独特型网络学说的提出 1974 年,Niels Kaj Jerne 在自己的自然选择学说和 Burnet 的克隆选择学说之后,提出了抗体分子的独特型和抗独特型免疫网络学说,认为抗原刺激机体产生抗体,抗体分子上的独特型决定簇在体内又能引起抗独特型抗体的产生,抗独特型抗体又可引起针对此抗独特型抗体的抗体,如此继续,在抗体和淋巴细胞中产生一个复杂的独特型与抗独特型级联网络,从而在免疫应答过程中发挥重要作用。

11. 免疫系统的深度解析 1957 年,Glick 发现切除鸡的腔上囊(Bursa)会导致抗体产生缺陷,遂将来源于此器官的淋巴细胞称为 B 淋巴细胞或 B 细胞(B 为 Bursa 的首字母)。1961 年,Miller 发现切除新生小鼠胸腺,会导致外周血和淋巴器官内淋巴细胞显著减少,免疫功能明显缺陷;Good 在临床上观察到新生儿先天性胸腺缺陷亦有同样现象。遂将依赖于胸腺发育的细胞称为 T 淋巴细胞或 T 细胞(T 为 Thymus 的首字母)。其后科学家们进一步证实，T细胞负责细胞免疫，B细胞负责体液免疫；T细胞与B细胞之间有协同作用；T细胞是一个不均一的细胞群，有辅助性T细胞、细胞毒性T细胞和调节性T细胞。20世纪70年代，在肿瘤免疫研究中发现了自然杀伤细胞（NK细胞）。1973年，Steinman发现了树突状细胞（DC细胞），随后证实DC细胞是功能最强的抗原提呈细胞。科学家们还发现单核细胞突过内皮细胞进入组织器官后成为巨噬细胞，两者是同一细胞谱系发育的不同阶段。随着研究的深入，发现了更多的免疫细胞亚群，如 γδ T细胞、NK T细胞、B1细胞等，对免疫系统组成有了更全面的了解。

三、现代免疫学时期

1953年Watson与Grick揭示了遗传物质DNA的双螺旋结构，开创了生命科学研究的新时代，促进了分子生物学的迅速发展，极大地推动了分子免疫学的兴起，使得对免疫应答的认识从细胞水平逐渐发展到基因水平和分子水平。

1. 抗体多样性的遗传学基础　1959—1962年Porter和Edelman发现了抗体的分子结构。1978年日本分子生物学家利根川进发现免疫球蛋白C区和V区基因在胚系的DNA中是分隔的；V区包含了众多被分隔的基因片段：V基因、D基因和J基因。V、D、J基因片段的重排是抗体多样性产生的最主要基础。C基因片段决定了免疫球蛋白的类、亚类和型。相同的VDJ基因序列与不同的C基因片段重组是免疫球蛋白类别转换的遗传学基础。膜型免疫球蛋白受体为B细胞的抗原识别受体（BCR）。

2. 单克隆抗体技术的建立　1974年，Köhler G和Milstein C为了研究抗体多样性的遗传学基础，希望使生存周期较短的抗体产生细胞的生存周期得以延长，于是他们将抗体产生细胞与不能产生抗体的骨髓瘤细胞融合，以使抗体产生细胞永生化生长。为了特异筛选出杂交的融合细胞，他们将抗体产生细胞与次黄嘌呤磷酸核糖转移酶缺陷的骨髓细胞进行融合，然后用含次黄嘌呤、氨基蝶呤和胸腺嘧啶脱氧核苷（HAT）的培养基进行培养。氨基蝶呤能够阻断DNA的正常合成，所以次黄嘌呤磷酸核糖转移酶缺陷的骨髓细胞不能存活；融合的杂交瘤细胞虽然其正常的DNA合成被阻断，但从抗体产生细胞获得了次黄嘌呤磷酸核糖转移酶这一DNA合成的替代途径，所以杂交瘤细胞得以存活；而抗体产生细胞本身无法长期存活。因此，存活的细胞克隆必然是融合的杂交瘤克隆，能够产生特异性单克隆抗体。单克隆抗体技术的问世，在免疫学发展史上具有里程碑意义。单克隆抗体如今已被广泛应用于生物医学基础研究和临床疾病的预防、诊断与治疗。

3. 免疫遗传学研究和MHC限制的发现　1948年美国遗传学家George Snell在同品系小鼠皮肤移植试验中发现了11个与组织相容性关联的基因位点，其中H - 2（Histocompatibility - 2）位点最为重要，并由此提出了"主要组织相容性复合体（major histocompatibility complex, MHC）"这一概念。1958年法国科学家Jean Dausset从输血患者血清中首次检测出与H - 2复合体相似的第一个人类白细胞抗原（HLA）。1963年Baruj Benacerraf发现，对某一特定抗原产生免疫应答的能力受到一种免疫应答基因（Ir 基因）的控制，并且证明 Ir 基因位于小鼠 H - 2 中的 I 区内。1974年，Peter Doherty 和 Rolf Zinkernagel 发现病毒感染小鼠中的杀伤性 T 细胞（CTL）杀伤病毒感染细胞的前提是必须识别病毒感染细胞上的两个信号：一个来自病毒（特异性抗原），另一个来自细胞自身表达的 MHC 分子,这就是著名的 T 细胞识别的 MHC 限制学说。

4. 免疫受体与受体信号传导的研究　在免疫球蛋白受体基因重排与重组发现之后不久,1984 年,Mark Davis 和 Chien Saito 克隆了 T 细胞受体(TCR)的基因。TCR β 链与免疫球蛋白重链基因,TCR α 链与免疫球蛋白轻链基因的结构与重排极其相似。之后细胞因子及其受体、NK 细胞受体等相继被克隆,免疫细胞通过其表面的免疫受体(TCR、BCR、NK 细胞受体等)、细胞因子受体、固有免疫受体、死亡受体等,感受来自细胞外或细胞内的各种刺激,介导细胞信号传导,调节基因表达,从而产生相应的免疫应答反应。

第五节　免疫学的发展趋势

目前,免疫学的发展日新月异,对免疫学基础理论的认识稳步深入,对疾病发生、发展和转归过程中的免疫学作用与机制的了解日趋成熟,对应用免疫学原理和技术方法进行疾病诊断、预防和治疗的价值日益突出。

一、基础免疫学的发展

随着分子生物学、生物信息学和各种组学、活体显微学技术等的不断发展,分子免疫学研究将日趋深入,人们对免疫系统内容及其免疫应答机制的认识将更加全面。更多新的免疫分子将被克隆;新的 CD 分子、细胞因子及其受体、模式识别受体及其胞内信号传导分子的结构与功能将得到更深入阐明;免疫分子相互作用的调控网络将有更全面认识;免疫细胞群体和亚型谱系发育发展过程中转录因子、生长因子的调控机制,以及免疫细胞亚型的表面标志与功能均将得到深刻诠释;能量代谢、表观遗传等对免疫细胞功能的影响将有更深入理解。

二、临床免疫学的发展

随着免疫学和临床医学的深入发展,人们逐渐认识到几乎所有疾病的发生发展与转归都与免疫学密不可分,都有免疫因素的参与。因此,免疫与临床的关系将日趋密切,免疫在超敏反应性疾病、自身免疫性疾病、免疫缺陷病、感染性疾病、肿瘤、生殖系统疾病、神经系统疾病等各类疾病诊断、预防与治疗中的作用将日益突出。新的免疫学诊断技术与方法将不断出现;新型疫苗如 DNA 疫苗、重组疫苗、亚单位疫苗将不断研制,非传染性疫苗将有突破性发展;单克隆抗体、细胞因子、免疫细胞等各种免疫治疗方法将不断完善,在疾病治疗中的作用将日趋重要。

(朱诗国　屈泽强　吴展帅)

第二章
固有免疫应答

机体对非己成分和外来病原体的应答，包含循序渐进的三个阶段。首先出现一个快速的应答，由免疫系统中一些组织屏障结构和现存的效应分子的快速应答反应来抵抗。然后进入早期诱导性应答，在抗原的启动下，各种参与炎症反应的细胞被激活而行使对感染物的清除。最后，出现由淋巴细胞介导的适应性免疫应答。其中，前两个时相都属于固有免疫。固有免疫主要显示三个特点：① 产生于系统发育的早期和出现在宿主抗感染应答的初始阶段；② 以抗原非特异性方式识别和清除各种病原体；③ 发生于所有个体和所有的时间段，在抗原入侵前已经存在。

固有免疫(innate immune)是生物体在长期进化过程中逐渐形成的一系列天然防御机制，主要由组织屏障、固有免疫细胞和固有免疫分子来执行。其中固有免疫细胞和分子介导的对外来的病原体及其产物，以及来自体内凋亡、衰变细胞的危险信号的识别和应答被称为固有免疫应答(innate immune response)，为机体提供非抗原特异性的免疫防御、监视和自稳的保护作用，也称为非特异性免疫应答(nonspecific immune response)。此类应答主要以分子模式为主要识别对象，由胚系基因编码的模式识别受体所感知并引发直接清除作用。固有免疫应答对外源性物质的清除作用是非特异性的，不形成免疫记忆细胞，也不产生免疫耐受。

第一节 固有免疫应答时相

屏障系统是机体抵抗外界环境中感染等危险因素的第一道防线(详见第一章绪论)，当感染因素突破屏障系统进入到机体内环境，则进一步激活固有免疫分子和细胞，启动固有免疫应答。固有免疫应答按效应产物类型与作用发生时间分为两阶段：体液因子作用阶段和细胞作用阶段。

一、体液因子作用阶段

早期体液因子作用阶段发生于自病原体或异物进入机体的 0～4 小时，依赖预存及即刻生成的抗病原体效应成分，以补体系统的激活和效应为代表。另外，炎症性细胞因子（proinflammatory cytokine）、急性期反应蛋白（acute-phase protein）、抗微生物肽

(antimicrobial peptides，AMP)等都是此阶段的重要作用物质。

二、细胞作用阶段

发生于病原体或异物进入机体 4～96 小时。在此阶段，通过模式识别受体(pattern-recognition receptor，PRR)识别病原体并活化吞噬细胞，启动吞噬和胞内杀伤功能，释放一系列前炎症性细胞因子，诱导炎症发生；通过自然杀伤细胞受体(natural killer cell receptor，NKR)或 Fc 受体(Fc receptor，FcR)激活 NK 细胞，直接发挥对靶细胞的杀伤效应；通过有限多样性的抗原受体激活固有淋巴细胞，参与对病原体的清除。

当病原体进入机体 96 小时左右，承担固有免疫应答的树突状细胞(dendritic cell，DC)捕获抗原，诱导趋化因子受体表达，获得向外周免疫器官迁移的能力。在迁移过程中，由未成熟 DC 逐渐发育为成熟 DC，并高表达 MHC 分子和共刺激分子，通过抗原提呈作用，有效激活抗原特异性初始 T 细胞，启动适应性免疫应答。

第二节　固有免疫应答的识别机制

与适应性免疫应答不同，固有免疫应答以分子模式为主要识别对象，以模式识别受体为主要识别受体，由胚系基因编码受体所感知并引发直接清除作用。

一、识别对象

分子模式为固有免疫应答的主要识别对象。包括作为外源性危险信号的病原体相关分子模式(pathogen-associated molecular patterns，PAMPs)，以及作为内源性危险信号的损伤相关分子模式(damage-associated molecular patterns，DAMPs)。PAMPs 多为病原生物所共有的、结构恒定的、进化保守的生物分子，如细菌的细胞壁成分脂多糖(lipopolysaccharide，LPS)、脂磷壁酸(lipoteichoic acid，LTA)、肽聚糖(peptidoglycan，PGN)以及病毒和细菌的核酸等；DAMPs 主要为机体受损或坏死组织内的胞浆蛋白、核蛋白、代谢分子等，例如高迁移率组蛋白 B1(high mobility group box 1 protein B1，HMGB1)、热休克蛋白(heat-shock protein，HSP)、尿酸结晶、ATP 等。

二、细胞相关模式识别受体

参与固有免疫应答的细胞通常以细胞相关模式识别受体和可溶性模式识别受体为其主要识别受体。这些受体多由有限数量的胚系基因编码，进化上十分保守，表明此类受体对生物体的生存极为重要。和适应性免疫中淋巴细胞受体相比较，PRR 有四个特点，分别是：全部由胚系基因编码、组成性地普遍表达、引起快速应答和能够识别各种病原体。多数参与固有免疫应答的细胞几乎总是处于活化或近活化状态，一旦识别成功，便迅速形成应答效应。

通常根据 PRR 存在方式，分为胞膜型 PRR(存在于细胞膜表面)；内体膜型 PRR(主要存在于内体膜上)；胞浆型 PRR(细胞质内游离蛋白的形式存在)和可溶性 PRR(主要以血浆游离形式存在，又称模式识别分子)，其中前三种均属于细胞相关模式识别受体。常见的细胞相关模式识别受体包括 Toll 样受体(Toll like receptor，TLR)、C 型凝集素受体(C type lectin receptor，CLR)、清道夫受体(scavenger receptor，SR)、NOD 样受体(NOD like receptor，NLR)、RIG 样受体(RIG-1 like receptor，RLR)和胞质 DNA 感知蛋白(cytoplasmic DNA sensor，CDS)等。其中，Toll 样受体(TLR)、NOD 样受体(NLR)、RIG-1样受体(RLR)，和胞质 DNA 感知蛋白，共同构成感知病原体的三位一体结构，是识别 PAMPs 最为重要的一些 PRR。

(一) Toll 样受体(TLR)

20 世纪 80 年代德国学者为描述果蝇中决定胚胎背腹轴线发育的一组基因，首先启用 Toll 一词，该基因突变使果蝇因轴线发育不良而行动异常。随后发现，Toll 基因还有另一个重要功能，即与果蝇生成抗菌肽防止真菌感染有关。并由此揭示 Toll 基因之所以能够抗感染，在于启动了 NF-κB 相关的信号转导。通过数据库搜寻 Toll 同源物，很快在哺乳动物中发现结构相似并参与抗感染的一个跨膜分子家族，成员包括 IL-1R 和 Toll 类似物，后者被命名为 Toll 样受体。

1. 结构和分布特点　TLR 为 I 型跨膜糖蛋白，胞外结构域由 19～25 个前后相连的片段所组成，各片段包括 24～29 个氨基酸残基，带有 x-L-x-x-L-x-L-x-x 基序(L 为亮氨酸，x 为任意氨基酸)，称为富含亮氨酸的重复体(leucine-rich repeat，LRR)，简称亮氨酸重复序列。整个胞外结构域弯曲成马鞍状，其中的 LRR 部分构成配体结合区。TLR 跨膜分子胞内段为 TIR 结构域(TIR：Toll/IL-1 receptor)，为所有 TLR 及 IL-1R 分子胞内段所特有，此为 IL-1R 和 TLR 共属一个家族的原因。但 IL-1R 胞外段不带有 LRR，而是由三个 Ig 样结构域所组成。TIR 结构域有三个保守的氨基酸序列，称为 1、2、3 框(box)。借此，该结构域可以与胞内其他带有相同 TIR 结构域的分子发生相互作用，由后者启动信号传递。

TLR 表达于各种免疫细胞，如巨噬细胞、树突状细胞、B 细胞和某些 T 细胞，也见于非免疫细胞如成纤维细胞和表皮细胞。其表达可受病原体、细胞因子及应激因素的调控。人类中已发现了 11 种 TLR，各自识别 PAMPs 中的不同成分和分子(表 2-1)。所有 TLR 因表达部位不同而分为两类，即表达于胞膜的 TLR 和表达于胞质内体和吞噬溶酶体膜的 TLR。其中出现于胞内区的一类 TLR，往往识别病毒和细菌胞核成分，如 CpG-DNA、单链和双链 RNA。胞膜 TLR 通常以二聚体形式发挥作用，相组合的 TLR 往往识别同类配体分子。

表 2-1　固有免疫中哺乳动物 Toll 样受体的表达和识别特性

TLR	表达部位	主要配体	配体来源
TLR1	胞膜	三酰脂肽	分枝杆菌
TLR2	胞膜	肽聚糖	革兰阳性菌
		GPI 连接蛋白	锥虫
		脂蛋白	分枝杆菌
		酵母多糖	真菌

TLR	表达部位	主要配体	配体来源
TLR3	胞质	双链 RNA(dsRNA)	病毒
TLR4	胞膜	LPS 脂磷壁酸	革兰阴性菌 革兰阳性菌
TLR5	胞膜	鞭毛素	细菌
TLR6	胞膜	二酰基脂肽 酵母多糖	分枝杆菌 真菌
TLR7	胞质	单链 RNA(ssRNA)	病毒
TLR8	胞质	单链 RNA(ssRNA)	病毒
TLR9	胞质	非甲基化 CpG DNA	细菌、疱疹病毒
TLR10(人体)	未明	未明	未明
TLR11(小鼠)	胞膜	profilin 及相关蛋白	弓形虫、尿路病原菌

2. TLR 启动的信号转导

(1) TLR 信号转导的 MyD88 途径　TLR 信号转导的 MyD88 途径是典型的 TLR 启动的信号途径。衔接蛋白髓样分化分子 MyD88 带有与 TLR 分子胞内段相同的 TIR 结构域，可以借助嗜同型相互作用(homotypic interaction)或同型互作与 TLR 相接，启动信号转导。组成 MyD88 的两个结构域中，除了 TIR，第二个称为死亡结构域(death domain, DD)。该 MyD88 分子一端以其 TIR 连接 TLR，另一端也通过同型互作，以 DD 招募并结合其他带有 DD 结构域的分子，如蛋白激酶 IRAK4(IL-1R-associated kinase 4)和 IRAK1，两者相互组合而活化。然后招募泛素连接酶 TRAF6(TNFR-associated factor 6)，后者使蛋白激酶 TAK1(TGF-β-activated kinase 1)和两种 TAK 结合蛋白(TAB1 和 TAB4)形成复合体，TRAF6 则因自身泛素化而降解。留下由三个分子组成的丝氨酸苏氨酸蛋白激酶复合物 TAK1-TAB1-TAB4，它们分别通过磷酸化，启动两条信号转导途径。一条为蛋白激酶 IKK(IκB kinase)复合体(包括 IKKγ、IKKα、IKKβ)参与的途径，另一条为 MAP 激酶(MAPK)途径，最后分别激活转录因子 NF-κB 与 AP-1。转录因子进入细胞核，使得分别依赖这两种转录因子的基因各自发生转录和激活。

(2) TLR 信号转导的非 MyD88 途径　TLR 信号转导除上述的 MyD88 途径外，还存在非 MyD88 途径。参与该条途径的衔接蛋白及蛋白激酶主要包括 Toll 受体相关性干扰素激活因子(Toll receptor-associated activator of interferon，TRIF)和相关的 TRAM 分子(Toll receptor associated molecule)。TRIF-TRAM 可通过激活干扰素调节因子家族中的 IRF-3 和 IRF-7，进而启动 TLR 信号转导的非 MyD88 途径。两种 IRF 可直接转位至胞核，激活Ⅰ型干扰素基因，促使 IFN-α 和 IFN-β 表达，发挥抗病毒效应。

(二) C 型凝集素受体(CLR)

CLR 是一类在 Ca^{2+} 参与下结合微生物表面碳水化合物的模式识别受体，表达于巨噬细胞、树突状细胞和某些组织细胞,有的以可溶性蛋白形式存在于血液和细胞外液。其保守的糖类识别结构域可识别甘露糖、葡萄糖、N-乙酰氨基葡萄糖和β葡聚糖。

1. 甘露糖受体(mannose receptor, MR)　MR 主要表达在巨噬细胞表面,为单链跨膜分子,其胞外段包括两种结构:一是 8 个 C 型凝集素结构域的连续排列,负责配体的内吞转运;二是远膜端富含胱氨酸的凝集素结构域,识别硫酸化的糖类偶联物。

2. 树突状细胞相关凝集素(DC-associated C-type lectin, Dectin)　Dectin 主要表达于树突状细胞、巨噬细胞和中性粒细胞。其中的 Dectin-1 识别真菌细胞壁上的 β 葡聚糖,Dectin-2 主要识别真菌菌丝体寡糖,因而此类受体与抗真菌关系密切。

3. 朗格素(langerin)和 DC-SIGN　这两种属于树突状细胞糖类受体的成分,已命名为CD207 和 CD209,主要表达于上皮朗格汉斯细胞等树突状细胞。

（三）清道夫受体(scavenger receptor, SR)

SR 是固有免疫中一类重要的模式识别受体,分为多种类型,主要为 SRA 和 SRB,可能还包括 SRC 等,功能各自不同(表 2-2)。

表 2-2　清道夫受体的分类

类别	名称	表达细胞和组织	配体	功能
SRA	SRA Ⅰ/Ⅱ/Ⅲ	巨噬细胞	LPS、多聚阴离子、淋巴毒素 α、磷脂壁酸、凋亡细胞	参与固有免疫,黏附、摄取修饰过的 LDL
	MARCO	巨噬细胞、脾细胞	细菌组分、乙酰 LDL	参与固有免疫
SRB	CD36	血小板、单核细胞、巨噬细胞	凋亡细胞、脂蛋白	摄取凋亡细胞,参与脂肪酸转运
	SR-B1/CLA-1	肾上腺、肝脏、性腺	脂蛋白	胆固醇转运
SRC	SRC-1	巨噬细胞、昆虫胚胎	多聚阴离子	摄取凋亡细胞
	CD68	巨噬细胞	多聚阴离子、凋亡细胞、脂质体、缩醛磷脂酰丝氨酸	未明
其他	LOX-1	内皮细胞	多聚阴离子、氧化 LDL	未明
	SREC	内皮细胞	乙酰 LDL、氧化 LDL	未明

注:LDL:低密度脂蛋白;MARCO:带胶原结构的巨噬细胞受体;LOX-1:凝集素样氧化低密度脂蛋白受体;SREC:内皮细胞表达的清道夫受体。

（四）NOD 样受体(NOD-like receptor, NLR)

一些病原微生物的生长周期涉及对胞质的感染,如病毒基因往往在胞质溶胶中转录和翻译,并进行病毒颗粒的装配。另外,有些细菌和寄生虫会产生一系列逃逸机制,包括在吞噬体膜上打洞进入胞质溶胶,借此逃避吞噬溶酶体的杀伤。因此在胞质中,会出现病原体及其组分,以及其他因感染和损伤而产生的成分,它们皆需要免疫系统进行感知和清除。NLR可以通过识别胞质溶胶 PAMPs 和 DAMPs,进而启动信号转导,发挥效应作用。

1. NLR 及其亚家族　NLR 分子主要由三类功能不同的结构域组成:位于 C 端的亮氨

酸重复序列(LRR)。这是一个与 Toll 样受体胞外段相似的结构域,其功能是结合配体,包括 PAMPs/DAMPs 中的相应成分;分子中段为受体家族各成员共有的特征性结构域,称为核苷酸结合结构域(NBD)或 NACHT 结构域,其功能是促使 NLR 分子相互聚合,改变其构型;N 端效应结构域。可分为五类,并以此将 NOD 样受体分为五个亚家族:带有酸性激活结构域(acidic activation domain,AD)的 NLRA 亚家族、带有杆状病毒凋亡抑制蛋白重复体(baculovirus inhibitor of apoptosis protein repeat,BIR)结构域的 NLRB 亚家族、带有胱天蛋白酶招募结构域(caspase recruitment domain,CARD)的 NLRC 亚家族、带有热蛋白结构域(pyrin domain,PYD)的 NLRP 亚家族和带有其他 NLR 效应结构域(X)的 MLRX 亚家族。五种 N 端结构域分别将 NLR 分子的 NACHT 结构域与下游衔接蛋白及效应分子连接起来,行使效应功能。

2. NLR 的激活与信号转导 病原菌被巨噬细胞等吞噬后,首先形成吞噬体,然后与溶酶体融合成为吞噬溶酶体。在溶酶体的作用下,细菌胞壁成分分解为肽聚糖,后者可再降解成一种具有免疫调变活性的胞壁肽。其中的胞壁酰二肽(MDP)以一种尚不清楚的机制从吞噬溶酶体进入胞质溶胶,通过直接或间接的方式结合 NOD2 分子的 LRR 结构域,使之激活,并启动信号转导。

与 TLR 相似,胞质溶胶中的 NOD2 分子与胞壁酰二肽作用后发生构型改变,其效应结构域 CARD 可借助同型互作,募集蛋白丝氨酸/苏氨酸激酶 RIP2,形成一个包括 CARD 和 RIP2 的 NOD 信号小体(signalosome),称为 RICK。然后,RIP2 激酶通过 TAK1 和 IKK 复合体,通过 NK-κB 途径激发促炎症基因的转录表达。

在胞质内 PAMPs/DAMPs 作用下二聚化的 NLRP3 分子使两个效应结构域 PYD 发生聚合,也借助同型互作,结合并激活同时带有 PYD 和 CARD 结构域的 ASC 复合物,后者再活化 CARD 和胱天蛋白酶 Caspase-1 组成的效应复合物,共同构成一种称为炎症小体(inflammasome)的结构。其主要功能是借助 Caspase-1 的活化,将无活性的细胞因子 IL-1β 和 IL-18 前体(pro IL-1β/proIL-18)剪切成为有活性的 IL-1β 和 IL-18 分子。

(五) RIG 样受体(RIG-like receptor,RLR)

1. RLR 结构 视黄酸诱导基因(retinoic acid inducible gene,RIG)和黑色素瘤分化相关基因(MDAG)产物是胞质溶胶中识别病毒 dsRNA 的感知元件,参与构成 RIG 样受体家族。RLR 和 NLR 结构上的相似之处在于它们都带有效应结构域 CARD。RLR 不仅可表达于各种病毒感染的细胞,且能直接识别和感知内体之外,存在于胞质溶胶中的病毒产物和病毒颗粒,其抗病毒意义不可忽视。

2. RLR 的信号转导及抗病毒效应 RLR 属于 I 型干扰素诱导蛋白。胞质中与 RIG-I/MDA-5 分子发生相互作用的衔接蛋白 IPS1(又称 MAVS、VISA 等),一端也带有 CARD 结构域,可以采用同型互作与 RIG-1/MDA-5 分子中的两个 CARD 结构域相结合。RLR 蛋白识别进入胞质中的病毒 dsRNA 之后,通过 IPS1,分别通过 NF-κB 和 IRF3/IRF7 激活促炎症细胞因子基因及 I 型干扰素基因。现已确认 RIG-I 参与识别下列 RNA 病毒:新城疫病毒(NDV)、水泡性口炎病毒(VSV)、仙台病毒(SV),以及副黏液病毒、流感病毒和日本脑炎病毒。

（六）胞质 DNA 感知蛋白（cytoplasmic DNA sensor, CDS）

与 RLR 识别病毒 RNA 不同，此类胞质内信号受体专门识别病毒和细菌 DNA，称为胞质 DNA 感知蛋白。CDS 具有信号转导功能，因而也是一类受体分子。例如，干扰素基因刺激蛋白（stimulator of IFN gene, STING）、DNA 依赖性干扰素调节因子激活蛋白（DAI）、DNA 依赖性 RNA 聚合酶Ⅲ（Pol Ⅲ）和黑色素缺失因子 2（AIM2）。STING 是内质网上的一种跨膜分子，为无活性的同源二聚体，也不能直接被胞质中的 dsDNA 分子激活，而是需借助一种称为 GMP-AMP 合成酶（cGAS）的成分。cGAS 在识别并结合胞质溶胶中病毒产生的 dsDNA 之后，催化合成一种由三磷酸腺苷（ATP）和三磷酸鸟苷（GTP）相结合的 cGAMP，后者属于环二核苷酸（cyclic dinucleotides, CDNs），可与 STING 结合，使其发生构型改变并转位而成为一个平台分子，参与招募和激活 TANK 激活激酶 1（TBK1），后者再使干扰素调节因子 IRF-3 发生磷酸化，入核后促使Ⅰ型干扰素基因表达，产生干扰素。

三、可溶性模式识别受体

可溶性模式识别受体又称为模式识别受体的游离形式，在识别抗原的同时具有效应功能，参与炎症反应和对病原体的清除。

（一）五聚体蛋白（pentraxin）

五聚体蛋白以五个分子相聚合为其特征，结构高度保守。包括短分子和长分子两个家族：① 短分子家族称为急性相蛋白（acute phase protein），在人和小鼠中分别以 C 反应蛋白（CRP）及血清淀粉样 P 成分（SAP）为代表。这些分子在炎症信号及 IL-6 的激发下由肝脏产生；② 长分子家族以 PTX3 为代表，与短分子家族不同点是该家族成员带有一个长的 N 端结构域。PTX3 在炎症信号激发下由单核/巨噬细胞、树突状细胞、成纤维细胞和内皮细胞产生。PTX3 基因缺陷小鼠易于罹患真菌和细菌感染，表明这是一种重要的抗菌蛋白。

五聚体蛋白识别 PAMPs 成分中的磷酸胆碱，并可结合多种分子如 C1q、纤维母细胞生长因子 2（FGF2）、胞外基质蛋白（TSG-6）等。PTX3 还可以识别革兰阴性肠道菌表面一种称为 KpOmpA 的外膜蛋白。五聚体另一个重要功能是作为调理素，介导巨噬细胞对细菌的吞噬。同时，五聚体分子参与补体激活，促使补体分子 C1q 和 C3b 沉积于凋亡细胞表面。

（二）甘露糖结合凝集素（mannose-binding lectin, MBL）

MBL 是一种进化上保守、可循环的宿主防御蛋白，由多个同源三聚体连接而成。MBL 专一性识别各种病原体表面的碳水化合物，包括 D-甘露糖、L-岩藻糖和 N-乙酰氨基葡萄糖。近来还发现，MBL 和表面活性蛋白 SP-A 及 SP-D 相似，可识别凋亡细胞、游离的 DNA 和各种自身相关抗原。

MBL 主要合成于肝脏，还可来自小肠。MBL 识别细菌表面糖链之后，还可激活 MBL 相关丝氨酸蛋白酶（MASP），使补体成分 C4 和 C2 降解，构成 C3 转化酶，启动补体级联反应的凝集素途径。具体详见补体系统中 MBL 途径的介绍。

(三) 脂多糖识别蛋白

识别哺乳动物 LPS 的蛋白主要包括两种：抗菌/通透性增强蛋白（bactericidal/permeability-increasing protein，BPI）和脂多糖结合蛋白（LBP）。BPI 为 55 kDa 的中性粒细胞识别分子，有两个功能不同的结构域，一个识别 LPS 并显示抗菌作用；另一个具有调理活性。BPI 可选择性杀伤革兰阴性菌，如果联合防御素及攻膜复合体，并有中性粒细胞参与，其杀伤效力最高。

LBP 通过识别内毒素 LPS 分子上的生物反应成分类脂 A（lipid－A）并构成复合体，增强对 LPS 作用的敏感性，使得低浓度（pico 级以下）的 LPS 也能通过 TLR4 信号途径，激发效应细胞，清除病原体。

(四) 识别糖类的预存抗体

体内循环性预存抗体所引发的快速应答，也是固有免疫应答的一个方面。抗体可以产生于固有免疫之后的适应性应答，也可以被活跃于固有免疫中的 B1 细胞亚群所产生。此类抗体主要是 IgM，针对 TI 抗原。B1 细胞及抗 TI 抗体的存在，参与了对入侵病原体的快速应答，其机制是启用补体途径裂解病原体。由于 PAMPs 所包含的成分为病原体的共同结构，因而某一病原体感染后诱导的 IgM 抗体，也可全部或部分地对新入侵的病原体起反应。

第三节　免疫分子介导的固有免疫应答

免疫分子介导的固有免疫应答过程是固有免疫的重要组成部分，该过程发生于自病原体或异物进入机体的 0～4 小时，主要依赖预存及即刻生成的抗病原体效应成分。主要包括：补体系统、炎症性细胞因子、急性期反应蛋白、抗微生物肽及其他抗病原体物质等。

一、补体系统

补体系统是一个高度复杂的生物反应系统，其活化产物广泛参与机体抗微生物防御反应和免疫调节，也可介导免疫病理反应，与多种疾病的发生和发展密切相关，是机体固有免疫防御的重要组成部分，同时也是固有免疫与适应性免疫之间的重要桥梁。对于高等生物而言，补体系统的激活是固有免疫应答的一种重要表现形式。

(一) 补体系统的发现

19 世纪末 Bordet 发现绵羊抗霍乱血清能够溶解霍乱弧菌，将这种血清加热至 56℃维持 30 分钟可阻止其活性，而加入新鲜非免疫血清又可恢复其活性。这是因为这组广泛存在于多种动物新鲜血清及组织液中的不耐热成分，经活化后具有酶活性、可辅助特异性抗体介导溶菌作用，故称其为补体（complement）。后续的研究证实补体并非单一成分，是由 30 余种可溶性蛋白和膜结合蛋白组成的蛋白反应系统，称为补体系统（complement system），是介导免疫应答和炎症反应的重要蛋白质系统。

（二）补体系统的组成

构成补体系统的各成分按照其生物学功能可分为三类。

1. **补体固有成分**　指参与补体级联激活反应的各成分。包括：参与经典及 MBL 途径的前端反应成分 C1、MASP、C4、C2、C3，参与旁路途经的前端反应成分 C3、B、D 因子，以及共同的末端反应成分 C5、C6、C7、C8、C9。

2. **补体调节蛋白**　是一组以可溶性或膜结合形式存在的，具有调节补体激活活性的蛋白质。包括血浆可溶性调节蛋白：备解素（Properdin，P 因子）、C1 抑制物（C1 inhibitor，C1INH）、I 因子、H 因子、C4 结合蛋白（C4 binding protein，C4bp）、S 蛋白（Sp/Vn）、Sp40/40；膜结合性调节蛋白：衰变加速因子（decay-accelerating factor，DAF）、膜辅助蛋白（membrane cofactor protein，MCP）、同源限制因子（homologous restriction factor，HRF）、膜反应性溶解抑制因子（membrane inhibitor reactive lysis，MIRL/CD59）等。

3. **补体受体**　是存在于多种细胞表面可以与补体活性片段或补体调节蛋白结合的膜蛋白，可介导补体活性片段或调节蛋白的各种生物学效应。包括：CR1 - CR5 以及其他补体活性片段的受体（如 C5aR、C3aR、C4aR、C3eR 及 H 因子受体等）。

（三）补体系统的特点

补体系统具有以下五个特点：第一，正常情况下，补体成分是以无活性的蛋白酶前体形式存在，在某些激活物参与下，补体蛋白可依次被激活，其活化过程表现为一系列丝氨酸蛋白酶的级联酶解反应，产生不同的生物学效应，广泛参与机体的免疫调节与炎症反应；第二，补体系统的大部分成分都极不稳定，许多固有成分对热敏感，经 56℃温育 30 分钟即灭活，在室温下也很快失活，且在 0～10℃中，活性仅能保持 3～4 日，故补体应保存在 -20℃以下。同时紫外线照射，机械振荡或某些添加剂均可能使补体破坏；第三，补体系统各组分均为糖蛋白，其分子量变化很大，如最小 D 因子仅 25 kDa，最大 C1q 可达 400 kDa；第四，肝脏是产生补体蛋白的主要部位，大约 90% 的血浆补体成分在肝细胞中合成，除了肝脏，多种器官和细胞都参与补体的合成，如胶质细胞、肾上皮细胞、生殖器官等。其中，单核/巨噬细胞可以产生全部的补体成分，巨噬细胞活化可以增加感染局部的补体水平，而神经胶质细胞和星形胶质细胞则是完整血脑屏障内的唯一补体来源，补体在炎症急性期反应阶段水平升高，属急性期蛋白；第五，补体系统代谢速度极快，每日约 50% 血浆补体被更新，且在疾病的状态下，补体代谢发生的变化更为复杂。

（四）补体系统的激活与调节

在正常生理情况下，多数补体成分均以酶原形式存在，受激活物作用可依次被激活，并发挥生物学作用。补体系统激活包括两个阶段：早期阶段称为前端反应，涉及级联反应的启动，裂解补体 C3 至 C5 转化酶形成；晚期阶段也称末端通路（terminal pathway），从 C5 裂解开始，最终形成攻膜复合体（membrane attack complex，MAC），产生溶细胞效应。依起始物和激活顺序不同，又可将前端反应分为三条既独立又交叉的途径，即甘露聚糖结合凝集素途径（mannan-binding lectin pathway，MBL pathway）、经典途径（classical pathway）和替代途径（alternative pathway）。其中，MBL 途径体现了在固有免疫应答中补体系统的作用；

经典途径则代表了补体系统在适应性免疫中的作用;而替代途径主要反映了补体系统存在的反馈性调节机制。

1. 补体系统激活的 MBL 途径 补体系统是机体固有免疫的重要组成,补体系统的激活和效应也是形成固有免疫应答的重要机制。在固有免疫应答中,补体系统的激活源自急性期蛋白产生或异常地升高,此激活途径称为 MBL 途径。

MBL 是一种钙离子依赖的 C 型凝集素,属胶原凝集素家族(collectin family),由 2~6 个亚单位相连形成寡聚体,构成 MBL 复合体。每个亚单位由 3 条相同的多肽链组成,每条多肽链从 N 端到 C 端依次为信号肽区、胶原样区、颈区和糖识别区(carbohydrate recognition domain, CRD)。血清中 MBL 以寡聚体形式存在,寡聚体中多肽链之间及亚单位间以胶原样区相连形成束状结构,而 CRD 形成的球状结构是参与识别和结合病原生物表面重复糖结构的区域(图 2-1)。

MBL 途径的主要激活物是多种病原微生物表面大范围分布的、重复的糖结构(如甘露糖、岩藻糖、N-乙酰葡糖胺等),这些成分易被 MBL 识别和结合,从而激活补体。MBL 活化补体是通过其球形头部的 CRD 与糖基相结合而实现的。由于对某

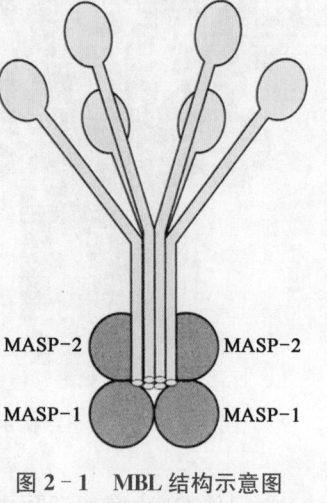

MASP-2   MASP-2

MASP-1   MASP-1

图 2-1 MBL 结构示意图

一个 CRD 而言,其配基的亲和力较低,因此只有 MBL 的多个 CRD 与寡聚或多聚糖链残基相结合才能发生构象改变,这样的重复性糖基仅呈现于原核生物细胞壁或脂多糖表面。脊椎动物细胞表面的此类糖结构均为其他成分所覆盖,且各 CRD 之间距离较大,不允许一个 MBL 结合至一个哺乳动物细胞的糖蛋白分子上,故不能启动 MBL 途径。

MBL 途径的补体系统激活分为三个阶段:① 识别阶段:MBL 通过 CRD 识别并结合病原微生物表面的甘露糖、岩藻糖以及 N-乙酰葡糖胺等结构,旋即发生构象改变,激活与之相连的 MBL 相关的丝氨酸蛋白酶(MBL-associated serine protease, MASP),激活的 MASP 可作用于 C4 和 C2,另外,血清中结构和功能类似于 MBL 的纤维蛋白胶凝素,也可通过其纤维蛋白原样区直接识别 N-乙酰葡糖胺,继而激活 MASP,启动 MBL 途径;② 活化阶段:即 C3 转化酶和 C5 转化酶的形成过程,活化的 MASP1 和 MASP2 具有蛋白酶活性,其中 MASP2 能依次裂解 C4 和 C2,形成 C3 转化酶(C4b2a),进而激活 C3 形成 C5 转化酶(C4b2a3b),裂解 C5,形成 C5b;③ 攻膜阶段:C5b 形成后可有 C6、C7 结合形成 C567 复合物而嵌入微生物细胞膜,并进一步结合 C8、C9 形成 MAC,一旦 MAC 形成,则可导致靶细胞的溶解破坏。

除 MBL 外,其他急性期蛋白如 C-反应蛋白(C-reactive protein, CRP)也参与补体激活。CRP 可激活 MASP,从而启动 MBL 途径。MBL 途径中的 MASP 有 MASP1 和 MASP2 两种形式,其底物也不同。MASP2 以 C4、C2 为底物,直接启动 MBL 途径;而 MASP1 可直接裂解 C3,形成 C3bBb,进入补体激活的替代途径,参与补体激活的正反馈调节。

2. 补体系统激活的经典途径 以抗原抗体复合物(immune complex, IC)形成触发点而激活的补体系统活化途径,成为抗体清除抗原的重要机制之一,也是 B 细胞介导的适应性免疫应答的一个重要环节。这个补体系统激活过程因其最早被发现而称为经典途径。

抗原抗体复合物的形成提供了 C1 的固着点和变构的可能性。可促使 C1 由酶原活化成酶。C1 是由一个 C1q 分子非共价结合两个 C1r 和两个 C1s 分子形成的分子量为 750 kDa 的大分子复合物,Ca^{2+} 是形成 $C1q(C1r)_2(C1s)_2$ 这一稳定复合物所必需的。在血浆中约 70% 的 C1 成分以复合物形式存在。C1q 蛋白由 6 个相同的亚基组装而成,每个亚基由同源三聚体组成。这些链形成一个茎部区及一个颈部区和末端的球形结构域,其中茎部区与胶原分子相似,3 个 α-螺旋相互缠绕形成 1 个螺旋;6 个亚基以其胶原样部分结合在一起,这使 C1q 常常看起来像是一束六朵郁金香的外观;C1q 的球形区域结合至免疫球蛋白的 Fc 段,MBL 具有与之相似的整体结构。C1q 的茎部与 C1r 和 C1s 相互作用,在电镜下可以看到 $C1r_2C1s_2$ 四聚体形成一个线形链状结构。每个 C1s 和 C1r 均含有一个丝氨酸蛋白酶结构域(催化结构域)和一个结合区。在活化以前,4 个催化域均位于锥形 C1q 茎部的内侧(图 2-2)。

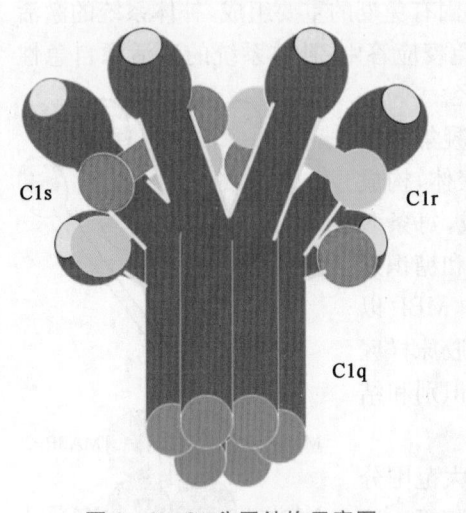

图 2-2　C1 分子结构示意图

促使 C1 由酶原活化成酶的条件主要是特定的 Ig 类别(如 IgM、IgG1、IgG2、IgG3 等)与抗原形成的免疫复合物为 C1q 提供固着点,并需同时与 2 个以上的 C1q 的球形区域结合才能引发 C1 的变构。尽管在生理条件下,体内也存在低水平的 C1 自发激活,但其效能很低,不足以造成级联反应。

经典途径的补体系统激活也分为 3 个阶段:其识别阶段即 C1 酯酶形成阶段,C1 分子中 2 个以上的 C1q 球形结构域与 IC 中 IgG 或 IgM 的 Fc 段结合,C1q 6 个亚单位的构象即发生改变,导致 C1r 激活并裂解成 2 个片段,C1r 小片段具有酶活性,可裂解 C1s 为 2 个片段,C1s 小片段即为 C1 酯酶,可裂解 C4、C2,促其形成 C3 转化酶(C4b2a);后续活化阶段、攻膜阶段与 MBL 途径完全相同。

经典途径在种系发生学上是最年轻的一种补体系统激活方式。它在免疫球蛋白形成后出现,并可辅助抗体完成对抗原的杀灭和清除。在感染早期,抗体未形成时,MBL 途径参与介导的固有免疫承担了最及时的抗感染职能。经典途径则在感染晚期发挥作用,可提高补体系统对抗原清除的特异性和效率,并且对不能启动 MBL 途径的病原生物,也可通过经典途径的启动而发挥杀伤功能。

3. 补体激活的调节　补体系统的 MBL 途径激活属于即刻免疫应答,在生理上需体现强而迅速的特点,因此体内形成了一种可适应这种需求的正反馈调节机制。而活化后补体的生物学作用缺乏选择性,又可能对自身组织造成极大伤害,为防止这一可怕后果的出现,体内也形成了强有力的负反馈调节机制。正常机体内的补体系统激活过程就是在正负两方面的调节机制作用下发挥免疫防御作用的。

(1) 补体活化的正反馈调节　补体活化的正反馈调节通常被称为补体系统激活的替代途径。

C3 裂解产生 C3b 是补体活化的中心环节。在自然情况下,机体内存在 C3 分子的自发活化和降解,不断产生低水平 C3b 片段。但是,C3b 分子可于极短时间内在 H 因子的辅助下,被 I 因子灭活,形成无活性的 iC3b。少数 C3b 可以随机与颗粒表面形成共价结合,沉积在自身细胞表面并被自身调节蛋白迅速灭活。但若沉积在缺乏调节蛋白的微生物表面,则 C3b 可不被灭活,并与 B 因子形成 C3 转化酶(C3bBb),从而激活更多的 C3,组成 C5 转化酶(C3bnBb),继而因 C5b 的出现,组成 MAC,完成对靶细胞的裂解。

实际上,替代途径中 C3b 躲过被灭活的"厄运"是以其在微生物表面的存在为前提,此状况可能仅发生在局部微生物数量剧增的情况下,故就抗感染作用而言,替代途径的存在意义不及 MBL 途径。不过无论 MBL 途径还是经典途径的激活过程中,都可因 C3b 的出现,而造成替代途径 C3 转化酶(C3bBb)的形成,此时 C3b 既是 C3 转化酶的作用产物,又是 C3 转化酶的组成成分。可迅速形成反馈性放大机制,使得补体系统的激活能够呈现强而迅速的特点。

从种系发生学角度,替代途径是最古老的 C3 活化途径,它是抵御入侵微生物的第一道防线。补体系统通过自身细胞表达的调节蛋白灭活相应活化成分,从而保证对自身细胞的无害性,而当外源性物质存在时,却可即刻发生活化和放大,对外源性物质产生破坏与清除。替代途径的活化机制虽然远不如适应性免疫那样精确,但它却代表了最原始的免疫识别法则。初始的替代途径系统可能在 5 亿年前即已存在,并可在更原始的脊椎动物中找到,如七鳃鳗和黏盲鳗。在非脊椎动物中也有详尽的证据支持,如在石居蟹中,甚至在昆虫中,原始的替代途径或 C3 类似物就已经存在,并可能在识别(外源性)糖链的基础上,与始祖性的体液免疫系统相联系。

表 2-3 三条补体激活途径的比较

比较点	MBL 途径	经典途径	替代途径
激活物质	病原体表面的特殊糖结构	IC、C 反应蛋白、DNA、LPS 等	微生物颗粒或外源性异物颗粒
识别分子	MBL 或 FCN	C1q	无
参与成分	除 C1 外所有补体固有成分	C1 - C9	C3、C5 - C9、fB、fD、fP
丝氨酸蛋白酶(SP)	MASP、C2、fB、fD	C1r、C1s、C2	fB 和 fD
SP 天然抑制物	MASP 受 C1INH 和 α2M 抑制	C1r、C1s 受 C1INH 抑制	无
C3 转化酶	C4b2a	C4b2a	C3bBb
C5 转化酶	C4b2a3b	C4b2a3b	C3bnBb
生物学意义	参与固有免疫应答、感染早期发挥作用	参与适应性免疫应答、感染后期发挥作用	补体正反馈调节机制、原始补体激活途径

(2)补体活化的负反馈调节 补体活化的负反馈调节包括补体活性片段的自我衰变、补体调节因子的调控作用以及补体受体的调控作用。补体活性片段大多极不稳定,若未及时与靶细胞膜结合可迅速衰变失活,成为级联反应的重要自限因素。例如,三条激活途径的 C3 转化酶(C4b2a、C3bBb)均极易衰变,从而限制 C3 裂解及其后的酶促反应。与细胞膜结

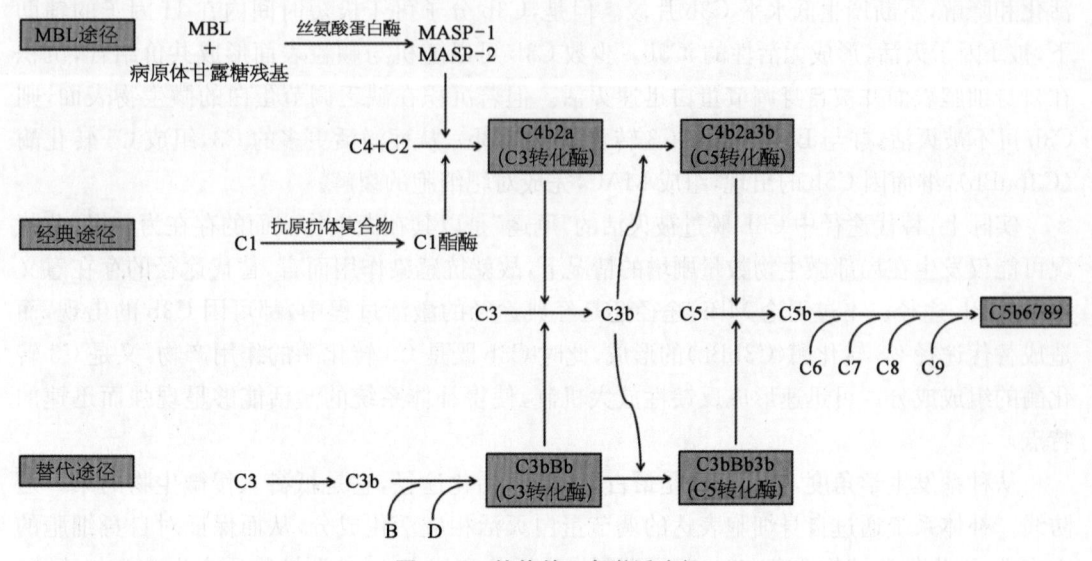

图 2-3 补体的三条激活途径

合的 C4b、C3b、C5b 也易衰变,可阻断补体级联反应。而补体调节因子与补体受体的调控作用又可分为前端反应的调节和末端反应的调节。

1) 前端反应的调节 补体激活过程的前端反应调控参与物有:

C1 抑制物(C1 inhibitor,C1INH),又称为 C1 酯酶抑制剂。血浆 C1INH 是一种单链糖蛋白,可调节 C1 酯酶和 MASP 的活性。其机制为:① 可通过提供一个与 C1r 和 C1s 正常底物酷似的序列,被 C1r 和 C1s 裂解,并暴露出活性部位,然后再与 C1r 和 C1s 以共价键结合成稳定的复合物,使 C1r 和 C1s 失去酶解能力;② 可有效地将 IC 结合的 C1 大分子解聚,并可明显缩短 C1 的半衰期;③ 可与 MBL-MASP 形成复合物,抑制 MASP 活性。缺乏 C1INH,可导致补体活化异常,并引起一种叫做遗传性血管神经性水肿的疾病。

C4 结合蛋白(C4 binding protein,C4bp),是一种可溶性血清糖蛋白,由 8 个亚单位组成,可抑制经典途径 C3 转化酶(C4b2a)形成,并加速经典途径 C3 转化酶和 C5 转化酶的衰变。机制为:① 可与 C4b 结合,竞争性抑制 C4b 与 C2 结合,从而抑制经典途径 C3 转化酶形成,并通过置换 C3 转化酶中的 C2a 加速其分解,且 C4bp 与 C4b 的结合能力比 C2 同 C4b 的结合能力高 27 倍;② 可作为 I 因子的辅助因子,促进 I 因子对 C4b 的裂解,在 C4bp 存在时,I 因子可将 C4b 的 α 链完全裂解,无 C4bp 时,I 因子的裂解作用不完全。

I 因子,为异二聚体血清蛋白,呈双球状结构,其中小球(L 链)具有丝氨酸蛋白酶活性;大球(H 链)可与 C3b 结合。可裂解 C3b、C4b,抑制经典和替代途径 C3 转化酶的形成。机制为:① 可在 C4bp、MCP、H 因子和 CR1 等辅助因子的协同下,将 C4b 裂解为 C4c 和 C4d,前者释放入液相,后者仍可结合在细胞表面,但无 C3 转化酶活性,从而抑制经典途径 C3 转化酶(C4b2a)的活性;② 可在 H 因子的辅助下,使 C3b 裂解为 C3f 和无活性的 iC3b,后者再进一步裂解为 C3dg 和 C3c,从而抑制替代途径 C3 转化酶(C3bBb)形成。

衰变加速因子(decay-accelerating factor,DAF,CD55),为跨膜糖蛋白,广泛表达于所有外周血细胞、内皮细胞和各种黏膜上皮细胞表面,因可阻止经典和替代途径 C3 转化酶的装配,并可促进 C3、C5 转化酶衰变而得名。机制为：① 可同 C2 竞争性结合 C4b,从而抑制经典途径 C3 转化酶形成;② 可使 C2a 或 Bb 由它们结合的部位解离出来,使已形成的 C3、C5 转化酶衰变。DAF 表达于宿主细胞表面,可抑制宿主细胞表面 C3、C5 转化酶的形成,从而保护宿主细胞免遭补体介导的裂解破坏;而细菌等靶细胞表面无 DAF 表达,激活补体仍可将其溶解。

膜辅助蛋白(membrane cofactor protein, MCP, CD46),是一种单链跨膜糖蛋白,表达于大多数正常细胞上(白细胞、上皮细胞、成纤维细胞、造血细胞系、表皮细胞、内皮细胞及星状胶质细胞等),可促进 C3b、C4b 裂解,调节经典和替代两条激活途径 C3 转化酶的形成。机制为：可与 C3b 或 C4b 结合,并作为辅助因子促进 I 因子对 C3b 和 C4b 的裂解灭活,但并不促进 C4b2a 分解。所以,MCP 可以阻碍 C3 转化酶的形成,但并不促进其衰变。因其高水平地表达于大多数正常细胞上,可保护正常细胞免遭补体介导的损伤;相反,许多异物颗粒和致病微生物表面由于缺乏 MCP,导致沉积在它们表面的 C3b 得以保持活性,从而促进 C3bBb 复合物的形成。

H 因子,又称 C3b 灭活剂加速因子,是一种可溶性单链血清糖蛋白,可协助 I 因子裂解 C3b,阻止替代途径 C3 转化酶的形成,并加速其衰变。其机制为：① 与 C3b 结合后,可使 C3b 构象变化,增加 I 因子对 C3b 的亲和力,故可作为 I 因子的辅助因子,促进 I 因子裂解 C3b;② 可与 B 因子或 Bb 竞争结合 C3b,从而阻止替代途径中 C3 转化酶的形成;③ 可将已同 C3b 结合的 B 因子或 Bb 从 C3 转化酶中逐出,而使之失去酶活性,加速 C3 转化酶的衰变。

补体受体 1(CR1),为单链跨膜蛋白,含 30 个 SCR,广泛表达于红细胞及有核细胞膜,所识别的主要配体是 C3b 和 C4b。可抑制经典途径和替代途径 C3 转化酶的形成。机制为：① 可与 C4b 结合,并抑制 C4b 与 C2 结合,从而防止经典途径 C3 转化酶的组装,并加速其分解;② 可作为辅助因子,促进 I 因子对 C4b、C3b 的蛋白水解作用;③ 可竞争性抑制 B 因子与 C3b 结合,从而干扰替代途径 C3 转化酶的形成。

2) 末端反应的调节 补体激活过程的末端反应调控参与物有：

C8 结合蛋白(C8 binding protein, C8bp),又称同源限制因子(homologous restriction factor, HRF),表达于人红细胞、中性粒细胞、单核细胞、淋巴细胞和血小板表面。HRF 可抑制补体介导的反应性溶血,并且其抑制作用具有严格的种属特异性,故得名。机制是：HRF 可与其同源的 C8、C9 结合,从而抑制 C8、C9 结合及 C9 聚合,抑制 MAC 形成,阻止其溶细胞作用。HRF 可能还与淋巴细胞杀伤靶细胞时的同种限制性有关。

CD59,也称膜反应性溶解抑制物(membrane inhibitor of reactive lysis, MIRL),广泛表达于多种组织细胞和血细胞表面。CD59 可防止 MAC 对同种或自身细胞的溶解破坏,即同源限制性。CD59 可与 C5b - 8 或 C5b - 9 复合物中的 C8 或 C9 结合,从而抑制 C9 与 C5b678 复合物组装及 C9 进一步聚合,导致 MAC 组装受阻,不能发挥对同种或自身细胞的溶解作用。

S 蛋白(S protein, SP),也称玻璃连接蛋白(vitronectin, VN),为血清单链糖蛋白。SP 可防止由于其他细胞激活的可溶性 C5b67 复合物插入自身正常细胞而造成的损伤。机制为：① 可与 C5b67 复合物结合,形成亲水性的 SC5b67 复合物,使 C5b67 失去膜结合活性,从而阻止末端补体成分插入细胞膜脂质双层,并保护补体活化部位邻近的细胞免遭偶然的攻击;② SC5b67 还可以此与 C8、C9 结合,形成可溶性的 SC5b-8 和 SC5b-9 复合物,并抑制 C9 聚合,从而保护补体活化部位邻近的细胞免遭偶然的攻击。

SP40/40,也称群集素(cluster),为双链血浆糖蛋白,由分子量均为 40 kDa 的两个亚单位组成而得名。SP40/40 可调节 MAC 的组装和溶细胞效应。机制为:① SP40/40 通过与 C5b67、C5b-8、C5b-9 结合,对 MAC 组装起抑制作用,从而防止 MAC 的溶细胞效应;② 此外,还与 S 蛋白具有协同作用,使 MAC 成为可溶性分子,从而失去溶细胞作用。现知 C8 与 SP40/40 的结合部位是 C8β,C9 与 SP40/40 的结合部位是 C9b。

表 2-4　主要补体调控蛋白及其功能

调控蛋白	CD 标志	功　　能
体液调控蛋白		
C1INH		抑制 C1r、C1s 和 MASP 活性,阻断 C4b2a 形成
C4bp		加速 C4b2a 的衰变,促进 I 因子对 C4b 的裂解
fI		可裂解 C3b、C4b,抑制经典和替代途径 C3 转化酶的形成
fH		加速 C3bBb 的衰变,促进 I 因子对 C3b 的裂解
fP		稳定 C3bBb
SP、群集素		抑制 MAC 形成
膜调控蛋白		
CR1	CD35	干扰经典和替代途径 C3 转化酶形成
DAF	CD55	阻止经典和替代途径 C3 转化酶装配,并可促进 C3、C5 转化酶衰变
MCP	CD46	辅助 I 因子介导 C3b、C4b 降解,抑制经典和替代途径 C3 转化酶的形成
MIRL	CD59	抑制 MAC 形成
HRF		抑制 MAC 形成

(五) 补体系统的生物学作用

已有的研究显示,补体系统的生物学意义已远远超出单纯固有免疫防御的范畴,且涉及抗感染、炎症反应、维持机体内环境稳定和免疫调节等多方面的生理功能。

1. 攻膜复合体作用　由补体系统激活的共同末端反应所形成 MAC 可介导靶细胞(细菌、其他微生物、寄生虫等)以及某些包膜病毒的溶解,称为补体依赖的细胞毒作用(complement dependent cytotoxicity, CDC)。在免疫防御中,CDC 是固有免疫应答和适应性免疫应答不可或缺的病原体杀灭与清除机制。而在免疫损伤发生时,CDC 也是一种重要的免疫病理作用。

2. 活性片段介导作用　除形成 MAC 外,补体系统激活还形成了众多的活性片段,例如 C3b(iC3b)、C4b、C3a、C5a 等。这些活性片段可产生诸如调理作用、炎症介质作用、免疫复合物清除和免疫调节作用等一系列重要的生物学效应。

(1) 调理作用　补体激活过程产生的 C3b、C4b 和 iC3b 都具有调理作用,可结合到细菌或其他颗粒物质表面,并且通过与吞噬细胞(中性粒细胞和巨噬细胞)表面的相应受体

(CR1、CR3)结合,促进吞噬细胞对颗粒物质的吞噬。补体片段的调理作用既是机体抵抗外源性感染的主要防御机制;又可参与免疫系统对凋亡细胞的清除。多种补体成分(如 C1q、C3b 和 iC3b 等)均可识别和结合凋亡细胞,并通过与吞噬细胞表面相应补体受体作用,参与对凋亡细胞的清除,从而维持机体内环境的稳定。

(2) 炎症介质作用 补体裂解产物 C4a、C2b、C3a、C5a 分别具有炎症介质作用,可引起机体的炎症反应,一方面可促进对局部感染病原生物的清除,另一方面也造成自身组织损伤或超敏反应的发生。炎症介质作用主要表现为:

1) 过敏毒素作用 C3a、C4a 和 C5a 又被称为过敏毒素。C3a/C4a 的受体表达于肥大细胞、嗜碱性粒细胞、平滑肌细胞和淋巴细胞表面;C5a 的受体则表达于肥大细胞、嗜碱性粒细胞、中性粒细胞、单核/巨噬细胞和内皮细胞表面。过敏毒素作为配体与细胞表面相应受体结合,激发细胞脱颗粒,释放组胺等血管活性介质,从而增强血管通透性并刺激内脏平滑肌收缩,介导炎症反应的发生。其中 C5a 的作用最强,C3a 和 C4a 的致炎作用仅分别是 C5a 的 1/20 和 1/2 500。

2) 趋化作用 补体活性片段 C5a 具有对炎性细胞的趋化作用,可促进吞噬细胞向抗原周围聚集。

(3) 免疫复合物清除作用 补体成分可参与清除循环 IC,其机制为:① 补体通过免疫黏附(immune adherent)作用参与清除循环 IC,因循环 IC 可借助 C3b 与红细胞、血小板等血细胞表面的 CR1 和 CR3 结合,并通过血流运送到脾脏,被吞噬细胞清除,红细胞以其巨大数量成为免疫黏附的主要参与者,中性粒细胞和单核细胞也具有免疫黏附功能;② 抑制 IC 形成并促进其溶解,循环 IC 大量形成,不仅有赖于 Ig Fab 段与抗原多价结合,也有赖于并列的 Ig 分子 Fc 段的非共价作用,补体与 Ig 的结合可在空间上干扰 Fc 段之间的非共价相互作用,从而抑制新 IC 的形成,或使已形成的 IC 易被裂解。

(4) 免疫调节作用 补体成分也可以借树突状细胞、T 淋巴细胞、B 淋巴细胞表面的相应受体,形成对适应性免疫应答过程的调节。例如:① C3 等补体成分可介导 APC 对抗原的捕捉及处理提呈;② 补体片段 C3d 可与 BCR 的共受体复合物 CR2/CD19/CD81 结合,并同时与 Ag-BCR 复合体相连,促使 BCR-共受体交联,促进 B 细胞的活化;③ C3d 与 B 细胞表面 CR2 结合有助于 B 细胞活化,与 B 细胞表面 CR1 结合可促进 B 细胞增殖分化为浆细胞;④ 滤泡树突状细胞表面的 CR1 和 CR2 可将 IC 固定于生发中心,从而诱导和维持记忆 B 细胞;⑤ 最近的研究显示,补体成分尚可能与调节性 T 细胞的活性有关。

表 2-5 补体系统各成分的生物学作用

补 体 成 分	生 物 学 作 用
C1q	识别免疫复合物、识别病毒膜蛋白
C4a C3a	过敏毒素
C4b	组成 C3、C5 转化酶、参与免疫黏附
C2a	组成 C3、C5 转化酶
C3b	组成 C3、C5 转化酶、参与免疫黏附、调理作用

（续表）

补 体 成 分	生 物 学 作 用
C5a	过敏毒素、趋化因子
C5aC3aC4a	炎症介质作用
C5 - C9	组成攻膜复合体
Ba	参与免疫调节
Bb	组成 C3、C5 转化酶

（六）补体受体

补体活性片段生物学效应的实现需通过与不同靶细胞表面各类补体受体结合。故补体受体既是补体生物学作用的介导物，也是补体活化过程的调节物。

1. 补体受体的类型　目前已经知道的补体受体有十多种，根据其功能可分为四类：① 经典补体受体：即共价结合于活性细胞表面的 C3 裂解片段的受体，包括 CR1、CR2、CR3、CR4 和 CR5；② 过敏毒素受体：是过敏毒素 C3a、C4a 和 C5a 的受体，它们通常表达于肥大细胞、嗜碱性粒细胞等炎性细胞表面，参与介导炎症反应；③ 补体调节因子受体：包括 H 因子受体、MCP、DAF 分子等，可与相应补体成分结合，参与补体级联反应的调节；④ C1q 受体。

2. 补体受体的生物学作用

（1）经典补体受体

1）补体受体 1（CR1）　CR1（C3bR/ C4bR, CD35）属于单链膜结合蛋白，与 C3b 和 C4b 具有高度亲和性。表达于红细胞、中性粒细胞、巨噬细胞、嗜酸性粒细胞、T/B 细胞和树突状细胞等表面。其功能为：① 调理作用：作为调理素受体，促进吞噬细胞对 C3b/C4b 包被的颗粒或微生物的吞噬作用；② 免疫黏附和 IC 清除：红细胞表面的 CR1 可与带有 C3b 的 IC 结合，并将其转运至肝脏内清除；③ 抑制补体激活：CR1 与 C3b/C4b 结合，可协同 I 因子裂解 C3b 和 C4b，抑制经典和替代途径的 C3 和 C5 转化酶形成，并促进它们衰变；④ 免疫调节：在 B 细胞发育早期，促进 B 细胞分化；⑤ 还可增强 NK 细胞介导的 ADCC 效应。

2）补体受体 2（CR2）　CR2（C3dR, CD21）属于单链跨膜糖蛋白，可结合 C3b 的裂解片段（C3d、C3dg 和 iC3b）。主要表达于 B 细胞、树突状细胞和鼻咽部上皮细胞表面。其功能为：① 免疫调节：对 B 细胞的分化、增殖、记忆和抗体产生都具有重要的调节作用，如 CR2 可与 CD19、CD81 等组成复合物，作为 BCR 的共受体，促进 B 细胞活化；② EB 病毒的特异性受体：EB 病毒是一种人类疱疹病毒，可借 CR2 感染多数成年人，并终身潜伏在 B 细胞和鼻咽部上皮细胞，可能参与某些恶性疾病的发生，引起 Burkitt's 淋巴瘤（一种恶性 B 细胞肿瘤）、鼻咽癌以及因药物或 HIV 感染引起的免疫缺陷相关 B 细胞淋巴瘤等。另外，由 EB 病毒促成的 B 淋巴细胞转化也由 CR2 介导。

3）补体受体 3（CR3）　CR3（iC3bR、Mac-1、CD11b/CD18）是由 α 和 β 两条肽链组成

的异二聚体,属于整合素家族成员,是 iC3b 的受体。表达于各种骨髓来源的细胞表面,包括:中性粒细胞、单核/巨噬细胞、肥大细胞和 NK 细胞。其主要的生物学效应是:① 介导调理作用:作为 iC3b 的受体,CR3 可介导吞噬细胞与 iC3b 包被的微生物或颗粒的黏附,并促进其吞噬,诱导呼吸爆发;② 模式识别受体作用:可与特异性糖类(酵母多糖和某些细菌表面成分等)结合,介导表达 CR3 的吞噬细胞以非补体依赖方式结合某些微生物;③ 黏附作用:可与胶原、细胞间黏附分子-1(intercellular adhesion molecule 1,ICAM-1)和纤维蛋白原结合,促进中性粒细胞和单核细胞与内皮细胞的黏附,导致炎症细胞在组织局部的聚积。

4) 补体受体 4(CR4) CR4(P150.95、CD11c/CD18)与 CR3 相似,也是由 α 和 β 两条肽链组成的异二聚体,属于整合素家族成员,是 iC3b 和 C3dg 的受体。主要分布于中性粒细胞、单核/巨噬细胞和血小板表面,在组织巨噬细胞上优势表达。其主要的生物学效应与 CR3 相同。

(2) 过敏毒素受体

1) C3a 受体 C3aR 可表达在平滑肌细胞、肥大细胞、单核/巨噬细胞、中性粒细胞、嗜酸性粒细胞、血小板、杯状细胞及某些 T 细胞亚群上。属于 7 次跨膜受体超家族。C3aR 主要介导:① 过敏毒素作用,促进肥大细胞分泌血管活性胺类介质,调节前列腺素和 5-HT 产生;② 促进吞噬细胞活性,促进巨噬细胞分泌 IL-1,促进中性粒细胞由骨髓释放入血以及溶菌酶分泌,因此有利于增强宿主的抗感染防御技能。

2) C5a 受体 C5aR 主要分布于肥大细胞、嗜碱性粒细胞、单核/巨噬细胞和血小板上,属于 7 次跨膜受体超家族。当 C5a 与靶细胞上的 C5aR 结合后具有的生物学效应是:① 过敏毒素作用:可介导细胞脱颗粒,释放各种炎性介质,收缩平滑肌,增加血管通透性;② 趋化炎症细胞作用;③ 介导黏附作用:白细胞同型聚集和对内皮细胞的黏附。

(3) 补体调节因子受体 补体调节因子受体可通过与特异的补体成分结合而发挥调节补体活化的功能。例如:H 因子受体分布在 B 细胞、单核细胞和粒细胞表面,与 H 因子结合后,可刺激靶细胞产生 I 因子,裂解 C3b/C4b,调节补体的活化。另外,MCP 和 DAF 可与 C3b/C4b 特异性结合,而降低其活性,从而保护机体正常细胞免受补体介导的损伤。

(4) C1q 受体(C1qR) C1qR 为一种 65 kDa 的糖蛋白,具有非共价结合的蛋白聚糖成分,其天然配体为 C1q,表达于 B 细胞、单核/巨噬细胞、血小板、内皮细胞、NK 细胞、T 细胞和粒细胞表面。其主要功能:① 具有结合与循环 IC 相连接的 C1q 的能力:促进循环 IC 的清除和沉积;② 调节血小板的功能:血小板表面 C1qR 与游离 C1q 结合,可抑制血小板聚集,而与 IC 连接的 C1q 结合,则可促进血小板聚集,并释放 5-HT,介导炎症作用;③ 免疫调节作用:C1qR 具有多种免疫增进作用,如促进 B 细胞产生 Ig,促进吞噬细胞的 ADCC 效应及对 IgG 或 C3b/C4b 包被颗粒的吞噬作用;④ 促进损伤愈合和组织再生:C1qR 与其配体相互作用,还可刺激成纤维细胞趋化、DNA 合成及增生,与损伤愈合和组织再生相关。

二、其他免疫分子介导的固有免疫应答

炎症是针对感染等各种刺激物和组织损伤的一种生理性应答。有三个重要作用:一是

把效应分子和效应细胞运送到感染部位,增强防御第一线免疫细胞对入侵病原体的杀伤;二是提供一个生理屏障,防止感染扩散;三是加快损伤组织的修复。炎症性细胞因子、急性期反应蛋白、抗微生物肽及其他抗病原体物质均参与了炎症的发生发展。

(一) 炎症性细胞因子

炎症性细胞因子,也称为前炎症因子。主要由固有免疫细胞分泌的促进炎症发生的一类细胞因子组成,包括 TNF-α、IL-1β、IL-6、TGF-β、IL-8 等。其中出现最早、最重要的炎性介质为 TNF-α,具有激活中性粒细胞和淋巴细胞,使血管内皮细胞通透性增加,调节其他组织代谢活性并促使其他细胞因子合成和释放的作用。IL-6 则可诱导 B 细胞分化和产生抗体,并诱导 T 细胞活化、增殖、分化,参与机体的免疫应答,是炎性反应的促发剂。IL-8 是炎症细胞的主要趋化性细胞因子,可趋化中性粒细胞、T 淋巴细胞和嗜酸性粒细胞,并可促进中性粒细胞脱颗粒,释放弹性蛋白酶。

固有免疫应答促使早期炎症性细胞因子的产生,可诱导肝脏产生急性期蛋白,为应答局部募集炎症细胞,促进抗病毒物质(如干扰素等)的形成,并为激活参与适应性免疫应答的 T、B 淋巴细胞的活化做好准备。

(二) 急性期反应蛋白

受炎症性细胞因子诱导,在血清中浓度可迅速成百倍升高的活性蛋白称为急性期反应蛋白(APP)。除直接或间接形成抗病原体作用外,急性期反应蛋白主要参与炎症反应的发生与调节过程。表 2-6 归纳了各类 APP 的免疫生物学作用。

表 2-6 主要急性期反应蛋白及其免疫生物学作用

急性期反应蛋白	免疫生物学作用
C-反应蛋白(C-reactive protein, CRP)	调理作用
血清淀粉样蛋白 P 组分(serum amyloid P component)	调理作用
血清淀粉样蛋白 A(serum amyloid A)	募集免疫细胞、激活细胞外基质降解酶类
补体成分	调理作用、裂解病原体、趋化作用
甘露糖结合蛋白(MBL)	激活补体
凝血因子	限制病原体、趋化作用
血纤维蛋白溶酶原	降解血栓
α2-巨球蛋白	抑制凝血、纤溶
储铁蛋白(ferritin)	抑制病原体的铁利用
肝杀菌肽(hepcidin)	促进转铁蛋白内化、阻止细胞内储铁蛋白与铁的解离
血浆铜蓝蛋白	促进储铁蛋白与铁的结合、抑制病原体的铁利用
结合珠蛋白(haptoglobin)	结合血红蛋白、抑制病原体的铁利用

（续表）

急性期反应蛋白	免疫生物学作用
α1-酸性糖蛋白（α1-acid glycoprotein，AAG）	结合类固醇
α1-抗胰蛋白酶	丝氨酸蛋白酶抑制剂、下调炎症反应
α1-抗胰凝乳蛋白酶	丝氨酸蛋白酶抑制剂、下调炎症反应

（三）抗微生物肽（AMP）

AMP 是生物体内经诱导产生的一种具有抗菌活性的小分子多肽，多数是从昆虫体内分离获得，通常小于 60 个氨基酸残基（绝大多数是 L 型氨基酸），大多数带正电荷，具有两亲性，多数情况下是和靶细胞膜作用。这些抗微生物肽在病原微生物入侵时发挥着重要作用，是固有免疫的重要组成部分。抗微生物肽通常表现出机体对外来病原体的快速反应机制，常常是在几分钟之内作出响应，具有广谱的抗击靶细胞或微生物的作用，包括革兰阳性菌、革兰阴性菌、真菌、寄生虫、有包膜病毒和肿瘤细胞等。而且，它们的抗菌活性可以得到机体中不同阳离子肽的协同和增强。

抗微生物肽通常利用表面电荷的差异嵌入靶细胞膜，并使之去极化，或改变膜的通透性与细胞的渗透压，进而导致病原体的自溶。人体内存在的抗微生物肽，有近年发现的人防御素（human defensin）、人抗菌肽（cathelicidin）等。

（四）其他抗病原体物质

溶菌酶（lysozyme）又称胞壁质酶或 N-乙酰胞壁质聚糖水解酶，是一种低分子量不耐热的蛋白质，广泛存在于人体的眼泪、唾液、鼻黏液、乳汁等体液和分泌液以及吞噬细胞溶酶体中。溶菌酶能裂解细菌细胞壁的组成成分肽聚糖中 N-乙酰葡糖胺和 N-乙酰胞壁酸之间的 β-1,4 糖苷键，从而破坏肽聚糖，使细胞壁不溶性黏多糖分解成可溶性糖肽，导致细胞壁破裂、内容物逸出而使细菌溶解，故革兰阳性菌对溶菌酶杀菌作用敏感。此外，溶菌酶还可与带负电荷的病毒蛋白直接结合，与 DNA、RNA、脱辅基蛋白形成复盐，使病毒失活。因此，溶菌酶具有抗菌、消炎、抗病毒等作用。

乙型溶素（β-lysin）是在血浆凝固时由血小板释放的一种赖氨酸衍生物，乙型溶素可作用于革兰阳性菌（链球菌除外）的细胞膜，产生非酶性破坏作用，但对革兰阴性菌无效。

组织杀菌素（cathelicidin）是通过两性结构域发挥杀菌作用的抗菌肽，由中性粒细胞、巨噬细胞、表皮角质形成细胞、肺部和小肠上皮细胞产生。中性粒细胞中有一种次级颗粒，储有无活性的组织杀菌素分子。次级颗粒一旦与中性粒细胞的吞噬体相遇，可通过融合而使其中的组织杀菌素进入吞噬体，在弹性蛋白酶作用下，经酶解而释放出有活性的两性结构域，采用与防御素相似的机制杀伤吞噬体中的细菌。

凝集杀菌素（lecticidin）和 RegⅢ家族蛋白，属于 C 型凝集素的一类抗菌肽，其两性分子带有碳水化合物识别结构域（CRD）。此类抗菌肽主要作用于肽聚糖，优先杀伤革兰阳性菌。其中最重要的是 RegⅢ家族分子，在小肠肠腔中发挥抗菌作用。小鼠中，该家族的 RegⅢγ

也是由肠腺嗜酸细胞分泌的。人体中 Reg Ⅲ α 又称胰腺炎相关蛋白(PAP),可直接在靶目标即细菌胞壁上"打洞",形成一个个六聚体小孔而杀伤细菌。

第四节 免疫细胞介导的固有免疫应答

吞噬细胞及固有淋巴样细胞的激活是固有免疫应答早期阶段的主体,其生物学效应也是固有免疫的主要体现。

一、吞噬细胞介导的固有免疫应答

由吞噬细胞激活所产生的吞噬与杀灭作用是固有免疫应答中最为基础,最为重要的效应机制。免疫系统的吞噬细胞主要包括三类:一是单核/巨噬细胞,包括血液中的单核细胞和组织中的巨噬细胞;二是粒细胞,包括中性粒细胞、嗜酸性粒细胞和嗜碱性粒细胞;三是未成熟的树突状细胞(imDC)。DC 虽能摄取和破坏微生物,但与巨噬细胞和中性粒细胞不同,其主要功能不是在防御第一线杀伤病原体。对传统 cDC 亚群,主要功能是提呈抗原参与适应性免疫;对浆细胞样 pDC 亚群,功能是介导抗病毒,参与固有免疫。

(一) 识别机制

吞噬细胞的激活始于模式识别受体识别分子模式(PAMPs/DAMPs)。包括:① 位于细胞膜上的大部分 TLRs、清道夫受体及甘露糖受体等对病原体细胞表面 PAMPs 的识别,例如 TLR4 识别革兰阴性菌的脂多糖(LPS),TLR1/TLR2 和 TLR2/TLR6 识别革兰阳性菌的磷壁酸,TLR5 识别鞭毛,清道夫受体能识别乙酰化的低密度脂蛋白、脂多糖、磷壁酸及磷脂酰丝氨酸(凋亡细胞重要的表面标志),甘露糖受体能与病原体细胞壁糖蛋白和糖脂分子末端的甘露糖和岩藻糖残基结合,参与吞噬病原体;② 位于细胞质内体上的 TLR 及位于胞质内的 RLR 和 NLR 等对病原体来源 PAMPs 的识别。例如 TLR3 识别病原体的双链 RNA、TLR7 识别病原体的单链 RNA、TLR9 识别病原体的双链 DNA、RLR 识别病毒 RNA、NLR 识别肽聚糖的降解物及病毒的 ssRNA 等。这些受体也能够识别自身细胞产物如尿酸结晶等。

(二) 吞噬、杀灭机制

吞噬细胞一方面可通过 C 型凝集素受体和清道夫受体识别并结合 PAMPs,将病原体置入胞质囊泡中直接进行消化和清除以控制感染;另一方面,吞噬细胞表面受体(包括 C 型凝集素受体、清道夫受体、补体受体 CR3 和 CR4、Fc 受体)可与相应配体(细菌或颗粒表面的抗原)结合,继而受体发生聚集,信号开始转导,肌动蛋白和细胞骨架激活,吞噬作用启动。

激活后的吞噬细胞主要通过下列机制杀灭与降解摄入的病原体。

1. 氧依赖杀伤机制 主要指经呼吸爆发过程形成的活性氧中间物(reactive oxygen intermediates, ROI),如过氧化氢、单态氧、超氧阴离子等,和经一氧化氮合成酶催化精氨酸形成的活性氮中间物(reactive nitrogen intermediates, RNI),如一氧化氮、亚硝酸盐等,这些氧化剂可干扰病原体代谢,对病原体产生杀灭作用。ROI、RNI 的氧化作用对组织细胞亦可形成损伤,故吞噬细胞通常可产生中和这些反应性物质的酶类,以调节这种杀伤机制。

2. 非氧依赖杀伤机制 包括溶酶体中溶菌酶对革兰阳性菌细胞壁的破坏,多种水解酶对病原体的消化降解,糖酵解产生的酸性环境对病原体的抑制、杀灭以及防御素、乳铁蛋白介导的杀灭作用等。

(三)炎症诱导机制

吞噬细胞可通过 TLR、RLR 和 NLR 等对病原体细胞表面 PAMPs 进行识别,启动相应信号转导通路,进而导致 NF-κB 转录因子发生活化,诱导促炎症性细胞因子(如 IL-1β、IL-6、TNF-α 等)分泌增多,从而促进机体发生炎症反应(详见本章第五节)。

(四)胞外陷阱机制

中性粒细胞还可经胞外陷阱(neutrophil extracellular traps, NETs)抑制病原体感染。NETs 主要由核质形成并释放到细胞外,其中含有去浓缩的染色质、某些颗粒(如丝氨酸蛋白酶)及胞质蛋白。释放到胞外的 NETs 能与细菌结合,降解细菌的毒性物质,并通过高浓度的丝氨酸蛋白酶杀死病原体。NETs 是由死亡中性粒细胞释放的,在细胞受到病原体刺激后 2~3 小时出现;或是由未损伤的中性粒细胞分泌,在病原菌刺激中性粒细胞数分钟后形成。NETs 是中性粒细胞的一种有效降低机体细菌载荷并控制炎症反应的方式。

(五)异噬、杀灭机制

新近发现,在吞噬作用之外还有一种通过溶酶体途径杀伤和清除病原体的形式,称为异噬(xenophage)。异噬对应于自噬(autophagy),是与吞噬作用有关的另一种抗菌机制。

自噬是吞噬细胞借助形成自噬体(autophagosome)摄取和分解胞质内含物的一种生理过程。构成自噬体膜的成分与内体和吞噬体不同,不是来自细胞外膜而是直接由内质网(可能还包括线粒体等)产生,涉及一组称为自噬蛋白或 ATG 蛋白(autophagy-related protein)的参与。自噬和自噬相关的 ATG 蛋白在调控细胞死亡、细胞增殖、炎症和免疫应答中十分活跃,并与多种疾病的产生和发展密切相关。在固有免疫中,如果自噬参与对病原微生物的清除则称为异噬,因为异噬属于针对胞外病原体的自噬现象。研究发现,进入细胞胞质中的病原体主要由于两个原因导致异噬程序的启动:一是受到病原体感染的细胞如果不属于吞噬细胞(如黏膜表皮细胞),可能缺少必要的吞噬性受体而难以有效地形成内体或吞噬体;二是有些病原微生物发展出一些对抗免疫系统的生存策略,如破坏包被它们的内体膜和吞噬体膜,直接从吞噬空泡逃逸,进入胞质溶胶而免遭溶酶体酶的作用。此时,固有免疫应答将启动自噬/异噬途径。

其机制为,病原体入侵细胞后如果无法形成内体或形成的内体膜受损,由自噬体蛋白构成的各种复合物,会在破损的内体膜或病原菌的周围使蛋白质底物发生泛素化,产生一种称为自噬体膜段的结构并发生膜段延伸,形成包裹病原菌的异噬体(xenophagosome),最后异噬体与溶酶体融合而完成整个杀菌过程。

二、固有淋巴样细胞介导的固有免疫应答

固有淋巴样细胞(innate lymphoid cell，ILC)是一类来源于骨髓内共同淋巴样前体细胞(common lymphoid progenitor)，且不表达抗原识别受体的细胞。目前认为主要包括：NK细胞、ILC1、ILC2、ILC3 和 LTi。其中，NK 细胞、ILC1 细胞以分泌 IFN-γ 为主，主要参与抗病毒和胞内病原体的清除；ILC2 以分泌 IL-4、IL-5、IL-13 为主，主要参与抗蠕虫感染和过敏；ILC3、LTi 以分泌 IL-17、IL-22 为主，主要参与抗胞外病原体、抑制共生菌群、维持上皮组织稳态和调节炎性疾病。

(一) NK 细胞介导的固有免疫应答

1. NK 细胞的激活　NK 细胞具有的细胞杀伤受体，可识别受病原体侵袭的靶细胞，并因此激活。NK 细胞的识别/激活机制目前被归为"丧失自我"与"诱导自我"两类方式。前者是指受病原体侵袭的靶细胞不能表达作为 NK 细胞抑制信号的正常膜分子(通常是 MHCⅠ类分子)而致使 NK 细胞激活；后者是指受病原体侵袭的靶细胞因应激(stressed)而表达 MIC-A 与 MIC-B 等正常细胞不表达或低表达的分子而致使 NK 细胞激活。实质上 NK细胞的识别/激活是其细胞表面激活性细胞杀伤受体与抑制性细胞杀伤受体两者相互平衡的结果。

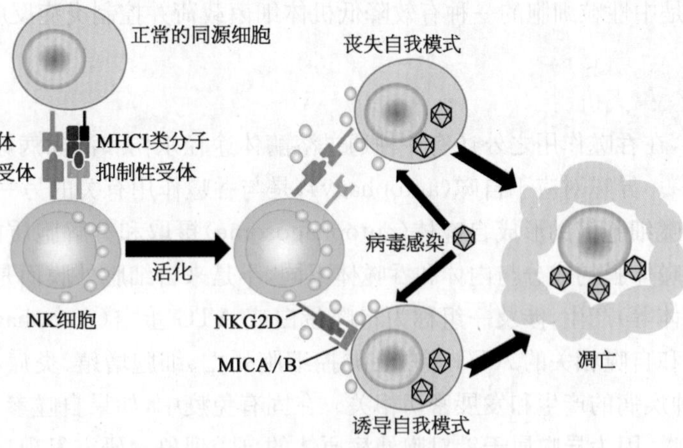

图 2-4　NK 细胞的识别与活化

2. 活化后 NK 细胞的细胞毒作用机制　① 通过释放穿孔素和颗粒酶引起靶细胞溶解；② 通过 Fas/FasL 途径引起靶细胞凋亡；③ 释放细胞因子 TNF-α，诱导靶细胞凋亡。除杀伤作用外，活化的 NK 细胞可通过分泌及释放 IFN-γ、TNF-α、IL-2、IL-5、GM-CSF 及M-CSF 等细胞因子上调适应性免疫应答。

(二) 其他 ILC 介导的固有免疫应答

ILC 是一类新近定义的细胞家族，起源于共同淋巴样祖细胞，表达 IL-2Rγ。ILC 在形态学上类似于淋巴细胞，但缺少特异性抗原受体，可以放大免疫反应对机体的损伤程度。根

据转录因子和效应分子的类型可将 ILC 分为 3 个亚群:ILC1 表达转录因子 T – bet 和(或)Eomes,经 IL – 12 刺激后产生 IFN – γ,包括 cNK 细胞、NKp44$^+$CD103$^+$ 细胞等;ILC2 表达转录因子 GATA3,分泌 IL – 5 和 IL – 13,包括自然辅助免疫细胞(natural helper cells, NH cells)、nuo -细胞(nuo-cyte)或固有辅助细胞(innate helper cells,ih2);ILC3 表达转录因子 RORγt,分泌 IL – 17A、IL – 17F 和 IL – 22。ILC 存在于黏膜组织中,在促进淋巴组织发生、调节肠道共生菌、介导抗感染免疫、协调组织重塑以及修复、保护肠道黏膜屏障、促进炎症中发挥举足轻重的作用。

三、固有样淋巴细胞介导的应答

固有样淋巴细胞(innate-like lymphocyte)主要包括 NK T 细胞、γδ T 细胞和 B1 细胞,均可通过有限多样性的抗原受体对病原体可形成迅速且直接的识别,并产生固有免疫应答。

(一) NK T 细胞的激活与作用

NK T 细胞的激活可能存在两种不同的方式,一是类似 NK 细胞的"诱导自我"型激活;二是由 TCR 识别 APC 表面 CD1d 分子提呈的糖脂和脂类抗原所引起的激活。其具体的激活机制目前尚不十分明了。但其激活过程较经典的 T 细胞激活要短暂、迅捷得多,3 日后即达到高峰。

活化后的 NK T 细胞以类似 NK 的细胞毒作用发挥效应。并通过分泌细胞因子参与免疫调节,NK T 细胞活化后 1~2 小时内就可以合成大量 IL – 4、IFN – γ、IL – 2 和 IL – 10。IL – 4 促进邻近的 αβ Th0 细胞分化为 Th2 细胞;IL – 2 和 IFN – γ 则促进 NK 细胞或 Tc 细胞活化;IL – 10 有助于调节性 T 细胞的分化。活化的 NK T 细胞还能够调节 DC 和 NK 细胞的活化,当 NK T 细胞 TCR 识别 DC 表面 CD1d 提呈的抗原后,NK T 细胞表面 CD40L 上调,与 DC 的 CD40 受体结合后促进 DC 活化。这表明,NK T 细胞在参与固有免疫应答的同时,为适应性免疫应答的发动起到"穿针引线"的作用。

(二) γδ T 细胞的激活与作用

γδ T 细胞的激活类似 NK T 细胞,既有 NK 样的"诱导自我"型激活,也有 TCR 识别抗原而引起的激活。所不同的是 γδ T 细胞的 TCR 除接受 APC 经非经典 MHC I 类分子或 CD1 提呈的脂类抗原外,尚可直接识别小分子的非肽类天然抗原。

活化的 γδ T 细胞呈现功能上的异质性,其中一部分形成 γδTc,产生细胞毒作用,其余部分则发挥多种免疫调节效应,并因其效应类型的差异,形成 γδTh1、γδTh2 和 γδTreg。与 NKT 相似,γδ T 细胞在固有免疫应答与适应性免疫应答间起了桥梁作用。

(三) B1 细胞的激活与作用

非骨髓起源的 B1 细胞是主要的天然抗体(不经抗原诱导)的产生细胞。这类天然抗体具有广谱的识别针对性(类似模式识别受体),可针对多种细菌的脂多糖形成防御作用,因而成为固有免疫应答的重要组成。

受抗原诱导的 B1 细胞,其激活方式也有别于经典的 B 细胞,通常 B1 细胞由 TI 抗原激活,这些抗原主要由病原体的细胞壁成分和分泌物构成(如脂多糖、荚膜多糖等)。TI 抗原按其激活方式分为两型：TI-1 型可结合 B 细胞表面丝裂原结合蛋白并提供抗原表位与 BCR 结合,进而激活 B1 细胞;TI-2 型主要依赖多个重复表位同时与多个 BCR 结合,导致 BCR 发生交联,直接活化 B1 细胞。

四、肥大细胞介导的固有免疫应答

肥大细胞(mast cell)来源于骨髓造血干细胞,在祖细胞期迁移到外周组织,多位于皮肤、呼吸道、胃肠黏膜结缔组织或血管内皮细胞之下。其定居部位接近血管、神经或腺体,容易遭遇入侵的病原体。肥大细胞胞质中的颗粒含有组胺、肝素、TNF-α 和其他炎症介质,还含有过氧化物酶和许多酸性水解酶等。腺苷、补体片段 C3a、趋化因子、细胞因子、PAMPs、神经鞘氨醇 1-磷酸以及干细胞因子等均能影响肥大细胞的活化。肥大细胞还能通过表面大量的高亲和性 IgE 受体(FcεR Ⅰ)附着大量的 IgE 分子至细胞表面,在变应原作用下,可诱导肥大细胞表面 FcεR Ⅰ 受体分子聚集,引发肥大细胞脱颗粒、花生四烯酸类物质释放以及细胞因子和趋化因子的诱导性表达,进而引起过敏反应。

第五节 炎 症 反 应

炎症反应是固有免疫细胞和分子对感染、损伤等刺激的生理性应答,是固有免疫应答的效应和表现之一,是介导感染清除的有效的固有免疫效应过程。主要作用为：① 促进白细胞和血浆蛋白渗出到感染部位,增强感染局部的免疫防御能力,利于感染清除;② 促进组织纤维化和肉芽肿形成,利于感染局限;③ 促进组织的损伤修复。其中,急性炎症有利于感染清除,而慢性炎症则有利于感染的局限和损伤的修复。

一、炎症介质

参与炎症反应的介质主要包括趋化因子、细胞因子、血浆酶介质和脂类炎症介质。

(一) 细胞因子和趋化因子

固有免疫系统对感染和损伤的早期应答事件是分泌细胞因子和趋化因子,这些因子是诱导急性炎症的关键因素。促炎症活性的细胞因子主要包括 IL-1、TNF-α、IL-6 等。这些因子的编码基因主要由巨噬细胞模式识别受体识别 PAMP 后,通过 NF-κB 和 MAPK 途径所激活。IL-1 和 TNF-α 可作用于血管内皮细胞,促进黏附分子表达,利于白细胞渗出。IL-6 可诱导肝细胞合成多种炎症介质,促进骨髓内中性粒细胞生成,促进炎症发生。它们不仅引起局部炎症反应,并可诱发全身效应,包括脓毒性休克。

(二) 血浆酶介质

血浆中有四个酶系统,在组织损伤出现时可被激活而形成相互作用的网络,大量产生炎症介质。

1. 激肽系统 组织损伤可激活血浆酶原 Hageman 因子(又称凝血因子ⅩⅡ),从而引起凝血酶级联反应。首先是激肽释放酶活化,其次是产生炎症介质舒缓激肽。这是一类血管活性碱性肽,可增加血管通透性,引起疼痛和平滑肌收缩。舒缓激肽还可裂解 C5,产生的 C5a 使肥大细胞释放炎症介质。

2. 凝血系统 该系统始于血管损伤大量产生的凝血酶,作用于血浆和组织液中的血纤蛋白原,产生血纤蛋白和血纤肽。这些非水溶性纤维蛋白丝可相互缠绕而形成凝块,防止感染扩散。因而凝血系统在组织损伤后不仅参与止血,还起着防止入侵病原体血行播散的作用。此外,血纤肽还是一种炎症介质,增加血管通透性,增强中性粒细胞的趋化。

3. 纤溶系统 其作用是把纤维蛋白凝块从损伤组织中清除。起关键作用的纤溶酶可使纤维蛋白凝块降解为显示趋化活性的产物,加速中性粒细胞的趋化作用。纤溶酶还有助于激活经典的补体途径。

4. 补体系统 作为炎症介质,补体裂解产物 C3a、C4a 和 C5a 发挥着过敏毒素的作用,可与组织中肥大细胞表面受体结合使其脱颗粒而释放组胺和其他显示药理学活性的介质,引起平滑肌收缩和血管通透性增加。在 C3a、C5a 和 C5b67 共同作用下,单核细胞和中性粒细胞可黏附于并穿越血管内皮细胞,向组织中补体激活部位迁移,并使得带有抗体及吞噬细胞的液体加速流向病原体入侵部位。

(三) 脂类炎症介质

膜结构的改变可使一些炎症细胞(巨噬细胞、中性粒细胞和肥大细胞)膜上的磷脂降解为花生四烯酸及血小板溶解激活因子,后者再转化为血小板激活因子。血小板激活因子不仅活化血小板,还可以趋化嗜酸性粒细胞,使中性粒细胞和嗜酸性粒细胞激活和脱颗粒。

花生四烯酸代谢有两条途径。环加氧酶途径产生前列腺素(PGE)和凝血烷。其中单核/巨噬细胞产生大量 PGE2 和 PGF2;中性粒细胞产生中等水平 PGE2;肥大细胞产生PGD2。前列腺素可增加血管通透性,使血管扩张,诱导中性粒细胞趋化。凝血烷引起血小板凝聚和血管收缩。

花生四烯酸代谢的另一个途径为脂加氧酶途径,使肥大细胞产生白三烯。其中三种白三烯成分(LTC4、LTD4 和 LTE4)属过敏性慢反应物质(SRS - A),介导平滑肌收缩。第四种白三烯成分为 LTB4,是中性粒细胞强有力的趋化因子。

二、炎症反应

炎症反应包括急性和慢性两类。急性过程通常启动迅速,持续时间短,并可引起全身性应答,构成急性相反应。慢性过程见于持续感染性疾病。

(一) 急性炎症性应答

急性炎症性应答通常反应迅速,根据炎症反应的范围,可以分为两类:局部急性相反应及全身急性相反应。

1. 局部急性相反应 反应通常启动快,发生组织损伤后数分钟内,激肽系统、凝血系统和纤溶系统开始激活,在缓激肽和血纤肽的直接作用下,血管扩张和通透性增加,液体逸出,引起局部红肿和疼痛。此时,在过敏毒素的间接参与下,肥大细胞脱颗粒并释放组胺。组胺是炎症反应的强有力介质,引起血管进一步扩张和平滑肌收缩。同时出现前列腺素水平升高,共同引发急性炎症反应。

发生上述血管性变化后数小时,衬在血管内壁的内皮细胞被激活,表达的黏附分子,特别是其中的选择素和整合素,能改变细胞的黏附特性,引起循环的白细胞黏着于血管壁内侧,使其越过内皮细胞间隙向炎症部位游走,这一过程称为细胞外渗。

参与白细胞迁移、定居和相互作用的黏附分子主要由三个家族组成:选择素、整合素和免疫球蛋白超家族。中性粒细胞则最早发生黏附,并从血管迁移到组织中。中性粒细胞可吞噬入侵的病原体和释放促炎症介质,包括巨噬细胞炎性蛋白(MIP-1α 和 IL-1β)及多种能够使巨噬细胞迁移到炎症部位的趋化因子。激活的巨噬细胞一般在炎症开始后 5~6 小时抵达炎症部位,参与吞噬病原体和分泌各种参与炎症反应的介质和细胞因子。大量炎症细胞在病原体入侵部位的聚集,有效地吞噬了病原体,然而细胞所释放的炎症介质和具有裂解活性的酶类,也开始损伤正常细胞和组织。而且,短寿的中性粒细胞在完成了一轮吞噬之后即告死亡,形成脓液。

2. 全身急性相反应　感染一旦发生血行播散并出现全身症状,构成全身急性相反应。其主要特点是出现发热。发热并非直接由细菌成分引起,而主要由参与炎症反应的细胞因子如 TNF-α、IL-1 和 IL-6 引起。发热可抑制病原体增殖,增强对病原体的免疫应答。与此同时,机体会迅速合成激素如 ACTH 和糖皮质激素,白细胞计数上升,肝脏产生大量急性相蛋白。尤其是 C 反应蛋白,水平可增加 1 000 倍以上。这些急性相蛋白又是上述促炎症细胞因子 IL-1、IL-6 和 TNF-α 作用于肝细胞的结果。其中 TNF-α 还作用于血管内皮细胞,使之分泌各种集落刺激因子如 M-CSF、G-CSF、GM-CSF,它们可刺激造血,引起血液白细胞数量升高,促进炎症反应。

(二) 慢性炎症性应答

慢性炎症的产生缘于抗原的持续存在。例如,有些微生物可以其特殊的胞壁结构逃避吞噬,由此引发慢性炎症和组织损伤。因而自身免疫病中的自身抗原和不断侵犯组织使其结构改变的一些肿瘤,皆可引起慢性炎症。

慢性炎症的重要特点是巨噬细胞的积累和激活。这些巨噬细胞所释放的细胞因子刺激成纤维细胞增殖和产生胶原,使得慢性炎症部位发生纤维化。慢性炎症还会诱发肉芽肿的产生。肉芽肿是大量激活的淋巴细胞包绕着一群激活的巨噬细胞,后者往往借助胞间融合在肉芽肿核心部位形成多核巨细胞。肉芽肿的形成使得免疫系统难以有效地清除留存在巨噬细胞中的胞内寄生菌如结核分枝杆菌,使疾病迁延不愈。

三、炎症小体和细胞焦亡对炎症的调节

炎症小体(inflammasome)是由胞浆内模式识别受体(PRRs)参与组装的多蛋白复合物。炎症小体的激活能活化半胱天冬蛋白酶(Caspase)活性,将无活性的细胞因子 IL-1β 和 IL-8 的前体(pro-IL-1β 和 pro-IL-18)剪接成为有活性的 IL-1β 和 IL-18,参与启动炎症反应,是固有免疫的重要组成。炎症小体的活化还能够诱导细胞的炎症坏死,称为细胞

焦亡(pyroptosis)。炎症小体在固有免疫应答及炎性疾病的发生中起着重要的作用,在长期进化中,由于选择压力的存在,病原体也已经进化出多种相应的机制来抑制炎症小体的活化。

参与组装炎症小体的 PRRs 主要是 NLRs 家族或 AIM2 样受体(AIM2 - like receptor, ALRs)家族的一些成员,根据 PRRs 的不同组装为不同炎症小体,如 NLRP3 参与组装的炎症小体称为 NLRP3 炎症小体。目前研究较多的是 NLRP 亚家族一些成员(如 NLRP3、NLRC4、NLRP1 和 NLR 等)和 DNA 感受器(如 AIM2)炎症小体。NLRP2、NLRP、NLRP、NLRP2 及 IFI16 等炎症小体也有报道。大部分炎症小体的基础结构由三种组分组成:受体蛋白(receptor)+接头蛋白(adaptor)+效应蛋白(effector)。通常以 PRR 作为受体蛋白,以凋亡相关斑点样蛋白(apoptosis-associated speck-like protein containing CARD, ASC)作为接头蛋白,以 caspase 作为效应蛋白。

目前,NLRP3 炎症小体的研究最多,由 NLRP3、ACS 和 pro-caspase 构成。NLRP3 能被多种类型病原体或危险信号所激活。能够识别细菌(成孔蛋白、鞭毛素蛋白、胞壁酰二肽、DNA/RNA),病毒(RNA、M2 蛋白),真菌(β 葡聚糖、菌丝、甘露聚糖、酵母多糖)和寄生虫(疟原虫色素)来源的 PAMP;还能识别内源性(ATP、胆固醇结晶、尿酸单钠结晶、焦磷酸钙结晶、β 淀粉样蛋白、透明质素)和外源性(明矾、石棉、二氧化硅、金属颗粒、紫外线、皮肤刺激物)的 DAMP,提示感染性炎症和非感染性物质在组织的沉积所引发无菌性炎症都可通过炎症小体的激活启动。炎症小体除了参与抗感染,也参与痛风(尿酸单钠结晶)、阿尔茨海默症(β 淀粉样蛋白)、动脉粥样硬化(胆固醇结晶)等疾病的病理过程。

炎症小体激活后,可通过 caspase - 1 诱导细胞发生炎症性细胞死亡(inflammatory cell death),称为细胞焦亡(pyroptosis)。此过程依赖于 caspase - 1 介导的 IL - 1β 和 IL - 18 释放,也称为 caspase - 1 依赖性细胞死亡(caspase - 1 dependent cell death),caspase - 1 介导的 IL - 1β 和 IL - 18 释放可以诱导胞核 DNA 片段化,从而引发细胞死亡。与坏死不同,焦亡是一个程序性细胞死亡过程。但与凋亡也不同,焦亡表现为细胞肿胀和质膜完整性受损以及炎症介质的释放,导致细胞内致炎性物质(如:HMGB1、IL - 1α 和 ATP 等)释放到细胞外,诱导炎的进一步产生。在抗感染过程中,细胞焦亡有利于杀伤一些进入胞质溶胶的病原微生物并促进炎症小体释放 IL - 1β。细胞焦亡参与的炎症反应有利于清除各种细菌和病毒感染,但也导致病理性损伤。

第六节　固有免疫中的训练性记忆

机体受到感染或接种非特异性疫苗之后,参与固有免疫的各种细胞(如单核细胞、巨噬细胞等)可形成并维持一种较长时期的功能变化,特点是二次病原体攻击之后,其炎症介质的产生增加,清除感染的能力增强。这是一类独立于淋巴细胞,为固有免疫所特有的记忆现象,称为训练性免疫(trained immunity)。这说明机体在接触病原体及其产物之后,其固有免疫系统所受到的影响可以持续存在。

典型的例子是卡介苗(bacillus calmette-guerin, BCG)接种所引起的次级保护效应。BCG 属于牛型结核杆菌减毒活菌苗,1921 年正式用于人体做结核病预防。接种 BCG 后约

20％的儿童可免受结核菌感染，感染者中50％可不得结核病，保护期为10～20年。有意义的是，在新生儿死亡率很高的发展中国家，廉价的卡介苗注射可同时大幅度降低婴儿因败血症和呼吸道感染引起的死亡。这不完全因为抗结核，认为是提高了被接种者的抗病能力，与固有免疫得到增强有关。因为BCG接种后会大量产生促炎症细胞因子，而其他病原体的后续刺激，维持了其高水平。卡介苗接种可作为一种"训练"手段，提高机体免疫力。

这种因接受"训练"而得以维持和增强的记忆性应答，与淋巴细胞参与的经典性免疫记忆有质的区别：① 不具有抗原和免疫原特异性；② 没有淋巴细胞受体库的参与，不涉及克隆选择、克隆扩增和克隆维持；③ 持续时间比较短。然而，换一个角度说，训练性免疫造就的免疫记忆可能是一类存在得更为普遍而易于诱导的免疫生物学现象。此外，因模式识别受体信号诱导的炎症基因等基因修饰而出现的二次回忆反应，不一定取正向效应，也可以为负向，即显示并维持其抑制作用，包括诱导细胞耐受和使细胞因子的产生受阻。由于炎症反应本身是一把双刃剑，正可以借助训练性免疫的正反效应，对炎症反应的强度做时空上的调控。而且，此类记忆性应答已经过自然选择的长期历练而且无须抗原的专门诱导。

（王莉新）

第三章
抗 原 提 呈

抗原加工(antigen processing)或称抗原处理,是抗原提呈细胞(antigen-presenting cell, APC)将摄取入胞内的外源性抗原或胞质内自身产生的内源性抗原降解成小的抗原肽片段, 使之能与主要组织相容性复合体(major histocompatibility complex, MHC)分子结合,并以 抗原肽- MHC 分子复合物的形式转运并呈递在细胞表面的过程。抗原递呈(antigen presentation)是指 APC 将表面的抗原肽- MHC 分子复合物提呈给 T 细胞,使其识别,进而 诱导 T 细胞活化的过程。MHC 分子是介导抗原提呈的关键分子。通常 MHC I 类分子提 呈内源性抗原肽给 $CD8^+$ T 细胞,而 MHC II 分子提呈外源性抗原给 $CD4^+$ T 细胞,从而引 发不同的免疫效应。

第一节　MHC 分 子

组织不相容现象在 20 世纪初被发现,即同一种属不同个体间进行正常组织或肿瘤移植 过程中会引发排斥反应。而同种异体间的排斥现象本质上是一种由细胞表面同种异型抗原 所诱导的免疫应答反应。这种代表个体特异性且能诱发移植排斥反应的同种异型抗原被称 为组织相容性抗原,也称为移植抗原。其中,能引起强而迅速排斥反应的抗原称为主要组织 相容性抗原,而引起较弱排斥反应的抗原称为次要组织相容性抗原。在哺乳动物中编码主 要组织相容性抗原的基因位于同一染色体上,是一组由高度多态性基因组成的紧密连锁的 基因群,称为主要组织相容性复合体(major histocompatibility complex, MHC)。哺乳动物 都有 MHC,小鼠的 MHC 称为 H-2 基因复合体;人的 MHC 称为人类白细胞抗原(human leukocyte antigen,HLA)基因复合体,其编码的产物称为 HLA 或 HLA 分子。

MHC 是现在已知的多态性最为丰富的一个基因系统,拥有极大数量的等位基因。所以 其主要编码产物(MHC 分子)存在显著的个体特异和个体间差异,这也赋予了它主要组织相 容性抗原的特性。此外,MHC 的多态性还具有其生物学意义。1974 年,Zinkernagel 和 Doherty 发现,杀伤性 T 细胞特异性识别和杀伤被感染靶细胞的过程受到两种细胞表面 MHC 抗原类型的限制,只有 T 细胞和靶细胞具有相同的 MHC 分子,才能完成杀伤。由此 确认 MHC 分子是参与免疫应答的重要免疫分子。Doherty 和 Zinkernagel 也因此获得

1996 年诺贝尔奖。

现已证明 MHC 分子是一种重要的抗原提呈分子,它对识别抗原的 T 细胞起到一个约束作用,即抗原肽只有与 MHC 分子结合才能被相应的 T 细胞识别,进而引导 T 细胞的活化、介导免疫应答。随着人们对 MHC 编码区结构的不断深入,越来越多类型的结构和其相应的生物学作用正在被揭示。所以,现代免疫学理论认为 MHC 产物是参与抗原提呈和 T 细胞激活的关键分子,在免疫应答的启动和免疫调节中发挥重要作用。

一、HLA 基因复合体的结构与遗传特性

HLA 是人类的主要组织相容性复合体。1999 年测序完成的经典 HLA 基因复合体位于人第 6 号染色体短臂(6p21.31),DNA 片段长约 3 600 kb,共 224 个基因座位,其中能表达产物的功能性基因为 128 个。2003 年,继整个第 6 号染色体短臂的序列分析完成后,扩展的主要组织相容性复合体(extended major histocompatibility complex, xMHC)的新概念被提出,即在经典 HLA 基因复合体区域两侧各扩增了一段扩展的 HLA(xHLA)区域。本章节主要讨论经典 HLA 基因复合体。

HLA 复合体中的基因包含 4 种类型,即表达基因(expressed gene):可转录成 mRNA,有稳定的开放阅读框(ORF)和蛋白产物;候选基因(candidate gene):可转录成 mRNA,但 ORF 不明确,蛋白产物有或无;沉默基因(silent gene):有 mRNA 转录,无 ORF,亦无蛋白质表达;假基因(pseudogene):无 mRNA 转录及相应蛋白质产物。这些表达基因按照产物的功能被分为 3 群,即经典 HLA 基因、免疫功能相关基因以及免疫无关基因。

(一) HLA 复合体结构

HLA 基因复合体包括 HLA Ⅰ 类、Ⅱ 类和Ⅲ类基因区。HLA Ⅰ 类基因区由经典的 Ⅰ 类基因(HLA Ⅰa)、非经典的 Ⅰ 类基因(HLA Ⅰb)和 MIC(MHC class Ⅰ chain-related)基因组成。HLA Ⅱ 类基因区由经典的Ⅱ类基因(HLA - DP,DR 和 DQ 基因)以及参与抗原加工提呈的 HLA - DM、HLA - DO、TAP、PSMB 等基因组成。Ⅲ类基因区位于二者之间,包括补体基因 C2、B、C4 和参与炎症反应的基因 TNF、LTA、LTB 和 HSP 等基因座位(图 3 - 1)。经典的 Ⅰ 类和Ⅱ类基因产物具有抗原提呈功能,显示极为丰富的多态性,直接参与 T 细胞的激活和分化,参与调控适应性免疫应答。经典的Ⅲ类基因和新近确认的大量非经典 HLA 基因,是免疫功能相关基因,参与调控固有免疫应答或参与抗原加工,仅显示有限的多态性或不显示。

1. 经典的 HLA Ⅰ 类和Ⅱ类基因 经典的 HLA Ⅰ 类基因,又称 HLA - Ⅰa 基因。它位于 HLA 复合体远离着丝点的一端,包括 HLA - A、HLA - B 和 HLA - C 三个座位,是最早发现的三个功能基因,编码 HLA Ⅰ 类分子异二聚体中的重链(α 链),广泛分布于各类有核细胞表面,具有高度的多态性。而Ⅰ类分子的轻链(β2 微球蛋白)由第 15 号染色体上的基因编码。HLA - B 基因座位是 HLA 基因区域中等位基因数量最多的一个座位,也是多态性最丰富的一个基因座位。截至 2017 年 9 月,HLA - B 座位被正式命名的等位基因数量已达到 4 859 个。

经典的 HLA Ⅱ 类基因区位于 HLA 复合体近着丝点一端,顺序由 HLA - DP、HLA - DQ、HLA - DR 三个亚区组成,每个亚区都含有 A 和 B 两类基因,分别编码 HLA Ⅱ 类分子

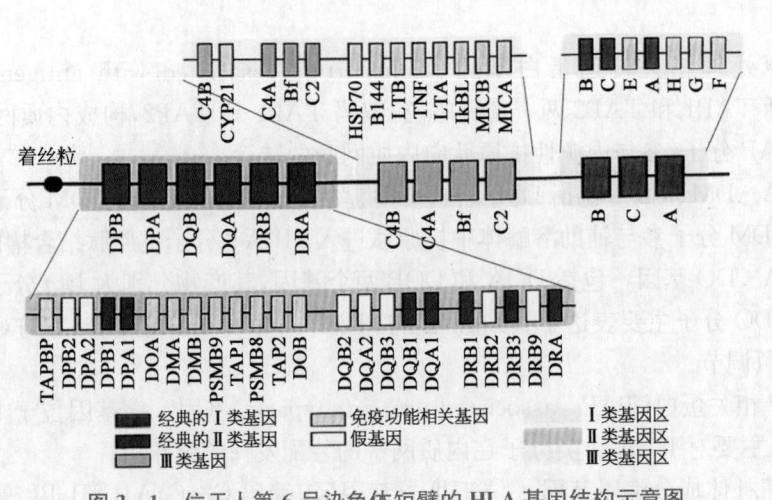

图 3-1　位于人第 6 号染色体短臂的 HLA 基因结构示意图

的 α 链和 β 链,形成 α/β 异二聚体蛋白。

2. 免疫功能相关基因　此类基因的结构、分布和功能相差较大,但均具有一定多态性,且与机体免疫应答和免疫调节有关。它主要包括位于 HLA Ⅰ 类区的非经典 Ⅰ 类基因和 MIC 等 NK 功能相关基因、位于 HLA Ⅱ 类基因区的抗原加工提呈相关基因、位于 HLA Ⅲ 类基因区的 C2、C4A、C4B 和 Bf 等补体成分的编码基因以及 TNF-α、TNF-β、热休克蛋白 70(Hsp70)等炎症相关基因。

(1) 非经典 Ⅰ 类基因　又称 HLA Ⅰ b,包括 HLA-E、HLA-F、HLA-G、HLA-H 等。与经典的 Ⅰ 类基因不同,其等位基因数有限,多态性不高,基因产物分布较局限。HLA-E 分子表达于各种组织细胞,在羊膜和滋养层细胞表面高表达,是 NK 细胞表面 C 型凝集素受体家族(CD94/NKG2A)的专一性配体,能抑制 NK 细胞对自身细胞的杀伤作用。现在被正式命名的 HLA-E 等位基因有 21 个。HLA-G 主要在母胎耐受中发挥作用,其专一性受体是杀伤细胞免疫球蛋白样受体(KIR)家族成员 KIR2DL4,可抑制 NK 细胞活化。目前有 53 个 HLA-G 等位基因被正式命名。HLA-F 参与母胎耐受,HLA-H 参与铁的代谢,另外还有许多属于无编码产物的假基因,如 HLA-L、HLA-K 和 HLA-X 等。

(2) MIC 基因　即 MHC Ⅰ 类链相关基因(MHC class Ⅰ chain-related, MIC),包括 MIC-A、MIC-B、MIC-C、MIC-D、MIC-E 等 5 个成员基因。其中 MICA、MICB 有编码表达产物,其他为假基因。MICA 和 MICB 属于压力诱导基因,具有高度多态性,产物主要分布在上皮细胞系中,是激活型 NK 细胞受体 NKG2D 的配体,为 NK 细胞、γδ T 细胞和 CD8$^+$ T 细胞的活化提供刺激信号,促使其激活。MICA 和 MICB 基因的表达受热休克反应的正调节,与 HLA-B 基因紧密连锁,可能是某些 MHC 相关自身免疫性疾病的候选基因。

(3) 抗原加工提呈功能相关基因　主要包括 HLA-DM、HLA-DO、TAP、PSMB 和 TAP 相关蛋白基因,位于 HLA Ⅱ 类基因区。其编码产物主要参与和辅助 HLA Ⅰ 类和 HLA Ⅱ 类分子完成对抗原的加工提呈过程。

1) 蛋白酶体 β 亚单位(proteasome subunit beta type, PSMB)基因　包括 PSMB8 和 PSMB9(原 LMP2 和 LMP7),编码胞质溶胶中蛋白酶体的 β 亚单位,参与内源性抗原肽的降解过程。

2）抗原处理相关转运蛋白基因（transporters associated with antigen processing，TAP）　包括 TAP1 和 TAP2 两个基因座位，编码 TAP1 和 TAP2，构成内质网膜上的一个异二聚体 TAP 分子，参与内源性抗原肽向内质网腔的转运。

3）HLA-DM 基因　包括 DMA 和 DMB 基因，分别编码 HLA-DM 分子的 α 链和 β 链。HLA-DM 分子参与辅助溶酶体中抗原肽进入 HLA II 分子抗原肽结合槽的过程。

4）HLA-DO 基因　包括 DOA 和 DOB 两个基因，其产物分别为 DO 分子的 α 链和 β 链。HLA-DO 分子主要表达于 B 细胞，能与 HLA-DM 分子稳定结合，参与对 HLA-DM 分子功能的负调节。

5）TAP 相关蛋白（TAP-associated protein，tapasin）基因　该基因位于 HLA 复合体近着丝点处，主要对 HLA I 类分子在内质网中的装配发挥关键作用。

（4）血清补体成分编码基因　位于 III 类基因区，编码 C2、C4A、C4B、Bf 等 4 种补体组分。此类基因产物不参与抗原提呈，也不是膜结合分子。

（5）炎症相关基因　位于 HLA III 类基因区内接近 I 类基因区一侧。有 TNF 基因家族，包括 TNF、LTA、LTB 3 个座位，编码 TNF-α、LT-α（TNF-β）和 LT-β 等促炎症性细胞因子；热休克蛋白（heat shock protein，HSP）基因家族，在进化上高度保守，包括 HSPA1L、HSPA1A、HSPA1B，分别编码 70 kDa 的热休克蛋白 1-like、1A 和 1B，参与炎症和应激反应，并在内源性抗原加工提呈中发挥作用。

（6）其他相关基因　另外，在 III 类基因区还有一些其他基因座位尚未功能归类，如编码 21-羟化酶的基因 CYP21A 和 CYP21B，分别编码 21-羟化酶 21OHA 和 21OHB。

（二）HLA 复合体遗传特征

1. 基因的高度多态性　多态性（polymorphism）是指随机婚配群体中，染色体上同一基因座位具有 2 个以上等位基因，即可能编码 2 种以上产物。HLA 复合体是迄今为止已知人体最复杂的基因系统，具有高度多态性。HLA 复合体上各基因座位总共已发现 17 331 个等位基因（2017 年 9 月），其中 HLA-B 是等位基因数量最多的座位（4 859 个）。HLA 多态性的表现及其形成的遗传学基础，在于群体中复等位基因的存在和个体中等位基因的共显性表达。

（1）复等位基因　位于同源染色体上对应位置的一对基因称为等位基因（alleles）。由于群体中出现的突变，同一座位所有可能出现的有差异的等位基因系列称为复等位基因（multiple alleles）。表 3-1 提供了 HLA 主要座位的等位基因数。群体中数量众多的等位基因赋予了 HLA 的高度多态性。表 3-1 呈现了多态性的 HLA 基因座位及已获正式命名的等位基因数（2017 年 9 月）。

表 3-1　多态性 HLA 基因座位及已获正式命名的等位基因数

基因种类 基因座位	经典 I 类基因			经典 I 类基因							免疫功能相关基因				其他*	合计
	A	B	C	DRA	DRB1	DRB3	DQA1	DQB1	DPA1	DPB1	E	G	MICA	MICB		
基因数	3 997	4 859	3 605	7	2 122	145	92	1 152	56	942	26	56	106	42	124	17 331

注：* 包括 DRB4~DRB9、DOA/DOB、DMA/DMB、TAP1/TAP2，以及 C2/C4A/C4B/Bf 等。

（2）共显性（codominance）　是指一对等位基因同为显性表达。HLA Ⅰ类和Ⅱ类基因的等位基因表达具有共显性特点，即同一个体中，1个基因座位上来自同源染色体的2个等位基因都能得到表达。因此，1个个体通常拥有的经典Ⅰ类（A、B、C）和Ⅱ类（DP、DR、DQ）等位基因产物有12种以上。共显性表达是HLA高度多态性产生的重要遗传学基础，其与HLA复合体的多基因性共同决定了HLA遗传背景的高度多样性，大大增加了人群中不同HLA单体型的组合方式，导致了HLA表型广泛的群体多态性。因此，除了同卵双生外，无亲缘关系的个体间HLA单体型完全相同的概率几乎为零。

在蛋白质水平上，多态性主要表现为各等位基因产物在结构上存在差异，即HLA分子抗原肽结合槽中，氨基酸残基组成、序列的不同导致其结构差异。HLA高度多态性具有重要的生物学意义。一方面，它极大地扩展了个体和群体在面临病原体感染威胁时对抗原肽提呈的范围，这可能是高等动物抵御不利因素的一种适应性表现，有利于维持种群的生存与延续。但另一方面，它也给人类器官移植选择组织型别合适的供者造成了很大困难。

2. 单体型遗传和连锁不平衡的遗传规律　HLA复合体是一组紧密连锁的基因群，这些连锁在一条染色体上的等位基因很少发生同源染色体间的交换，从而构成一个单体型（haplotype）。在遗传过程中，HLA单体型作为一个完整的遗传单位由亲代传给子代。人类具有23对同源染色体，每对同源染色体都分别来自父亲和母亲，包括6号染色体。因此子女的HLA单体型也是一个源自父方，一个源自母方，然后随机组合而成。这样亲代与子代之间必然有也只能有1个单体型相同。而在子代同胞之间比较HLA单体型型别，会出现3种可能性：2个单体型完全相同或完全不同的概率各占25%；有1个单体型相同的概率占50%。

此外，HLA等位基因的构成和分布还有等位基因的非随机性表达和连锁不平衡等特点。即群体中各等位基因不以相同的频率出现，而且分属2个或2个以上基因座位的等位基因同时出现在一条染色体上的概率并不随机，这就是连锁不平衡（linkage disepuilibrium）。

如HLA-DRB1和HLA-DQB1座位的等位基因数分别是2 122和1 152，其中2个等位基因DRB1*09：01和DQB1*07：01在群体中的频率，按随机分配的原则，应该是0.047%和0.087%。然而在我国北方汉族人群中该基因的频率分别高达15.6%和21.9%。而且按照随机分配规律，此两者同时出现在一条染色体上的概率应是3.4%，但实际上则为11.3%。因此不同人种中优势表达的等位基因及其组成的单体型差异较大，属于长期自然选择的结果。这可作为人种种群基因结构的特征，在追溯和分析人种的迁移和进化规律，寻找合适的器官移植供受体、分析疾病易感基因和法医学上的亲子鉴定上都有十分重要的意义。

（三）HLA基因的命名

具有高度多态性的HLA复合体的每一个基因座都含有数量庞大的复等位基因。尽管目前这些复等位基因的数目尚不能完全确定，但对于已发现的各基因座复等位基因仍需要给予统一的命名，以提供生命科学基础研究和临床医学应用的便利。

早期HLA复等位基因的发现与命名主要依赖编码蛋白质的抗原差异，分别通过血清学或细胞学免疫反应的方法来加以鉴定。20世纪80年代后，随着核酸测序技术的广泛应用，发展了各种DNA分型技术，称为基于PCR的HLA基因分型（PCR-base HLA genotyping）。经过基因分型发现，原属于同一血清型的HLA分子实际上被数个甚至数十个不同的等位基因编码,由多个亚型组成。为了统一全球各地区、各实验室以及不同检测方法的鉴定结果,国际 HLA 命名委员会制定了 HLA 基因的命名规则。

该规则规定,每一个 HLA 基因都由星号分隔的两部分来表述。星号前半部分指明该基因属于哪一个基因座位。星号后的阿拉伯数字——前两位数字代表原有的血清学类型,反映其抗原特异性;后几位数字代表在同一血清学类型下的基因型差异。如 HLA-A* 2901、HLA-A* 2902,其含义为:这两个基因都属于 HLA Ⅰ类基因 A 座位,血清型都为 HLA-A29,但由于基因存在的差异区分为 HLA-A* 2901、HLA-A* 2902 两种基因型。对同一个等位基因中非编码区出现的序列差异以第五、六位阿拉伯数字表示,如 HLA-DRB1* 130102。对同一个等位基因中内含子或非翻译区出现的序列差异则以第七、八位阿拉伯数字表示,如 HLA-DRB1 * 13010102。后两种序列差异不影响该等位基因的遗传学特征。新发现的非经典的 HLA 基因一般都不以血清学方法鉴定,所以,其星号后前两位数字也仅代表序号。

(四) HLA 基因调控 HLA 分子的表达也受到细胞因子的调节

IFN-γ 可以促进树突状细胞和巨噬细胞 HLA Ⅱ类分子的表达,也可以促进 HLA Ⅰ类分子的表达。Ⅰ型干扰素 IFN-α 和 IFN-β 可以增强Ⅰ类分子表达。Ⅱ类反式激活蛋白(class Ⅱ trans-activator, CⅡTA)为非 DNA 结合蛋白,为 IFN-γ 诱导 HLA 表达中的一个主导开关。当 IFN-γ 和细胞表面 IFN-γ 受体结合后,激活胞膜内侧 JAK1/JAK2,引起 STAT1 磷酸化,磷酸化的 STAT1 进入细胞核与 CⅡTA 基因启动子区中的 IFN-γ 反应元件结合使基因激活,CⅡTA 基因产物随后再通过与Ⅰ类、Ⅱ类相应转录复合物相互作用而使 HLA 基因活化。MHCⅡ类基因启动子区转录蛋白或 CⅡTA 编码基因产生突变可引起一种称为裸淋巴细胞综合征(bare lymphocyte syndrome, BLS)的免疫缺陷病。这类患者 HLA Ⅰ类分子表达良好,CD8$^+$ T 细胞发育正常,但Ⅱ类分子表达缺陷,仅少量 CD4$^+$ T 细胞发育且不能被抗原激活。

二、HLA 分子的基本结构和组织分布

经典的 HLA Ⅰ类分子和Ⅱ类分子在组织分布、结构和功能上各有特点。

(一) HLA 分子的分布

主要组织相容性抗原高表达于白细胞(主要是淋巴细胞和单核-巨噬细胞)因此被称为白细胞抗原(leukocyte antigen, LA),并用种属名作为前缀来区别不同种属,如人的主要组织相容性抗原称为人白细胞抗原(human leucocyte Antigen, HLA)。因为向 T 细胞提呈抗原需要 MHC 分子的表达,故只有 MHC 分子表达细胞具有向 T 细胞提呈抗原的能力。不同类型 MHC 分子的分布赋予了机体对不同类型感染因子的不同提呈方式,从而为机体提供全面的免疫保护能力。

经典 HLA Ⅰ(A、B、C)类分子广泛地表达于几乎所有有核细胞的表面,成熟的红细胞一般不表达Ⅰ类分子。其在不同组织、细胞的表达水平不同,表达量最高的是淋巴细胞,巨噬细胞、树突状细胞和中性粒细胞也高表达。相反,肺泡细胞、神经细胞、心肌细胞、肝细胞、成

纤维细胞、肌细胞等低水平表达。绒毛外滋养层细胞不表达 HLA-A 和 HLA-B 分子。Ⅰ类分子分布的广泛性保证了各种细胞均具有把内源性抗原的递呈给 CD8$^+$CTL 的能力,尤其在抗病毒感染和抗肿瘤等方面起到重要作用。

经典 HLAⅡ类分子(DP、DR、DQ)分布比较局限,仅表达于淋巴组织中的一些特定的细胞表面,如专职抗原提呈细胞(树突状细胞、巨噬细胞和 B 细胞)、胸腺上皮细胞和活化的 T 细胞等(表 3-2)。故专职抗原提呈细胞组成性表达 HLAⅡ类分子,可以将外源性抗原提呈给 CD4$^+$ T 细胞,并启动适应性免疫应答。

表 3-2 HLAⅠ类和Ⅱ类抗原的结构、组织分布和功能特点

HLA 分子类别	分子结构	肽结合结构域	表达特点	组织分布	功 能
Ⅰ类 (A、B、C)	α 链 45 kD (β2m 12 kD)	α1+α2	共显性	所有有核细胞表面	识别和提呈内源性抗原肽,与共受体 CD8 结合,对 CTL 识别抗原肽起 MHC 限制作用
Ⅱ类 (DP、DQ、DR)	α 链 35 kD β 链 28 kD	α1+β1	共显性	APC、活化的 T 细胞	识别和提呈外源性抗原肽,与共受体 CD4 结合,对 Th 识别抗原肽起 MHC 限制作用

注:β2m 编码基因在 15 号染色体。

非经典的 HLAⅠ类分子的分布有其特殊性,HLA-E、HLA-F、HLA-G 分子在妊娠滋养层细胞上高表达,提示这类 HLA 分子与母胎耐受的形成有关。HLAⅠ、Ⅱ类分子除了分布在细胞表面,也可能出现于体液中,如血清、尿液、唾液、精液及乳汁中均已检出可溶性 HLAⅠ、Ⅱ类分子。

(二) HLA 分子的结构

每个 MHC 基因座位有多个外显子,分别编码 MHC 分子的胞外区、跨膜区和胞质区。外显子与 MHC 分子的对应关系和结构如图 3-2。

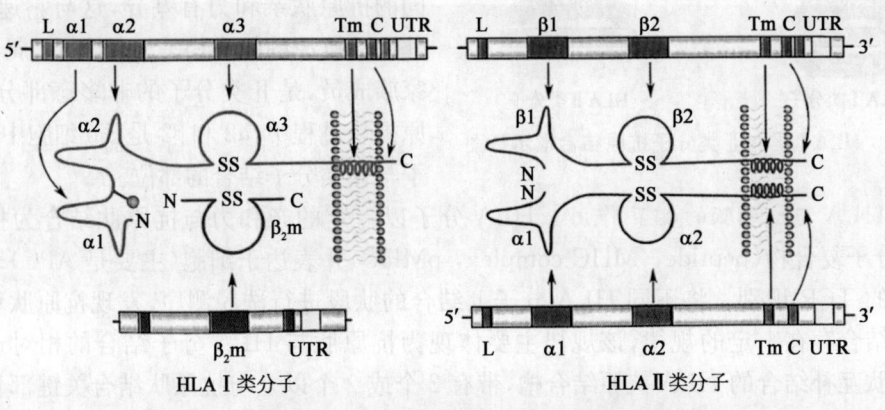

图 3-2 经典 HLAⅠ类和Ⅱ类分子及其编码基因的结构

L:前导序列　　Tm:跨膜序列　　C:胞浆序列

1. HLA Ⅰ 类分子 HLA Ⅰ 类分子是由重链(α链)和轻链(β链)经非共价键连接成的异二聚体。α链由经典 HLA Ⅰ 类基因(HLA－A、HLA－B、HLA－C 基因)编码,分子量约 45 kDa。β链的编码基因位于第 15 号染色体,分子量约 12 kDa,由微球蛋白构成(β2m)。α链由胞外区、跨膜区和胞质区 3 部分组成。胞外区由各含 90 个氨基酸残基的 α1、α2 和 α3,3 个结构域组成。疏水性的跨膜区由 25 个氨基酸残基组成,以 α 螺旋穿过类脂双层。亲水性胞质区由 30～40 个氨基酸组成。

其远膜端的 α1 和 α2 结构域构成 HLA Ⅰ 类分子的肽结合槽,α3 和 β2m 属于免疫球蛋白超家族(IgSF)结构域。肽结合槽由 2 个 α 螺旋和 1 个由 8 条 β 折叠组成的片层结构构成,α 螺旋为壁,β 片层为底,共同构成一个两头封闭的凹槽结构。这是 HLA Ⅰ 类分子与抗原肽片段结合的部位,可容纳 8～10 个氨基酸残基(图 3－2,图 3－3)。形成深槽内部氨基酸的侧链主要通过盐键、氢键与抗原肽结合;位于深槽外部和表面的氨基酸是 TCR 识别的部位。Ⅰ 类分子的多态性(即不同 HLA 分子的结构差异)主要位于该区域,并因此决定不同 HLA Ⅰ 类分子所能结合并提呈抗原肽的存在差异。α3 结构域的序列高度保守,是 α 链的非多态部分,是 Ⅰ 类分子与 T 细胞表面 CD8 分子的结合部位。

2. HLA Ⅱ 类分子 HLA Ⅱ 类分子是由 α 链(约 33 kDa)和 β 链(约 28 kDa)组成的异二聚体,2 条多肽链的基本结构相似,均由胞外区、跨膜区和胞质区构成。α,β 链胞外区可再分为 2 个各含 90 个氨基酸残基的结构域 α1,α2 和 β1,β2。α 和 β 链各有 1 个跨膜区,约含 25 个氨基酸残基的短的连接区,横跨细胞膜,使 Ⅱ 类分子能够镶嵌在细胞膜上;胞质区位于细胞膜内的结构区域,可参与细胞内外信息的传递。

其中 α1 和 β1 构成与 Ⅰ 类分子结构相似的肽结合槽,但其两端更为开放,可容纳 13 个

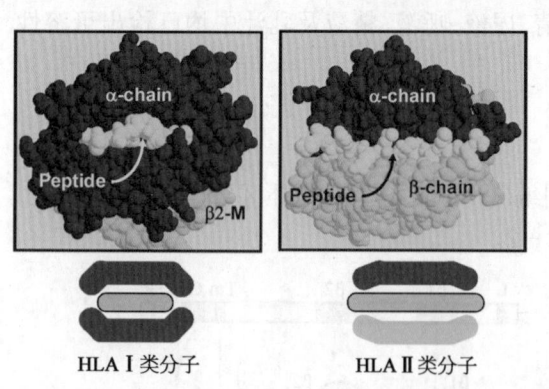

HLA Ⅰ 类分子   HLA Ⅱ 类分子

图 3－3 HLA Ⅰ 类和 Ⅱ 类分子抗原结合槽示意图

或更多的氨基酸残基(图 3－2,图 3－3)。Ⅱ 类分子的多态性主要集中于 α1 和 β1,Ⅱ 类基因的多态性决定其肽结合槽的生化特点,也决定了 HLA Ⅱ 类分子与抗原肽结合以及其被 T 细胞识别的选择性和亲和力。同 Ⅰ 类分子一样,该区域的多态性导致 Ⅱ 类分子与不同的抗原肽亲和力有差异,这与它递呈不同外源性抗原的能力相关。α2 和 β2 属于 Ig 超家族成员,是 Ⅱ 类分子的非多态部分。在抗原提呈过程中,α2 和 β2 是 Th 细胞中 CD4 分子与 Ⅱ 类分子结合的部位。

3. HLA 与抗原肽的相互作用 HLA 分子以一定的亲和力与抗原肽结合为抗原肽-MHC 分子复合物(peptide－MHC complex,pMHC)并表达于细胞(主要是 APC)表面,供 T 细胞的 TCR 识别。将不同 HLA 分子上结合的肽段进行洗脱测序,发现抗原肽和 HLA 分子的结合存在一定的规律,该规律主要体现为抗原肽与 HLA 分子结合的相对选择性。与抗原肽互补结合的 HLA 抗原结合槽,带有 2 个或 2 个以上与抗原肽结合关键部位,称锚定位(anchor position)(图 3－4)。抗原肽与 HLA 分子该位置结合的氨基酸残基,称锚定残基(anchor residue)。故 HLA 分子的锚定位与抗原肽的锚定残基间是否吻合决定了 HLA

分子的肽结合槽与抗原肽结合的牢固程度。与同一型别 MHC 分子结合的不同抗原肽,其锚定残基往往相同或相似,也就是说这些抗原肽有着一个特征性的共用基序(consensus motif),其他残基组成任意性较大。如与小鼠 I 类分子 H-2K^d 相结合的抗原肽(9 肽)的共用基序为：xY*xxxxxxV/L*(式中 Y* 和 V/L* 为锚定残基,Y-酪氨酸,V-缬氨酸,L-亮氨酸;x 为较大任意性氨基酸残基)。与不同型别 MHC 结合的抗原肽共用基序是不同的。不同型别 MHC 分子选择性与某些具有特征性共用基序的抗原肽结合,且处于抗原肽 C-端的氨基酸无一例外地成为锚定残基,如与 H-2K^d 相结合的抗原肽共用基序为 N-xYxxxxxxV/L-C(9 肽);与 H-2K^b 相结合的抗原肽共用基序为 N-xxxxY/FxxL-C(8 肽)。

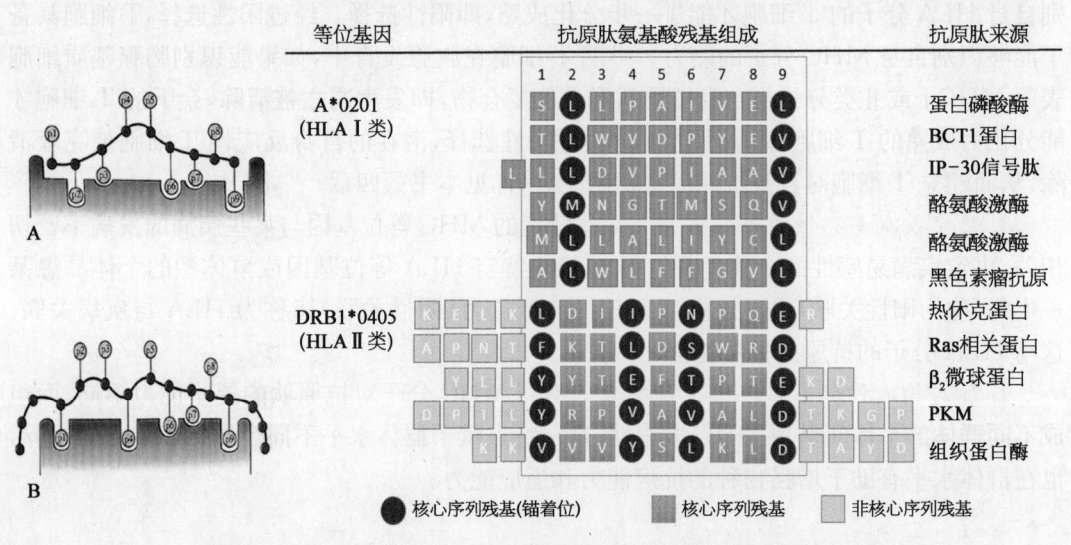

图 3-4　抗原肽与 HLA I 类分子(A)和 II 类分子(B)的结合及不同的锚定位残基结合

特定的 HLA 分子选择性地结合具有某共用基序的抗原肽,显示其一定的专一性。其意义在于：① 具有某类 HLA 等位基因的个体,可能由于 HLA 分子抗原肽结合槽与锚定残基的不匹配,而对某种抗原不发生或仅发生低水平免疫应答;② 不同的 HLA 分子有可能提呈同一抗原的不同表位,因而不同个体对同一抗原的应答强度产生差异;③ 对序列基序的认识有助于确定某种蛋白质能否被特定型别 HLA 分子所结合和提呈,为多肽疫苗的设计提供了可能性。

三、MHC 分子的功能

(一) 作为抗原提呈分子参与适应性免疫应答

MHC 主要的生物学功能是通过与被加工、处理过的外源性抗原肽和内源性抗原肽结合,以肽-MHC 复合体(pMHC)的形式表达于抗原提呈细胞或靶细胞表面,提呈抗原肽,被 CD4$^+$ 或 CD8$^+$ T 细胞识别,并激活 T 淋巴细胞,启动适应性免疫应答。通常靶细胞表达的 HLA I 类分子提呈内源性抗原肽,而抗原提呈细胞表达的 HLA II 类分子提呈外源性抗原肽。(详见本章第三节)

1. 决定了 T 细胞识别抗原的 MHC 限制性(MHC restriction)　T 细胞的 TCR 需要对抗原肽和自身 MHC 分子的结构进行双重识别,称为 MHC 限制性(MHC restriction)。即通常 T 细胞只能识别自身 MHC 分子提呈的抗原肽,最终形成"TCR‑pMHC"三元体,方可被激活或者发挥细胞毒效应。不同类型的 T 细胞受到不同类别 MHC 分子的约束,如 $CD4^+$ Th 细胞识别 II 类分子提呈的外源性抗原,$CD4^+$ T 细胞与抗原提呈细胞相互作用受 HLA II 类分子限制;而 $CD8^+$ CTL 识别 I 类分子提呈的内源性抗原,$CD8^+$ T 细胞与靶细胞的相互作用则受 HLA I 类分子的限制。

2. 参与 T 细胞在胸腺中的选择和分化,参与建立 T 细胞对自身抗原的中枢性耐受 早期 T 细胞在胸腺中的发育过程,要经历阳性选择和阴性选择,最终才能分化为成熟的 T 细胞。早期 T 细胞通过与表达 HLA I 或 II 类分子的胸腺上皮细胞发生接触,只有 TCR 能识别自身 HLA 分子的 T 细胞才能进一步分化成熟,即阳性选择。经过阳性选择,T 细胞具备了能够识别自身 MHC 分子的能力。早期 T 细胞在胸腺发育中,如果能识别胸腺基质细胞表面 MHC I 或 II 类分子与自身抗原肽形成的复合物,即发生凋亡被清除,余下的 T 细胞才能分化为成熟的 T 细胞,即阴性选择。通过阴性选择,潜在的自身反应性 T 细胞被克隆清除,从而建立 T 细胞对自身抗原的中枢耐受。(详见本书第四章)

3. 决定疾病易感性的个体差异 某些特定的 MHC 等位基因与某些疾病的发病率密切相关,决定疾病易感性的个体差异。带有某些特定 HLA 等位基因或单体型的个体易患某一疾病(称为阳性关联)或对该疾病有较强的抵抗力(阴性关联)皆称为 HLA 与疾病关联。这与 HLA 分子的抗原提呈功能密切相关。

4. 参与构成种群基因结构的异质性 不同 MHC 分子对抗原肽的提呈能力不同,而组成不同群体的个体间呈现 MHC 多态性,这一特点赋予群体水平不同个体抗病能力的差异,也在群体水平有助于增强物种的抗病能力和适应能力。

(二) 作为调节分子参与免疫应答

HLA 中的免疫功能相关基因参与免疫应答的调控。

(1) 经典的 III 类基因编码补体成分,参与炎症反应和对病原体的杀伤,与免疫性疾病的发生有关。

(2) 经典 I 类基因、非经典 I 类基因和 MICA 基因可作为配体分子,以不同的亲和力结合抑制性和激活性受体,调节 NK 细胞和部分杀伤细胞的活性。经典的 I 类基因(HLA‑C)和非经典的 I 类基因(HLA‑E、HLA‑G、HLA‑F 等)表达在母胎界面绒毛外滋养层细胞,参与 NK 细胞活化的调节,参与母胎免疫耐受机制。

(3) 同时非经典 I 类基因也具有一定程度的多态性,可以提呈抗原肽,但不出现传统的抗原加工过程。

(4) 经典 III 类基因的炎症相关基因参与启动和调控炎症反应。

第二节 抗原提呈细胞

抗原提呈细胞(antigen-presenting cell,APC)是能够摄取、加工抗原,并以抗原肽‑MHC 分子复合物的形式将抗原肽提呈给 T 细胞的一类免疫细胞,在启动机体的适应性免疫应答过程中起重要作用。

一、抗原提呈细胞的分类

能够摄取、加工外源性抗原，并以抗原肽-MHC Ⅱ类分子复合物的形式表达于细胞表面，将抗原肽提呈给 CD4+ T 细胞，即通常所称的 APC。其分为两类：专职性 APC（professional APC）和非专职性 APC（non-professional APC）。但是，能够降解、加工内源性抗原（如肿瘤抗原、病毒抗原等），并以抗原肽-MHC Ⅰ类分子复合物的形式表达于细胞表面，将抗原肽提呈给 CD8+ T 细胞，属于广义的 APC。此类细胞又称为靶细胞，通常是被胞内病原体感染而表达病原体抗原或者细胞发生突变表达突变蛋白抗原的细胞，也是被 CD8+ T 细胞杀伤的对象。

1. 专职性 APC（professional APC）　包括树突状细胞、单核/巨噬细胞和 B 淋巴细胞，它们组成性表达 MHC Ⅱ类分子、共刺激分子和黏附分子，能够直接摄取、加工和提呈抗原。

2. 非专职性 APC（non-professional APC）　包括血管内皮细胞、某些（如胸腺、甲状腺）上皮细胞、成纤维细胞、脑胶质细胞、胰岛 B 细胞等多种细胞，它们通常不表达或低表达MHC Ⅱ类分子，在炎症过程中或某些细胞因子的作用下，可被诱导表达 MHC Ⅱ类分子、共刺激分子和黏附分子。但其加工和提呈抗原的能力较弱。

二、专职性抗原提呈细胞

树突状细胞（dendritic cell，DC）是体内最强的专职 APC，能激活初始 T 细胞活化，启动免疫应答。单核/巨噬细胞和 B 细胞只能刺激已活化的效应 T 细胞或记忆 T 细胞，其被 T 细胞激活后可发挥更强的作用。

（一）树突状细胞

树突状细胞（dendritic cell，DC）是体内最重要的专职 APC，成熟时具有许多树突样突起，能够识别、摄取和加工外源性抗原并将抗原肽提呈给初始 T 细胞并诱导初始 T 细胞活化增殖。DC 不但参与固有免疫应答，还是连接固有免疫和适应性免疫的"桥梁"，是机体适应性免疫应答的始动者。单核/巨噬细胞和 B 细胞与 DC 不同，它们仅能刺激已活化的效应 T 细胞或记忆 T 细胞，并被 T 细胞激活才能发挥抗原提呈作用。

DC 主要分为两大类，经典 DC（conventional DC，cDC）和浆细胞样 DC（plasmacytoid DC，pDC）。cDC，主要参与适应性免疫应答的诱导和启动，其发育、分化和成熟的过程可分为前体期、未成熟期、迁移期和成熟期几个过程（图 3-5）。未成熟 DC（immature DC）主要存在于各种非淋巴器官和组织中，包括皮肤和黏膜下的朗格汉斯细胞（Langhans cell，LC）以及非免疫器官组织间

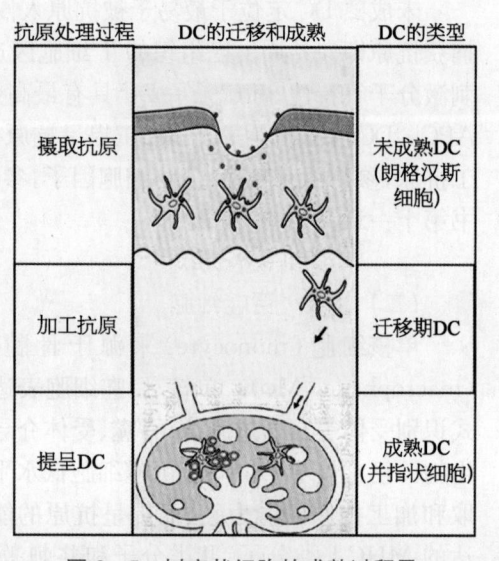

图 3-5　树突状细胞的成熟过程及相关的细胞类型

隙的间质细胞(interstitial DC)。其特点是：高水平表达模式识别受体、补体受体和 FcR，具有很强的摄取、加工、处理抗原的能力；但由于仅能低水平表达 MHCⅡ类分子和共刺激分子、黏附分子，故其提呈抗原和激发免疫应答的能力较弱。未成熟 DC 捕获抗原后表达特定的趋化因子受体(如 CCR7)，在趋化因子的作用下，迁移(migration)能力增强，由外周逐渐向次级淋巴器官归巢，并在迁移过程中逐渐成熟。成熟 DC(mature DC)主要存在于淋巴结、脾及派氏集合淋巴结等淋巴组织中，表面有许多树突状突起。其特点是：低表达模式识别受体、补体受体和 FcR，因此其识别、摄取、加工抗原的能力下调；但其高水平表达 MHCⅡ分子、共刺激分子和黏附分子，使得提呈和激活 T 细胞的能力增强。未成熟 DC 和成熟 DC 的特点见表 3-3。

表 3-3 未成熟 DC 与成熟 DC 特点的比较

比 较 点	未成熟 DC	成熟 DC
Fc 受体的表达	++	-/+
甘露糖受体的表达	++	-/+
MHCⅡ类分子的表达	+	++
半寿期	约 10 小时	大于 100 小时
细胞膜表面的数目	$\sim 10^6$	$\sim 7 \times 10^6$
共刺激分子的表达	-/+	++
抗原摄取、加工的能力	++	-/+
抗原提呈的能力	-/+	++
主要功能	摄取、加工抗原	提呈抗原

未成熟 DC 定位于最易于被抗原入侵的上皮组织，且高表达可以捕获抗原的受体，一旦捕获抗原即向外周淋巴组织的 T 细胞区迁移并向成熟表型转化，成熟 DC 高表达 pMHC、共刺激分子等特性，都赋予了 DC 具有最高效起始 T 细胞初次应答的能力，使其成为最重要的 APC。DC 除了作为 APC，加工提呈抗原，启动适应性免疫应答；还可以通过识别、摄取和加工抗原，参与固有免疫；分泌细胞因子，参与免疫调节；诱导与维持免疫耐受等功能。详见本书第十一章。

(二) 单核／巨噬细胞

单核细胞(monocyte)来源于骨髓，从血液移行到全身组织器官，成为巨噬细胞(macrophage，Mφ)。单核/巨噬细胞表达多种受体(包括补体受体、Fc 受体、清道夫受体、模式识别受体等)，通过胞饮、吞噬、受体介导的内吞等作用，摄取抗原物质并吞噬、清除病原微生物。正常情况下，单核/巨噬细胞低水平表达 MHCⅠ类分子、Ⅱ类分子和共刺激分子，摄取和加工抗原的能力强，而提呈抗原的能力弱。但在 IFN-γ 等作用下，单核/巨噬细胞表达的 MHCⅠ类分子、Ⅱ类分子和共刺激分子水平显著升高，可将抗原肽-MHCⅡ类分子复合物提呈给 CD4$^+$ T 细胞，发挥专职性 APC 功能。进而使得 CD4$^+$ T 细胞活化，产生细

胞因子,作用于单核/巨噬细胞,促使其发挥更强的胞内杀伤和清除功能。(详见本书第十一章)

(三) B 细胞

B 细胞是参与体液免疫应答的重要免疫细胞。作为专职性 APC,B 细胞主要通过 BCR 识别、浓集和内化抗原,也可通过胞饮作用摄取抗原。BCR 浓集抗原的效应对其提呈抗原的功能意义重大。B 细胞加工抗原肽后,以抗原肽- MHC Ⅱ类分子复合物的形式表达于细胞表面,提呈给 Th 细胞。在激活 Th 的同时,B 细胞本身也受到 Th 的辅助而活化并对 TD 抗原应答,产生抗体。一般情况下 B 细胞不表达 CD80、CD86 等共刺激分子,但在细菌感染等刺激后或在 Th 的辅助下可以表达。B 细胞接受 T 细胞提供的第二信号而完全活化,并在 T 细胞产生的细胞因子作用下增殖、分化,产生抗体和发挥体液免疫效应。

第三节 抗原的加工与提呈

细胞将胞浆内自身产生内源性抗原或将摄入胞内的外源性抗原消化降解为一定大小的抗原肽片段,以适合与胞内 MHC 分子结合,此过程称为抗原加工(antigen processing)。抗原肽与 MHC 分子结合成抗原肽- MHC 分子复合物,并表达在细胞表面以供 T 细胞识别,诱导 T 细胞活化,此过程称为抗原提呈(antigen presenting)。T 细胞只能识别 APC 提呈的抗原肽:CD4[+] T 细胞的 TCR 识别 APC 提呈的抗原肽- MHC Ⅱ类分子复合物,CD8[+] T 细胞的 TCR 识别靶细胞提呈抗原肽- MHC Ⅰ类分子复合物。根据来源不同,抗原分为内源性抗原(endogenous antigen)和外源性抗原(exogenous antigen)。根据抗原的性质和来源不同,APC 进行抗原加工提呈的途径分为 4 种:MHC Ⅰ类分子途径(内源性抗原提呈途径或胞质溶胶抗原提呈途径)、MHC Ⅱ类分子途径(外源性抗原提呈途径或溶酶体抗原提呈途径)、非经典的抗原提呈途径(MHC 分子对抗原的交叉提呈)、脂质抗原的 CD1 分子提呈途径。其中 MHC Ⅰ类分子途径和Ⅱ类分子途径的差别见表 3 - 4。

表 3 - 4 MHC Ⅰ类分子和Ⅱ类分子抗原提呈途径的比较

比 较 点	MHC Ⅰ类途径	MHC Ⅱ类途径
抗原来源	内源性抗原	外源性抗原
降解抗原的胞内位置	免疫蛋白酶体	MⅡC、溶酶体
抗原与 MHC 结合部位	内质网	MⅡC
提呈抗原肽的 MHC	MHC Ⅰ类分子	MHC Ⅱ类分子
伴侣分子和抗原肽转运分子	钙连蛋白、TAP 等	Ii 链、钙连蛋白等
加工和提呈抗原的细胞	所有有核细胞	专职性抗原提呈细胞
识别和应答细胞	CD8[+] T 细胞(CTL)	CD4[+] T 细胞(Th)

一、MHCⅠ类分子抗原提呈途径

内源性抗原主要通过 MHCⅠ类分子途径加工与提呈(图 3－6)。内源性抗原指在细胞内合成的抗原,主要包括胞内感染微生物(如病毒等)的病原体抗原(如病毒蛋白)、肿瘤细胞所表达的突变基因产物(肿瘤抗原)或过表达的基因产物。由于几乎所有的有核细胞均表达 MHCⅠ类分子,故均具有通过 MHCⅠ类分子途径加工和提呈抗原的能力。

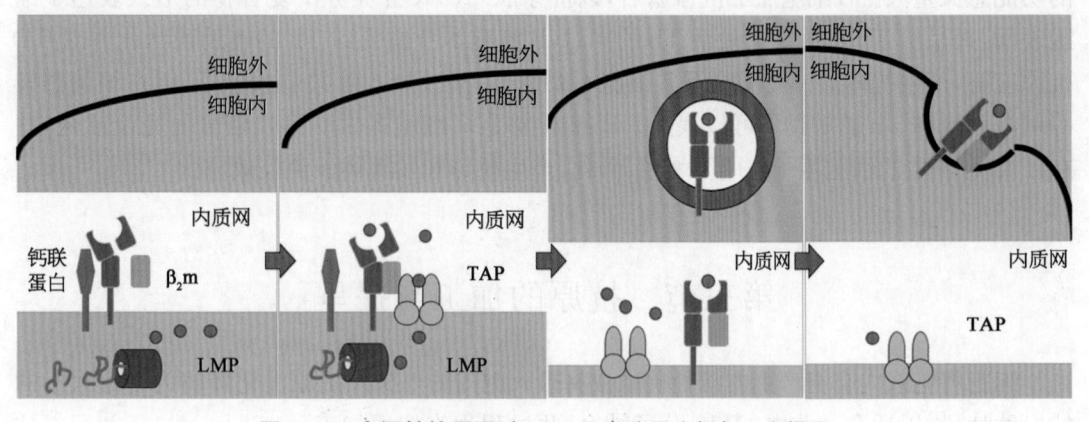

图 3－6　内源性抗原通过 MHCⅠ类分子途径加工和提呈

(一) 内源性抗原的加工处理和转运

胞内合成的内源性抗原在胞质中被处理和转运,主要通过胞质中的免疫蛋白酶体 (immunoproteasome)进行降解。蛋白酶体是一种存在于胞质溶胶中的大分子蛋白质水解酶复合体,呈中空的圆柱体结构。泛素化的内源性抗原呈线性通过孔道后,在蛋白水解酶的作用下降解。IFN－γ 等诱导细胞产生低分子量多肽(low molecular weight peptide, LMP),LMP 取代蛋白酶体的催化亚单位,使之成为免疫蛋白酶体。免疫蛋白酶体酶解蛋白质的模式改变,降解泛素化蛋白,产生 6～30 个氨基酸残基大小、C 端多为疏水性残基和碱性残基的抗原肽,从而利于其降解产生的抗原肽转运并与 MHCⅠ类分子的肽结合槽结合。

经蛋白酶体降解的抗原肽片段须进入内质网(ER)才能与 MHCⅠ类分子结合,该过程依赖于 ER 的抗原加工相关转运体(transporter associated with antigen processing, TAP)。 TAP 是由 2 个 6 次跨膜蛋白(TAP1 和 TAP2)组成的异二聚体,共同在 ER 膜上形成孔道。 胞质中的抗原肽先与 TAP 结合,然后 TAP 以 ATP 依赖的方式发生构象改变而开放孔道, 主动转运抗原肽通过孔道进入 ER 腔内。TAP 可选择性地转运适合与 MHCⅠ类分子结合的含 8～16 个氨基酸且 C 端为碱性或疏水氨基酸的抗原肽,故 TAP 特别适合转运由免疫蛋白酶体分解的能与Ⅰ类分子结合的抗原肽。其也能将内质网中多余的抗原肽转运到胞质中。有研究发现 TAP2 缺陷与肿瘤细胞表面 MHCⅠ类分子表达减少相关,由此导致肿瘤抗原提呈缺陷,是肿瘤免疫逃逸机制之一。

（二）MHCⅠ类分子的合成和组装

MHCⅠ类分子的重链（α链）和轻链（β2m）在粗面 ER 中合成后，α链即和伴侣蛋白（chaperone）结合。伴侣蛋白包括钙连蛋白（calnexin）、钙网蛋白（calreticulin）和 TAP 相关蛋白（tapasin），它们参与 α链的折叠以及 β2m 链的组装，保护 α链不被降解。其中 tapasin 介导新合成的 MHCⅠ类分子与 TAP 的结合，有利于转入的抗原肽就近与 MHCⅠ类分子结合。在伴侣蛋白参与下，MHCⅠ类分子组装为二聚体，其 α链的 α1 及 α2 结构域构成抗原肽结合槽。

（三）MHCⅠ类分子的荷肽和抗原递呈

MHCⅠ类分子在伴侣蛋白 tapasin 的作用下与 ER 上的 TAP 相连，再与经 TAP 转运的抗原肽结合，形成抗原肽-MHCⅠ分子复合物（pMHCⅠ），通过高尔基体转运至细胞膜表面，提呈给 CD8$^+$ T 细胞。内质网驻守的氨基肽酶（ER resident aminopeptidase，ERAP）能进一步修剪转入的抗原肽和内质网中合成的肽段，成为 8～10 个氨基酸，使抗原肽更适合与肽结合槽结合；羟基氧化还原酶 Erp57 则可催化 MHCⅠ α2 功能区的二硫键断裂和重建，使肽结合槽更适合于结合抗原肽。

二、MHCⅡ类分子抗原提呈途径

外源性抗原主要通过 MHCⅡ类分子途径加工与提呈（图 3-7）。外源性抗原主要指来自细胞外的抗原，如被吞噬的细胞、细菌、细菌毒素或非己蛋白质抗原等。

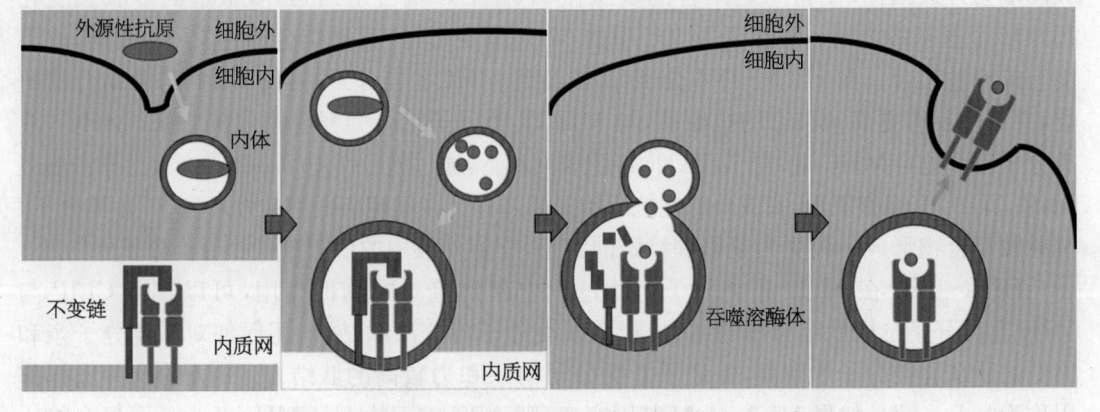

图 3-7　外源性抗原通过 MHCⅡ类分子途径加工和提呈

（一）外源性抗原的摄取与加工处理

APC 主要通过模式识别受体、补体受体和 FcR 识别外源性抗原，通过胞饮、吞噬、受体介导的内吞等方式内化和摄取抗原。摄取的外源性抗原被质膜包裹，在胞质中形成囊泡。摄取可溶性蛋白质抗原的囊泡称为内体（endosome）；而摄取的细菌等颗粒性抗原的囊泡称为吞噬体（phagosome）。它们在向胞质深部移动过程中，逐渐环境酸化（pH 下降），并与溶酶体融合成为吞噬溶酶体（或次级溶酶体）。同时，内质网内合成的 MHCⅡ类分子经囊泡转运并与含有外源性抗原的内体或吞噬溶酶体融合,经酸化成熟后,形成一种富含 MHC Ⅱ 类分子的溶酶体样细胞器,称为 MHC Ⅱ 类小室(MHC class Ⅱ compartment,M Ⅱ C),是外源性抗原加工和 MHC Ⅱ 类分子的荷肽部位。吞噬溶酶体中含有组织蛋白酶(cathepsins,Cath)、过氧化氢酶、核酸酶、糖苷酶、脂肪酶、磷脂酶和磷酸酶等多种酸性水解酶,在外源性抗原加工中起重要作用的是 Cath L 和 Cath S。它们在酸性环境下活化,可使蛋白抗原降解为 13~18 个氨基酸甚至长达 30 个氨基酸的肽段,适合与 MHC Ⅱ 类分子结合。

(二) MHC Ⅱ 类分子的合成和转运

MHC Ⅱ 类分子 α 链和 β 链在粗面 ER 中合成,并在钙连蛋白参与下折叠成异二聚体,插入粗面 ER 膜中。粗面 ER 膜上存在 Ⅰa 相关的恒定链(Ⅰa-associated invariant chain,Ⅰi 链),与 MHC Ⅱ 类分子结合,形成九聚体(αβⅠi)$_3$复合物。Ⅰi 链的作用是:① 参与 α 链和 β 链折叠和组装,促进 MHC Ⅱ 类分子二聚体形成;② 阻止粗面 ER 中内源性肽与 MHC Ⅱ 类分子结合;③ 促进 MHC Ⅱ 类分子从 ER 移行,经高尔基体,形成富含 MHC Ⅱ 类分子的囊泡,进入 M Ⅱ C。在 M Ⅱ C 中 Ⅰi 链被部分降解,仅在 MHC Ⅱ 类分子抗原肽结合槽中残留一小段,称为 Ⅱ 类分子相关的恒定链多肽(class Ⅱ-associated invariant chain peptide,CLIP),以阻止其他肽与肽结合槽结合。

(三) MHC Ⅱ 类分子的荷肽和抗原递呈

MHC Ⅱ 类分子的 α1 和 β1 功能区折叠为 2 个 α 螺旋和 1 个 β 片层,形成抗原肽结合槽,其两端为开放结构,使得与之结合的多肽在 N 端及 C 端可适当延伸,最适的多肽长度在 13~18 个氨基酸之间。存在于 M Ⅱ C 中的 MHC Ⅱ 类分子,其肽结合槽由 CLIP 占据,故不能与抗原肽结合。而 HLA - DM 分子(属非经典 MHC Ⅱ 类分子)可使 CLIP 与肽结合槽解离,并结合具有更高亲和力的抗原肽,与 MHC Ⅱ 类分子结合为复合物。抗原肽 - MHC - Ⅱ 类分子复合物(pMHC Ⅱ)随 M Ⅱ C 向细胞表面移行,通过胞吐作用(exocytosis)表达于细胞表面,供 CD4$^+$ T 细胞识别,完成外源性抗原肽提呈过程。在细胞表面的中性环境下,Ⅱ 类分子/抗原肽复合物形成一种更为紧密和稳定的状态,细胞外液中的肽很难置换 Ⅱ 类分子中的肽。

HLA - DM 在 MHC Ⅱ 类分子荷肽过程中起到重要的辅助作用,可以破坏 CLIP 与 MHC Ⅱ 类分子抗原肽结合槽的结合,帮助 Ⅱ 类分子与抗原肽结合,还促使对 Ⅱ 类分子亲和力低的肽从 Ⅱ 类分子中解离,保证了 Ⅱ 类分子与亲和力较高的肽结合。DM 的这种选择作用称为"editing"。如果 HLA - DM 基因突变,则 APC 表面的 Ⅰi - MHC Ⅱ 类分子复合物比例增高,抗原提呈功能受到影响。HLA - DM 的功能也受到另一类非经典 MHC Ⅱ 类分子 HLA - DO 的调节。HLA - DO 通过与 HLA - DM 形成复合物,负向调节 HLA - DM 功能,负向调节 CLIP 的解离过程。可能有利于更多种类的抗原片段的提呈,有助于对自身抗原的耐受。

部分外源性抗原肽也可不通过 Ⅰi 依赖性途径与 MHC Ⅱ 类分子结合,部分短肽直接与胞膜表面的空载 MHC Ⅱ 类分子结合后被提呈。一些抗原被内吞入细胞内,在 M Ⅱ C 中被降解为多肽,随后与再循环至胞内的空载 MHC Ⅱ 类分子结合,形成稳定的抗原肽 - MHC Ⅱ 类分子复合物,再转运至细胞膜被递呈。

三、非经典抗原递呈途径(MHC 分子对抗原的交叉提呈)

抗原的交叉提呈(cross-presentation)是指某种情况下外源性抗原也可通过 MHC I 类分子途径提呈给 CD8$^+$ T 细胞,或将内源性抗原通过 MHC II 类分子途径提呈给 CD4$^+$ T 细胞。一般认为,抗原的交叉提呈途径参与机体针对某些病毒(如疱疹病毒)、细菌(如李斯特菌)感染和大多数肿瘤的免疫应答,但并不是抗原提呈的主要方式,也不涉及 MHC 分子的合成。

(一) 外源性抗原交叉提呈的机制

(1) 某些外源性抗原(如分枝杆菌抗原和肿瘤抗原)可从内体或吞噬溶酶体中逸出而进入胞质,或直接穿越胞膜而进入胞质,从而进入胞质溶胶途径。

(2) 溶酶体中形成的抗原肽通过胞吐作用被排出细胞外,然后与细胞膜表面的空载 MHC I 类分子结合而被提呈。

(3) 细胞表面 MHC I 类分子被重新内吞进入内体,新合成的 MHC I 类分子也可进入内体,在内体中 I 类分子直接与外源性抗原肽结合形成复合物而被提呈。

(二) 内源性抗原交叉提呈的机制

(1) 在某些情况下,含有内源性抗原的细胞或凋亡小体被 APC 摄取,形成内体,进入溶酶体途径。

(2) 细胞自噬可导致内源性抗原进入自噬体并与 M II C 融合,从而被 MHC II 类分子提呈。

(3) 内源性抗原肽被释放出细胞外,然后与细胞膜表面的空载 MHC II 类分子结合为复合物。

四、脂质抗原的 CD1 分子提呈途径

上述 MHC 限制的途径主要提呈蛋白质抗原,而近年来发现,某些非 MHC 分子(如 CD1 分子、某些分子伴侣)可参与加工、提呈脂类抗原。CD1 分子与 MHC I 类分子有 30% 同源性,由重链与轻链 β2 微球蛋白非共价结合,形成异二聚体。CD1 分子与 MHC I 类分子类似,也有抗原结合槽,由非极性疏水氨基酸残基构成,利于与脂质分子的结合,可与脂类抗原的乙酰基团结合。CD1 有 5 个成员:CD1a、CD1b 和 CD1c 主要表达在皮质胸腺细胞、树突状细胞、B 细胞和朗格汉斯细胞,可将不同脂类抗原提呈给特定 T 细胞,介导对病原微生物的适应性免疫应答;而 CD1d 主要表达在胃小肠上皮细胞和造血细胞,将脂类抗原提呈给 NK T 细胞以参与固有免疫应答;CD1e 不表达于细胞膜表面。

脂类抗原(如分枝杆菌胞壁成分)在胞内无明显的加工过程,CD1 分子对外源性脂类抗原和自身脂类抗原均可以提呈。其提呈过程主要通过新合成的 CD1 分子在 APC 细胞表面-吞噬体/内体-细胞表面的再循环过程中结合脂类抗原,进而转运至细胞膜表面参与抗原提呈。

(陶方方)

75

第四章
T 细胞介导的免疫应答

T 淋巴细胞(T lymphocyte),也称为 T 细胞。其受到抗原提呈细胞(antigen-presenting cell, APC)的刺激后被激活,并增殖、分化为功能各异的 T 细胞亚群,介导机体的抗原特异性免疫应答(antigen-specific immune response)。T 细胞不仅介导细胞免疫应答(cellular immune response),而且在体液免疫应答(humoral immune response)及免疫调节(immune regulation)中也发挥重要的辅助作用,所以它在适应性免疫应答中占据核心地位。

第一节　T 细胞的膜分子

T 细胞通过 T 细胞抗原受体(T cell receptor, TCR)特异性识别 APC 提呈的抗原,继而通过 CD3 分子转导抗原识别(antigen recognition)所产生的活化信号,从而使 T 细胞活化、增殖和分化,产生抗原特异性免疫应答。

一、TCR-CD3 复合体

(一) TCR 的结构和功能

TCR 是由 2 条不同的肽链构成的异二聚体。构成 TCR 的肽链包括 α、β、γ、δ 4 种。αβTCR 由 α 链和 β 链构成,表达 αβTCR 的 T 细胞称为 αβ T 细胞,其在适应性免疫应答中发挥重要的作用。γδTCR 由 γ 链和 δ 链构成的,表达 γδTCR 的 T 细胞,称为 γδ T 细胞,其在黏膜固有免疫应答中发挥重要作用。除非特别指出,本章所讲 T 细胞均为 αβ T 细胞。

α 链和 β 链均为跨膜蛋白,通过二硫键相连。两条肽链结构相似,可分为膜外区,跨膜区和胞质区。膜外区各含有一个可变(V)区和一个恒定(C)区。其中 V 区中含有 3 个互补决定区(CDR1、CDR2 和 CDR3),是 TCR 识别抗原肽-MHC 分子复合物(peptide-MHC complex, pMHC)的功能区。跨膜区含有带正电荷的氨基酸残基(赖氨酸或精氨酸),可与 CD3 分子跨膜区中带负电荷的氨基酸(谷氨酸或天冬氨酸)非共价结合,稳定 TCR-CD3 复合体结构。两条肽链的胞质区较短,氨基酸残基数仅为 5 个(α 链)和 4 个(β 链),不具备转导活化信号的功能。TCR 识别抗原所产生的活化信号由 CD3 分子转导至细胞内。

(二) CD3 分子的结构和功能

CD3 分子由 γε、δε 和 ζζ(少数为 ζη)6 条肽链构成。每条肽链均可分为膜外区,跨膜区和胞质区。γ、δ 和 ε 链的膜外区各有 1 个 Ig 样结构域。通过这些结构域的相互作用,分别形成 γε 和 δε 二聚体。ζ 和 η 链的膜外区较短,以二硫键相连,形成 ζζ 二聚体或 ζη 二聚体。跨膜区含有带负电荷的氨基酸残基,可与 TCR 跨膜区带有正电荷的氨基酸残基非共价结合,形成 TCR‐CD3 复合体(图 4‐1)。各条肽链胞质区相对较长,尤其是 ζ 和 η 链,含有氨基酸残基数分别为 113 个和 155 个。每条肽链的胞质区均含有 1 或 3 个免疫受体酪氨酸激活基序(immunoreceptor tyrosine-based activation motif, ITAM)。ITAM 由 18 个氨基酸残基组成,含有两个 YxxL/V(酪氨酸‐2 个任意氨基酸‐亮氨酸或缬氨酸)保守序列。该保守序列的酪氨酸残基(Y)被细胞内的酪氨酸蛋白激酶磷酸化后,可募集 SH2 携带蛋白(SH2‐containing protein, SHC),如 ZAP‐70,通过一系列信号转导过程激活 T 细胞。因此,CD3 分子的功能是转导 TCR 识别抗原所产生的活化信号。

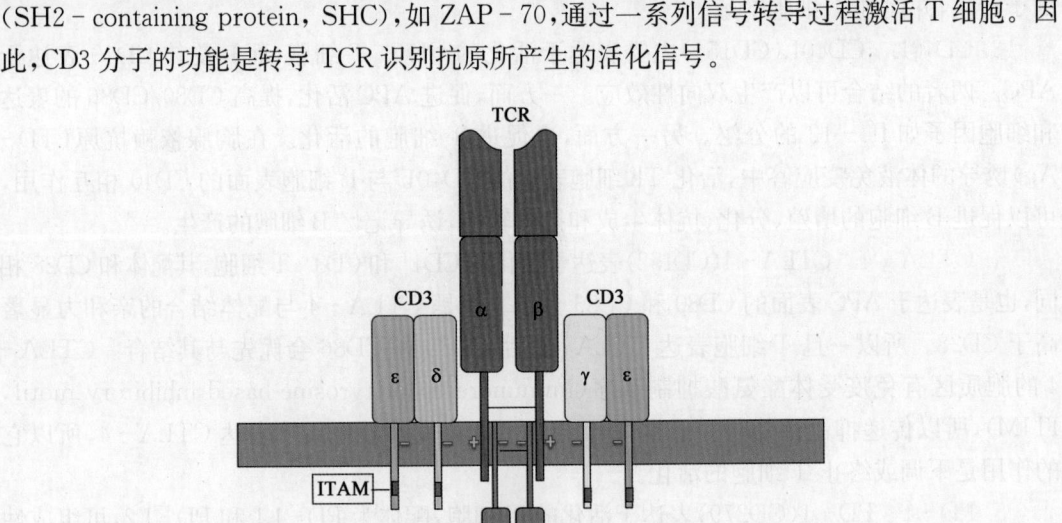

图 4‐1　TCR‐CD3 复合体

二、T 细胞表面其他重要分子

(一) 共受体(co-receptor)分子

CD4 和 CD8 是 TCR 的共受体。CD4 是单链跨膜糖蛋白,属于免疫球蛋白超家族。其胞外 4 个 Ig 样结构域,其中远膜端的 2 个结构域可以和 MHC II 类分子的 β2 结构域结合。CD8 是由 α 和 β 2 条多肽链组成的跨膜糖蛋白。膜外区各含有 1 个 Ig 样结构域,能够和 MHC I 类分子重链的 α3 结构域结合。通过 CD4/CD8 和 MHC II /MHC I 类分子的相互作用,一方面可以稳定 TCR‐pMHC 结构;另一方面,CD4 和 CD8 的胞质区可以结合酪氨酸蛋白激酶(PTK)p56^{lck},p56^{lck} 激活后可催化 CD3 胞质区 ITAM 中酪氨酸残基的磷酸化,参与抗原刺激信号的转导。

因为 CD4 可以识别并结合 MHCⅡ类分子,CD8 可以识别并结合 MHCⅠ类分子,所以 CD4$^+$ T 细胞可以特异性识别由 MHCⅡ类分子提呈的外源性抗原;CD8$^+$ T 细胞可以特异性识别由 MHCⅠ类分子提呈的内源性抗原。

(二) 共刺激分子(co-stimulatory molecule)

1. CD28 有 2 条相同肽链组成的同源二聚体,表达于 90% 的 CD4$^+$ T 细胞和 50% 的 CD8$^+$ T 细胞。CD28 的配体是 CD80 和 CD86,其主要表达于专职性 APC。CD28 所产生的共刺激信号在 T 细胞的活化中发挥重要作用:刺激 T 细胞合成 IL-2 等细胞因子,促进 T 细胞的增殖和分化;诱导 T 细胞表达抗细胞凋亡蛋白,防止细胞凋亡。

2. ICOS ICOS(CD278)表达于活化 T 细胞,配体为 ICOSL。初始 T 细胞的活化主要依赖 CD28 提供第二刺激信号,而 ICOS 则在 CD28 之后起作用,调节活化 T 细胞多种细胞因子产生,并促进 T 细胞增殖。

3. CD40L CD40L(CD154)主要表达于活化的 CD4$^+$ T 细胞,而其受体 CD40 表达于 APC。两者的结合可以产生双向性效应。一方面,促进 APC 活化,提高 CD80/CD86 的表达和细胞因子如 IL-12 的分泌。另一方面,也促进 T 细胞的活化。在胸腺依赖抗原(TD-Ag)诱导的体液免疫应答中,活化 Th 细胞表达的 CD40L 与 B 细胞表面的 CD40 相互作用,可以促进 B 细胞的增殖、分化、抗体生成和抗体转换,诱导记忆 B 细胞的产生。

4. CTLA-4 CTLA-4(CD152)表达于活化的 CD4$^+$ 和 CD8$^+$ T 细胞,其配体和 CD28 相同,也是表达于 APC 表面的 CD80 和 CD86 分子。但是 CTLA-4 与配体结合的亲和力显著高于 CD28。所以一旦 T 细胞表达 CTLA-4 后,CD80 和 CD86 会优先与其结合。CTLA-4 的胞质区有免疫受体酪氨酸抑制基序(immunoreceptor tyrosine-based inhibitory motif, ITIM),所以传递抑制性信号。通常 T 细胞在活化并发挥效应后才表达 CTLA-4,所以它的作用是下调或终止 T 细胞的活化。

5. PD-1 PD-1(CD279)表达于活化的 T 细胞,配体为 PD-L1 和 PD-L2,可组成性或诱导性表达于多种免疫细胞(巨噬细胞,树突状细胞和调节性 T 细胞等)以及肿瘤细胞。PD-1 与配体结合后,可抑制效应 T 细胞的增殖以及 IL-2 和 IFN-γ 等细胞因子的产生,并抑制活化 B 细胞的增殖,分化和 Ig 的分泌。PD-1 也参与外周免疫耐受的形成。

第二节 T 细胞的发育、成熟与分化

T 细胞来源于骨髓多能造血干细胞(hematopoietic stem cell, HSC)。HSC 首先在骨髓中分化为淋巴样祖细胞(lymphoid progenitor cell),然后通过血液循环进入胸腺(Thymus),并在其中完成 T 细胞的发育。成熟后的 T 细胞进入外周免疫器官的胸腺依赖区定居,受到 APC 提呈的抗原刺激后活化,增殖和分化,产生免疫应答(图 4-2)。整个过程中,T 细胞在胸腺的发育最为重要。但是,一旦胸腺自青春期开始退化,新的初始性 T 细胞产生显著下降,成年人将越来越依赖于已经存在的 T 细胞库。

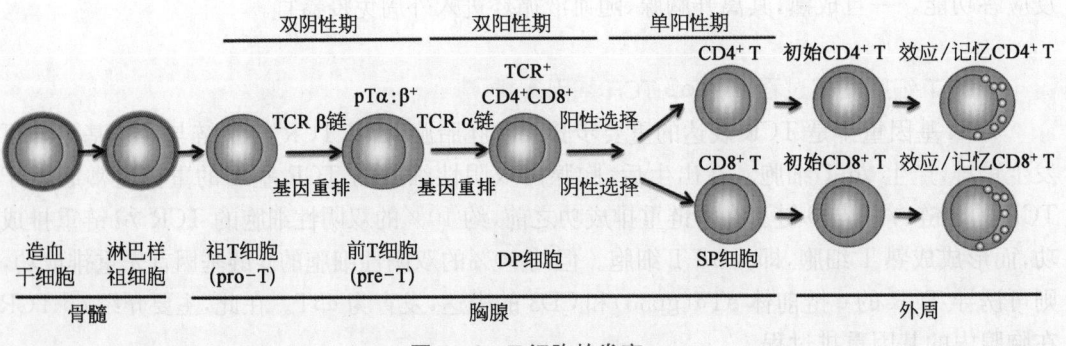

图 4-2　T 细胞的发育

一、T 细胞在胸腺中的发育

胸腺是 T 细胞发育成熟的场所,胸腺中的基质细胞(如胸腺上皮细胞、DC 和巨噬细胞等)及其表达的黏附分子、分泌的胸腺激素和 IL-7 等细胞因子,共同构成了胸腺内微环境(thymic microenvironment),为 T 细胞的胸腺内发育提供必需的环境,调节 T 细胞的发育过程。

T 细胞在胸腺发育过程中,首先要经历其抗原识别受体(TCR)的基因重排,使成熟 T 细胞获得 TCR 的多样性(diversity),具有能够识别自然界中种类繁多的各种抗原的潜能;然后经历阳性选择和阴性选择,使成熟 T 细胞获得抗原识别的 MHC 限制性(MHC restriction)和对自身抗原(autoantigen)的免疫耐受(immunological tolerance),使成熟 T 细胞在正常情况下不能被自身抗原激活,而呈自身耐受(self-tolerance)状态。

(一) T 细胞在胸腺中发育的 3 个时期

由骨髓进入到胸腺的 T 细胞前体称为胸腺细胞(thymocyte),其在胸腺内经皮质浅层、皮质深层向髓质区移行并发育。在胸腺微环境的作用下,T 细胞发育经历淋巴样祖细胞→祖 T 细胞(pro-T)→前 T 细胞(pre-T)→未成熟 T 细胞→成熟 T 细胞等阶段。不同阶段的 T 细胞具有不同的表型。依据 CD4 和 CD8 的表达,T 细胞在胸腺中的发育过程又可以分为双阴性、双阳性和单阳性 3 个时期。

1. 双阴性期　pre-T 以前的 T 细胞既不表达 CD4,也不表达 CD8,为双阴性细胞(double negative cell, DN 细胞),所以这一时期被称为双阴性期。在这一时期,αβ T 细胞的 β 链基因在 pro-T 阶段开始重排,然后与 pre-T 细胞 α 链(pTα)组装成前 TCR(pTα∶β)。在 IL-7 等细胞因子的作用下,pre-T 开始增殖,并表达 CD4 和 CD8,形成双阳性细胞(double positive cell,DP 细胞),进入双阳性期。

2. 双阳性期　DP 细胞开始重排 α 基因,并与 β 链形成 TCR(α∶βTCR)。β 链和 pTα 的表达是发育的关键事件,如果失败则细胞发生凋亡。成功表达 TCR 的 DP 细胞通过阳性选择和阴性选择,并进一步分化为 CD4$^+$ 或 CD8$^+$ 的单阳性细胞(single positive cell,SP 细胞),进入单阳性期。

3. 单阳性期　SP 细胞是成熟 T 细胞,同时表达 TCR 和 CD3 分子,能识别抗原,执行免

79

疫应答功能。一旦成熟,其离开胸腺,随血液循环进入外周免疫器官。

(二) T 细胞发育过程中的 αβ TCR 基因重排

TCR 基因重排是 TCR 表达的重要步骤。在胚胎胸腺内,TCR 的 γ 链与 δ 链基因即可发生重排,产生 γδ T 细胞。在出生后,胸腺内双阴性细胞的 TCR 基因的重排通常起始于 TCR 的 β 链、γ 链与 δ 链。在 β 链重排成功之前,约 10% 的双阴性细胞的 TCR γδ 链重排成功,而形成成熟 T 细胞,即为 γδ T 细胞。但约 90% 的双阴性细胞的 β 链基因首先重排成功,则可诱导 TCR 的 α 链前体 pTα(gp33)和 CD3 的表达,发育为 αβT。在此,主要介绍 αβ TCR 在胸腺内的基因重排过程。

首先,TCR β 基因在 pro - T 阶段重排。TCR β 基因包括 Vβ、Dβ 和 Jβ 三类基因片段。其中 Vβ 基因含有 52 个片段,Dβ 基因含有 2 个片段,Jβ 基因含有 13 个片段。重排时首先从 Dβ 和 Jβ 中各选 1 个片段,形成 D-J,然后和 Vβ 中的 1 个片段组合成 V-D-J,最后与 Cβ 组成完整的 β 链。其次,TCR α 基因在双阳性期进行重排。TCR α 基因包括 Vα 和 Jα 两类基因片段。其中 Vα 基因含有 70 个片段,Jα 基因含有 61 个片段。重排时首先从 Vα 和 Jα 各选 1 个片段,形成 V-J,再与 Cα 组成完整的 α 链。α 链和 β 链最终共同组成完整的 TCR (图 4 - 3)。

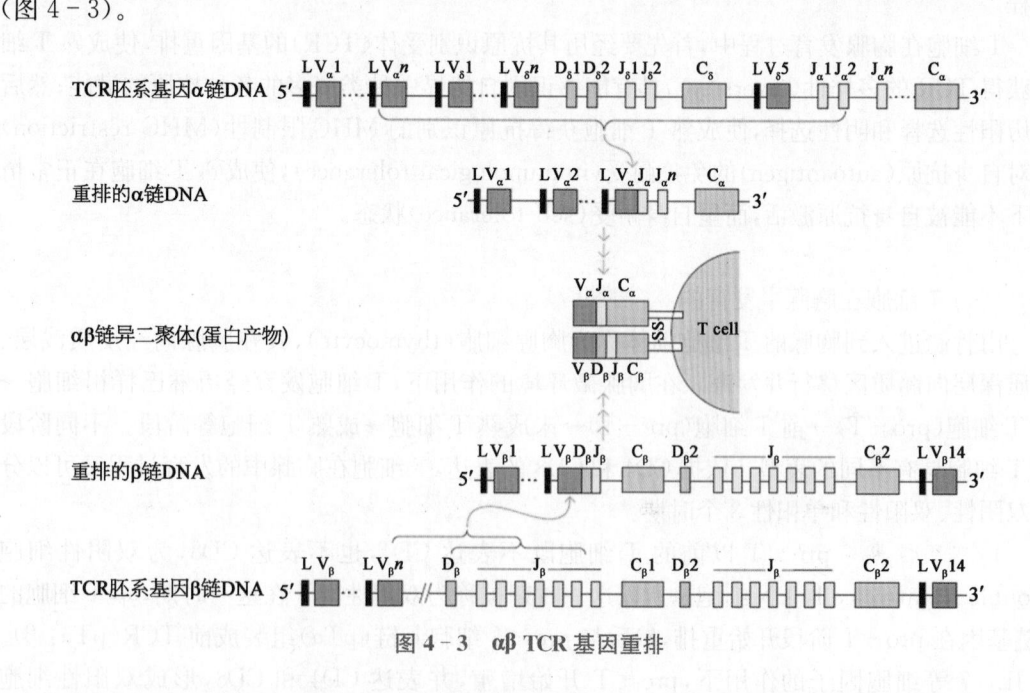

图 4 - 3　αβ TCR 基因重排

TCR 重排一旦完成,则 TCR 基因开始转录表达,T 细胞继续分化成熟。与 Ig 的基因重排一样,TCR 基因重排也存在等位基因排斥(allelic exclusion)现象,即一条染色体上的 TCR 基因重排时,另一条同源染色体上的 TCR 基因重排受抑制。只有当第一条染色体上的基因重排失败时,第二条上的基因才可启动重排,以保证 1 个 T 细胞克隆只能产生 1 种类型的 TCR 基因。若两条染色体上的 TCR 基因均重排失败,则无法表达 TCR,T 细胞凋亡。

αβ TCR 基因重排过程中，VDJ 基因组合的多样性和基因片段连接时由于核苷酸的插入和丢失而导致的连接多样性是 TCR 多样性形成的主要机制。理论上 αβ TCR 的多样性约为 10^{18} 种。

(三) T 细胞发育过程中的阳性选择

阳性选择是指在胸腺皮质、髓质交界区，DP 细胞表达的 TCR 与胸腺上皮细胞(thymus epithelial cell，TEC)、DC 或巨噬细胞表面表达的 MHC I 类和 II 类分子相互作用，能以适当亲和力结合(阳性)的 DP 细胞成活；不能和 MHC 分子结合的 DP 细胞发生凋亡而被克隆清除的过程(图 4 - 4)。凋亡细胞约占 DP 细胞的 95% 以上。在阳性选择过程中，如果 DP 细胞可以和 MHC I 类分子结合，则 CD8 分子表达上调，而 CD4 分子表达下调直至消失，发育为 CD8+SP 细胞。如果 DP 细胞可以和 MHC II 类分子结合，则 CD4 分子表达上调，而 CD8 分子表达下调直至消失，发育为 CD4+SP 细胞。阳性选择的意义是使 T 细胞获得了抗原识别的 MHC 限制性，同时使 DP 细胞分化为 SP 细胞。

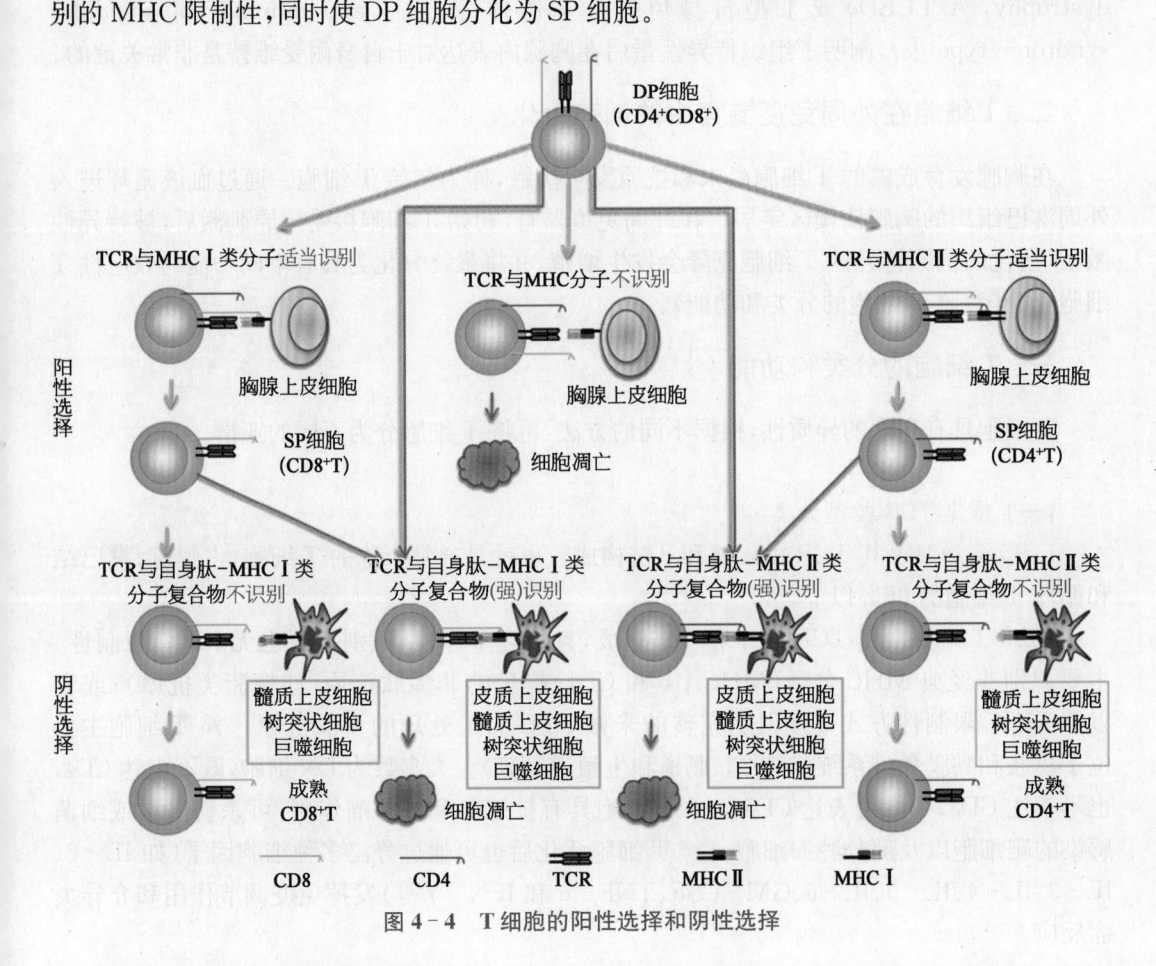

图 4 - 4 T 细胞的阳性选择和阴性选择

(四) T 细胞发育过程中的阴性选择

阴性选择发生在双阳性期和单阳性期。未经过和经过阳性选择的细胞中既包括可以识别非己抗原的特异克隆,也包括自身反应性克隆。前者是机体正常免疫应答所必需的,而后者则会对机体产生损伤。所以双阳性细胞和经过阳性选择的 SP 细胞会分别在胸腺皮髓交界区和髓质区,与胸腺上皮细胞、树突状细胞和巨噬细胞等表达的自身抗原肽- MHC 分子复合物相互作用,不能与之结合或低亲和力结合的细胞(阴性)可以存活并最终发育成熟;而高亲和力结合的细胞被诱导凋亡,少部分分化为调节性 T 细胞(图 4-4)。阴性选择的意义是清除自身反应性 T 细胞(autoreactive T lymphocytes),维持 T 细胞的中枢免疫耐受。而低亲和力自身反应性 T 细胞的存活,也是自身免疫发生的潜在因素。

自身抗原在胸腺内的表达是阴性选择和自身反应性 T 细胞被克隆清除的前提。近来发现胸腺髓质上皮细胞表达的转录因子——自身免疫调节因子(autoimmune regulator, AIRE)可以促使外周组织特异性自身抗原在胸腺内异位基因表达(promiscuous gene expression),参与中枢耐受(central tolerance)。AIRE 基因突变可导致自身免疫性多内分泌病变-念珠菌病-外胚层营养不良(autoimmune polyendocrinopathy-candidiasis-ectodermal dystrophy, APECED) 或 Ⅰ 型自身免疫性多腺体综合征(autoimmune polyglandular syndrome type Ⅰ),阐明了组织特异性蛋白在胸腺内表达对于自身耐受维持是非常关键的。

二、T 细胞在外周免疫器官中的增殖分化

在胸腺发育成熟的 T 细胞尚未和抗原发生接触,称为初始 T 细胞。通过血液循环进入外周淋巴组织的胸腺依赖区定居。在外周免疫器官,初始 T 细胞接受抗原刺激后,被特异性激活,活化的抗原特异性 T 细胞克隆会发生增殖,并将最终分化为具有不同功能的效应性 T 细胞亚群(参照 T 细胞的分类和功能)。

三、T 细胞的分类和功能

T 细胞具有高度的异质性,根据不同的方法,可将 T 细胞分为不同的亚群。

(一) 根据 TCR 类型分类

1. αβ T 细胞　其 TCR 由 α 链和 β 链构成。也就是通常所称的 T 细胞,占脾脏,淋巴结和循环 T 细胞的 95% 以上。

2. γδ T 细胞　其 TCR 由 γ 和 δ 链构成,且缺乏多样性,识别抗原也无 MHC 限制性。主要识别非经典 MHC 分子(MHC Ⅰ b 和 CD1)提呈的非多肽抗原(如糖脂类抗原);或者以非 MHC 限制性方式直接识别完整的未被 APC 加工处理的多肽抗原。γδ T 细胞主要位于皮肤和黏膜免疫系统(呼吸道、肠道和生殖道黏膜)。大多数为 DN 细胞,既不表达 CD4,也不表达 CD8;少数可表达 CD8。γδ T 细胞具有抗感染和抗肿瘤作用,可杀伤病毒或细菌感染的靶细胞以及部分肿瘤细胞。γδ T 细胞活化后也可通过分泌多种细胞因子(如 IL-2、IL-3、IL-4、IL-5、IL-6、GM-CSF、TNF-α 和 IFN-γ 等)发挥免疫调节作用和介导炎症反应。

(二) 根据表达的 CD 分子分类

根据细胞表面表达 CD4 还是 CD8,T 细胞可以分为 $CD4^+$ T 细胞和 $CD8^+$ T 细胞。

表 4-1　αβ T 细胞和 γδ T 细胞的特征及功能比较

特　征		αβ T 细胞	γδ T 细胞
TCR 多样性		多	少
表型	$CD3^+CD2^+$	100%	100%
	$CD4^+CD8^-$	60%～65%	<1%
	$CD4^-CD8^+$	30%～35%	20%～50%
	$CD4^-CD8^-$	<5%	≥50%
识别抗原		8～17 个氨基酸组成的肽	HSP、脂类、糖类
提呈抗原		经典 MHC 分子	MHC I 类样分子
MHC 限制		有	无
分布	外周血	60%～70%	5%～10%
	组织	外周淋巴组织	皮肤表皮和黏膜上皮

1. $CD4^+$ T 细胞　占 T 细胞的 60%～65%。$CD4^+$ T 细胞主要识别由 MHC II 类分子提呈的 13～17 个氨基酸残基组成的外源性抗原肽,活化后分化为辅助性 T 细胞,但也有少数 $CD4^+$ T 细胞具有细胞毒作用和免疫抑制作用。

2. $CD8^+$ T 细胞　占 T 细胞的 30%～35%。$CD8^+$ T 细胞主要识别由 MHC I 类分子提呈的 8～10 个氨基酸残基组成的内源性抗原肽,活化后分化为细胞毒性 T 细胞,具有直接的细胞毒效应,可以特异性杀伤靶细胞。

(三) 根据所处的活化阶段分类

发育成熟的 T 细胞在外周淋巴组织受到抗原刺激后活化。根据所处活化阶段的不同可以将 T 细胞分为初始 T 细胞,效应 T 细胞和记忆 T 细胞。

1. 初始 T 细胞(naïve T cell, Tn)　是指从未接受过抗原刺激的成熟 T 细胞。表达 CD45RA 和 L-选择素(CD62L),参与淋巴细胞再循环,主要功能是识别抗原。初始 T 细胞接收到 APC 的双信号刺激后活化,最终分化为效应 T 细胞和记忆 T 细胞。

2. 效应 T 细胞(effector T cell, Teff)　高表达高亲和力 IL-2 受体,存活期短,是发挥免疫效应的主要细胞。Teff 主要是向病灶发生部位迁移,不再循环至淋巴结。

3. 记忆 T 细胞(memory T cell, Tm)　可由 Teff 分化而来,也可由初始 T 细胞接受抗原刺激后直接分化而来。Tm 表达 CD45RO 和黏附分子如 CD44,参与淋巴细胞再循环。其功能主要是再次接受相同抗原刺激后可迅速活化并分化为 Teff,介导再次免疫应答。Tm 存活期长,可以在没有抗原刺激的情况下自发增殖以维持一定的细胞数量。

(四) 根据细胞功能分类

根据功能可以将 T 细胞分为辅助性 T 细胞,细胞毒性 T 细胞和调节性 T 细胞。它们均来源于初始 $CD4^+$ 或 $CD8^+$ T 细胞。

1. 辅助性 T 细胞(helper T cell, Th)　均为 $CD4^+$ T 细胞。未受抗原刺激的初始

CD4$^+$ T 细胞为 Th0。受到抗原刺激后,在细胞因子微环境和抗原物质的共同作用下分化为具有不同功能的亚群,包括 Th1、Th2、Th9、Th17、Th22 和滤泡辅助 T 细胞(follicular helper T cell,Tfh)(图 4-5),详见 T 细胞亚群和 B 细胞亚群章节。

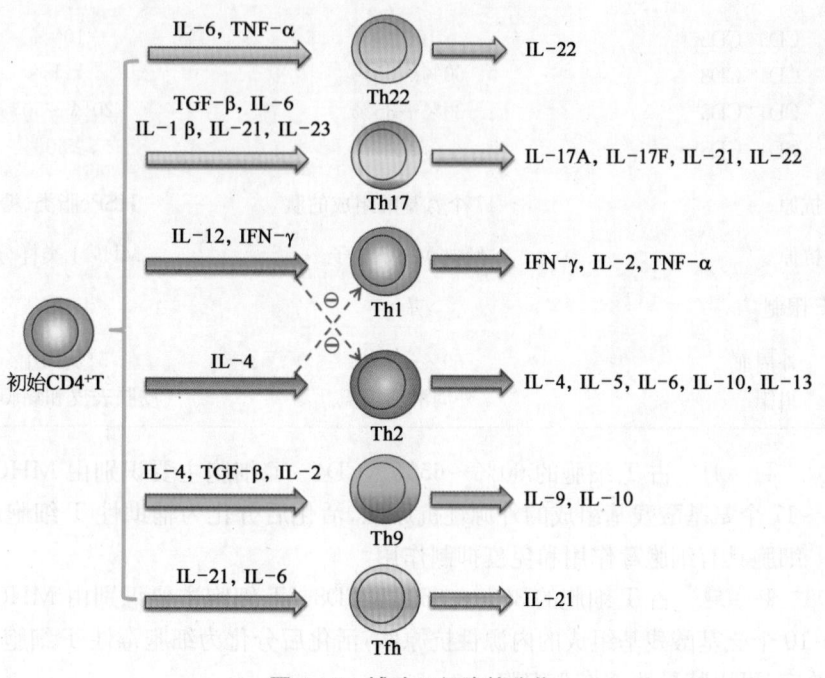

图 4-5　辅助 T 细胞的分化

(1) Th1　胞内病原体和肿瘤抗原刺激可诱导 Th0 向 Th1 分化,IL-12 和 IFN-γ 是诱导 Th1 细胞分化的关键性细胞因子。Th1 细胞以分泌 IL-2、IFN-γ 和 TNF-α 等细胞因子为特征。它们可以增强细胞介导的抗感染免疫应答,特别是胞内病原体的感染。例如 IL-2 和 IFN-γ 协同刺激 CTL 的增殖和分化;IFN-γ 可以活化巨噬细胞,增强其吞噬和杀伤病原体的能力;IL-2、IFN-γ 和 IL-12 可增强 NK 细胞的杀伤能力。因为 Th1 是迟发型超敏反应(delayed type hypersensitivity,DTH)的效应细胞,所以也被称为迟发型超敏反应 T 细胞(T_{DTH})。在病理情况下,Th1 参与许多自身免疫病的发生和发展,如类风湿关节炎和多发性硬化症。另外,IL-12 和 IFN-γ 还可抑制 Th2 的增殖。

(2) Th2　普通细菌和可溶性抗原可诱导 Th0 向 Th2 分化,IL-4 是诱导 Th2 细胞分化的关键性细胞因子。Th2 细胞以分泌 IL-4、IL-5、IL-6、IL-10 和 IL-13 等细胞因子为特征。它们可以促进 B 细胞的增殖、分化以及抗体的生成,发挥体液免疫的作用。IL-4 可以诱导 Ig 类别转换为 IgE;IL-5 可以活化嗜酸性粒细胞,发挥细胞毒效应,所以 Th2 在超敏反应和抗蠕虫等寄生虫感染中发挥重要作用。另外,IL-4 可以抑制 Th1 的增殖。

(3) Th9　IL-4、TGF-β 和 IL-2 联合使用可以直接诱导初始性 CD4$^+$ T 细胞分化为 Th9;TGF-β 和 IL-4 可诱导 Th2 向 Th9 分化。其通过分泌特征性细胞因子 IL-9 在过敏性疾病、抗寄生虫感染和自身免疫病中发挥重要作用。

(4) Th17　TGF-β、IL-6、IL-1β 和 IL-21 可诱导 Th0 向 Th17 分化。Th17 细胞以

分泌 IL-17(包括 IL-17A 到 IL-17F)为特性而得名,其还分泌 IL-21、IL-22、IL-26 和 TNF-α 等细胞因子,介导炎症发生、参与固有免疫。在免疫病理损伤,特别是自身免疫病的发生和发展中起重要作用。

(5) Th22　TNF-α 和 IL-6 可诱导 Th0 向 Th22 分化。其不分泌 IL-17、IL-4 和 IFN-γ,通过产生 IL-22、IL-13 和 TNF-α 参与上皮细胞的生理功能和炎性病理过程,特别是在炎性皮肤病(如牛皮癣和特应性皮炎)的免疫病理中发挥重要作用。

(6) Tfh　IL-21 和 IL-6 可诱导 Th0 向 Tfh 分化。其存在于外周免疫器官的淋巴滤泡。通过表达 CD40L,分泌 IL-21 等细胞因子,并在 B 细胞分化为浆细胞、产生抗体和 Ig 类别转换中发挥重要作用。

值得注意的是,不同亚群的 Th 分类只是反映这些细胞处于不同的分化状态。这种分化状态并不是固定不变的,在一定条件下可以相互转换。

2. 细胞毒性 T 细胞(cytotoxic T lymphocyte, CTL)　即活化的 CD8$^+$ T 细胞。γδ T 细胞和 NK T 细胞也具有细胞毒作用,但不属于 CTL。CTL 的主要功能是抗原特异性杀伤靶细胞(细胞内寄生病原体感染的细胞或肿瘤细胞)。主要的杀伤机制有两种:一是分泌穿孔素(perforin)和颗粒溶素(granulysin)等物质直接裂解靶细胞;二是通过表达 Fas 配体(FasL)或分泌 TNF-α,分别与靶细胞上的 Fas 或 TNF 受体(TNFR)结合,或者释放颗粒酶(granzyme),从而诱导靶细胞凋亡。CTL 完成特定的靶细胞杀伤后会与之脱离,寻找下一个目标实施连续杀伤,并且自身不受伤害。CTL 在执行杀伤过程中具有二次应答的特点,要求靶细胞提供相同的抗原肽和等位特异性相同的 MHC Ⅰ 类分子。

3. 调节性 T 细胞(regulatory T cell, Treg)　通常指 CD4$^+$ CD25$^+$ Foxp3$^+$ 的 T 细胞。Foxp3(forkhead box p3)是一种转录因子,不仅是 Treg 的标志,也参与 Treg 的分化和功能。其缺陷会导致 Treg 减少或缺失,从而产生自身免疫性疾病。Treg 主要参与机体免疫应答的负向调节。在免疫耐受、自身免疫病、感染性疾病、器官移植及肿瘤等多种疾病中发挥重要作用。其主要作用机制包括两种:一是通过直接接触,抑制靶细胞的活化;二是通过分泌 TGF-β、IL-10 等细胞因子,抑制免疫应答。根据来源可将 Treg 分为自然调节性 T 细胞和诱导性调节性 T 细胞。

(1) 自然调节性 T 细胞(natural Treg, nTreg)　指直接从胸腺分化而来的 Treg,约占外周血 CD4$^+$ T 细胞的 5%～10%。nTreg 高表达 CD25 和 Foxp3。其主要功能是通过细胞接触和分泌细胞因子抑制自身反应性 T 细胞介导的病理性应答。

(2) 诱导性调节性 T 细胞(inducible Treg, iTreg)　又称为适应性调节性 T 细胞(adaptive Treg),由初始 CD4$^+$ T 细胞在外周经抗原和相关细胞因子共同作用下诱导产生。IL-2 在 TGF-β 体外诱导 Foxp3$^+$ iTreg 分化中起到了不可替代的作用。Tr1 是 iTreg 的一个主要亚群,主要分泌 IL-10 和 TGF-β,抑制炎症性自身免疫反应,抑制由 Th1 介导的淋巴细胞增殖及移植排斥反应。另外,Tr1 可通过分泌 IL-10 在防治超敏反应性疾病(如哮喘)中起作用。

除了 CD4$^+$ CD25$^+$ Foxp3$^+$ Treg,在 CD8$^+$ T 细胞中也存在 CD8$^+$ 调节性 T 细胞(CD8$^+$ Treg),对自身反应性 CD4$^+$ T 细胞具有抑制活性,并可抑制移植排斥反应。另外,Th1、Th2、IL-17$^+$ Treg、ICOS$^+$ Treg、NK、NKT 和 γδT 等细胞亚群也具有免疫调节功能。

第三节　T细胞介导的免疫应答过程

T细胞主要介导机体的细胞免疫应答，同时在体液免疫应答和免疫调节中也发挥重要作用。在外周淋巴组织，发育成熟的初始T细胞通过TCR和APC表面的抗原肽-MHC分子复合物特异性结合，在相应辅助刺激的作用下被激活，进而增殖和分化，最终完成对非己抗原的清除和对免疫应答的调节。因此，T细胞介导的免疫应答可以分为3个阶段：抗原识别阶段、T细胞激活和分化阶段和效应阶段。

一、T细胞对抗原的识别

T细胞对抗原的识别具有MHC限制性（MHC restriction）。T细胞识别抗原的过程可以分为非特异性和特异性识别两个阶段。在抗原识别的过程中，会形成免疫突触（immune synapse）这一特殊结构。

（一）T细胞抗原识别的MHC限制性

不同于B细胞可以通过BCR直接识别游离抗原，T细胞只能通过TCR识别MHC分子提呈的抗原肽，并且在识别抗原肽的同时，也要识别MHC分子，这种特性称为MHC限制性。MHC限制性决定了任何T细胞只能识别同一个体来源APC提呈的pMHC。

（二）T细胞抗原识别的共受体

CD4和CD8是TCR的共受体。分别可以和MHCⅡ类分子和MHCⅠ类分子的Ig样结构域结合。通过CD4/CD8和MHCⅡ/MHCⅠ类分子的相互作用，一方面可以稳定TCR-pMHC结构；另一方面，CD4和CD8的胞质区可以结合酪氨酸蛋白激酶（PTK）p56^{lck}，p56^{lck}激活后可催化CD3胞质区ITAM中酪氨酸残基的磷酸化，参与抗原刺激信号的转导。

因为CD4可以识别并结合MHCⅡ类分子，CD8可以识别并结合MHCⅠ类分子，所以CD4$^+$T细胞可以特异性识别由MHCⅡ类分子提呈的内源性抗原；CD8$^+$T细胞可以特异性识别由MHCⅠ类分子提呈的内源性抗原。

（三）T细胞抗原识别的过程

抗原提呈细胞摄取抗原并加工表达pMHC后进入外周淋巴器官，与定居于胸腺依赖区的初始T细胞相遇。借助表面表达的黏附分子（T细胞表达的LFA-1、CD2和DC表达的ICAM-1、LFA-3等）的相互作用，两者发生短暂的可逆性结合，给TCR和pMHC相互识别提供条件。如果T细胞未能特异性识别pMHC，则两者分离，如果T细胞可以特异性识别pMHC，则进入特异性结合阶段。TCR和pMHC的特异性结合后，一方面导致LFA-1的构象改变，和ICAM-1的亲和力增强，从而帮助稳定T细胞和APC的结合。另一方面促使相关的辅助分子和细胞内信号转导分子向T细胞和APC接触的部位集中，逐渐形成一种被称为免疫突触的特殊结构(图 4-6)。免疫突触的形成可分为三个阶段。第一阶段:在黏附分子之间的相互作用,启动 T 细胞和 APC 间的相互作用。此时,多个 LFA-1 分子在 T 细胞表面聚集形成中央区,TCR-pMHC 复合物位于中央区的外周。第二阶段:TCR-pMHC 复合物向接触面的中央移动形成中央束,而 LFA-1-ICAM-1 则重新分布于 TCR-pMHC 复合物的外周。第三阶段:在细胞松弛素 D(cytochalasin D)的作用下,中央束不再移动,形成稳定的免疫突触。免疫突触的形成,可以通过增强 T 细胞和 APC 间结合以及胞膜相关分子的变化,促进 T 细胞信号转导分子的相互作用,信号通路的激活,为 T 细胞的激活和效应作用的发挥创造了有利条件。

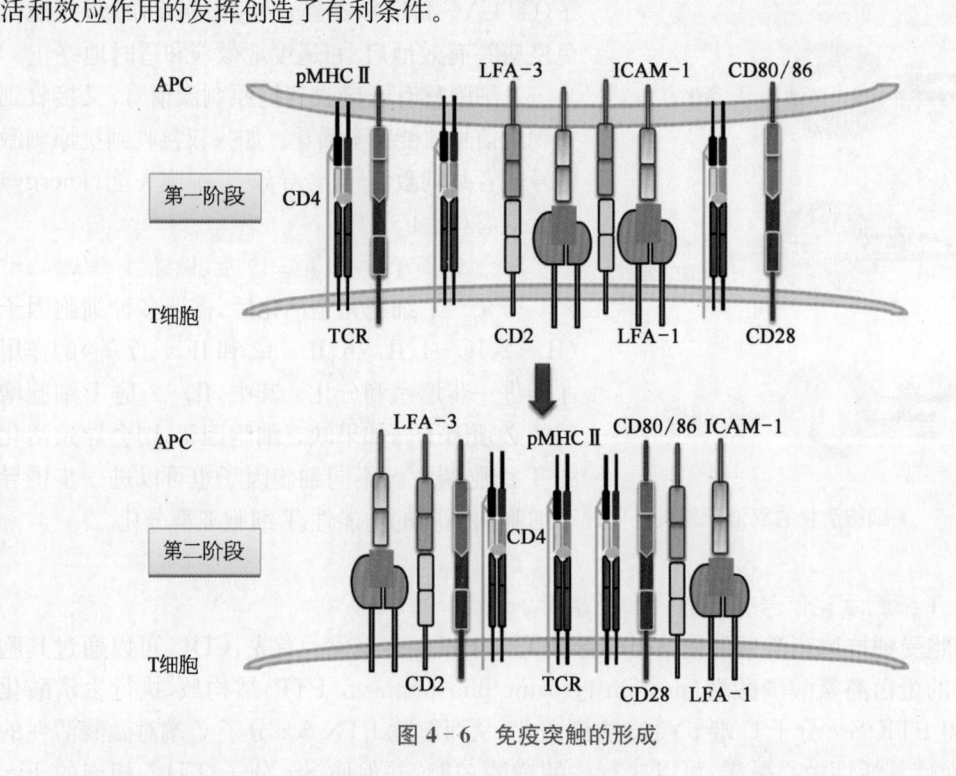

图 4-6 免疫突触的形成

二、T 细胞的活化、增殖和分化

接受抗原刺激的 T 细胞进入活化阶段,T 细胞活化的特点是需要双信号刺激。完全活化的 T 细胞在 IL-2 等多种细胞因子的作用下增殖并进一步分化为效应或记忆性 T 细胞。

(一) T 细胞活化

T 细胞的完全活化需要双重信号即抗原刺激信号和共刺激信号的共同作用。T 细胞活化是其增殖和分化的基础。

1. T 细胞活化的第一信号 抗原刺激信号是 T 细胞活化的第一信号。TCR 特异性识别 APC 提呈的 pMHC 引发免疫突触的形成,导致和共受体(CD4 或 CD8)胞质段尾部相连的蛋白酪氨酸激酶(protein tyrosine kinase)被激活,继而使 CD3 胞质区 ITAM 中的酪氨酸磷酸化从而启动激酶活化的信号转导分子级联反应,最终激活转录因子 NFAT、NF-κB 和

AP-1,引起多种膜分子和细胞活化相关基因的激活和转录,使得 T 细胞初步活化。与此同时,APC 也进一步被活化,上调表达共刺激分子。

2. T 细胞活化的第二信号 APC 表面表达的共刺激分子和 T 细胞表面相应受体相互作用提供 T 细胞活化的第二信号。T 细胞表面主要的共刺激分子受体包括免疫球蛋白超家族成员 CD28、CTLA-4、ICOS、PD-1 和 CD2 等;肿瘤坏死因子受体超家族成员 OX40、4-1BB、GITR、CD30 和 DR3 等;肿瘤坏死因子超家族成员 CD40L 和整合素家族成员 LFA-1 等。根据效应不同,可以将共刺激分子分为正共刺激分子(CD28、ICOS、CD40L 等)和负共刺激分子(CTLA-4、PD-1 等)。它们相互作用,才能使免疫应答有效地启动,适度地效应和适时地终止。

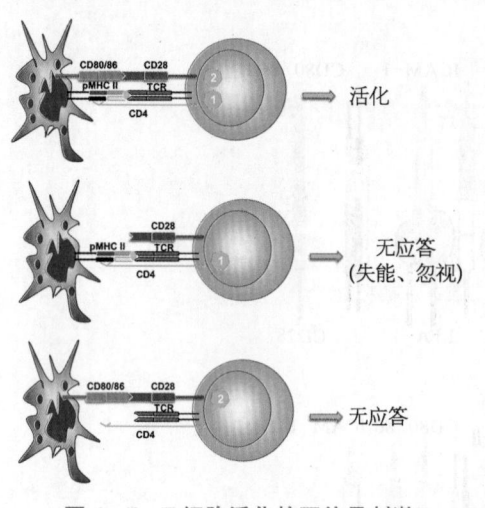

图 4-7 T 细胞活化的双信号刺激

T 细胞只有既接收到抗原刺激信号,又接收到共刺激信号才能完全活化。如果仅接收到抗原刺激信号或者共刺激信号,会导致 T 细胞失能(anergy)和无应答(图 4-7)。

3. 细胞因子提供第三信号,促进 T 细胞的增殖和分化 T 细胞完全活化后,需要多种细胞因子(IL-2、IL-4、IL-6、IL-12 和 IFN-γ 等)的作用才能进一步增殖和分化。其中,IL-2 是 T 细胞增殖的必须因子。如果缺乏细胞因子,则会导致活化的 T 细胞凋亡。不同细胞因子也可以进一步诱导 T 细胞向不同的功能性 T 细胞亚群分化。

(二) T 细胞活化信号转导途径和靶基因

T 细胞受到抗原刺激后促使信号转导相关分子发生多聚化。首先,CD45 可以通过其胞内段带有的蛋白酪氨酸磷酸酶(protein tyrosine phosphatase,PTP)结构域,执行去磷酸化功能,使得 PTK Src 分子 C 端 pY505 去磷酸化,从而解除 PTK Src 分子 C 端对激酶活性的遮盖,从而使其活性中心暴露,可以执行磷酸激酶功能,并促使 Src 分子(CD3ζ 相连的 Fyn 和 CD4/CD8 相连的 Lck)相互磷酸化而被激活。激活的 Src PTK 使 CD3 分子(主要是 ζ 链)胞内段上的 ITAM 中的酪氨酸磷酸化;磷酸化的 ITAM 招募带有 2 个 SH2 结构域的 Syk PTK 家族成员 ZAP-70 至 CD3ζ 链附近。然后,已活化的 Src 成员 Lck 使得邻近的 CD3ζ 链的 ZAP-70 分子磷酸化。磷酸化的 ZAP-70 被激活,引起衔接蛋白 LAT 上多个酪氨酸残基发生磷酸化。磷酸化的 LAT 作为一个平台,把各种带有 SH2 结构域的信号蛋白招募至 LAT 和 TCR/CD3 附近,其中包括胞膜内侧的磷脂酶 C(PLC-γ)和衔接蛋白 Grb-2。Grb-2 参与启动的信号途径引起胞质中细胞骨架重排,参与免疫突触的进一步形成。PLC-γ 分子因其 γ 链上的酪氨酸残基被 Tec 家族的蛋白酪氨酸激酶 Itk 所磷酸化而被激活,从而启动钙调磷酸酶途径、NF-κB 途径和 MAP 激酶相关途径,分别激活转录因子 NFAT、NF-κB 和 AP-1,转录因子进入核内引起相关靶基因的转录(图 4-8)。T 细胞活化信号的靶基因有 70 种以上,涉及细胞活化,增殖以及分化。按照激活所需时间和表达的顺序可以分为 3 种:即时基因(细胞接受刺激后约 30 分钟),包括原癌基因、转录因子、黏附分子和共刺激分子相关基因;早基因(0.5~24小时),包括多种细胞因子及其受体基因;晚基因(数日),包括 HLA-DR、VLA 等。

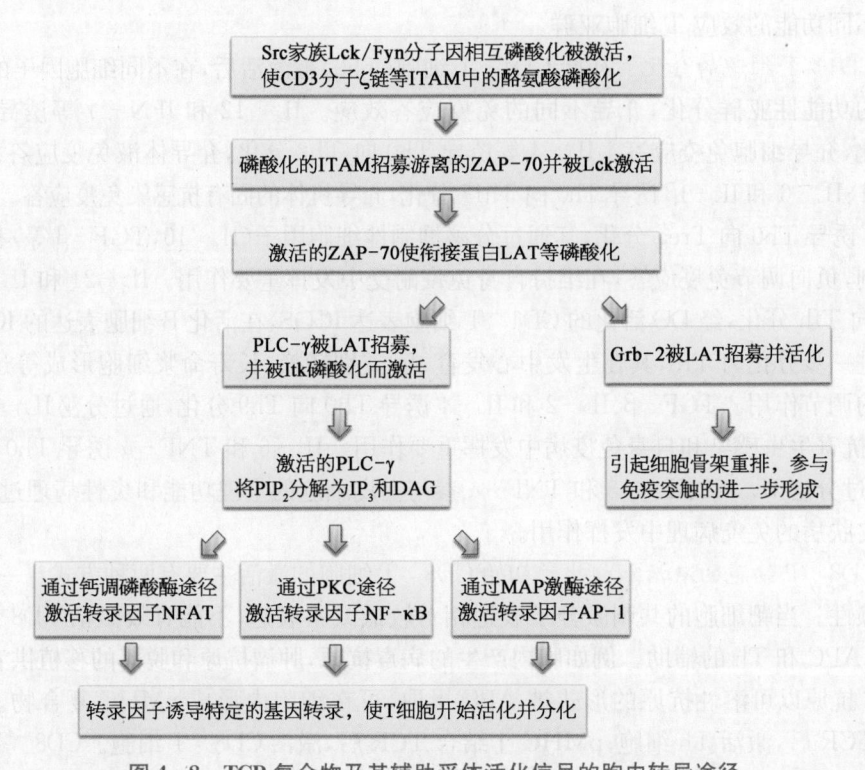

图 4-8　TCR复合物及其辅助受体活化信号的胞内转导途径

表 4-2　T细胞激活中被活化的一些代表性基因及其产物

基　　　因	表达时间	产物分类	产物表达部位
c-fos, *c-jun*, *c-myc*	即时型(15~30分钟)	原癌基因产物	细胞核
NFAT, *NF-κB*	即时型(20~30分钟)	转录因子	细胞核
IL-2	早型(45分钟)	细胞因子	胞外分泌
IL-3, *IL-4*, *IL-5*, *IL-6*	早型(1~6小时)	细胞因子	胞外分泌
IFN-γ, *TGF-β*, *GM-CSF*	早型(0.5~20小时)	细胞因子	胞外分泌
CD25	早型(2小时)	细胞因子受体	细胞膜
转铁蛋白受体基因	早型(14小时)	受体	细胞膜
CTLA-4	早型(12小时)	第二信号抑制受体	细胞膜
FasL	?	Fas 配体	细胞膜
CD40L	?	CD40 配体	细胞膜
HLA-DR	晚型(3~5日)	MHC 分子	细胞膜
VLA-1	晚型(7~14日)	黏附分子	细胞膜

(三) 抗原特异性 T 细胞克隆增殖和分化

初始 T 细胞经双信号刺激活化后,在细胞因子为主的多因素作用下克隆增殖,同时分化为具有不同功能的效应 T 细胞亚群。

1. CD4$^+$ T 细胞的分化　初始 CD4$^+$ T 细胞(Th0)被激活后,在不同细胞因子的作用下向不同的功能性亚群分化,介导不同的免疫应答效应。IL - 12 和 IFN - γ 等诱导 Th0 向 Th1 分化,介导细胞免疫应答。IL - 4 等诱导 Th0 向 Th2 分化,介导体液免疫应答。TGF - β、IL - 21、IL - 6 和 IL - 1β 诱导 Th0 向 Th17 分化,介导机体的固有抗感染免疫应答。TGF - β 和 IL - 2 诱导 Th0 向 Treg 分化,其通过分泌抑制性细胞因子(IL - 10,TGF - β 等)和细胞间接触抑制,负向调节免疫应答,在维持自身免疫耐受中发挥重要作用。IL - 21 和 IL - 6 可诱导 Th0 向 Tfh 分化,经 DC 活化的 CD4$^+$ T 细胞表达 ICOS,在活化 B 细胞表达的 ICOSL 的作用下进一步分化为 Tfh,其在生发中心发育、Ig 类别转换、长寿命浆细胞形成等过程中发挥重要的调节作用。TGF - β、IL - 2 和 IL - 4 诱导 Th0 向 Th9 分化,通过分泌 IL - 9 在过敏性疾病,抗寄生虫感染和自身免疫病中发挥重要作用。IL - 6 和 TNF - α 诱导 Th0 向 Th22 分化,通过分泌 IL - 22、IL - 13 和 TNF - α 参与上皮细胞的生理功能和炎性病理过程,特别在炎性皮肤病的免疫病理中发挥作用。

2. CD8$^+$ T 细胞的激活和分化　初始 CD8$^+$ T 细胞的激活主要有两种方式。一种为 Th 细胞依赖性。当靶细胞的共刺激分子表达相对较低或不表达,不能有效激活 CD8$^+$ T 细胞时,需要 APC 和 Th 的辅助。例如胞内产生的病毒抗原,肿瘤抗原和脱落的移植供者同种异体 MHC 抗原以可溶性抗原的形式被 APC 摄取,可在细胞内形成 pMHC 复合物。pMHC Ⅱ结合 TCR 后,激活 Th 细胞;pMHC Ⅰ结合 TCR 后,激活 CD8$^+$ T 细胞。CD8$^+$ T 细胞在 APC 的双信号和 Th 细胞释放的细胞因子的共同作用下,增殖分化为 CTL。另一种为 Th 非依赖性。主要是高表达共刺激分子的成熟 DC,可不依赖 Th 细胞的辅助而直接激活 CD8$^+$ T 细胞,刺激其产生 IL - 2,诱导 CD8$^+$ T 细胞增殖并分化为 CTL。

三、T 细胞的免疫效应

完成分化的 CD4$^+$ T 细胞根据不同的亚群各自行使其相应的辅助或抑制功能,活化的 CD8$^+$ T 细胞则行使细胞杀伤功能。

(一) CD4$^+$ T 细胞的免疫效应

初始 CD4$^+$ T 细胞可以分化为多种辅助性 T 细胞亚群(Th1、Th2、Th17、Tfh、Th9 和 Th22)和调节性 T 细胞。辅助性 T 细胞亚群在机体的细胞免疫应答、体液免疫应答和炎症反应的诱导等方面发挥辅助作用。调节性 T 细胞则在维持机体免疫应答平衡方面发挥重要作用。

1. Th1 的免疫效应　Th1 细胞的主要免疫效应包括:促进 CD8$^+$ T 细胞增殖和分化为 CTL;募集和活化单核/巨噬细胞和淋巴细胞;促进 NK 细胞活化和效应;促进 B 细胞类别转换并产生具有调理作用的抗体。有利于胞内病原体的清除。

(1) Th1 对淋巴细胞的作用　Th1 产生 IL - 2 等细胞因子,可促进 Th1、Th2、CTL、NK 等细胞的活化和增殖,从而增强免疫应答。Th1 分泌的 IFN - γ 可促进 B 细胞产生具有调理作用的抗体(IgG1 和 IgG3),从而进一步增强调理吞噬、补体激活和 ADCC 等效应。

（2）Th1 对巨噬细胞的作用　Th1 可以通过细胞间直接接触和分泌细胞因子等途径促使巨噬细胞活化，增强其清除胞内病原体的能力。① 活化巨噬细胞：Th1 通过表达 CD40L 等膜分子和分泌 IFN - γ 等细胞因子，向巨噬细胞提供活化信号，促进其胞内杀伤活性；活化的巨噬细胞也可以通过上调 CD80、CD86 和 MHC Ⅱ 分子和分泌 IL - 12 等细胞因子，进一步增强 Th1 效应；② 诱生并募集巨噬细胞：Th1 产生的 IL - 3 和 GM - CSF 可促进骨髓造血干细胞分化为单核细胞；Th1 产生的 TNF - α、LTα 和 MCP - 1 等可分别诱导血管内皮细胞高表达黏附分子，促进单核细胞和淋巴细胞黏附于血管内皮，继而进入局部组织。

（3）Th1 对中性粒细胞的作用　Th1 产生的 LTα 和 TNF - α 可活化中性粒细胞，促进其杀伤病原体作用。

2. Th2 的免疫效应　Th2 主要通过细胞间相互作用和分泌细胞因子辅助 B 细胞介导体液免疫应答。抗胞外病原体感染和超敏反应中也发挥作用。

（1）辅助体液免疫应答　Th2 表达的 CD40L 与 B 细胞表达的 CD40 相互作用，为 B 细胞的活化提供第二刺激信号。另外，Th2 通过分泌 IL - 4、IL - 5、IL - 10 和 IL - 13 等细胞因子，协助 B 细胞增殖、分化及产生中和性抗体（IgG4），发挥对胞外病原体的中和作用。

（2）参与超敏反应性炎症和抗寄生虫感染　Th2 分泌的 IL - 4 和 IL - 13 可促进 B 细胞产生 IgE；IL - 5 等细胞因子可激活肥大细胞、嗜碱性粒细胞和嗜酸性粒细胞，参与 Ⅰ 型超敏反应的发生。激活的嗜酸性粒细胞释放碱性蛋白和嗜酸性粒细胞阳离子蛋白等胞浆活性蛋白，摧毁蠕虫，是抗蠕虫感染的重要防御机制。

3. Th17 的免疫效应　Th17 的主要功能是通过诱导中性粒细胞为主的炎症反应，吞噬和杀伤胞外细菌和真菌等病原，维持消化道等上皮免疫屏障的完整性，在固有免疫应答中发挥作用。是参与炎症和自身免疫病的重要成分。Th17 通过分泌 IL - 17、IL - 21 和 IL - 22 等细胞因子发挥作用：① IL - 17 是促炎性细胞因子，可刺激局部组织细胞产生趋化因子，募集中性粒细胞和单核细胞，并刺激中性粒细胞增殖和活化；IL - 17 也可刺激局部组织细胞产生防御素等抗菌肽；② IL - 22 不仅可以促进组织细胞抗菌肽的生成和分泌，而且能促进角质细胞的增殖，增强免疫屏障的修复和功能。另外，IL - 22 还通过刺激上皮细胞分泌趋化因子和其他细胞因子参与组织损伤和炎症性疾病；③ IL - 21 可通过自分泌方式增强 Th17 的免疫效应，可刺激 CD8$^+$ T 细胞和 NK 细胞增殖分化和发挥效应，并参与 B 细胞介导的免疫应答。

4. Treg 的免疫效应　Treg 可通过多种机制发挥负性免疫调节的作用。① 组成性表达 CTLA - 4 和膜型 TGF - β，通过细胞间直接接触下调靶细胞 IL - 2Rα 的表达，抑制细胞增殖；② 分泌 IL - 35、IL - 10 和 TGF - β 等细胞因子，发挥免疫抑制作用；③ 通过表达 CTLA - 4 与 DC 表面的 CD80/CD86 结合，抑制 DC 成熟和抗原提呈功能。通过分泌 IL - 35 诱导 DC 表达 PD - L1，促进抑制性 DC 的产生；④ 表达 IL - 2 的高亲和力受体，竞争性消耗 IL - 2，引起活化 T 细胞的增殖抑制和凋亡；⑤ 通过颗粒酶 A、颗粒酶 B 和穿孔素途径溶解 CTL 和 NK 细胞。

5. Tfh 的免疫效应　Tfh 促进生发中心的发育，长寿命浆细胞的形成和高亲和力抗体的分泌。Tfh 表达的 CD40L 和 B 细胞表达的 CD40 相互作用，一方面可促进 B 细胞的存活，另一方面对 B 细胞的扩增，抗体的类别转换和亲和力成熟也发挥了关键作用。如果 Tfh 功能异常导致 CD40/CD40L 信号缺失,可引起生发中心形成缺陷。Tfh 分泌的 IL-4 和 IFN-γ参与抗体的类别转换。Tfh 还可促进记忆 B 细胞的长期生存和保持免疫应答的能力。另外,如果 Tfh 功能异常,使其和 B 细胞的相互作用增强时,会导致在清除外来抗原的同时诱导自身反应性抗体,从而引发抗体介导的自身免疫病。

(二) CTL 的免疫效应

CTL 可以通过多种机制高效、特异性杀伤胞内寄生病原体感染的细胞和肿瘤细胞,但不损伤正常细胞。

1. CTL 杀伤靶细胞的过程

CTL 通过 TCR 特异性识别靶细胞提呈的抗原后可以通过多种机制高效杀伤靶细胞。

(1) 效靶细胞相互识别 在外周淋巴组织,CD8$^+$ T 细胞在抗原和共刺激信号的双信号的作用下分化为 CTL。在趋化因子的作用下,CTL 向感染或肿瘤部位聚集。通过 CTL 表达的黏附分子(如 LFA-1、CD2 等)和靶细胞上相应配体(如 ICAM-1、LFA-3 等)的相互作用,TCR 识别靶细胞提呈的 pMHC I 并形成免疫突触。免疫突触的形成可以使 CTL 分泌的效应分子集中于局部,从而只对靶细胞具有杀伤作用,但不会损伤邻近的正常细胞。

(2) CTL 的极化 极化是指细胞膜分子或胞内成分聚集于细胞一端的现象。免疫突触的形成使膜表面集中的分子相互作用,导致 CTL 胞质中的肌动蛋白和细胞骨架在效-靶细胞接触面发生局部重组,微管组织中心重新定向,使蛋白质的分泌朝向靶细胞。从而确保 CTL 胞浆颗粒中的效应分子释放后能有效作用于靶细胞。

(3) 杀伤靶细胞 CTL 发生颗粒胞吐,将效应分子释放到效-靶细胞接触面,从而杀伤靶细胞。随后,CTL 脱离靶细胞寻找下一个目标,实施连续杀伤。

2. CTL 杀伤靶细胞的机制

CTL 杀伤靶细胞的机制有两种:穿孔素/颗粒酶途径和死亡受体途径。

(1) 颗粒酶/穿孔素途径 未活化的 CTL 前体通常缺乏颗粒酶/穿孔素,活化后会大量合成并储存于胞浆颗粒中。穿孔素结构类似于补体 C9,单体可插入靶细胞膜,在钙离子存在的情况下,多个穿孔素聚合成内径约为 5~20 纳米的孔道,一方面可以使电解质,水分子经孔道进出靶细胞导致细胞破裂而死亡;另一方面,可以使颗粒酶等细胞毒蛋白进入细胞。颗粒酶是一类丝氨酸蛋白酶,进入靶细胞后通过激活凋亡相关的酶系统诱导靶细胞凋亡。

(2) 死亡受体途径 CTL 可表达模型 FasL,也可分泌可溶性 FasL,TNF-α 和颗粒酶等分子。这些效应分子可分别与靶细胞上的相应受体结合,通过激活胞内半胱天冬蛋白酶(caspase)参与的信号转导途径,诱导靶细胞凋亡。

四、活化 T 细胞的转归

为了维持机体内免疫应答的平衡,一旦抗原被清除后,绝大部分效应 T 细胞将被清除,极少数细胞分化为记忆细胞以维持免疫记忆,以便再次遇到相同抗原时可以快速产生应答。

(一) 效应 T 细胞的抑制或清除

效应 T 细胞在免疫应答后期或者被 Treg 抑制和清除,或者被诱导凋亡后被巨噬细胞清除。

1. Treg 的免疫抑制作用　免疫应答晚期诱导的 Treg 可以通过细胞表面表达抑制性分子(CTLA-4、PD-L1 等),分泌抑制性细胞因子(IL-10、TGF-β、IL-35),释放穿孔素、颗粒酶杀伤效应 T 细胞和竞争性消耗 IL-2 等多种机制抑制免疫应答。

2. 活化诱导的细胞死亡(activation-induced cell death,AICD)　指免疫细胞活化和发挥免疫效应后自发诱导的细胞凋亡。其机制是活化的 T 细胞上调 Fas 表达,与其他活化的 T 细胞表达的 FasL 相互作用,在 FasL 的作用下被诱导凋亡。凋亡的 T 细胞被巨噬细胞吞噬清除。

(二) 记忆性 T 细胞的形成和作用

存在免疫记忆是获得性免疫应答的重要特征之一。Tm 是免疫记忆的担当细胞,由初始 T 细胞或效应 T 细胞分化而来。人的 Tm 表型为 $CD45RA^- CD45RO^+$。其主要作用是介导机体对特异性抗原的再次免疫应答。和初始 T 细胞(表型为 $CD45RA^+ CD45RO^-$)相比,Tm 具有如下特点:较低的抗原浓度和较弱的共刺激信号就可以将其激活;对细胞因子作用的敏感性更高;激活的 Tm 可分泌更多的细胞因子;无抗原刺激的情况下可自我复制;寿命长。

(张丽峰)

第五章
B 细胞介导的免疫应答

B 淋巴细胞（B lymphocyte）全称为骨髓依赖性淋巴细胞（Bone marrow-dependent lymphocyte），简称为 B 细胞。早期研究发现，禽类 B 细胞来源于法氏囊（Fabricius bursa），故又被称为囊依赖性淋巴细胞（bursa dependent lymphocyte）。哺乳类动物没有法氏囊，类囊结构骨髓是 B 细胞发育的主要场所。目前认为，禽类法氏囊可能相当于人类胚胎期的肝和骨髓。B 单词取自拉丁文中"囊"单词"Bursa"的首字母，以区别于来源胸腺（thymus）的介导细胞免疫的 T 淋巴细胞。成年小鼠骨髓每日产生约 5×10^7 个未成熟 B 细胞，但仅有 10% 左右的 B 细胞能够在严格的选择环境中存活下来，并发育成熟后补充到外周 B 细胞池（B cell pool）。成熟 B 细胞主要定居于外周免疫器官的非胸腺依赖区淋巴滤泡内，约占外周淋巴细胞总数的 20%。

抗原侵入机体后，可诱导体内相应的抗原特异性 B 细胞活化、增殖并最终分化为浆细胞（在功能上也称为抗体产生细胞，AFC），产生特异性可溶性免疫球蛋白（Ig），即抗体，介导特异性免疫应答反应，发挥结合和清除抗原的免疫效应。因为此免疫应答过程中的效应分子主要是抗体，而抗体存在于体液中，故 B 细胞介导的免疫应答又称为体液免疫应答。

一般认为，B 细胞是体内唯一能产生抗体（免疫球蛋白）的免疫细胞。抗体是 B 细胞发挥免疫功能的效应分子，而其膜结合形式则构成了 B 细胞特征性表面标志，即 B 细胞受体（B cell receptor，BCR）。BCR 能识别特异性抗原表位（epitope）而使 B 细胞活化、增殖并分化为浆细胞，介导体液免疫应答。在 B 细胞发育过程中，免疫球蛋白可变区基因经历随机重排，赋予 B 细胞能够识别各种不同抗原的能力，并形成一个庞大的 B 细胞受体库（BCR repertoire）。另一方面，等位排斥机制使单个 B 细胞表达的免疫球蛋白分子具有完全相同的可变区，从而使 B 细胞及其分泌的抗体呈现单一抗原特异性。受到相应的抗原刺激后，抗原特异性 B 细胞被激活，并大量增殖、分化为浆细胞和记忆 B 细胞。活化的 B 细胞除分泌抗体介导免疫应答效应外，还具有抗原提呈功能，同时可分泌多种细胞因子，参与免疫调节。

第一节　B 细胞的膜分子

B 细胞表面表达有众多膜分子，在 B 细胞识别抗原、活化、增殖、分化及抗体产生等过程中均发挥重要作用。BCR 又称为膜免疫球蛋白(membrane immunoglobulin，mIg)，是 B 细胞表面最重要的分子，表达于所有 B 细胞表面，是成熟 B 细胞的主要标志。BCR 通常与 CD79a 和 CD79b 分子组成 BCR‐CD79a/CD79b 复合体。

一、BCR‐CD79a/CD79b 复合物

BCR 通常与 CD79a/CD79b 异二聚体以非共价键构成复合体，BCR 特异性识别和结合抗原，CD79a/CD79b 异二聚体传递抗原刺激信号。

(一) BCR

BCR 即 mIg，是 B 细胞表面特征性标志。mIg 以单体形式存在，1 个 B 细胞可表达 $10^4 \sim 10^5$ 个 mIg。不同分化阶段 B 细胞表达的 mIg 种类不同，未成熟 B 细胞仅表达 mIgM；初始 B 细胞同时表达 mIgM 和 mIgD，故 mIgM 和 mIgD 是成熟 B 细胞共有的表面标志；活化和记忆 B 细胞 mIgD 表达消失，仅表达 mIgM。记忆性 B 细胞还可表达 mIgG、mIgA 和 mIgE。B 细胞受到抗原刺激后，最终可分化为浆细胞，浆细胞表面不表达 mIg。

BCR 由 2 条重链和 2 条轻链构成，含胞外区、跨膜区和胞质区。其胞外区与 Ig 结构相似，可分为可变区(V 区)和恒定区(C 区)。重链的 V 区(VH)和轻链的 V 区(VL)，包含 6 个超变区，共同构成了一个抗原表位识别位点，是 BCR 特异性结合抗原表位的结构。BCR 具有丰富多样性，同一个体内，BCR 多样性理论上可高达 $10^9 \sim 10^{10}$，赋予机体识别各种不同抗原，产生特异性抗体的巨大潜能。BCR 可以识别天然蛋白质抗原、多糖及脂类抗原。

BCR 能特异性识别和结合抗原，但由于其胞质区很短[mIgM 和 mIgD 的胞浆区只有 3 个氨基酸(KVK)]，不可能单独把胞膜外的抗原刺激信号传递到 B 细胞内，故需要 CD79a/CD79b 辅助 BCR 完成抗原识别信号的传递。

(二) CD79a/CD79b(Igα/Igβ)

CD79a/CD79b 是由 CD79a(Igα)和 CD79b(Igβ)2 条肽链组成的异源二聚体，两者皆属于免疫球蛋白超家族，有胞外区、跨膜区和相对较长的胞质区。与 TCR‐CD3 复合体功能相类似，BCR 负责识别抗原，而与之密切结合的 CD79a/CD79b 则辅助 BCR 传递抗原识别的刺激信号，共同完成 B 细胞抗原识别和信号转导的功能。

CD79a/CD79b 分别为 33 kDa 和 37 kDa 糖蛋白，分别由 mb‐1 和 B29 基因编码。其胞膜外区氨基端处均有 1 个 Ig 样结构域，属于 IgSF 成员。两者在胞外区的近胞膜处借二硫键相连，形成异二聚体，并通过非共价键与 mIg 连接，形成 BCR‐CD79a/CD79b 复合物(图 5‐1)。与 CD3 分子类似，CD79a/CD79b 胞浆区含有 ITAM 基序，可作为蛋白酪氨酸激酶的底物，该基序的酪氨酸位点被磷酸化后可与 SH2(src-homology 2)结构域结合，并募集多种带有 SH2 结构域的胞浆蛋白，介导抗原识别信号的转导。故 CD79a/CD79b 可以作为 BCR 的辅助结构，协助其将抗原识别信号转向胞内，为 B 细胞活化提供第一信号；另外 CD79a/CD79b 还可以参与 Ig 从胞内向胞膜的转运，因为 mb‐1 基因表达缺陷的 B 细胞，缺失 mIg，Ig 只存在于胞浆。

BCR 一方面作为特异性识别和捕捉抗原的结构，与抗原特异性结合，产生 B 细胞活化的第

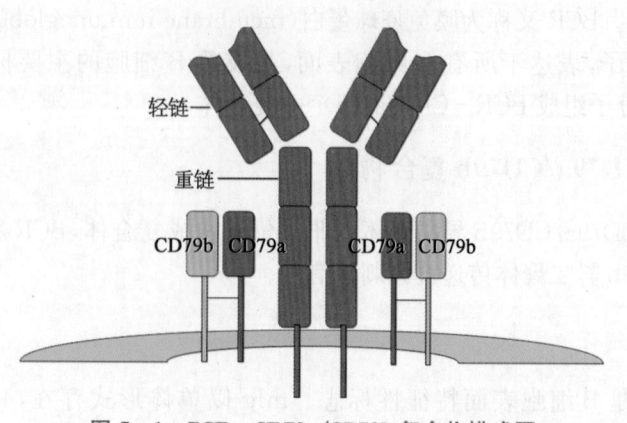

图 5-1　BCR-CD79a/CD79b 复合物模式图

（图中标注：轻链、重链、CD79b、CD79a、CD79a、CD79b）

一信号；另一方面，BCR 结合抗原后，可通过胞吞作用将 BCR 结合的抗原内化(internization)，经过加工、处理，提呈给 T 细胞，BCR 的内化则不需要 CD79a/CD79b 的参与。

二、B 细胞表面其他重要分子

除 BCR 复合物外，B 细胞表面还存在其他许多重要的膜分子，它们在抗原识别、免疫细胞间、免疫细胞与免疫分子间相互作用过程中发挥关键作用，也是分离和鉴别 B 细胞的重要依据。

（一）共受体分子

成熟 B 细胞表面，CD19、CD21 与 CD81 以非共价键相连，形成 B 细胞活化的共受体复合体。该共受体能增强 BCR 与抗原结合的稳定性，同时能协同 CD79a/CD79b 完成 B 细胞活化第一信号的传递，增强 B 细胞对抗原刺激的敏感性，共同启动活化信号的胞内转导，可促进 BCR 复合体介导的信号提高 1 000～10 000 倍。

该复合体中，CD21（Ⅱ型补体受体，CR2）为单链Ⅰ型跨膜蛋白，可结合 C3dg 等补体片段，并借由 C3dg 与抗原分子的结合，形成 CD21-C3dg-抗原-BCR 复合物，使得相关受体交联簇集，诱导 CD19 胞质区带有 6 个的酪氨酸被 BCR 相关的 Scr PTK 家族激酶 Lyn 磷酸化。磷酸化的 CD19 结合更多的 Src 家族激酶，从而放大 BCR 信号；并募集 PI3K，参与传递活化信号，发挥共受体作用。CD81（TAPA-1）分子为 4 次跨膜蛋白，广泛表达于 B 细胞、T 细胞、巨噬细胞、DC 细胞、NK 细胞及嗜酸性粒细胞等，其主要作用是连接 CD19 和 CD21，稳定 CD19/CD21/CD81 复合物。

CD21 还是 B 细胞上的 EB 病毒受体，与 EB 病毒选择性感染 B 细胞有关。B 细胞表面 CD21 还可识别配体 CD23（FcεRⅡ），刺激 B 细胞增殖。FDC 还可借助其表面 CD21 捕获和固定抗原，利于 B 细胞亲和力成熟和记忆性 B 细胞生成。

（二）共刺激分子

与 T 细胞类似，B 细胞活化需要双信号。第一信号由 CD79a/b 和 CD19 传递，第二信号

(即共刺激信号)由 Th 细胞和 B 细胞表面的共刺激分子之间相互作用产生。在共刺激信号作用下,B 细胞活化增殖,介导体液免疫应答。同时,作为 APC,B 细胞通过共刺激分子促进 T 细胞的增殖。

1. CD40　属于肿瘤坏死因子超家族(TNFRSF),组成性表达于成熟 B 细胞表面,其配体 CD40L(即 CD154)表达于活化 T 细胞。CD40 与 CD40L 的结合对 B 细胞分化成熟及抗体产生具有十分重要的作用。CD40 和 CD40L 还在生发中心形成、Ig 类别转换和亲和力成熟过程中起作用。

2. CD80 和 CD86　静息 B 细胞不表达或低表达 CD80(B7-1)和 CD86(B7-2)分子,活化 B 细胞则表达增强,其相应受体是表达于 T 细胞表面的 CD28 和 CTLA-4。CD28 提供 T 细胞活化的第二信号,CTLA-4 抑制 T 细胞活化。

3. 黏附分子　表达于 B 细胞表面的黏附分子有 ICAM-1、LFA-1 等,它们在细胞与细胞间相互作用过程中发挥重要作用。活化 B 细胞向 T 细胞提呈抗原及 Th 细胞对 B 细胞的辅助作用等过程,均需要细胞间相互接触,黏附分子在这些过程中起到很大的作用。

(三) 其他分子

CD20 是 B 细胞表面的特征性标志,在除浆细胞外各发育阶段的 B 细胞均有表达,其本质上是一种钙通道蛋白,可调节钙离子跨膜流动,从而调节 B 细胞增殖和分化。该分子是一种用作淋巴瘤治疗的单克隆抗体的靶点。CD22 特异性表达于 B 细胞,在活化 B 细胞内表达上调,其胞内段含有 ITIM 基序,为 B 细胞的抑制性受体。CD32(即 FcγR Ⅱ)为 IgG Fc 受体的一种,有 a、b 2 个亚型,其中 CD32b(即 FcγR ⅡB)可负反馈调节 B 细胞的分化及抗体的分泌。

此外,B 细胞表面还表达有 MHC 分子、凋亡相关分子、细胞因子受体、丝裂原受体等多种膜分子。

第二节　B 细胞的发育、成熟与分化

哺乳类动物的 B 细胞是在骨髓中发育成熟的。骨髓造血微环境(hemopoietic inductive microenviroment,HIM)与早期 B 细胞的增殖分化密切相关。骨髓基质细胞表达的细胞因子和膜表面黏附分子是诱导 B 细胞发育分化的必要条件。而 BCR(mIg)编码基因的重排和 B 细胞自身免疫耐受的形成是 B 细胞在骨髓分化发育过程中的关键性事件。

一、B 细胞在骨髓中的发育

骨髓(bone marrow)是造血器官,富含多能造血干细胞(hemopoietic stem cell,HSC),是各种血细胞(包括免疫细胞)的发源地,也是人类和哺乳动物 B 细胞分化发育的场所。

(一) B 细胞在胸腺中发育的 4 个阶段

B 细胞在骨髓内经历了祖 B 细胞(pro-B cell)、前 B 细胞(pre-B cell)、未成熟 B 细胞

(immature B cell)及成熟 B 细胞(mature B cell)等阶段(图 5 - 2)。在 B 细胞发育的不同阶段,主要的发生的 2 个事件是：B 细胞发育过程中的 BCR 基因重排和 B 细胞的阴性选择。

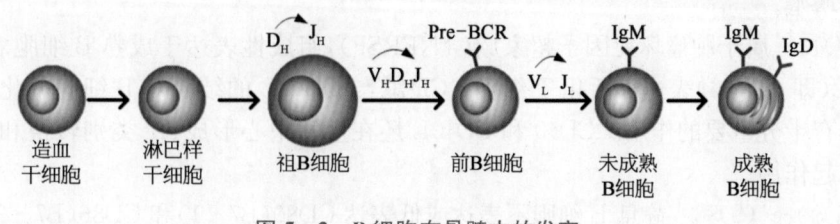

图 5 - 2   B 细胞在骨髓中的发育

1. 祖 B 细胞   祖 B 细胞又分为早期祖 B 细胞(early pro - B cell)和晚期祖 B 细胞(late pro - B cell)。在早期祖 B 细胞,Ig 重链可变区基因开始发生 D - J 基因重排,晚期祖 B 细胞发生 V - D - J 基因重排,此时没有 mIgM 的表达。祖 B 细胞表达开始表达 Igα/Igβ 异源二聚体,该二聚体是 B 细胞的重要标记,是 BCR 复合物的组成部分,介导抗原刺激后的信号传递。

2. 前 B 细胞   前 B 细胞经历大前 B 细胞(large pre - B cell)和小前 B 细胞(small pre - B cell)2 个阶段,其特征是表达前 B 细胞受体(pre - BCR)(图 5 - 3)。在大前 B 细胞阶段,Ig 重链基因已完成重排,但轻链基因重排尚未进行。此时,细胞表达 λ5 和 V_{pre-B} 构成的假性轻链(surrogate light chain,λ5 和 V_{pre-B} 分别与轻链 C 区和 V 区同源),并与 Ig 重链(μ 链)及 Igα/Igβ 一起组成 pre - BCR。大前 B 细胞进一步发育成为小前 B 细胞,后者进而开始发生轻链的 V - J 基因重排,但仍然不能表达功能性 BCR。

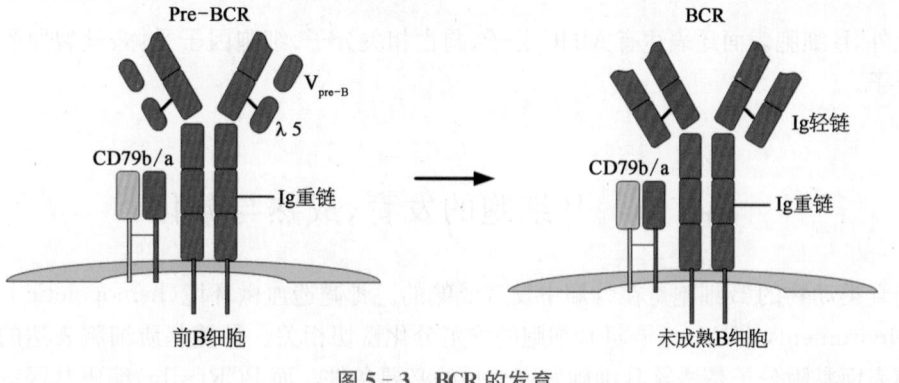

图 5 - 3   BCR 的发育

3. 未成熟 B 细胞   完成了轻链基因重排的小前 B 细胞可以表达功能性的 BCR 分子,进而发育成为未成熟 B 细胞,其特征是膜表面可以表达完整 BCR(mIgM),此时若细胞受到抗原刺激,不能活化、增殖,而是会引发未成熟 B 细胞凋亡导致克隆清除,形成自身免疫耐受。

4. 成熟 B 细胞   随着进一步分化,其他类 Ig 开始转录表达,最终分化为成熟 B 细胞,又称为初始 B 细胞(naïve B cell),其特征是膜表面可同时表达 mIgM 和 mIgD,这两类 BCR 的可变区完全相同,具有相同的抗原识别特性。B 细胞在骨髓内的分化发育过程不受外来抗原的影响,又称为 B 细胞分化的抗原非依赖期。初始 B 细胞离开骨髓后,到达外周免疫器官

（脾脏）的 B 细胞区定居，并在那里接受外来抗原的刺激后，在淋巴滤泡增殖形成生发中心，并发生广泛的 Ig 可变区体细胞高频突变，亲和力成熟和类别转换，最终进一步分化为浆细胞和记忆性 B 细胞。

（二）B 细胞发育过程中的 BCR 基因重排

BCR 是表达于 B 细胞表面的免疫球蛋白，即膜免疫球蛋白（membrane immunoglobulin，mIg），B 细胞通过 BCR 识别抗原，接受抗原刺激，启动体液免疫应答。编码 BCR 的基因在胚系阶段以分割的、数量众多的基因片段（gene segment）形式存在。在 B 细胞发育过程中，胚系基因片段发生随机重排（re-arrangement）和组合，从而产生种类庞大、能特异性识别抗原的 BCR 库。TCR 与 BCR 的基因结构及重排机制非常相似。

1. BCR 的胚系基因结构　人体 Ig 重链基因群位于第 14 号染色体长臂，由编码可变区的 V 基因片段（Variable gene segment，VH）、D 基因片段（Diversity gene segment，DH）和 J 基因片段（Joining gene segment，JH）及编码恒定区的 C 基因片段组成（图 5-4）。人体 Ig 轻链基因群分为 κ 基因和 λ 基因，分别定位于第 2 号染色体短臂和第 22 染色体长臂。轻链 V 区基因只有 V、J 基因片段。

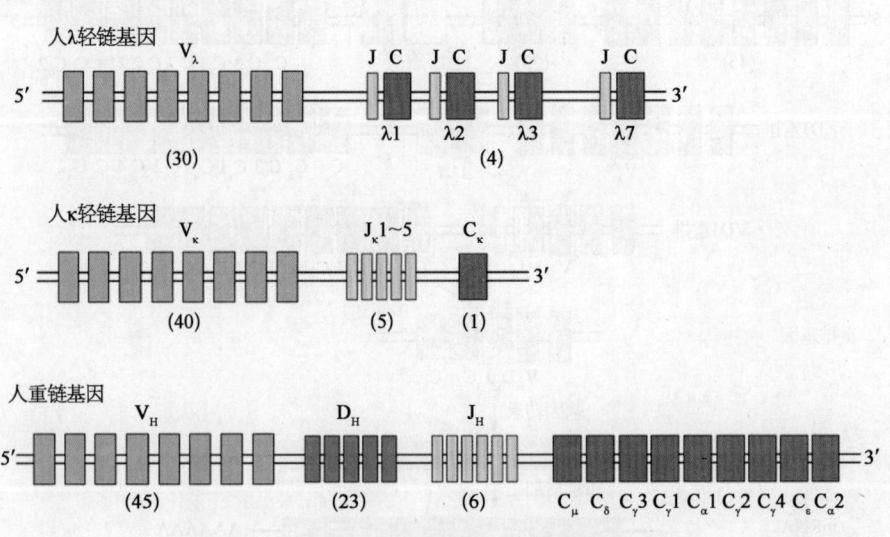

图 5-4　人 BCR 重链和轻链胚系基因结构示意图

轻链和重链基因分别由多个基因片段组成，其中人的 VH、DH、JH 基因片段分别为 45、23 和 6 个；编码 κ 链 V 区的 Vκ 和 Jκ 的基因片段数分别为 40 个和 5 个；编码 λ 链 V 区的 Vλ 和 Jλ 的基因片段数分别为 30 个和 4 个；重链 C 区的基因片段有 9 个，其排列顺序为 5′-Cμ-Cδ-Cγ3-Cγ1-Cα1-Cγ2-Cγ4-Cε-Cα2-3′，分别编码不同类或亚类 Ig 的恒定区。Cκ 的基因片段只有 1 个，Cλ 的基因片段数有 4 个（Cλ1、Cλ2、Cλ3、Cλ7），分别编码不同 λ 亚型 Ig 的恒定区。

2. BCR 基因重排及机制　在 B 细胞分化成熟过程中，Ig 胚系基因是以被内含子分隔开的基因片段的形式成簇存在，只有通过基因重排，形成 VDJ 或 VJ 连接，并与 C 基因片段连接，才能编码完整的 Ig 多肽链，经进一步加工、修饰后，形成 BCR 重链或轻链

（图 5-5）。BCR 基因重排有明显的程序化，首先是重链可变区发生重排，随后轻链基因重排。基因重排的顺利进行需要一组重组酶的作用来实现，其作用包括识别位于 V(D)J 基因片段两端的保守序列，切断、连接及修复 DNA 等。重组酶包括：① 重组激活酶，由重组活化基因（recombination activating gene，RAG）编码，有 RAG1 和 RAG2 两种，形成 RAG1/RAG2 复合物，仅表达于不成熟阶段的 B/T 细胞。该酶可特异性识别并切除 V、(D)、J 基因片段两侧称之为重组信号序列（recombination signal sequence，RASS）的保守序列；② 末端脱氧核苷酸转移酶（terminal deoxynucleotidyl transferase，TdT）可将数个或数十个核苷酸通过一种非模板编码（non-template encoded）的方式插入到 V、D、J 基因重排过程中出现的 DNA 断端，形成 N 核苷酸插入；③ 其他，如 DNA 外切酶、DNA 合成酶等。通过重组酶的作用，可以从众多的 V(D)J 基因片段中各选择一个 V、(D)、J 基因片段重排在一起，形成 VDJ 或 VJ 连接，最终加工成为有功能的 BCR。经过 Ig 或 TCR 胚系基因重排的过程，B/T 细胞内的基因组 DNA 序列与其他体细胞有很大不同，这是存在于 B/T 细胞内独特的生物学现象。

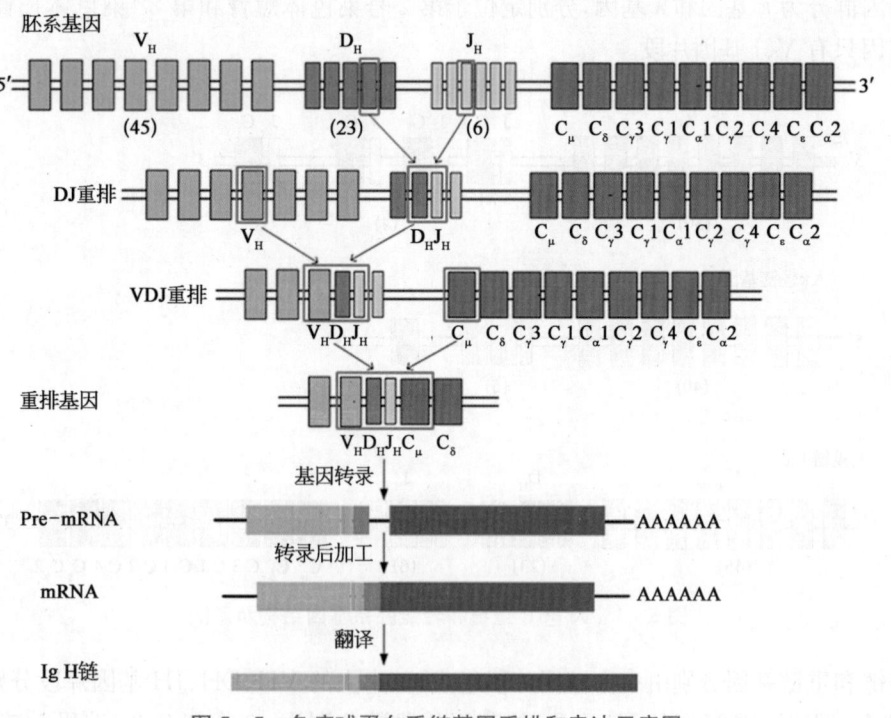

图 5-5　免疫球蛋白重链基因重排和表达示意图

3. 等位排斥和同种型排斥现象　1 个 B 细胞克隆只表达一种 BCR，只分泌一种抗体。对于遗传上是个杂合子的个体来说，确保 B 细胞克隆的单一性及只表达一种 Ig 型的轻链，主要通过等位基因排斥和同种型排斥来实现。等位排斥是指 B 细胞内一条染色体上的重链或轻链基因重排成功后，抑制另一条同源染色体上等位基因的重排。同种型排斥是指 κ 轻链和 λ 轻链之间的排斥，即 κ 轻链基因重排成功后抑制 λ 轻链基因的重排。以确保每个 B 细胞克隆仅表达一种抗原识别特性的 BCR。

4. BCR 多样性产生的机制　免疫系统中 B 细胞库包含了所有 B 细胞克隆，他们都来源于同一祖细胞。与 T 细胞类似，B 细胞表达的抗原识别受体具有 1 个细胞克隆只表达一种抗原受体（或抗体）的特点。人体内 B 细胞克隆约 10^{12} 以上，具有单一特征性抗原识别特性的 BCR（或抗体分子），可以特异性识别抗原表位，其多样性产生的机制主要包括：基因重排时的组合多样性、基因重排时的连接多样性、受体编辑及体细胞高频突变。

(1) 基因重排时的组合多样性（combinational diversity）　包括 V、D、J 基因片段的不同组合和轻重链的不同配对组合。以人的 VH 为例，其 V、D、J 之间的随机组合可高达 6 000 余种（$40 \times 25 \times 6 = 6\,000$）。以此类推，V$\kappa$ 的组合种类为 200 种、Vλ 的组合种类为 120 种。因此，理论上 Ig V 区基因片段的组合加上轻重链组合的多样性达到 1.9×10^6。

(2) 基因重排时的连接多样性（junctional diversity）　在 V(D)J 基因片段重组时，V-D、V-J、D-J 之间的连接并不十分精确，存在插入、替换或缺失现象，以致每一次连接都可能造成多种不同组合。连接多样性包括：① 密码子错位，在 DNA 断端替换或缺失 $3 \times n$ 个核苷酸，使产物发生 n 个氨基酸序列的改变，后续序列不变；② 框架移位，替换或缺失 1 或 $2 + 3 \times n$ 个核苷酸，使后续序列完全改变；③ N 序列插入，末端脱氧核苷酸转移酶（TdT）将一段不属于待连接基因片段的外来 N-核苷酸插入到 V、D、J 基因重排过程中出现的 DNA 断端连接多样性可大大增加 BCR 的多样性，使多样性从 10^6 增加到 10^9。

(3) 受体编辑（receptor editing）　B 细胞在骨髓发育成熟的过程中，Ig 基因随机发生重排，因此有可能会产生能识别自身抗原的 B 细胞克隆。这些未成熟的自身反应性 B 细胞克隆在识别自身抗原后会重新激活重组活化基因 RAG，导致 Ig 轻链编码基因再次重排，合成新的轻链，代替自身反应性轻链，从而使 BCR 获得新的抗原特异性，这一过程即为受体编辑。若受体编辑不成功，则该 B 细胞凋亡。受体编辑进一步增加了 BCR 的多样性。

(4) 体细胞高频突变（somatic hypermutation）　体细胞突变是指已成熟的 B 细胞在完成 V 区基因重排的基础上，进入外周免疫器官后在受抗原刺激后形成的高频突变。体细胞高频突变的方式主要是在 Ig 重链和轻链 V 区 CDR 部位的基因序列发生碱基的点突变，不仅能增加免疫球蛋白多样性，还可促进免疫球蛋白的亲和力成熟。体细胞突变可使多样性从 10^9 增加到 10^{14}。

(三) B 细胞发育过程中的阴性选择

未成熟的 B 细胞携带大量自身反应性克隆，机体通过克隆清除（colon deletion）、受体编辑（receptor editing）和免疫无能（anergy）等多种机制建立 B 细胞对自身抗原的中枢免疫耐受。当骨髓中 B 细胞分化发育进入未成熟 B 细胞阶段时，其膜表面已经表达完整的 BCR（mIgM），具有识别抗原的能力。此时的 BCR 若与骨髓中细胞表面的自身抗原发生结合，不仅不能活化 B 细胞，还会诱导该未成熟 B 细胞发生凋亡，形成克隆清除。部分 B 细胞 BCR 识别自身抗原后，可上调 RAG 基因表达，导致 Ig V 区基因发生再次重排，从而改变 BCR 抗原特异性，使之不再与自身抗原结合，这被称为受体编辑。若受体编辑失败，则该 B 细胞克隆发生凋亡而被清除。在某些情况下，未成熟 B 细胞与自身抗原结合后诱导 BCR 显著下调，这类细胞虽然可以进入外周免疫器官，但对抗原刺激无应答，这被称为无能状态。克隆清除或无能的决定因素可能是 BCR 交联信号强度，强信号诱导克隆清除，反之，诱导免疫无能。因此,成熟的 B 细胞进入外周免疫器官后通常仅特异性识别外来抗原而被激活,进而发挥适应性体液免疫应答。

二、B 细胞在外周免疫器官中的增殖分化

发育成熟的 B 细胞离开骨髓,迁移至次外周免疫器官和组织,这些还没有接触过非自身抗原的 B 细胞称为初始性 B 细胞。初始性 B 细胞在特异性识别抗原后,被特异性活化,并具备了增殖和继续分化的能力。活化的 B 细胞在外周免疫器官的 T、B 细胞区交界处,形成初级聚合灶(primary focus),B 细胞可直接在初级聚合灶中分化为浆母细胞,分泌抗体;也可以迁移至淋巴滤泡,继续大量分裂增殖,形成生发中心(geminal center)。生发中心的 B 细胞在 Tfh 细胞辅助下,经历体细胞高频率突变和抗体的亲和力成熟,以及抗体类别转换。在亲和力成熟过程中,只有表达高亲和力 mIg 的生发中心 B 细胞才能继续分化发育,最终分化成能够产生高亲和力抗体的浆细胞,或分化成长寿命的记忆 B 细胞。这个过程也被称为 B 细胞在外周免疫器官分化中的阳性选择过程。事实上,绝大部分生发中心 B 细胞不能完成阳性过程而发生凋亡。

初级聚合灶中 B 细胞分化,产生少量以 IgM 为主的抗体,此分化一般在结合抗原后 4 日即可完成,参与机体早期防御产生,但其对抗原的亲和力远低于经历了阳性选择的 B 细胞。(详见本章第三节 B 细胞介导的免疫应答过程。)

三、B 细胞亚群及其功能

根据 B 细胞表面是否表达 CD5(即小鼠 LY-1 抗原)分子,可以将 B 细胞分为 2 个亚群:即 B1 细胞(CD5$^+$)和 B2 细胞(CD5$^-$)。其中,B2 细胞即为通常所说的介导体液免疫应答的 B 细胞,而 B1 细胞主要产生低亲和力 IgM,参与固有免疫。B1 细胞在其发生、表型、分布及功能等方面具有与 B2 细胞显著不同的生物学特征。

1. B1 细胞 为 CD5$^+$B 细胞,在机体内出现较早,是由胚胎期或出生后早期的前体细胞分化而来,其发生不依赖骨髓细胞,具有自我更新能力。B1 细胞占 B 细胞总数的 5%～10%,主要定居于腹腔、胸腔及肠壁的固有层,对外源性抗原只产生有限的应答,主要对一些自身抗原产生应答,其应答特征是不依赖 T 细胞,产生的抗体也无亲和力成熟。在没有外源性抗原刺激的情况下,B1 细胞可自发产生针对微生物成分(如脂多糖)和某些自身抗原的 IgM,这些抗体被称为天然抗体。B1 细胞属于固有免疫细胞,在早期固有免疫应答过程中,发挥重要作用。同时,也能产生多种针对自身抗原的抗体,与自身免疫病的发生有关。

2. B2 细胞 为 CD5$^-$B 细胞,也就是通常所指的 B 淋巴细胞,是分泌抗体、介导体液免疫应答的主要细胞。由骨髓中多能造血干细胞分化而来,在体内出现较晚,不表达 CD5 分子,主要定位于淋巴器官。成熟 B2 细胞大多处于静止期,在抗原刺激和 Th 细胞辅助下,B2 细胞被激活并最终分化为浆细胞,分泌高亲和力抗体,行使体液免疫功能。B2 细胞的主要功能包括:① 产生高亲和力抗体,参与体液免疫应答;② 通过受体介导的内吞或胞饮作用摄取、提呈抗原,为 T 细胞活化提供协调刺激信号;③ 分泌多种细胞因子,参与免疫调节。

第三节　B 细胞介导的免疫应答过程

B 细胞介导的免疫应答是指 B 细胞在外周淋巴组织中接受抗原刺激后活化、增殖并最终分化为浆细胞,合成并分泌特异性抗体发挥免疫效应的过程。在这一过程中,主要的效应分子是 B 细胞分泌的特异性抗体,因其主要存在于体液中,故又将 B 细胞介导的免疫应答称为体液免疫应答。此处所说的 B 细胞即为 B2 细胞。

能活化 B 细胞的抗原有很多种,根据其活化方式的不同,可将其分为 2 类:① 胸腺依赖性抗原(thymus dependent antigen, TD-Ag),需要 Th 细胞辅助才能激活 B 细胞应答;② 胸腺非依赖性抗原(thymus independent antigen, TI-Ag),可直接刺激 B 细胞应答,无须 Th 的辅助(表 5-1)。

表 5-1　TD-Ag 和 TI-Ag 的比较

	TD-Ag	TI-Ag
本质	多数为蛋白质	重复排列的长链复合物
是否需要 T 细胞辅助	必需	无须
产生抗体的类型	IgG(主要)、IgM	IgM
免疫应答	体液和细胞免疫应答	体液免疫应答
免疫记忆性	+	-

一、B 细胞对 TD-Ag 的应答

(一) B 细胞对 TD 抗原的特异性识别

B 细胞依赖其表面抗原识别受体 BCR 特异性识别抗原,B 细胞针对 TD 抗原的应答有赖于 Th 细胞的辅助。与 TCR 识别抗原依赖 MHC 分子不同,BCR 可变区能直接识别 TD 抗原的天然表位,不需要 APC 对抗原的处理和提呈,也无 MHC 限制性。BCR 识别抗原启动 B 细胞激活的机制为:① BCR 与抗原特异性结合,并向 B 细胞内传递抗原激活信号,即第一信号;② B 细胞表面的 CD19、CD21 和 CD81 组成 BCR 共受体复合物,显著降低 B 细胞活化所需阈值,增强 B 细胞对抗原刺激的敏感性;③ B 细胞内化 BCR 所结合的抗原,并将其降解为肽段,形成抗原肽-MHC 分子复合物(peptide-MHC II complex, pMHC),提呈给特异性 Th 细胞,并提供共刺激信号,促进 Th 活化。活化的 Th 细胞上调 CD40L 分子,与 B 细胞表面的 CD40 结合,提供 B 细胞活化的第二信号。

BCR 识别抗原与 TCR 识别抗原有所不同:① BCR 不仅能识别蛋白质抗原,还能识别肽类、核酸、多糖类、脂类及小分子化合物;② BCR 能特异性识别完整抗原的天然空间构象,或识别抗原降解后暴露的表位空间构象;③ BCR 识别抗原无须 APC 对抗原的加工处理,也无 MHC 限制性,但需要活化的 Th 细胞的辅助。

（二）B细胞活化的双信号机制

1. B细胞活化的第一信号　BCR与特异性抗原表位结合后启动第一信号，由于BCR重链胞质区短，自身无法传递信号，故需要与BCR构成复合物的CD79a/CD79b将信号传入B细胞内。与TCR-CD3复合物中的CD3分子类似，CD79a/CD79b胞浆区存在ITAM基序，当BCR被多价抗原交联后导致Lyn等Src家族蛋白酪氨酸激酶被活化，并催化CD79a/CD79b胞浆区ITAM功能域上的酪氨酸发生磷酸化，继而募集、活化Syk分子，启动细胞内信号转导的级联效应（图5-6）。活化信号经PKC、MAPK及钙调蛋白等信号途径继续传导，激活转录因子（NF-κB、NFAT和AP-1），启动与B细胞增殖、活化相关基因的表达（图5-7）。

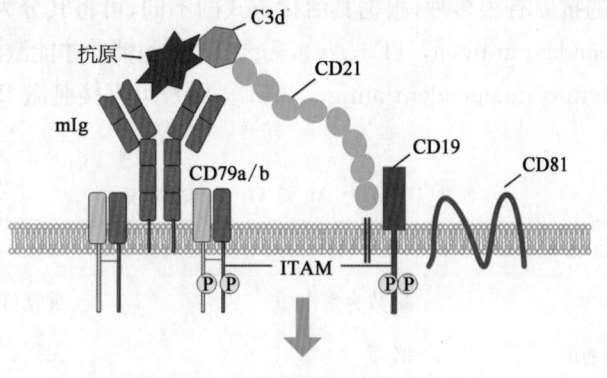

图5-6　B细胞活化的第一信号

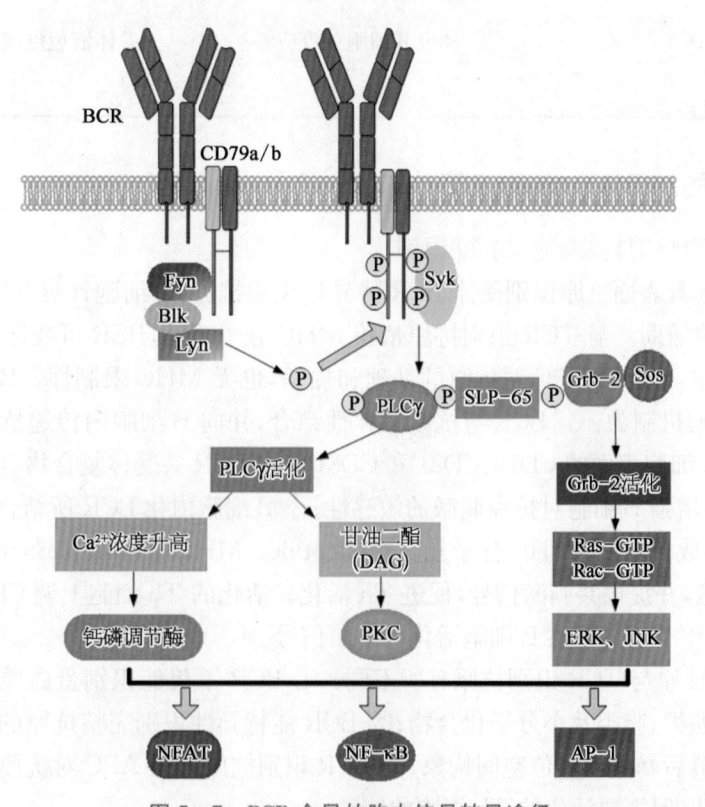

图5-7　BCR介导的胞内信号转导途径

成熟 B 细胞表面的 CD19、CD21 和 CD81 以非共价键相联形成 BCR 共受体复合物,可增强 B 细胞对抗原刺激的敏感性。CD21 自身不能传递信号,但可以识别与 BCR-抗原结合的 C3dg,通过 BCR-抗原-C3dg-CD21 结构使得 BCR、CD19 及相关分子交联成簇,形成 B 细胞活化的交联信号,该信号通过对 CD19 分子 ITAM 功能域酪氨酸的磷酸化修饰,募集 Lyn、Fyn 等多种带有 SH2 结构域的信号分子,加强 BCR 转导的信号,从而协同 CD79a/CD79b 传导的信号活化 B 细胞。

2. B 细胞活化的第二信号 仅有抗原识别信号并不足以完全活化 B 细胞,其活化还需要 Th 细胞的辅助。由 CD4[+] Th 细胞膜表面高表达的 CD40L 与 B 细胞表面的 CD40 结合,提供 B 细胞活化所需的第二信号,又称共刺激信号。绝大多数蛋白质抗原为 TD 抗原,B 细胞对这类抗原的应答必须有 Th 细胞的帮助才能进行,用这类抗原免疫缺乏成熟 T 细胞的裸鼠,不能诱导抗体产生。

3. T、B 细胞的相互作用 B 细胞对 TD 抗原的应答需要 Th 细胞的辅助。Th 细胞对 B 细胞活化起到的辅助作用至少体现在两方面:① 提供 B 细胞活化必需的共刺激信号;② 分泌细胞因子(如 IL-4、IL-5、IL-21 等)对 B 细胞的活化、增殖、分化等起辅助作用。

T、B 细胞间的作用是双向的。一方面,B 细胞作为抗原提呈细胞通过加工、处理、提呈 pMHCⅡ激活 Th 细胞,诱导 Th 细胞表达多种膜分子和细胞因子。另一方面,活化的 Th 细胞表面诱导性表达的膜分子 CD40L 与 B 细胞表面 CD40 结合后,提供 B 细胞活化协同刺激信号,诱导静止期 B 细胞进入细胞增殖周期;活化 Th 细胞产生的细胞因子诱导 B 细胞进一步增殖、分化。CD40L/CD40 结合后产生的作用也是双向的,除为 B 细胞提供活化的第二信号外,还能通过 CD40 转导的信号上调 B 细胞 CD80/CD86 的表达,进一步刺激 T 细胞的活化。

Th 细胞和 B 细胞表面多个黏附分子对(如 LFA3/CD2、ICAM-1 或-3/LFA1、MHCⅡ类分子/CD4 等)形成免疫突触(immunological synapse),使 Th 细胞与 B 细胞的特异性结合更为牢固,并使 Th 细胞分泌的细胞因子局限在突触部位,以维持局部高浓度,高效协助 B 细胞进一步增殖、活化(图 5-8)。

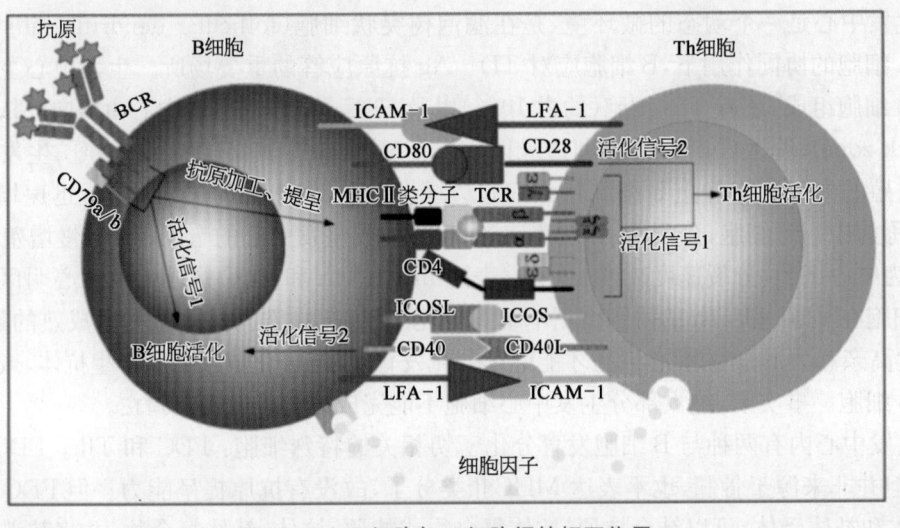

图 5-8 Th 细胞与 B 细胞间的相互作用

4. 细胞因子的作用　　多种细胞因子可参与 B 细胞的增殖、活化和分化,细胞因子通过与 B 细胞表面相应受体结合而发挥调节作用。Th1 细胞分泌的 IL-2、IFN-γ 等细胞因子,Th2 细胞分泌的 IL-4、IL-5 及 IL-6 等细胞因子,能促进 B 细胞进行大量活化增殖。细胞因子诱导的 B 细胞增殖是 B 细胞形成生发中心和继续分化的基础。

(三) B 细胞增殖和分化

1. B 细胞的滤泡外活化和初级灶(primary locus)形成　　B 细胞特异性识别抗原后,其细胞膜会很快(约在与抗原接触后的 2~4 分钟)发生扩张,存在于细胞膜上的 BCR 重新进行排列与聚集,以更好地与抗原结合,为接下来的信号传递及 B 细胞活化做准备。约 2 小时后,B 细胞内吞抗原,处理加工产生的抗原肽并经 MHCⅡ类分子呈递,表达于 B 细胞表面。与抗原结合的 B 细胞仍然表达趋化因子受体 CXCR5(能特异性结合趋化因子 CXCL13),因此可受 CXCL13 趋化进而迁移到 T、B 细胞区交界处,将抗原呈递给 Th 细胞。活化的 Th 细胞高表达 CD40L 并分泌细胞因子,有效辅助 B 细胞充分活化。已摄取抗原的 B 细胞若不能与 Th 细胞相互作用,则会在 24 小时内死亡。部分活化的 B 细胞,其趋化因子受体的表达发生改变,不再表达 CCR5,而表达 EBI2 和 CXCR4,并离开 T 细胞区域,迁移到滤泡外区域如淋巴结髓索,增殖、分化为早期浆细胞,形成初级灶。这种分化一般在结合抗原后 4 日即可完成,可产生少量抗体,以 IgM 为主,可发生抗体类别转换。在这些滤泡外 B 细胞初级灶中,可发生抗体编码基因可变区超突变及抗原选择的抗体亲和力成熟过程,但其程度远低于生发中心。这些快速产生的抗体,参与机体早期防御。

2. B 细胞大量增殖形成生发中心　　T 细胞、B 细胞的相互作用,使部分激活的 Th 细胞表达 CXCR5,进入淋巴滤泡,并分化为滤泡辅助性 T 细胞(follicular helper T cell, Tfh)。经双信号刺激而完全活化的 B 细胞下调表达 CCR7,表达 CXCR5 和 CXCR4,进入初级淋巴滤泡,继续大量分裂增殖形成生发中心(geminal center)。生发中心 B 细胞在 Tfh 细胞辅助下,经历 B 细胞抗体编码基因可变区高频率点突变和抗体的亲和力成熟,以及抗体类别转换,最终形成能产生高亲和力抗体的浆细胞和记忆性 B 细胞。

生发中心是一个动态的微环境,是在滤泡树突状细胞(follicular dendritic cells, FDC)和 Tfh 细胞的协同作用下,B 细胞应对 TD-Ag 抗原应答的重要场所。生发中心主要由增殖的 B 细胞组成,还有 Tfh 细胞(约占 10%)以及 FDC。成熟的生发中心由内向外依次为暗区(dark zone)、明区(light zone)和边缘区(marginal zone),其结构特征为:① 生发中心内大量增殖的 B 细胞将静止 B 细胞挤到细胞边缘,形成生发中心的边缘区;② 迅速增殖的 B 细胞(称为中心母细胞,分裂能力强,不表达 mIg)构成生发中心的暗区;③ 缓慢增殖的 B 细胞(称为中心细胞,分裂速度减慢或停止,表达 mIg)、Tfh 和 FDC 构成生发中心明区。明区内 B 细胞在 FDC 和 Tfh 的协同作用下继续分化,经过阳性选择完成亲和力成熟的过程,只有表达高亲和力 mIg 的中心细胞才能继续分化发育,最终分化成浆细胞产生抗体,或分化成记忆 B 细胞。事实上,绝大部分生发中心细胞不能完成该过程而发生凋亡。

生发中心内有两种与 B 细胞发育分化密切相关的特殊细胞:FDC 和 Tfh。FDC 与 DC 类似,但并非来源于骨髓,也不表达 MHCⅡ类分子,故没有抗原提呈能力。但 FDC 高表达 Fc 受体和补体受体,可以结合抗原-抗体复合物或抗原-抗体-补体复合物,并将其滞留在细胞表面维持数周至数年。B细胞经BCR可以识别FDC滞留的抗原后,经历体细胞高频突变和抗体亲和力成熟。因此,FDC在激发体液免疫应答及产生、维持记忆性B细胞方面起到非常关键的作用。Tfh是一类$CD4^+$ T细胞亚群,由Th0与B细胞相互作用后分化发育而来,诱导型表达CXCR5的Th,获得向淋巴滤泡迁移的能力,并分化为Tfh。Tfh可以分泌IL-21和少量IL-4、IFN-γ或TGF-β,在B细胞向浆细胞分化、抗体产生和Ig类别转换过程中发挥重要作用。

生发中心的重要性在于为B细胞提供合适的发育微环境:① 生发中心的FDC通过其表面Fc受体和补体受体结合抗原,以免疫复合物的方式长期滞留在其表面,持续向B细胞提供抗原信号;② Tfh细胞表达CD40L并分泌多种细胞因子,辅助B细胞增殖和分化。在生发中心内,大部分B细胞均发生凋亡,只有极少部分B细胞在FDC和Tfh细胞的辅助下,经历克隆增殖、体细胞高频突变、Ig类别转换、抗体亲和力成熟等过程,最终分化为抗体亲和力成熟的浆细胞和长寿命记忆性B细胞。

3. 体细胞高频突变及Ig亲和力成熟　体细胞高频突变是指生发中心内的中心母细胞在克隆增殖时,BCR分子Ig重链和轻链V区编码基因会发生高频率的点突变。Ig轻链和重链可变区基因的突变率比其他体细胞高1000万倍,每次细胞分裂,Ig V区基因中约有1/1000碱基对突变,而一般体细胞发生突变的频率是$1/10^{10} \sim 1/10^7$。

体细胞高频突变需要抗原诱导和Tfh细胞的辅助,其与Ig基因重排一起导致BCR及抗体产生的多样性。体细胞高频突变有以下特点:① 在特定的解剖部位(次级淋巴滤泡的生发中心)产生,且需要抗原的诱导和T细胞的参与;② 突变的频率非常高;③ 突变只发生在重排后的V区基因;④ 突变方式主要是点突变,偶有插入、缺失等方式;⑤ 突变逐步引入且会累积,通过抗原选择逐步达到亲和力成熟。

Ig V区基因互补决定区(CDR)的核苷酸序列最容易发生突变,该部位的突变可改变BCR的亲和力,此类突变细胞须经历阳性选择,其机制为① BCR不能与抗原结合或不能与高亲和力BCR竞争结合抗原的B细胞克隆,因其不能提呈抗原给T细胞而获得其辅助,故该B细胞会发生凋亡而被清除;② 极少数能与抗原高亲和力结合的B细胞,能与T细胞相互作用,从而进入下一轮增殖、突变和选择。经过反复选择的过程后,进入生发中心的B细胞大多数被清除,极少数的抗原特异性B细胞克隆得以增殖、分化为浆细胞或长寿命记忆性B细胞。因此,Ig V区体细胞高频突变和选择是Ig亲和力成熟的主要机制。

4. Ig类别转换　Ig可变区多样性是免疫应答特异性的基础,但Ig生物学效应的多样性取决于Ig重链恒定区的类型。B细胞被抗原激活最终分化为浆细胞后分泌抗体,但浆细胞最终分泌哪类抗体,有赖于B细胞内Ig类别转换。Ig类别转换是指Ig重链V区基因保持不变,即抗体结合抗原的特异性相同,但C区基因则会发生不同的重排,使抗体类型由最初的IgM向IgG、IgA、IgE及其亚类进行转换的过程。类别转换的遗传学基础是每个重链C区基因的5′端内含子含有一段称之为转换区(switching region,S区)的序列,不同的转换区之间可发生重排,从而使已经完成重排的V区基因与编码不同类或亚类Ig的C区基因连接组成完整的Ig基因结构,而表达不同类或亚类的Ig分子。抗原类型、免疫应答途径均可以导致Th分泌不同类型细胞因子,从而影响Ig的类别转换。如IL-4诱导 Ig 类别转换为 IgE、IgG1；IL-5 诱导转换为 IgA；TGF-β 诱导转换为 IgG2b 和 IgA；IFN-γ 诱导转换为 IgG2a 和 IgG3。类别转换是机体产生不同类别抗体发挥不同生物学功能的基础。

(四) 成熟 B 细胞的转归

B 细胞在生发中心内经历增殖、体细胞突变、亲和力成熟及类别转换等阶段后，存活的 B 细胞最终可分化为能产生特定类别抗体的浆细胞或记忆性 B 细胞。

1. 浆细胞的形成　浆细胞又被称为抗体生成细胞（antibody forming cell，AFC），这些细胞停止分裂，但可高效合成、分泌抗体。浆细胞不再表达 BCR 和 MHC 分子，故不能结合抗原，也不能与 T 细胞相互作用。在初级灶分化的浆细胞通常短寿，主要分泌 IgM；而生发中心产生的浆细胞长寿，大部分迁入骨髓，从骨髓基质细胞中获得生存信号，能长时间、持续性产生高亲和力抗体。

2. 记忆性 B 细胞的产生　生发中心内部分 B 细胞可分化为记忆性 B 细胞，该类细胞为长寿命、低增殖细胞，表达膜 Ig，不产生或少量产生抗体。大部分记忆性 B 细胞离开生发中心进入血液参与再循环，一旦再次受到相同抗原刺激，可迅速活化、增殖、分化，产生大量高亲和力抗原特异性抗体。有关记忆性 B 细胞的表面标志尚不清楚，但其表达 CD27，且 CD44 的水平高于初始 B 细胞。

二、B 细胞对 TI-Ag 的应答

机体对大多数蛋白质抗原的抗体应答均具有 Th 细胞依赖性，但 T 细胞缺陷患者或小鼠也可以产生针对多种细菌抗原的抗体，这是因为某些抗原（如细菌多糖、多聚蛋白及脂多糖等）可直接活化初始 B 细胞而产生抗体，不需要 Th 细胞的辅助，也不引起 T 细胞应答。这类抗原被称为胸腺非依赖抗原（TI-Ag），根据其激活 B 细胞的机制和结构特点的不同可将 TI-Ag 分为 TI-1 Ag 和 TI-2 Ag 两大类（图 5-9、表 5-2）。

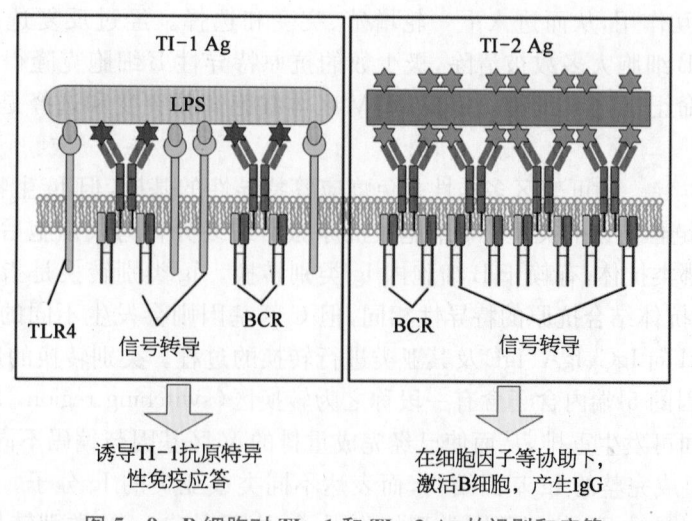

图 5-9　B 细胞对 TI-1 和 TI-2 Ag 的识别和应答

表 5-2 B 细胞对 TI-1 和 TI-2 抗原应答特点的比较

	TI-1 Ag	TI-2 Ag
参与细胞	仅 B 细胞,无须 Th 细胞辅助	仅 B 细胞,无须 Th 细胞辅助
抗原特点	有丝裂原性的抗原表位	高度重复结构的抗原表位
举例	细菌多糖、LPS、多聚蛋白	肺炎球菌荚膜多糖、沙门菌多聚鞭毛
识别特点	BCR(低浓度抗原);丝裂原受体(高浓度抗原)	BCR
产生抗体类型	低亲和力 IgM	低亲和力 IgM
记忆反应	无	无

(一) B 细胞对 TI-1 Ag 的应答

TI-1 Ag 主要是细菌的胞壁成分,如细菌脂多糖,该类抗原不仅能与 BCR 结合,还能通过其丝裂原成分与 B 细胞表面的丝裂原受体结合,直接诱导 B 细胞增殖和活化,故 TI-1 Ag 又被称为 B 细胞丝裂原。在高浓度时,TI-1 Ag 中的丝裂原成分可与 B 细胞表面上的丝裂原受体结合,进而非特异性地激活多克隆 B 细胞。如 LPS 与 LPS 结合蛋白结合后,再与 B 细胞表面 CD14 分子结合,进而活化 TLR4,最终激活 B 细胞。而低浓度 TI-1 Ag 则仅激活表达特异性 BCR 的 B 细胞。B 细胞针对低浓度 TI-1 Ag 的应答在机体胸腺依赖性免疫应答发生前(即感染早期)具有重要意义,因为在感染早期,体内的 TI-1 Ag 浓度比较低,仅抗原特异性 B 细胞被活化,其产生的特异性抗体在抵御某些胞外病原体感染的免疫应答中发挥重要作用。但是 TI-1 Ag 不能诱导抗体亲和力成熟及记忆 B 细胞的产生,因为两者皆需要依赖 Th 细胞的辅助,仅产生低亲和力 IgM。

(二) B 细胞对 TI-2 Ag 的应答

TI-2 Ag(如细菌荚膜多糖、聚合鞭毛素)含有高密度重复性抗原表位,此类抗原不易被降解,因而使抗原信号延长和持续。TI-2 Ag 通过其高密度重复性表位可同时与多个 BCR 结合,使得 BCR 发生广泛交联,从而活化 B 细胞。TI-2 Ag 的表位密度决定了应答效应,若抗原表位密度太低,与 BCR 的交联程度不足以激活 B 细胞。抗原表位密度太高,BCR 过度交联可使 B 细胞产生耐受。不同于 TI-1 Ag 能同时激活成熟和未成熟 B 细胞,TI-2 Ag 只能激活成熟 B 细胞。由于婴幼儿体内多数 B 细胞尚未发育成熟,不能被 TI-2 Ag 活化,因此对携带 TI-2 Ag 的病原体易感。对 TI-2 Ag 应答的 B 细胞主要为 B1 细胞和分布于脾脏白髓边缘的边缘区 B 细胞。B 细胞对 TI-2 Ag 的应答具有重要的生理意义,例如:许多胞外细菌可以通过荚膜多糖抵抗巨噬细胞的吞噬作用,而 B 细胞产生的荚膜多糖特异性抗体可通过抗体调理作用促进巨噬细胞对病原体的吞噬,并有利于巨噬细胞将抗原信号提呈给特异性 T 细胞,激活细胞免疫功能。

三、B 细胞应答的效应

B 细胞应答的主要效应分子是特异性抗体,通过特异性抗体发挥清除抗原的效应。效应机制包括：特异性抗体与相应抗原特异性结合，发挥中和作用（中和毒素、中和病原体感染）；IgM、IgG 与抗原结合后激活补体，产生溶细胞效应和清除抗原抗体复合物作用；IgG 与抗原结合后，通过其 Fc 段与吞噬细胞（如单核/巨噬细胞、中性粒细胞）的 FcγR 结合产生免疫调理作用；与细胞毒细胞（如 NK 细胞、单核/巨噬细胞和中性粒细胞）的 FcγR 结合产生 ADCC 效应等。在一定条件下，抗体也可引起超敏反应、促进肿瘤生长、自身免疫病等免疫病理反应。

除产生特异性抗体外，活化的 B 细胞还可以分泌多种细胞因子，调节包括 B 细胞在内的多种免疫细胞的功能。

四、B 细胞应答的一般规律

外来抗原初次入侵机体诱导初始性淋巴细胞活化引发的体液免疫应答过程称为初次免疫应答（primary immune response）。初次应答晚期，随着抗原被清除，多数效应 T 细胞和浆细胞发生凋亡，抗体浓度也逐渐下降。但应答过程中产生的记忆 T 细胞和记忆 B 细胞因其长寿命而保留，一旦再次受到相同抗原的刺激，记忆性淋巴细胞会迅速、高效、特异地产生应答，称为再次免疫应答（secondary immune response）。

（一）初次免疫应答

初次应答中，抗体产生量少，亲和力低，其过程可人为划分为 4 个阶段：① 潜伏期（lag phase）：指抗原刺激机体后至体内产生特异性抗体前的阶段，历时较长（2～3 周），其长短与机体状态、抗原性质及其侵入机体的途径等因素有关，此期体内不能检测出抗体；② 对数期（log phase）：体内抗体产生水平呈指数增长的阶段，抗原剂量和抗原性质是决定抗体量增长速度的重要因素；③ 平台期（plateau phase）：是体内抗体水平呈稳定的阶段，此期血清中抗体浓度基本维持在相当稳定的较高水平。到达平台期所需的时间、平台期抗体水平及持续时间，依抗原不同而异，有的平台期只有数日，有的可长至数周；④ 下降期（decline phase）：指因抗原被清除或抗体被降解，使得血清中抗体浓度逐渐下降的阶段。此期长短取决于前面提到的各种因素，可持续数天至数周。

初次应答中，因机体需要对天然免疫系统的识别与提呈、静息淋巴细胞的激活等过程，潜伏期较长，对数期和平台期中抗体的效价水平相对较低、维持时间较短。初次应答抗体产生的顺序是先产生 IgM，在应答后期产生 IgG，产生的抗体总量及亲和力较低。

（二）再次免疫应答

当相同或类似的抗原再次进入机体时，抗原特异性记忆淋巴细胞会迅速、高效地产生免疫应答反应。与初次应答相比，再次免疫应答抗体产生的过程有如下特征：① 潜伏期短，约为初次免疫应答潜伏期的一半；② 血清抗体增长速度快，到达平台期时间段短，平台期抗体浓度高，有时可比初次应答抗体浓度高 10 倍以上，且抗体维持时间长；③ 下降期平缓且持久，体内可长时间合成抗体；④ 诱发再次应答所需的抗原剂量小；⑤ 再次应答产生的抗体主要是 IgG，抗体亲和力高。

再次免疫应答的强弱主要取决于两次抗原刺激的间隔时间长短，间隔时间短，应答反应弱,因为初次应答后存留在体内的特异性抗体可与再次刺激的相同抗原结合,形成抗原-抗体复合物而被迅速清除;间隔时间太长,应答反应也弱,因为记忆淋巴细胞有一定的寿命,并非永生。再次应答效应可持续数月或数年,因此机体感染病原体后可在相当长时间内具有防御该病原体的免疫力(图 5 - 10)。

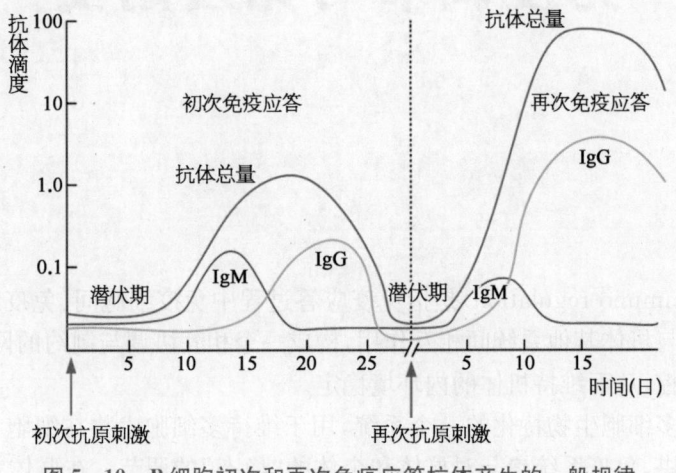

图 5 - 10　B 细胞初次和再次免疫应答抗体产生的一般规律

　　在 B 细胞介导的体液免疫应答中,各类抗体的产生也有一定的顺序,先产生 IgM,然后再有 IgG、IgA 等类别抗体,这种顺序有重要的实际指导意义。在预防接种或免疫动物制备抗体时,可根据抗体产生的规律,合理制定免疫方案,以达到最佳免疫效果。在临床上对传染病进行血清学的诊断也要动态监测血清中的抗体含量变化情况,恢复期的抗体效价比急性期高 4 倍以上,才有诊断意义。检测血清中特异性 IgM 类抗体有助于传染病的早期诊断。

(张晴雯)

第六章
免疫调节与免疫耐受

免疫调节(immuno-regulation)是指免疫应答过程中免疫细胞间、免疫细胞与免疫分子间以及免疫系统与机体其他系统间相互作用,构成一个相互协调与制约的网络,感知机体免疫应答并实施调控,从而维持机体的内环境稳定。

免疫系统是多细胞生物特化的一个系统,用于维持多细胞生物在细胞和分子层面的稳定性。从广义上讲,免疫系统参与对群体和个体的"稳态"的调节。在群体水平上,MHC 多态性赋予了群体的免疫保护力,从而维持不同生物类群的群体水平"稳态";在整体水平上,抗原受体的多样性也赋予个体具有针对不同抗原的免疫抵抗潜能,使得个体在自然选择过程中得以生存,从而维持个体和群体的"稳态";免疫系统也与神经内分泌系统协同发挥调节作用,以维持个体的"自身稳态";作为机体的防御体系,免疫系统的功能活动也在细胞、分子和基因水平被精细调控,从而维持"自身稳态"。

感知是免疫系统功能的重要特征,是免疫应答和免疫调节活动得以实现的基础。体现为免疫系统对外来和内生的危险因素的感知和应答;对自身成分的感知和不产生病理性免疫应答(自身耐受);以及对免疫应答程度的感知和调节。感染因子和肿瘤细胞也可通过逃避免疫系统的感知、干扰免疫调节功能而诱导特异性免疫不应答(获得性耐受),从而逃避宿主免疫攻击。

免疫调节是从群体、整体、细胞、分子和基因水平的多层次的调控,由多因素参与的生物学现象。任何一个调节环节的失误,都可引起全身或局部免疫应答的异常,出现自身免疫病(自身耐受的免疫调节失调)、超敏反应(免疫应答程度太过)、持续感染和肿瘤(免疫应答程度不及)等疾病。因而,免疫调节与临床疾病关系十分密切,是临床疾病的治疗靶点。

目前认为,免疫耐受(immunological tolerance)是机体免疫系统对某些抗原刺激的"免疫无应答"的现象,具有抗原特异性,即 T 细胞或 B 细胞不能完成针对某些抗原的特异性免疫应答过程。自身耐受和免疫防御是免疫系统功能的重要表现,为了实现此目标,免疫系统需要同时满足以下两种看似矛盾的条件。一方面尽可能多地表达不同抗原受体,能够识别各种不同的免疫原;另一方面抗原受体与相应配体结合后不对自身机体发生免疫攻击。两个条件需要达到一种平衡,如果打破了这种平衡,机体将会发生感染,或者遭到自身攻击。早在 20 世纪初,德国科学家 Paul Ehrlich 就发现了这种矛盾的悖论。发现免疫系统会发生紊乱,导致对自身机体发生免疫攻击,他把这种现象叫做 horror autotoxicus,可引起统称为自身免疫病的临床综合征。自身免疫病属于一种罕见病，这意味着存在着某些机制来保护机体免受自身免疫攻击。

从 20 世纪 80 年代 William E Paul 的《基础免疫学》开始，免疫学界逐渐形成一种观点，即"免疫耐受"是免疫调节现象，受到免疫调节机制的调控。参与维持免疫耐受的免疫调节机制包括在胚胎期及新生期接触抗原所致的针对该抗原起反应的免疫细胞的去除（中枢耐受）以及成熟 T、B 细胞针对抗原的特异性免疫应答被主动抑制（外周耐受）。

第一节　免疫调节

免疫调节（immunoregulation）是在免疫应答过程中多种免疫分子，免疫细胞和机体系统共同相互作用，维持机体内环境的稳定（homeostasis）。包括了免疫细胞间、免疫细胞与免疫分子以及免疫系统与机体其他系统间相互作用。它是一种精细而复杂的过程，包括正向和负向调节两方面。多因素参与，任何一个调节环节的失误，可引起全身或局部免疫应答的异常，出现自身免疫疾病，过敏，持续感染和肿瘤等疾病。

一、免疫分子的免疫调节作用

具有免疫调节作用的免疫分子有：抗原、炎症因子、抗体、补体、细胞因子等多种分子，主要包括以下几个方面。

（一）抗体或免疫复合物对免疫应答的调节作用

1. 免疫复合物的免疫调节作用　抗体与抗原形成的免疫复合物（immune complex）能够激活补体系统，进一步引起 B 细胞识别，诱发免疫应答。此外，抗体可对体液免疫应答产生抑制作用，称为抗体的负反馈调节作用。免疫复合物促进巨噬细胞或 DC 对抗原的清除，降低抗体的分泌；特异性 IgG 可以与 BCR 竞争性结合抗原，抑制抗原对 B 细胞的刺激与活化；免疫复合物中的抗原与 BCR 结合，抗体 Fc 段与同一 B 细胞表面的 $Fc\gamma R \rm{II} B$ 结合，产生抑制性信号。

2. 独特型免疫调节作用　1972 年 Jerne 提出独特型网络学说，认为在抗原刺激发生之前，机体处于一种相对低免疫稳定状态，抗原刺激后打破这种平衡，产生特异抗体，当达到一定量之后将引起抗 Ig 分子独特型免疫应答，产生抗独特型抗体或抗独特型淋巴细胞的克隆，在机体内形成独特型（idiotype, Id）和抗独特型（anti-Id）组成的免疫网络。这使得抗原刺激增殖的淋巴细胞克隆受到抑制，而不至于增殖不受控制，从而能维持免疫应答的稳态。此外，这种调节能够被商业开发利用抗体进行免疫干预。

（二）炎症因子分泌的反馈调节

Toll 样受体（TLR）和病原体相关分子模式（pathogen associated molecular pattern, PAMP）结合激活免疫细胞下游 NF-κB 和 MAP 激酶信号转导，诱导促炎症因子 IL-1，IL-6 和 TNF-α 释放的分泌，引起炎症反应，清除病原体。此外，机体存在反馈调节机制调节整个过程,抑制炎症介质的分泌,终止炎症反应。

(三) 补体对免疫应答的调节

补体活性片段可以上调免疫应答反应,比如 C3b、C4b 和 iC3b 结合吞噬细胞表面的相应受体发挥免疫调理作用;C3d、iC3b、C3dg 以及 C3b 等可形成抗原抗体补体复合物,进一步与 B 细胞表面的 CR1 结合,促进 B 细胞的活化;抗原递呈细胞 CR1 表面膜分子能与原抗体 C3b 复合物结合,提高抗原递呈效率。此外,补体调节蛋白能够抑制补体过度活化。

二、免疫细胞的免疫调节作用

免疫细胞可通过分泌细胞因子以及通过其表达的膜分子或信号转导分子对免疫应答进行直接或间接地调控,从而维持免疫功能的正常进行和体内环境的稳定。

(一) 调节性 T 细胞的免疫调节作用

调节性 T 细胞(Treg)具有下调免疫应答、维持自身免疫耐受以及抑制自身免疫病发生等作用。Treg 具有免疫失能作用(anergic)和免疫抑制作用(suppressive)两大功能,其免疫机制主要体现在五个方面:Treg 抑制效应 T 细胞的活化与增殖;竞争性消耗 IL-1,抑制效应 T 细胞;通过分泌抑制性细胞因子;通过颗粒酶或穿孔素方式介导效应 T 细胞或 APC 的裂解;以减弱共刺激信号及抑制抗原递呈作用等方式负调节 APC,见图 6-1。

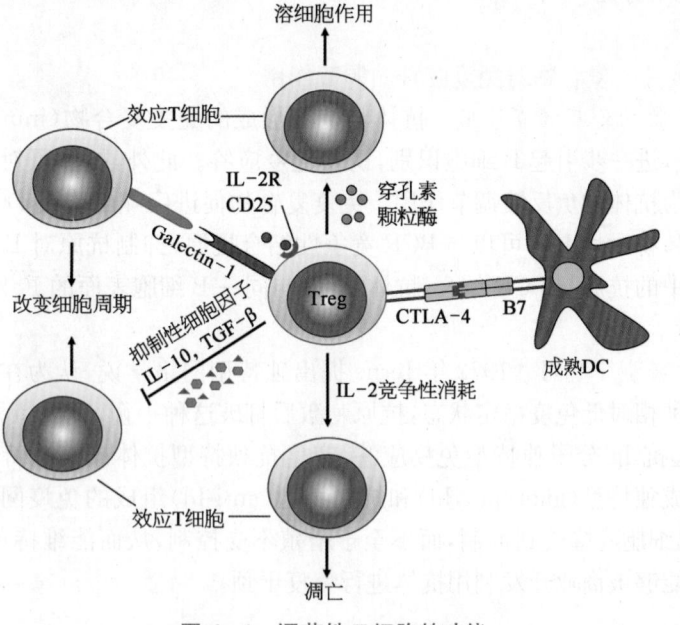

图 6-1 调节性 T 细胞的功能

(二) Th1、Th2 和 Th17 的免疫调节作用

Th1、Th2 是效应 T 细胞,同时具有免疫调节功能,相互之间互为拮抗。Th1 细胞产生

的 IFN-γ 可激活 T_{bet}，促进 IFN-γ 基因转录抑制 IL-4 基因转录。Th2 细胞产生的 IL-4 可激活 IL-4 基因转录抑制 IFN-γ 基因转录。

Th17 的分化依赖于 TGF-β 和 IL-6。Th17 分泌大量 IL-17A，IL-17F，IL-22，IL-21 和 IL-23。IL-21 促进 Th17 的扩增，IL-23 参与维持与稳定 Th17 的特征。此外，分泌的细胞因子能作用于多种免疫或非免疫细胞，发挥免疫调节作用，在组织炎症和自身免疫疾病的发生发展过程中起到重要作用。

(三) 免疫细胞接受表面活化性受体和抑制性受体的调节

免疫细胞活化过程中存在两类功能相反的受体，激活性受体和抑制性受体（表6-1）。

表6-1 免疫细胞的激活性受体和抑制性受体

免疫细胞	激活性受体	抑制性受体
B 细胞	BCR	FcγRⅡ-B
T 细胞	TCR	CTLA-4，KIR
NK 细胞	CD16	KIR，CD94/NKG2
肥大细胞	FcεRⅠ	FcγRⅡ-B，gp49B1

1. 免疫细胞激活或抑制性信号转导调控 免疫细胞的活化或抑制是通过激活性受体和抑制性受体与相应配体结合，最终通过信号转导实现的。细胞活化过程中信号转导涉及蛋白质磷酸化，由蛋白激酶所促成，其脱磷酸化则由蛋白磷酸化酶完成。而两种酶的招募是通过 ITAM 和 ITIM 完成的。胞内段具有 ITAM 的受体与相应配体的结合导致细胞的活化。而胞内段具有 ITIM 的抑制性受体与相应配体的结合导致细胞的抑制。激活性受体→ITAM→PTK→转导活化信号；抑制性受体→ITIM→PTP→转导抑制信号。

2. 各种免疫细胞的抑制性受体及其反馈调节

(1) 共信号分子介导 T 细胞增殖的反馈调节 能够抑制 T 细胞增殖与活化的抑制性受体主要有细胞毒 T 淋巴细胞相关抗原-4（cytotoxic T lymphocyte-associated antigen 4，CTLA-4）、程序性死亡-1a（programmed death 1，PD-1）和 B 和 T 细胞灭活因子（B-and T-lymphocyte attenuator，BTLA）等。抑制性受体 CTLA-4 和 PD-1 与相应配体（CD80/86 和 PD-L1/PD-L2）结合，对 T 细胞活化反馈调节。

(2) B 细胞通过 FcγRⅡ-B 受体实施对特异性体液应答的反馈调节 B 细胞抑制性受体包括 FcγRⅡ-B 和 CD22 等。FcγRⅡ-B 与 BCR 发生交联，胞内段 ITIM 信号转导阻断 B 细胞激活作用。

(3) 杀伤细胞抑制性受体调节 NK 细胞活性，也是通过 ITIM 信号转导。

(4) 其他免疫细胞的调节性受体包括肥大细胞的抑制性受体 FcγRⅡ-B，通过与肥大细胞激活性受体 FcεRⅠ 交联，发挥负调节作用。

(四) 活化诱导的细胞死亡对效应功能的调节

免疫细胞活化和增殖并发挥免疫效应之后自发诱导细胞凋亡的程序性死亡，从而避免免疫细胞过度增殖活化导致过度免疫应答,这样的过程叫活化诱导的细胞死亡(activation induced cell death, AICD)。免疫细胞活化后诱导 Fas 表达增加,Fas 属于死亡受体,其胞内段带有死亡结构域(death domain, DD),以活化的 CTL 或 NK 细胞大量表达和分泌的 FasL (Fas ligand)为配体。当 Fas 和 FasL 结合,可诱导表达 Fas 的细胞发生凋亡。故当淋巴细胞被激活,其细胞膜表面的 Fas 诱导性表达增加,从而被激活 CTL 诱导凋亡,从而限制淋巴细胞的过度增殖,限制免疫应答的效应功能。

三、整体和群体水平的调节

(一) 免疫-内分泌-神经系统的相互作用和调节

免疫系统和机体其他系统能够互为作用,尤其是与神经系统和内分泌系统。神经递质、内分泌激素、受体以及各种免疫细胞和免疫分子之间可构成调节性网络。免疫细胞具有感知不同激素信号的受体,比如皮质类固醇和雄激素能下调免疫反应,而雌激素、生长激素、甲状腺素、胰岛素能增强免疫应答。抗神经递质受体和激素受体的抗体能够与相应配体发生竞争性结合,下调神经传递信号和激素作用。细胞因子比如 IL-1、IL-6 和 TNF-α 可以通过下丘脑-垂体-肾上腺轴线刺激皮质激素的合成,进而下调 Th1 和巨噬细胞的活性。

(二) 免疫应答的遗传控制

MHC 基因多态性是控制免疫应答水平的主要遗传因素。T 细胞受体与 MHC 分子结合的抗原肽复合物制约了 T 细胞的活化。个体 MHC 等位基因差异和群体 MHC 基因的多态性,决定了 MHC 分子结合抗原肽的能力差异,因此导致不同个体产生不同情况的免疫应答;也赋予了群体对不同抗原都具有潜在的免疫应答能力,从而赋予了群体的免疫保护力,从而维持群体"稳态"。

此外,micro RNA(miRNA)也能调节不同的免疫应答,比如 miR-21,miR146,miR150,miR155 等在免疫调节过程中以及在 Th 功能性类群功能表型的"稳态维持"过程中起到非常重要的作用。体现了基因水平的免疫调节。

第二节　免　疫　耐　受

免疫耐受(immunological tolerance)是免疫系统对某些抗原的特异性免疫无应答状态。免疫耐受的主体对象是自身抗原,即自身耐受(self-tolerance)。自身耐受也称天然免疫耐受(natural tolerance)是健康个体的免疫系统对自身抗原的特异性无应答。维持自身耐受的机制包括中枢免疫耐受(central tolerance)和外周免疫耐受(peripheral tolerance)。中枢耐受主要是指淋巴细胞在中枢免疫器官内发育过程中,高亲和力的自身反应淋巴细胞被克隆清除,低亲和力的自身反应淋巴细胞克隆处于无能(anergy)状态,从而不能对自身抗原产生有效的免疫应答。外周耐受主要是指迁移到外周免疫器官的成熟淋巴细胞对自身抗原的免疫应答被抑制,从而无法完成免疫应答过程。

早在 1945 年,美国学者 Owen R 就发现共用胎盘的异卵双生胎牛之间组织不会发生排斥的现象,从而提出外来抗原也可以诱导免疫耐受发生,称为获得性免疫耐受(acquired tolerance)。获得性耐受是免疫系统对外来抗原(尤其体表及黏膜表面经常接触的抗原)也能逐渐适应,最终建立特异性的无反应状态。免疫耐受的形成和维持受到免疫调剂作用的精细调控,自身耐受的打破以及病原生物和肿瘤诱导获得性耐受,都将导致疾病发生。

一、免疫耐受的形成

(一)胚胎期及新生期接触抗原所致的免疫耐受

在胚胎期,未成熟的自身免疫应答细胞接触自身抗原后,导致克隆清除,形成对自身抗原的免疫耐受。1945 年 Ray Owen 首先报道了异卵双生小牛血型嵌合体现象,彼此进行皮肤移植不发生排斥反应,因此提出在胚胎期接触同种异型抗原所致的免疫耐受。不久,英国免疫学家 Peter Medawar 等通过实验验证了免疫耐受现象,将 CBA 品系小鼠的骨髓输给新生期的 A 品系小鼠,8 周后,给 A 品系小鼠移植 CBA 品系小鼠的皮肤,此移植的皮肤能长期存活,不被排斥(图 6-2),Medawar 等人的实验不仅证实了 Owen 的观察,而且进一步揭示了当体内的免疫细胞处于发育阶段时,可人工诱导免疫细胞对"非己"抗原产生耐受。此研究成果使得 Medawar 获得 1960 年的诺贝尔生理奖或医学奖。

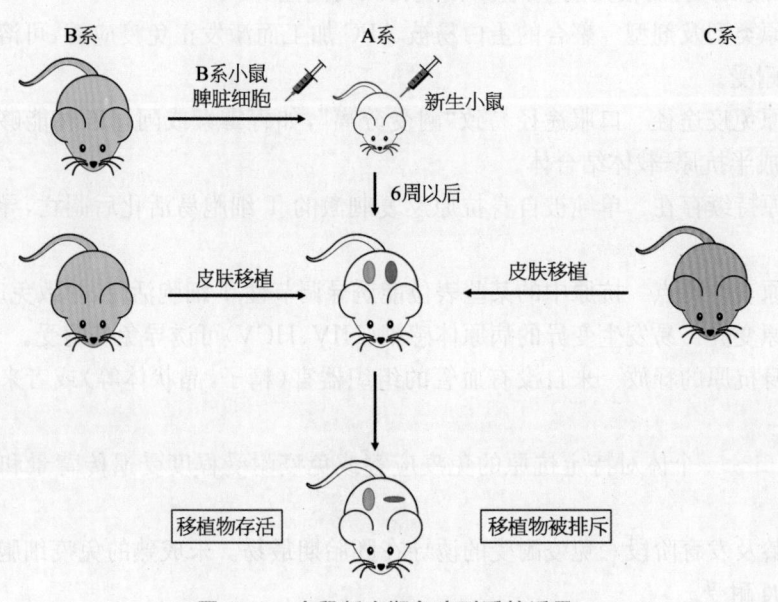

图 6-2 小鼠新生期免疫耐受的诱导

(二)后天接触抗原导致的免疫耐受

1. 抗原因素

(1)抗原剂量 影响免疫耐受的形成。

1)低带耐受及高带耐受 抗原剂量过低和过高均会导致耐受。抗原剂量过低不足以激活 T、B 细胞的耐受,称为低带(low-zone)耐受(图 6-3)。抗原剂量过高诱导应答细胞凋亡或 Treg 细胞活化,从而抑制免疫应答,称为高带(high-zone)耐受(图 6-2)。

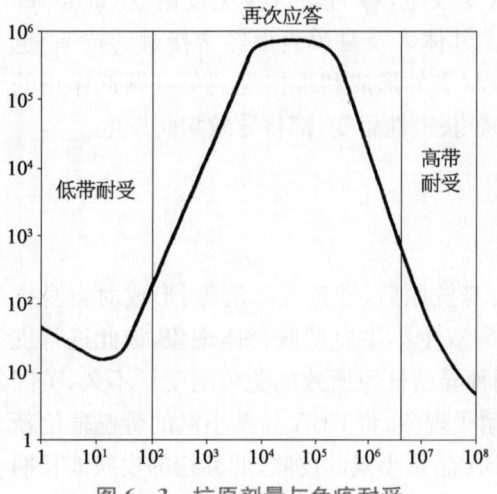

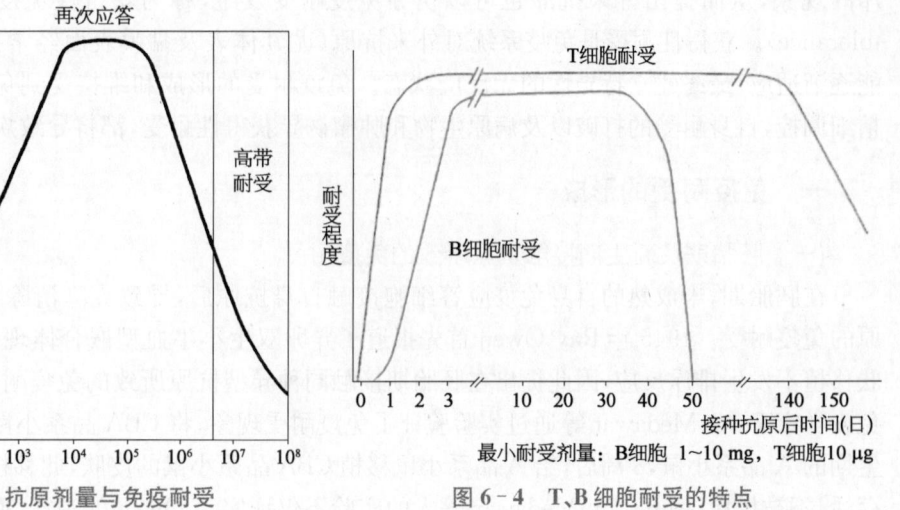

最小耐受剂量：B细胞 1~10 mg，T细胞10 μg

图 6-3 抗原剂量与免疫耐受　　　　　图 6-4 T、B 细胞耐受的特点

2）B 细胞耐受及 T 细胞耐受。T 细胞易于诱导耐受，所需抗原剂量低，耐受持续时间长；诱导 B 细胞耐受，需较大剂量抗原，耐受持续时间短（图 6-4）。

（2）抗原类型及剂型　聚合的蛋白易被 APC 加工而激发正免疫应答，可溶性单体蛋白易诱导免疫耐受。

（3）抗原免疫途径　口服途径易致"耐受分离"，如青霉素或阿司匹林能够和机体自身蛋白结合形成半抗原-载体结合体。

（4）抗原持续存在　单纯被自身抗原反复刺激的 T 细胞易活化后凋亡，导致特异性免疫耐受。

（5）抗原表位特点　抗原中的某些表位能诱导调节性 T 细胞活化，导致免疫耐受。

（6）抗原变异　易发生变异的病原体感染（HIV、HCV）可诱导免疫耐受。

（7）自身抗原的释放　来自没有血管的组织器官（精子，晶状体等）或者来自病毒裂解机体细胞。

2. 机体因素　个体对特定抗原的免疫应答或免疫耐受程度受遗传背景和客观环境的影响。

（1）年龄及发育阶段　免疫耐受的诱导在胚胎期最易。未成熟的免疫细胞比成熟细胞更易发生免疫耐受。

（2）生理状态　单独应用抗原不易诱导成年个体耐受，与免疫抑制措施联合则可诱导耐受。

（3）遗传背景　某种遗传背景的个体对特定抗原呈先天耐受。

二、免疫耐受机制

根据免疫耐受形成时期不同，免疫耐受分为：中枢耐受（central tolerance）和外周耐受（peripheral tolerance）。中枢耐受是指胚胎期及出生后 T 细胞、B 细胞在中枢免疫器官发育过程中遇自身抗原所形成的耐受。外周耐受是指成熟的 T 细胞、B 细胞遇内源性或外源性抗原,不产生免疫应答,而显示免疫耐受。

(一) 中枢耐受

T 细胞、B 细胞在胸腺和骨髓内发育过程中,大部分自身反应性 T 细胞、B 细胞在阴性选择阶段(negative selection)时被删除,产生中枢性耐受。中枢性耐受的破坏可导致自身免疫病。胸腺 T 淋巴细胞前体(又叫胸腺细胞)开始表达重组激活基因(RAG)蛋白酶并且开始重组 αβ TCR T 细胞受体基因。既不表达 CD4 分子又不表达 CD8 分子的胸腺细胞被称为双阴性(DN)胸腺细胞。双阴性胸腺细胞增殖,经过大约 20 个细胞分裂,开始组装 TCR β 链,仅仅表达了 TCR β 链的双阴胸腺细胞将会进入下一步开始同时表达 CD4 和 CD8 分子,被称为双阳性(DP)胸腺细胞,双阳性胸腺细胞开始表达 TCR α 链和 TCR,此时随机重组的 TCR 受体被称为种系 TCR 受体库(Germline repertoire)。这些淋巴细胞进行阳性和阴性选择,少于 5% 的细胞得以被选择而存活,离开胸腺成为 naive 成熟 T 细胞。除了 αβ T 细胞,自然杀伤 NK T 细胞和 γδ T 细胞也在胸腺里发育,过程稍微不同。

双阳性胸腺 T 细胞和胸腺皮层上皮细胞(thymic epithelial cell, TEC)相互作用,通过 TCR 上皮细胞 MHC 分子与自身抗原肽复合物相结合。双阳性胸腺 T 细胞内激活 RAG 蛋白酶,TCR 受体 α 链被持续地重排,增大 TCR 受体与上皮细胞自身 MHC 分子结合的可能性。只有当 TCR 受体与上皮细胞 MHC 分子与自身抗原肽复合物共同结合后,RAG 蛋白酶表达才会停止,T 细胞开始表达特定的 αβ TCR 受体。当 TCR 受体与上皮细胞 MHC 分子/自身内源性蛋白复合物共同结合对于双阳性胸腺 T 细胞接收存活信号是必需的,这被称为阳性选择(positive selection)。阳性选择过程中双阳性胸腺 T 细胞 TCR 受体和上皮细胞 MHC 分子/自身抗原肽复合物之间发生轻微的结合力,那些没有结合力的或者强结合力的 T 细胞会收到死亡信号从而导致细胞凋亡,前者被称为忽视性死亡(death by neglect),后者被称为阴性选择(negative selection)。

MHC 分子自身抗原肽复合物对于阳性选择和阴性选择是必须的。自身抗原肽的来源有两种。一种是来自体内组织细胞普遍表达的自身抗原,另一种是只在特定组织表达的特异性抗原。一种被称为自身免疫调节因子(autoimmune regulator, AIRE)的转录调控分子,可使胸腺髓质上皮细胞表达一般仅在外周组织特异表达的抗原,比如胰岛素、腮腺蛋白、甲状腺球蛋白等。

(二) 外周耐受

中枢性免疫耐受是不完全的。在中枢免疫器官中未被删除的自身反应性成熟 T、B 细胞进入外周后受到外周耐受的制约。外周耐受机制如下。

1. 克隆清除 自身反应性淋巴细胞在外周遭遇自身抗原后,如果自身抗原高水平表达,且与 TCR 具有高亲和力,经 APC 提呈后将为 T 细胞活化提供有效的第一信号,若 APC 因某种原因不能提供足够强度的第二信号,T 细胞不仅不能被活化,反而会被诱导凋亡。若高水平的自身抗原导致 B 细胞受体广泛交联,且缺失 T 细胞提供的辅助信号,B 细胞也将被诱导发生凋亡。

2. 免疫忽视 免疫系统对低水平抗原或亲和力抗原不发生免疫应答的现象称为免疫忽

视。自身抗原表达水平很低，不能有效活化相应的 T 细胞或 B 细胞，即发生免疫忽视。

3. 克隆失能　在外周，自身反应性 T 细胞、B 细胞常以克隆失能状态存在。自身抗原特异性 T 细胞、B 细胞在识别抗原时，如缺乏第二信号而不能充分活化，呈克隆失能状态。

4. 免疫调节细胞的作用　调节性 T 细胞(regulatory T cells, Treg)具有负调节作用，抑制免疫反应，尤其对自身免疫反应的抑制。Treg 可分为两种，天然调节性 T 细胞(nTreg)和诱导型调节性 T 细胞(iTreg)。nTreg 在胸腺里自然分化而成，在周围组织 CD4$^+$ T 细胞中占到 5%～10%，天然调节性 T 细胞一般经细胞间的直接接触抑制发挥免疫抑制作用。除了胸腺自然分化的 nTreg，成熟 T 细胞离开胸腺后也可以经诱导获得调节性 T 细胞的表型和功能，被称为 iTreg。由初始 T 细胞诱导产生的 iTreg 主要通过分泌 TGF - β 和 IL - 10 等免疫抑制性细胞因子发挥免疫抑制功能。此外，除了 Treg，调节性 B 细胞、调节性 DC、髓源性抑制细胞(myeloid-derived suppressor cell, MDSC)也起到一定免疫调节作用。

5. 免疫豁免部位的抗原在生理条件下不引起免疫应答　脑、眼前房等免疫隔离部位的抗原因双重机制而处于免疫耐受状态。

(1) 生理屏障(如血脑屏障)阻止免疫豁免部位内的抗原进入淋巴和血液循环，阻止免疫细胞进入豁免部位。

(2) 局部微环境易诱导免疫偏离，促进 Th2 型反应，抑制 Th1 型反应。

(3) 表达 Fas 配体，诱导表达 Fas 的淋巴细胞凋亡。

(4) 产生 TGF - β 为主的抑制性细胞因子，或通过表达 PD-1 配体抑制 T 细胞应答。

6. 细胞因子　抑制性细胞因子、细胞存活因子和生长因子的水平(比如 IL - 17 和 BAFF)影响到 T 细胞、B 细胞的存活，进而影响免疫耐受，导致自身免疫疾病。

7. 信号转导　T 细胞和 B 细胞在活化过程中受到负调节信号分子(比如 CTLA - 4)的调控，如果出现问题将会导致免疫耐受的破坏。

三、免疫耐受与临床医学

免疫耐受与临床疾病的发生、发展和转归密切相关。丧失对自身抗原的生理性耐受是自身免疫病发生的根本原因，对病原体抗原和肿瘤抗原的病理性耐受则可能阻碍正常免疫防御和免疫监视功能的有效发挥，导致慢性持续性感染和肿瘤的发生和发展，而在器官移植中应诱导抗原特异性免疫耐受防止移植物被排斥。临床上应根据具体情况分别采用建立免疫耐受和打破免疫耐受的治疗方法。

(一) 诱导免疫耐受

1. 口服或静脉注射抗原　口服免疫原可在导致局部肠道黏膜特异性免疫的同时抑制全身免疫应答，适用于自身免疫病的治疗。器官移植前，静脉注射供者来源的血细胞，能一定程度上抑制受者对同种异型抗原的免疫应答延长移植物的存活。

2. 使用可溶性抗原或自身抗原肽的拮抗肽　可溶性蛋白抗原不导致淋巴细胞活化，常引起耐受。应用拮抗肽阻断自身抗原肽诱导免疫应答。

3. 阻断共刺激信号　阻断 T 细胞、B 细胞活化所需的共刺激信号诱导免疫耐受。

4. 诱导免疫偏离　使用一些细胞因子诱导免疫应答向 Th2 型偏离，并抑制 Th1 和

Th17 细胞的分化和功能。

5. 骨髓和胸腺移植　移植同种异型骨髓和胚胎胸腺,建立或恢复免疫耐受,适用于同种异型器官移植和自身免疫病。

6. 过继输入抑制性免疫细胞　在体外扩增 Treg,再输入到受者体内,有助于自身免疫病的控制。输入耐受性树突状细胞、巨噬细胞或间充质干细胞等同样有利于免疫耐受的建立。

(二) 打破免疫耐受

1. 阻断免疫抑制分子　针对 CTLA-4、PD-1 等分子的封闭抗体阻断这些负向调节分子对免疫应答的抑制作用。

2. 激活共刺激信号　采用共刺激分子的激动性抗体可以增强抗原特异性的 T 细胞应答。

3. 减少 Treg 的数量或抑制 Treg 的功能　部分去除体内的 Treg,增强免疫应答。逆转 Treg 的抑制功能增强抗肿瘤免疫。

4. 增强树突状细胞(DC)的功能　应用免疫佐剂和刺激 TLR 的分子可促进 DC 成熟。上调细胞表面 MHCⅡ类分子和共刺激分子的表达,使耐受信号转变为激活信号。

5. 细胞因子及其抗体的合理使用　细胞因子及细胞因子抗体的合理应用:IFN-γ、IL-12 和 GM-CSF 等细胞因子能分别促进 APC 提呈抗原、诱导 Th1 产生、促进 CTL 功能,可用于肿瘤治疗;抗 TGF-β 抗体治疗肿瘤。

(程新华)

下　篇

篇　下

第七章
疫苗与抗体工程

疫苗和抗体制备技术是重要的免疫学技术，其在疾病预防、生命科学研究、抗体药物和治疗性疫苗研发和疾病的临床治疗等领域具有重要的作用。而对抗原和抗体的生物学特性的全面认识和理解是应用疫苗和抗体工程技术的基础。本章从抗原、抗体、疫苗和抗体工程等方向展开介绍。

第一节 概 述

一、抗原

抗原（antigen，Ag）是指所有能诱导机体发生适应性免疫应答的物质。通常作为抗原受体（TCR/BCR）的配体，被 T/B 淋巴细胞特异性识别与结合，并诱导 T/B 细胞活化、增殖、分化，产生免疫应答效应产物（特异性淋巴细胞或抗体），并能与效应产物在体内外发生特异性结合。

抗原物质具备两个重要特性：免疫原性（immunogenicity）和免疫反应性（immunoreactivity）。免疫原性指抗原诱导机体产生适应性免疫应答，产生活化的 T/B 细胞或抗体的能力；免疫反应性是指抗原与相应的免疫应答效应物质（活化的 T/B 细胞或抗体）在体内外特异性结合的能力。同时具有免疫原性和免疫反应性的物质称为免疫原（immunogen），又称完全抗原（complete antigen）；仅具备免疫反应性而不具备免疫原性的物质，称为不完全抗原（incomplete antigen），又称半抗原（hapten）。半抗原若与大分子蛋白质或非抗原性的多聚赖氨酸等载体交联或结合也可成为完全抗原，此为载体效应。例如：许多小分子化合物及药物（青霉素等）属于半抗原，其与血清蛋白结合可成为完全抗原。

（一）抗原的性质

自然界中物质种类繁多，但是并不是所有物质都可以作为抗原，一种物质作为抗原一般须具备下列性质。

1. 异物性 免疫系统具有识别"自己"和"非己"的能力，通常只有"非己"物质才能有效激活适应性免疫应答。异物性是物质成为抗原的重要条件。通常抗原来源与宿主种系关系越远,免疫原性越强;反之,种系关系越近免疫原性越弱。但异物性并不仅指异体成分,在胚胎期未与免疫活性细胞充分接触过的物质或自身成分发生改变与修饰能被其免疫系统识别的物质也可被视为异物。

2. 特异性　抗原特异性(antigenic specificity)指抗原与抗原受体专一性结合,诱导产生特异性免疫应答并与免疫应答产物发生专一结合的特性。抗原特异性是免疫应答最突出的特点,决定抗原特异性的物质基础是抗原分子中的抗原表位。

抗原表位(epitope),又称抗原决定基(antigenic determinant, AD)指抗原分子中决定抗原特异性的特殊化学基团。抗原通过抗原表位与相应的淋巴细胞表面的抗原受体结合,从而激活淋巴细胞,引起免疫应答。抗原也借表位与相应抗体或致敏淋巴细胞发生特异性结合而发挥免疫效应。表位通常由 5~15 个氨基酸残基组成,也可由多糖残基或核苷酸组成。

根据抗原表位结构不同,分为连续性抗原表位和不连续性抗原表位。连续性表位又称线性表位,是由肽链上顺序连续的氨基酸组成。不连续性抗原表位又称构象表位,是由那些空间邻近但顺序上不连续的氨基酸组成(图 7-1)。免疫应答过程中,根据抗原表位是否被 TCR、BCR 识别,分为 T 细胞表位和 B 细胞表位,能被 TCR 识别的称为 T 细胞表位,能被 BCR 识别的称为 B 细胞表位。

3. 一定的理化性状　抗原的分子量、化学属性、分子组成、分子构象、易接近性和物理性状等理化性质可影响抗原的抗原性。抗原的化学属性通常为蛋白质、多糖和脂类,一般情况下分子量大于 10 kD,分子组成结构较复杂的含有环状结构的蛋白质具有较强的抗原性。核酸多无免疫原性,而与蛋白质结合则具有免疫原性。聚合状态的蛋白质强于单体;颗粒性抗原强于可溶性抗原。

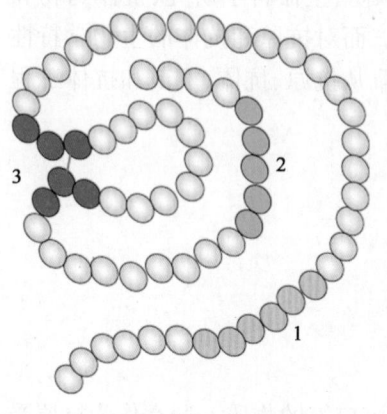

图 7-1　抗原分子线性构象位示意图

1、2 线性表位;3 构象表位

分子构象指抗原表位的三维结构,其决定该抗原分子能否与相应淋巴细胞表面抗原受体相互吻合,从而启动免疫应答。因此,抗原分子构象的细微变化,可能导致其免疫原性发生改变。易接近性指抗原表位与 BCR 相互接触的难易程度。抗原氨基酸残基的位置和距离能够影响抗原与 BCR 的空间结合,进而影响抗原的免疫原性。

(二) 抗原的分类

抗原种类很多,依据抗原不同的特性与分类原则,将抗原分为不同种类。

1. 根据抗原与抗原提呈细胞的关系分类

(1) 外源性抗原(exogenous antigen)　指来自机体细胞外的抗原。可被 APC 以吞噬、吞饮及受体介导的胞吞方式摄入至细胞浆中,与 MHC-Ⅱ类分子结合,形成稳定的抗原肽-MHCⅡ类分子复合物,提呈给 CD4+ T 细胞。

(2) 内源性抗原(endogenous antigen)　指细胞内合成的抗原,如病毒感染的细胞所合成的病毒蛋白、肿瘤细胞合成的肿瘤抗原以及胞内某些自身成分等。可与 MHC-Ⅰ类分子结合形成复合物,供 CD8$^+$ T 细胞的 TCR 识别。

2. 根据抗原与机体的亲缘关系分类

(1) 异种抗原(xenogenic antigen) 与宿主不是同一种属的抗原物质,如各种病原微生物及其外毒素、类毒素、异种动物血清抗毒素等,对人而言,种属关系远,为异种抗原。通常情况下,异种抗原的免疫原性比较强,容易引起较强的免疫应答。

(2) 同种异型抗原(allogenic antigen) 同种间不同个体存在的各种组织成分的抗原性差异,称同种异型抗原。人类重要的同种异型抗原有 ABO 血型抗原、Rh 血型抗原和主要组织相容性抗原等。

(3) 自身抗原(autoantigen) 能诱导宿主发生免疫应答的自身成分称为自身抗原。正常情况下,机体免疫系统不会对自身正常组织、细胞或分子产生免疫应答,但当机体受到外伤、微生物感染、药物等刺激时,自身结构改变,或者免疫系统异常而使免疫系统将自身物质当做抗原性异物来识别,诱发自身免疫应答。主要有 3 种类型:① 自身隐蔽抗原。如眼葡萄膜色素蛋白、甲状腺球蛋白、精子等,在正常情况下它们与血液和免疫系统相对隔绝,但当其在外界作用情况下进入血液而暴露时,可能会被免疫细胞识别为异物;② 自身修饰抗原。自身组织的分子结构在感染、药物、外伤或辐射等影响下而发生改变,形成或暴露出新的抗原表位;③ 自身正常物质。当体内淋巴细胞异常,不能识别自己与非己,则对自身正常物质出现免疫应答,也会引起自身免疫病。

(4) 异嗜性抗原(heterophilic antigen) 存在于不同种属之间的共同抗原。最初是由 Forman 发现,故又名 Forssman 抗原。例如,溶血性链球菌的细胞膜与肾小球基底膜及心肌组织有共同抗原存在,故抗链球菌抗体可与心、肾组织发生交叉反应,引起肾小球肾炎或心肌炎;大肠杆菌脂多糖与人结肠黏膜有共同抗原存在,在感染后有可能导致溃疡性结肠炎的发生。

3. 根据抗原激活机体免疫应答对 T 细胞的依赖性分类

(1) 胸腺依赖性抗原(thymus dependent antigen,TD‐Ag) 绝大多数蛋白质抗原如血清球蛋白、病原微生物等,需要依赖 T 细胞的辅助才能刺激 B 细胞分化为浆细胞产生抗体,称为胸腺依赖性抗原,又称 T 细胞依赖性抗原。

(2) 非胸腺依赖性抗原(thymus independent antigen,TI‐Ag) 某些抗原激活 B 细胞产生抗体不需要 T 细胞的辅助,称为非胸腺依赖性抗原,又称非 T 细胞依赖性抗原。如细菌脂多糖、肺炎球菌荚膜多糖、聚合鞭毛素等。

4. 其他分类 根据抗原理化性质分类,可将抗原分为颗粒性抗原和可溶性抗原;根据抗原分子的化学性质,可将抗原分为蛋白质抗原、多糖抗原和核酸抗原等;根据制备方法不同,可将抗原分为天然抗原、人工抗原和合成抗原;根据抗原引起免疫应答的类型可分为变应原(诱导变态反应)与耐受原(诱导机体产生免疫耐受)。

(三) 非特异性免疫刺激剂

非特异性免疫刺激剂是指能激活多数或全部 T 淋巴细胞或 B 淋巴细胞克隆,不受 TCR 或 BCR 特异性限制的非特异性刺激物质,包括超抗原、佐剂和丝裂原等。

1. 超抗原 仅需极低浓度(1～10 纳克/毫升)即可使宿主总 T 细胞库中 2%～20% 的 T

细胞克隆活化,产生极强免疫应答的抗原物质,称为超抗原(superantigen,SAg)。其实质是通过与 MHC-Ⅱ类分子和 TCR-Vβ 结合,刺激表达有特殊 TCR-Vβ 的 T 细胞亚群活化的一类多克隆激活剂。

2. 佐剂 佐剂(adjuvant),即非特异性免疫增强剂,指那些同抗原一起或预先注入机体内能增强机体对抗原的免疫应答能力或改变免疫应答类型的物质。佐剂已被广泛应用于大多数灭活疫苗的制备中,有利于增强抗原的免疫原性,促进诱导免疫应答发生。

3. 丝裂原 丝裂原(mitogen)是一类能够在体外刺激静止的淋巴细胞转化为淋巴母细胞并进行有丝分裂的物质,属于非特异性的淋巴细胞多克隆激活剂,能够与 T 细胞、B 细胞表面表达多种丝裂原受体相互作用,激活某一类淋巴细胞的全部克隆。如:丝裂原为刀豆蛋白 A(ConA)、植物血凝素(PHA)、美洲商陆(PWM)是人 T 细胞的丝裂原;葡萄球菌蛋白 A(SPA)是人 B 细胞的丝裂原等。

二、疫苗

疫苗是将病原微生物(如细菌、立克次氏体、病毒等)及其代谢产物,经过人工减毒、灭活或利用基因工程等方法制成刺激物用于预防传染病的自动免疫制剂。疫苗保留了病原微生物刺激动物体免疫系统的特性。当动物体接触到这种不具伤害力的病原微生物刺激物后,免疫系统便会产生如免疫激素、活性生理物质、特殊抗体等保护物质,并形成记忆性免疫细胞;动物再次接触到这种病原微生物时,动物体的免疫系统便会依循其原有的记忆,制造更多的保护物质来阻止病原微生物的伤害。因此,接种疫苗被认为是最有效、最经济的疾病预防手段。

(一)疫苗的基本成分

疫苗的基本成分包括抗原、佐剂、防腐剂、稳定剂、灭活剂及其他成分等。

1. 抗原 抗原是疫苗最主要的有效活性组分,是决定疫苗的特异免疫原性物质。抗原应能有效地激发机体的免疫反应,包括体液免疫或/和细胞免疫,产生保护性抗体或致敏淋巴细胞,最后产生抗特异性抗原的保护性免疫。免疫原性较强的抗原有各类蛋白质、多糖等,类脂则较差。有些免疫原性较弱的抗原可以通过与佐剂合用来增强免疫应答。

2. 佐剂 佐剂能增强抗原的特异性免疫应答、增强抗体应答、增强疫苗的黏膜传递、增进免疫接触和增强抗原的免疫原性等。理想的佐剂除了应有确切的增强抗原免疫应答作用外,应该是无毒、安全的,且必须在非冷藏条件下保持稳定。目前疫苗中最常用的佐剂为铝佐剂和油制佐剂,新型佐剂包括细菌毒素、CpG 序列、脂质体以及细胞因子等。

佐剂种类很多,经常包括:① 无机佐剂,如氢氧化铝、明矾、磷酸铝等;② 生物性佐剂,如分枝杆菌(卡介苗菌等)、短小棒状杆菌、百日咳杆菌、革兰阴性杆菌内毒素等;③ 人工合成佐剂,如双链多聚肌苷酸、胞苷酸、双链多聚腺苷酸等;④ 脂质体,如免疫刺激复合物等;⑤ 油剂,如弗氏佐剂、花生油乳化佐剂、矿物油、植物油、羊毛脂等。其中,弗氏佐剂又可分为弗氏不完全佐剂和弗氏完全佐剂,是目前动物实验中最常见的佐剂。弗氏不完全佐剂是石蜡油或植物油等与乳化剂相混合而成,当其与抗原混合即成为油包水乳剂,用于免疫注射;在不完全佐剂中加入灭活的分枝杆菌(如卡介苗菌)则成为弗氏完全佐剂。

佐剂加强免疫反应是一个十分复杂的过程，到目前为止，佐剂的作用机制还不是十分清楚。但是积累的试验结果表明佐剂有以下几种作用机制：① 延长抗原在体内的存留期，保持对免疫系统的持续激活作用；② 增强抗原的摄取和提呈；③ 诱导 T 细胞分化增殖，形成效应细胞，产生淋巴因子，诱导 B 细胞对 Th 细胞的敏感性，从而增强对抗原的免疫应答，提高抗体水平。

佐剂已被广泛应用于大多数灭活疫苗的制备中，但其本身的发展却非常缓慢。到目前为止，被批准应用于人类的佐剂包括铝盐佐剂、水包油乳液（MF59，AS03 和 AF03）、病毒体、AS01 和 AS04。疫苗与佐剂联合时一些局部反应、IgE 抗体反应和安全性等问题仍不容忽视，因此研发安全、有效激活免疫系统且便于生产与使用的新型免疫佐剂仍是今后研究重点。

3. 杀菌剂和防腐剂　防腐剂用于防止外来微生物的污染。一般液体疫苗为避免在保存期间微量污染的细菌繁殖，均加入适宜的防腐剂。大多数的灭活疫苗都使用防腐剂，如硫柳汞、2 - 苯氧乙醇、氮仿等。

4. 保护剂或稳定剂　为保证作为抗原的病毒或其他微生物存活并保持免疫原性，疫苗中常加入适宜的稳定剂或保护剂，如冻干疫苗中常用的乳糖、明胶、山梨醇等。

5. 灭活剂　灭活病毒或细菌抗原的方法除了可用物理方法如加热、紫外线照射等之外，也常采用化学方法灭活。常用的化学灭活试剂有丙酮、酚、甲醛等，这些物质对人体有一定毒害作用，因此在灭活抗原后必须及时从疫苗中除去，并经严格检测，以保证疫苗的安全性。

6. 疫苗在制备时还需使用缓冲液、盐类等非活性成分。缓冲液的种类、盐类的含量都可影响疫苗的效力、纯度和安全性，因此都有严格的质量标准。

（二）疫苗的基本特点

疫苗的基本特点包括免疫原性、安全性、稳定性及广泛应用性。

1. 免疫原性　免疫原性由疫苗的抗原所决定，指疫苗接种进入机体后引起抗体产生免疫应答的强度和持续时间。影响免疫原性强弱的因素包括机体的因素和疫苗的因素。

2. 安全性　安全性包括疫苗本身的安全和接种的安全。大多数疫苗主要用于儿童和健康人群，因此其安全性要求极高。绝大多数国家以不允许因接种疫苗而发生的死亡率超过百万分之一作为安全标准之一。

3. 稳定性　疫苗必须保持稳定，以保证经过一定时间的疫苗贮存和冷藏运输过程后疫苗仍能保持有效的生物活性。稳定性是衡量疫苗质量的一个重要指标。

4. 广泛应用性　当某种传染病流行时，对流行区域的健康人群和易感者进行接种，在保护接种者个人的同时，随着接种人数的增加，当产生免疫的人数达到人群的 80% 以上时，整个人群形成一个免疫屏障，形成群体免疫，避免疾病的流行与传播。

（三）疫苗的类型

疫苗根据其功能一般可分为预防性疫苗和治疗性疫苗。预防性疫苗接种者为健康个体或新生儿，主要用于疾病的预防；治疗性疫苗接种者为患者，主要用于患病的个体，用于疾病的治疗。根据技术特点分为传统疫苗和新型疫苗。传统疫苗大多由明确致病机制的病原体制成,基本分为:减毒活疫苗、灭活疫苗和传统亚单位疫苗。新型疫苗则依赖于基因工程,利用重组 DNA 技术人工产生所需的病原体或抗原,包括:重组亚单位疫苗、合成肽疫苗、重组基因工程活疫苗和核酸疫苗等,大部分处于研发阶段,仍然需要进一步的基础研究和临床实验进行验证。

三、抗体

抗体是由抗原进入机体刺激 B 细胞分化增殖为浆细胞而合成并分泌的一类能与相应抗原发生特异性结合并产生免疫效应的糖基化球蛋白。抗体主要分布于体液(血液、淋巴液、组织液及黏膜的外分泌液)中。

(一) 抗体的基本结构

抗体的基本结构是"Y"形四肽链结构,由 2 条相同的重链和 2 条相同的轻链以二硫键连接而成。轻链与重链都含有一系列重复的、同源性的结构单元,每一单元大约含 110 个氨基酸残基,独立折叠成球状,称为免疫球蛋白样结构域。所有结构域都含有两层带有 3～5 股反平行的多肽链的 β 折叠结构(图 7 - 2)。

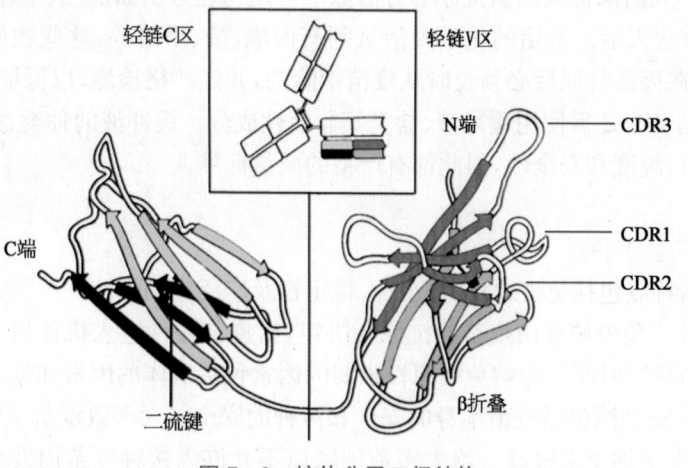

图 7 - 2　抗体分子二级结构

1. 重链和轻链

(1) 轻链　轻链(light chain,L)大约由 214 个氨基酸残基组成,分子量约为 25 kD,含有 2 个结构域。轻链可分为 κ 链与 λ 链 2 种,可将 Ig 分为 κ 与 λ 两个型(type)。一个天然抗体分子上轻链类型总是相同的,但在同一个体内可存在分别带有 κ 或 λ 链的抗体分子。根据 λ 链恒定区个别氨基酸的差异,λ 型可分为 λ1～λ4 四个亚型(subtype)。

(2) 重链　重链(heavy chain,H)含 450～550 个氨基酸残基,分子量为 55～75 kD,含有 4～5 个结构域。根据重链抗原性的差异可将其分为 5 类:μ 链、γ 链、α 链、δ 链和 ε 链,并以此将 Ig 相应地分为 IgM、IgG、IgA、IgD 和 IgE 五类(class)。五类 Ig 的氨基酸序列、二硫键位置和数目等不同,其抗原性也不相同。人 IgG 也可分为 IgG1～IgG4 四个亚类(subclass),IgA 分为 IgA1 和 IgA 两个亚类。

2. 可变区和恒定区 通过对重链和轻链的氨基酸序列比较分析，发现：重链和轻链靠近 N 末端序列变化很大，称此区为可变区（variable region，V 区）；靠近 C 末端氨基酸序列则相对稳定，变化很小，称此区为恒定区（constant region，C 区）（图 7-3）。

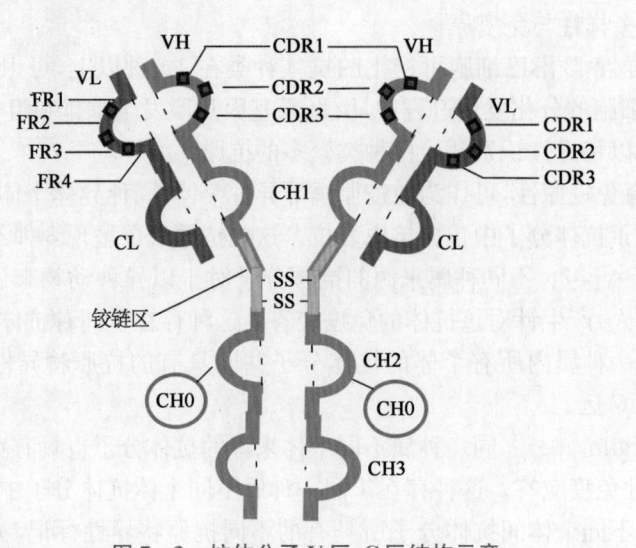

图 7-3 抗体分子 V 区、C 区结构示意

CDR 为互补决定区，FR 为骨架区

（1）可变区 位于重链靠近 N 端的 1/4 和轻链靠近 N 端的 1/2 区域。每个 V 区含有 1 个结构域，重链和轻链的 V 区分别称为 VH 和 VL。V 区氨基酸序列和结构存在较大差异，具有对不同抗原的识别和结合特性。在 VH 和 VL 中各有 3 个区域的氨基酸组成和排列顺序具有很高的变化程度，这些区域称为高变区（hypervariable region，HVR）或互补决定区（complementarity determining region，CDR），分别用 HVR1（CDR1）、HVR2（CDR2）和 HVR3（CDR3）表示。VH 和 VL 上的 6 个 HVR 共同构成了一个抗原表位的结合位点，决定了 Ig 识别抗原的特异性。因为组成抗体的两条重链和两条轻链完全相同，因此一个抗体分子的单体含有两个完全相同的抗原结合位点。

（2）恒定区 位于重链靠近 C 端的 3/4 和轻链靠近 C 端的 1/2 区域。重链和轻链的 C 区分别称为 CH 和 CL。不同类抗体的 CH 长度不同。C 区氨基酸组成和排列顺序在同一种属动物中是比较恒定的，如人抗白喉外毒素的抗毒素 IgG 与人抗破伤风外毒素的抗毒素 IgG，虽然 V 区不相同（抗原识别的特异性不同），但其 C 区的结构是相同的，即具有相同的免疫原性，应用马抗人 IgG 第二抗体均能与这两种抗不同外毒素的 IgG 发生结合，这是制备荧光素、同位素、酶等标记第二抗体的重要基础。

3. 铰链区 在重链的链间二硫键连接处附近，CH1 与 CH2 之间，有一个富含脯氨酸，不形成 α 螺旋，易发生伸展及一定程度的转动的铰链区（hinge region）。当抗原抗体发生结合时，铰链区变化，改变 Y 形两个臂间的距离，达到能同时结合两个相同的抗原表位。IgG、IgA、IgD 含有铰链区而 IgM 和 IgE 无铰链区。

除了基本结构，分泌型 IgA（SIgA）二聚体和 IgM 五聚体还含有其他辅助成分，如 J 链和分泌片。J 链（joining chain）可连接单体抗体分子成二聚体或多聚体。分泌片（secretory piece)是 IgA 二聚体在穿越黏膜上皮细胞过程中从黏膜上皮细胞获得的糖肽,与二聚体连接,介导 IgA 二聚体的跨黏膜转运,并能够保护 SIgA,使之不被蛋白水解酶降解。

(二) 抗体的多样性与免疫原性

抗体具有多样性,B 淋巴细胞可产生的抗体种类在 10^8 种以上,可识别不同的抗原。抗体多样性是在 B 细胞的分化发育过程中,Ig 胚系基因片段发生重排和组合的结果,从而产生数量巨大的抗体,以特异性识别环境中种类繁多的抗原。

抗体本身具有免疫原性,可作为免疫原诱导异种个体、同种异体个体及自身发生免疫应答,其结构基础在于抗体分子中包含抗原表位。这些抗原表位呈现 3 种不同血清型。

1. 同种型(isotype) 不同种属来源的抗体分子对于以异种动物来说具有免疫原性,可刺激异种动物(或人)产生针对该抗体的免疫应答。这种存在于同种抗体分子中的抗原表位称为同种型,是同一种属内所有个体的抗体分子共同具有的抗原特异性标记,为种属型标志,存在于抗体的 C 区。

2. 同种异型(allotype) 同一种属不同个体来源的抗体分子也具有免疫原性,可刺激不同个体产生特异性免疫应答。这种存在于同一种属不同个体抗体分子中的抗原表位称为同种异型,是同种属不同个体间抗体分子所具有的不同抗原特异性标记,为个体型标志,存在于抗体的 C 区。

3. 独特型(idiotype,Id) 同一个体来源的不同抗体分子,其免疫原性也存在差异。每个抗体分子所特有的抗原特异性称为独特型,其表位称为独特位(idiotype)。每个抗体的 V 区存在 5~6 个独特位。独特型可在异种、同种异体以及自身体内刺激产生相应的抗体,称为抗独特型抗体(anti-idiotype antibody,AId)。

(三) 抗体的生物学作用

1. 中和作用 抗体最显著的生物学作用是能够识别并特异性地与相应的抗原结合,这种特异性是由抗体 HVR(CDR)的空间构型所决定的。抗体在体内与病原体及其产物(如:细菌毒素)特异性结合,发挥中和作用,阻断病原体入侵、中和毒素的毒性效应。而抗体本身不能直接溶解或杀伤带有特异抗原的靶细胞,通常需要补体或吞噬细胞等共同发挥效应以清除病原体。

2. 通过经典或旁路途径激活补体系统 当 IgM、IgG(IgG1、IgG2 和 IgG3)抗体与抗原特异性结合后,因构象改变而暴露 CH2 或 CH3 结构域的补体结合位点,通过经典途径激活补体系统,产生多种效应功能。IgA、IgE 和 IgG4 难以激活补体,形成聚合物后可通过旁路途径激活补体系统,IgD 不能激活补体系统。

3. 调理作用(opsonization) 与病原体结合的抗体(如 IgG),其 Fc 段与中性粒细胞、巨噬细胞表面的 Fc 受体结合,将病原体带至吞噬细胞表面,促进吞噬细胞的吞噬功能。

4. 抗体依赖的细胞介导的细胞毒作用(antibody-dependent cell-mediated cytotoxicity,ADCC) 具有杀伤活性细胞(NK 细胞、巨噬细胞)通过其表面的 FcR 识别包被于靶细胞表面抗原上的抗体 Fc 段,介导杀伤细胞直接杀伤靶细胞。

5. 介导Ⅰ型超敏反应 变应原刺激机体产生特异性 IgE,IgE 可与嗜碱性粒细胞、肥大细胞表面高亲和力 IgE 受体结合,使细胞致敏,当相同的变应原再次进入机体时,可直接与致敏靶细胞表面特异性 IgE 结合,促进这些细胞脱颗粒,释放组胺等生物活性物质,引起 Ⅰ 型超敏反应。

6. 穿过胎盘和黏膜 IgG 是唯一可通过胎盘从母体转移给胎儿的抗体。已经证明,IgG 可选择性地与胎盘母体一侧的滋养层细胞结合,转移到滋养层细胞内,通过细胞外排作用,进入胎儿血液循环中,使胎儿形成自然被动免疫。sIgA 可转运到呼吸道和消化道的黏膜表面,在黏膜局部免疫中发挥重要的防御作用。

四、抗体技术

抗体技术是重要的免疫学技术,其在生命科学研究、抗体药物研发等领域具有重要的作用。随着生命科学等相关学科的发展,抗体技术主要经历了多克隆抗体、单克隆抗体以及基因工程抗体 3 个发展阶段。

(一) 多克隆抗体

用一种包含多种抗原表位的抗原免疫动物,可刺激机体多个 B 细胞克隆产生针对多种抗原表位的不同抗体。所获得的免疫血清实际上是含有多种抗体的混合物,该混合物称为多克隆抗体(图 7 - 4)。由于多克隆抗体的制备过程中并没有将这些混合抗体分开,因此由抗原免疫动物后制备获得的抗血清中包含有针对这一抗原的各种各样的抗体。多克隆抗体制备时间短、成本低廉,同时能够识别更多的抗原表位,故其通常比单克隆抗体具有更高的亲和性,但由于多克隆抗体的特异性相对较差,易出现交叉反应,限制了在免疫化学试验以及疾病诊断和治疗中的应用。

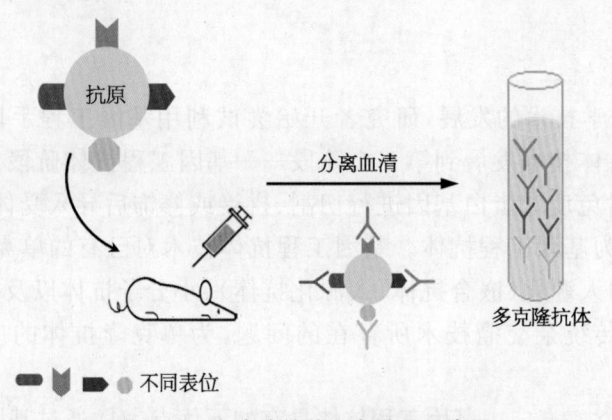

图 7 - 4 多克隆抗体制备流程示意图

(二) 单克隆抗体

1975 年,Kohler 和 Milstein 成功把免疫小鼠的脾脏 B 淋巴细胞和骨髓瘤细胞融合,形成了 B 淋巴细胞-骨髓瘤细胞杂合体,这种杂合体既能在体外培养中无限地快速增殖且存活,又能分泌单克隆抗体,并由此建立了单克隆抗体技术(monoclonal antibody, MoAb)。

这是抗体产生的重大技术革命,两位发明者于 1984 年被授予诺贝尔医学奖与生理学奖。

这种由单一 B 淋巴细胞克隆产生的高度均一、仅针对某一特定抗原表位的抗体,称为单克隆抗体。通常采用杂交瘤技术来制备,杂交瘤(hybridoma)抗体技术是在细胞融合技术的基础上,将免疫 B 淋巴细胞与骨髓瘤细胞融合成杂交瘤细胞,得到的杂交瘤细胞具有双亲细胞的遗传特性,既能像 B 淋巴细胞一样分泌抗体,又能像骨髓瘤细胞一样无限增殖,成功克服了 B 淋巴细胞在体外存活周期短的问题,对杂交瘤细胞进行培养,即可得到单克隆抗体(图 7-5)。

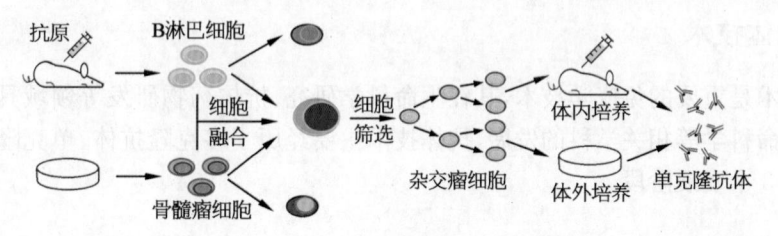

图 7-5　单克隆抗体制备流程示意图

单克隆抗体具有特异性强、效价高、性质均一、少或无血清交叉反应、易于大量生产、成本低等优点,制备鼠源性单抗是单克隆抗体技术的最初技术,也是发展至今非常成熟的技术。然而,单克隆抗体技术自问世以来,在临床治疗方面进展缓慢,主要是由于迄今为止所获得的单克隆抗体多为鼠源性,其异源性的本质会引起人体免疫系统针对异种蛋白的免疫反应,临床应用易产生抗鼠抗体(human anti-mouse antibody, HAMA),甚至产生超敏反应,影响临床效果。因此,在保持对特异抗原表位的高亲和力的基础上进行人源化和全人化的改造,减少异源抗体的免疫原性成为单克隆抗体研究的重点。

(三) 基因工程抗体

随着分子生物学技术的发展,研究者开始尝试利用基因工程手段来改造鼠源性单克隆抗体,此时,抗体技术发展到第三个阶段——基因工程抗体阶段。采用基因工程方法,在基因水平,对免疫球蛋白基因进行切割、拼接或修饰后导入受体细胞进行表达,产生的新型抗体,称为基因工程抗体。基因工程抗体技术对已有的单克隆抗体进行改造,包括单克隆抗体的人源化(嵌合抗体、人源化抗体)、小分子抗体以及抗体融合蛋白的制备等,可有效解决传统杂交瘤技术所存在的问题,为单克隆抗体的应用提供更广阔的空间。

1. 基因工程抗体的优点　基因工程抗体具有如下优点:① 通过基因工程技术的改造,可以降低甚至消除人体对抗体的排斥反应;② 基因工程抗体的分子量较小,可以部分降低抗体的鼠源性,更有利于穿透血管壁,进入病灶的核心部位;③ 根据治疗的需要,制备新型抗体;④ 可以采用原核细胞、真核细胞和植物等多种表达形式,大量表达抗体分子,大大降低了生产成本。

2. 基因工程抗体的主要类型　基因工程抗体主要包括嵌合抗体、人源化抗体、单链抗体、双特异性抗体等。

（1）嵌合抗体（chimeric antibody）　属第一代人源化抗体，有 60%～70% 的人源区域，是目前研究较多也较为成熟的基因工程抗体。实质是在同一抗体分子中含有不同种属来源抗体片段的抗体。目前构建的嵌合抗体多为人-鼠嵌合抗体类型，它是由鼠源性抗体的 V 区基因与人抗体的 C 区基因拼接为嵌合基因，然后插入载体，转染骨髓瘤组织表达的抗体分子，其中抗体的 Fc 片段来源于人类，而 Fab 来源于鼠类（图 7-6）。人-鼠嵌合抗体的人源化程度可达到 70%，完整地保留了鼠源单抗的可变区，最大限度地保留了亲本活性，人抗体恒定区的引入则大大降低了免疫原性，延长了抗体在体内的半衰期，改善了抗体药物动力学。嵌合抗体虽然可以部分解决异种蛋白的排斥问题，但由于其还含有鼠源 V 区，依然有可能会诱发 HAMA 反应，干扰抗体疗效，诱发超敏反应，在临床上其应用会受到一定限制。

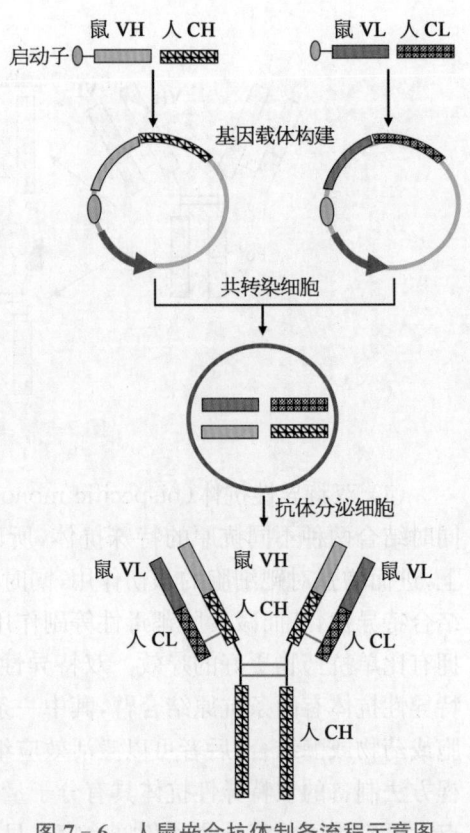

图 7-6　人鼠嵌合抗体制备流程示意图

（2）人源化抗体（humanized antibody）　指利用基因工程重组技术，对抗体基因进行重组，将人抗体的 CDR 代之以鼠源性单克隆抗体的 CDR，抗体的恒定区部分（即 CH 和 CL 区）或抗体所有全部由人类抗体基因所编码的抗体。人源化抗体可以大大减少异源抗体对人类机体造成的免疫不良反应。抗体人源化已成为将鼠源抗体转化为有效安全的治疗药物的重要方式，人源抗体药物开发也成为各大药企争相研发的热点。但是人源化抗体是否可以完全解决鼠抗体临床应用中的所在问题，还有待大量临床试验的检验。目前，抗体人源化方法还在不断发展和完善，目标是提高抗体亲和力，降低抗体异源性，同时兼顾抗体的免疫学活化作用。相信随着技术的发展，人源化抗体将会在相关疾病的临床诊断和治疗中发挥更巨大的作用。

（3）单链抗体（single chain antibody fragment，scFv）　通过人工合成的连接肽（Linker）基因将抗体重链可变区（VH）和轻链可变区（VL）连接成重组基因，由该重组基因表达的抗体（图 7-7）。Linker 的作用是连接 VH、VL，并保持一定的弹性，使 VH、VL 的功能区折叠后仍可配对，构成单价抗原结合位点。scFv 相对分子量约为 25 000，仅为完整抗体的 1/6。scFv 具有分子质量小、穿透力将强、特异性较高等优点，在靶向治疗、细胞免疫等方面有着重要的应用。在靶向治疗方面，可以将药物和毒素与 scFv 链接，形成免疫药物或者免疫毒素等，利用抗原与抗体特异性结合的特点，定位于靶细胞，对靶细胞进行特异性免疫杀伤；在细胞免疫方面，病毒感染生物体后，细胞内表达能识别某种病毒编码蛋白的抗体，从而阻止病毒在细胞间传递，抗病毒蛋白的单链抗体可以在细胞内克隆与表达，从而可用于病毒感染性疾病的诊断和治疗。随着对 scFv 研究的不断深入，scFv 将凭借自身的优势，在医学、食品等领域发挥更巨大的作用。

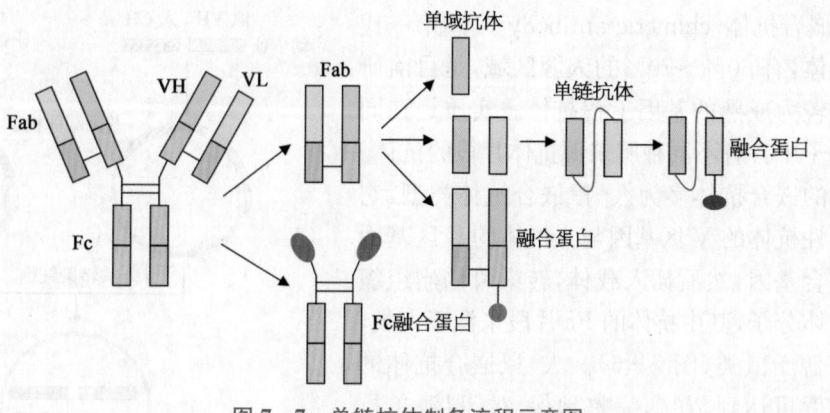

图 7-7　单链抗体制备流程示意图

（4）双特异性抗体（bispecific monoclonal antibody，BsAb）　一种人工制作出来的可以同时结合两种不同抗原的特殊抗体，所以它可以把免疫细胞、病毒分子等连接到肿瘤细胞上，进而增强对靶细胞的杀伤作用，同时它也可以结合同一肿瘤细胞上的不同抗原以增强其结合特异性，从而减少脱靶毒性等副作用，这种具有双功能的重组抗体作为治疗肿瘤的药物拥有比单抗药物更好的疗效。双特异性抗体的一个重要作用机制是介导免疫细胞杀伤，双特异性抗体有两条抗原结合臂，其中一条与靶抗原（如肿瘤细胞）结合，另一条与免疫效应细胞或药物或酶结合，后者可以激活效应细胞，使其靶向杀灭肿瘤细胞（图7-8）。通过基因工程方法制备的双特异性抗体具有分子量小、制备过程简单、制备成本低以及可批量制备等优点。可应用于免疫检测和免疫治疗。目前国内对于双特异性抗体的相关研究正处于萌芽阶段，但是凭借其在抗肿瘤治疗中的巨大潜力，相信在该领域我国将拥有巨大的发展空间，未来可以利用更多更好的策略来优化各种双特异性抗体药物，使其具有更强大的疗效和更小的副作用，为肿瘤患者带去福音。

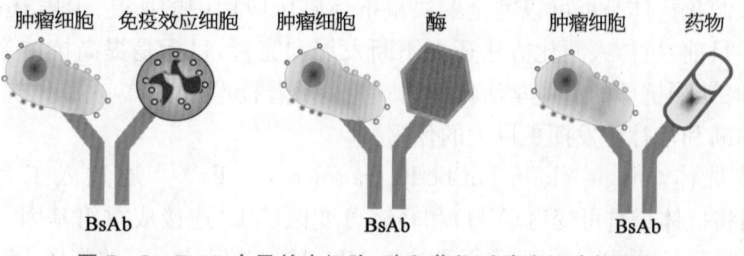

图 7-8　BsAb 介导效应细胞、酶和药物对肿瘤细胞的作用

第二节　研究现状

一、疫苗的研究现状

疫苗的发现可谓是人类发展史上一件具有里程碑意义的事件。从某种意义上来说人类

繁衍生息的历史就是人类不断同疾病和自然灾害斗争的历程,控制传染性疾病最主要的手段就是预防,而接种疫苗被认为是最行之有效的措施。事实证明也是如此,威胁人类数百年的天花病毒在牛痘疫苗出现后被彻底消灭,迎来了人类用疫苗迎战病毒的第一个胜利,也更加坚信疫苗对控制和消灭传染性疾病的作用。

此后 200 年间疫苗家族不断扩大发展,目前用于人类疾病防治的疫苗有 20 多种,其中一类疫苗(免疫规划疫苗)共 15 种,15 种内有 3 种用于应急接种,分别为流行性出血热疫苗、炭疽疫苗和钩端螺旋体疫苗,12 用于儿童常规接种,分别为卡介苗、乙肝疫苗、甲肝疫苗、脊髓灰质炎疫苗、无细胞百白破疫苗、白破疫苗、麻风疫苗、麻疹疫苗、麻风腮疫苗、乙脑减毒活疫苗、A 群流脑疫苗和 A＋C 群流脑疫苗,可以预防结核杆菌引起的粟粒性肺结核和结核性脑膜炎、乙肝、甲肝、脊髓灰质炎、百日咳、白喉、破伤风、麻疹、风疹、流行性腮腺炎、流行性脑脊髓膜炎、流行性乙型脑炎以及流行性出血热、炭疽、钩端螺旋体等 15 种疾病。此外还有一些为目前常用的二类疫苗如流感疫苗、水痘疫苗、23 价肺炎疫苗、狂犬病疫苗等,可以预防流感、水痘、HIB 和肺炎链球菌引起的侵袭性疾病等。

近年来,随着我国的国力和科技能力的增强,在传统疫苗技术提升、新型基因工程疫苗品种开发等方面取得突破性进展,比如宫颈癌疫苗等,为我国民众提供了大量的优质疫苗。目前已有多种分别针对艾滋病、流感、癌症等疾病的基因疫苗进入临床试验阶段,针对狂犬病、猪瘟、麻疹和过敏等各种疾病的核酸疫苗研究也在进行中。随着人类科技的进步,国家及企业对疫苗研究的关注和投入持续增加,疫苗产业将是生物医药产业和医疗卫生事业的重要研究和发展方向,人类将有望通过疫苗接种来有效预防或根治艾滋病、恶性肿瘤等多种重大疾病。随着旧传染病的变异及新传染病的不断出现造成的社会需求增加,疫苗产业在未来一段时间里将呈现更快的发展态势,但开发新型、安全、有效和经济的疫苗仍然是生物技术领域及生命科学工作者的重大挑战。

（一）传统疫苗研究现状

传统疫苗是采用病原微生物及其代谢产物,经过一系列的人工减毒、脱毒、灭活等流程所制得。传统疫苗是人类对抗疾病的强大武器之一,传统疫苗对某些疾病的预防能起到良好的效果,天花、白喉、脊髓灰质炎和先天性风疹均达到了 100% 的防治率。我国正在使用的传统疫苗有细菌性疫苗：卡介苗、鼠疫、布氏杆菌、炭疽等；病毒性疫苗：麻疹、腮腺炎、脊髓灰质炎等。

但是也有一些传染病到目前为止没有好的防控疫苗,如艾滋病、疟疾、登革热等对人类健康具有重大威胁的传染病,因没有有效的特异性疫苗而没有得到有效防控。这是由于传统的疫苗存在抗原性不断演变、生产成本高和对某些疾病无效等诸多缺陷,不能满足抑制疾病的效果。同时,未被攻克的古老流行病和一些新发流行病正在引起全球范围内人们对于卫生健康危机的恐惧,生物恐怖威胁依然存在。更重要的是,目前威胁人类健康的主要疾病如肿瘤、自身免疫病、慢性感染性疾病、认知性疾病、代谢性疾病等还缺少特异性免疫治疗手段。这促使科学家针对疾病积极展开科技创新,开发和研究更加安全、高效的疫苗,同时加速了各国对相关疫苗研究开发的投入,疫苗研发处于一个快速增长的现状。

（二）新型疫苗研究现状

新型疫苗是综合采用生物化学合成技术、人工变异技术、分子微生物学技术、基因工程技术等现代生物技术制造出的疫苗，是近年来快速发展起来的一类疫苗。主要包括以下几种。

1. 重组亚单位疫苗　运用基因重组技术将编码病原微生物保护性抗原的基因导入并在原核或真核受体细胞高效表达，提取保护性抗原蛋白，加入合适佐剂即制成基因工程重组亚单位疫苗。

国内外学者通过对细菌和病毒的保护性基因的深入研究和分子生物学方法的不断完善，通过基因扩增、克隆和调控表达，获得病原微生物的保护性蛋白，从而制成具有较好保护性的疫苗。这一方法采用的表达系统主要是大肠杆菌、酵母和昆虫表达系统。如杆状病毒表达新城疫亚单位疫苗、糖蛋白亚单位疫苗、狂犬病核蛋白，均有较好的效果。

在培养、传染病扩散危险、致病性等方面，基因工程亚单位疫苗的制备相较于传统疫苗具有明显优势，对于外来病的预防也更具有针对性，能起到良好的效果。同时相较传统疫苗，其可避免常规疫苗难以避免的变应原、热原、免疫抑制原及其他有害反应原导致的不良反应。另外，亚单位疫苗因不是完整的病原微生物，而只是病原微生物的部分组分，不能在宿主体内复制，避免了疫苗对免疫动物潜在的致病性，在安全性方面也具有独特的优势。但该类疫苗产品研究开发需较高的科研基础，开发成本较高，导致产品价格贵，而且目前部分亚单位疫苗表现出免疫原性相比传统疫苗差，这也是重组亚单位疫苗的一些不足之处。

2. 合成肽疫苗　运用化学合成技术或基因技术合成病原体的保护性多肽或表位，并将其与大分子载体相连接辅以佐剂制成的疫苗。如以结核分枝杆菌热休克蛋白 70 为载体整合表达口蹄疫病毒 VP1 等多表位融合肽疫苗，不但表现出明显的细胞免疫和体液免疫，而且诱导 IFN-γ 和 IL-4 的分泌。这一疫苗可以使一些隐藏表位与免疫增强基因相串联共表达，通过暴露和非特异性的增强机体的免疫功能，达到预防性的目的。另外合成肽疫苗时可同时串联不同病原体的保护性基因制备多价苗，达到一苗多防的功能。

相较于传统疫苗，多肽疫苗不含致病微生物的基因组，不会出现与宿主基因重组或整合的危险，相对更加安全。但其缺点与基因工程亚单位疫苗相似，费用较高、免疫效果有待提高。目前常见的有口蹄疫疫苗、禽流感疫苗等。

3. 基因缺失疫苗　利用基因工程手段将病原微生物致病相关基因部分或全部去除或突变，使其致病力下降或消失从而构建的活疫苗，也称基因突变苗。传统的弱毒苗和经典致弱方法制备的疫苗，虽毒力下降，但往往免疫原性有明显的改变，或是在应用过程中易出现回复突变，有潜在导致大流行的风险。而基因缺失疫苗在保护其免疫原性基因上，因基因缺失，突变概率小，相对更安全。目前研究较多的是布氏杆菌基因缺失苗、猪伪狂犬病毒基因缺失苗、致病性大肠杆菌基因缺失苗等。基因缺失疫苗其感染过程与自然感染相似，且其抗原成分较多，机体生成多种抗体，因此免疫原性相对较好，是未来疫苗主要发展方向之一。

4. 核酸疫苗　核酸疫苗是将病原微生物的保护性抗原基因克隆于质粒或病毒载体上，将其注射到动物体内表达出天然形式保护蛋白，从而引起机体产生免疫应答的新型疫苗。核酸疫苗本身没有抗原性，可反复利用，并且免疫动物后可在体内长期存在，不断表达保护性蛋白，刺激机体产生较持久、较强的免疫应答，对动物产生持久保护作用。但目前本疫苗的主要缺点是安全性和体液免疫水平有待提高。

5. 其他新型疫苗　除上述新型疫苗外,利用反向遗传学手段制备的嵌合疫苗、专业抗原提呈细胞树突细胞制备的树突细胞疫苗、T 细胞疫苗等新型疫苗也在不断的研究和完善之中。反向疫苗学(reverse vaccinology)结合免疫信息学利用基因工程技术进行新疫苗的研发是近年来发展起来一种新策略。使得从抗原基因发现到疫苗研制的效率显著提高。

(三) 疫苗研究存在的主要问题

(1) 艾滋病、疟疾、结核病等旧有的传染病尚未得到有效控制,新的传染病不断出现,生物安全形势依然严峻,生物恐怖威胁依然存在。一些高发疾病如肿瘤、自身免疫病、慢性感染性疾病、认知性疾病、代谢性疾病治疗手段少预后不理想,疗效有待进一步提高,更重要的是还缺少特异性免疫治疗手段。

(2) 虽然保护性免疫理论框架已经成熟,但具体疾病的保护性免疫及其抗原机制有待进一步揭示。

(3) 疫苗的研制还远远不能满足精准医疗的要求,不能实现需要什么免疫就诱导什么免疫的愿望。如何精准地诱导特定的免疫,如何诱导比天然感染更好的免疫应答是新型疫苗研制的重要趋势,更是免疫学重大的科学和技术问题。

(4) 抗原筛选与疫苗设计面临很大压力。抗原受到很多因素影响,在确定保护性抗原以后,该保护性抗原能否作为免疫原作为疫苗? 针对外界病原体的预防性疫苗,保护性抗原能否覆盖所有病原亚型? 针对病原体慢性感染的治疗性疫苗,确定的保护性抗原多半不能直接作为免疫原,需要在表位水平上从头设计或者改造抗原。针对自身抗原作为疫苗,需要考虑是否与体内其他重要功能分子交叉反应的表位或抗原组分,其表位免疫原性不够强,是否适合做候选免疫原,不适合如何改造与设计。针对自身免疫病疫苗如何通过设计 T 细胞拮抗剂实行其疫苗的设计和改造。

二、抗体工程研究现状

抗体工程是指利用重组 DNA 和蛋白质工程技术,对抗体基因进行加工改造和重新装配,经转染适当的受体细胞后,表达抗体分子,或用细胞融合、化学修饰等方法改造抗体分子。目前抗体工程研究主要集中在抗体人源化、抗体改造、抗体的高效表达系统、抗体的应用等几个方面。

(一) 抗体人源化

早期的抗血清治疗,由于其成分复杂且是异源蛋白,治疗时易出现严重副作用,影响治疗效果。20 世纪 80 年代,克勒(Kohler)和米尔斯坦(Milstein)发明了淋巴细胞杂交瘤技术,终于使制备纯一抗体的难题获得了解决。基于该技术获得的单克隆抗体是一种均一性好、可无限生产的、抗单一抗原表位的抗体。1986 年,美国 FDA 批准抗 CD3 单抗 OKT3 用于抗移植排斥反应,1995 年,欧洲上市 17-1A 鼠单抗治疗大肠癌,在临床上取得较好疗效,但是,这些单抗的临床应用显示出两个方面的主要问题:鼠抗体虽然对靶抗原是特异的,但它不能激活相应的人体的效应系统,如补体依赖的细胞毒作用(complement dependent cytotoxicity，CDC)、抗体依赖性细胞介导的细胞毒作用(ADCC)等；此外，鼠抗体作为异源蛋白，进入人体会使人体免疫系统产生应答，诱导超敏反应或中和鼠抗体，即产生人抗鼠抗体(human anti-mouse antibody，HAMA)反应，影响疗效；此外，异源蛋白在人体内更易被清除，作用时间段也影响鼠源抗体的疗效。因此，如何解决鼠源抗体带来的不足，成为当时研究的一个焦点和关键问题。随着 DNA 重组技术的发展，利用基因重组技术实现抗体人源化很好地解决了这个问题。

抗体人源化的基本原则 抗体人源化的基本原则是：保持或者提高抗体的亲和力和特异性，显著降低或基本消除抗体的免疫原性。主要实现途径有人-鼠嵌合抗体、人源化抗体和人源抗体。

(1) 人鼠-嵌合抗体 是将鼠抗体可变区基因片段连接到人抗体恒定区基因，然后表达出一个完整的抗体分子，抗体分子里面一部分是来自鼠源的序列，一部分是来自人源的序列，由于 IgG 稳定容易保存，故嵌合抗体通常用 IgG 型。一般嵌合抗体的人源化程度可达 70%，与鼠源抗体相比，嵌合抗体很大程度上减少了鼠源序列的比例，但是由于它仍保留着大约 30% 的鼠源序列，有时还是会引起不同程度的 HAMA 反应。因此在临床应用中，需要对其进行进一步的人源化改造，获得人源化程度更高的抗体。

(2) 人源化抗体 是利用基因重组技术将鼠源基因更小的区域或基因片段插入到人抗体基因分子中，替代人抗体基因分子中对应部位，进而表达的抗体。将鼠源抗体的互补决定区(complementarity determining region，CDR)移植到人抗体的相应部位，可以使得抗体分子人源化高达 90% 以上，这是非常有效的一种人源化方法，这种抗体称为改型抗体。

1988 年 Riechmann L.等首次成功构建并表达出与 CDw52 特异性结合的改型抗体。此后，改型抗体经历了两个主要的发展阶段：即最初简单的 CDR 移植以及随后多种策略的 CDR 移植。简单的 CDR 移植是将鼠源抗体的 6 个 CDR 通过 PCR 技术移植到人抗体相应的骨架区(framework region，FR)上构建成新抗体。但由于 FR 区影响 CDR 的空间构型，可能改变单抗原有的 CDR 构型，从而造成抗体结合抗原的能力会下降甚至消失。虽然已能对抗体进行分子设计，但有时还是会出现人源化抗体无法达到原母本鼠源单抗相近的亲和力。

随着计算机辅助分子模拟技术的发展蛋白质结构、抗原抗体复合物结构的精确解析以及分于对接技术的不断完善，改型抗体进入了第二代，其策略包括：① 部分 CDR 移植；② 表面重塑，即对鼠源 CDR 与 FR 表面残基进行镶嵌/重塑，使之类似于人抗体 CDR 的轮廓；③ 特定决定区(special determining region，SDR)移植，将抗体中与抗原密切作用的关键氨基酸形成的 SDR 移植到人抗体相应的位置。此外，通过 CDR 补偿、定位保留、模板替换等策略也在一定程度上保证人源化抗体能够保持母本鼠源抗体的亲和力。人源化抗体相对人-鼠嵌合抗体更接近人体抗体的结构，很大程度上降低了对人体的免疫原性，但是其仍至少有 5%～10% 的异源性。在治疗过程中仍然存在可能的潜在风险。如何获得跟人体抗体基本一致的抗体即人源抗体至关重要，人源抗体才是治疗性抗体的发展趋势。

(3) 人源抗体 人源抗体是跟人体抗体结构基本一致的抗体，是治疗性抗体的发展趋势。目前人源抗体的制备主要有 4 种技术：人-人杂交瘤技术、EB 病毒转化人 B 淋巴细胞、抗体库技术和转基因动物。目前常用抗体库技术和转基因小鼠技术来制备人源抗体。

抗体库技术包括噬菌体抗体库(图7-9)、合成抗体库和核糖体展示抗体库等。随着基因敲除技术的成熟,人们可以将小鼠免疫球蛋白基因组敲出,将人免疫球蛋白基因组敲入。这样的转人免疫球蛋白基因小鼠只含有人源抗体基因,用抗原免疫后,可直接从免疫动物的血清中纯化特异性人源抗体,或获得足够数量对抗原特异的B细胞,利用单克隆技术制备单克隆抗体或进一步利用噬菌体抗体库技术制备出高亲和力的基因工程全人抗体。

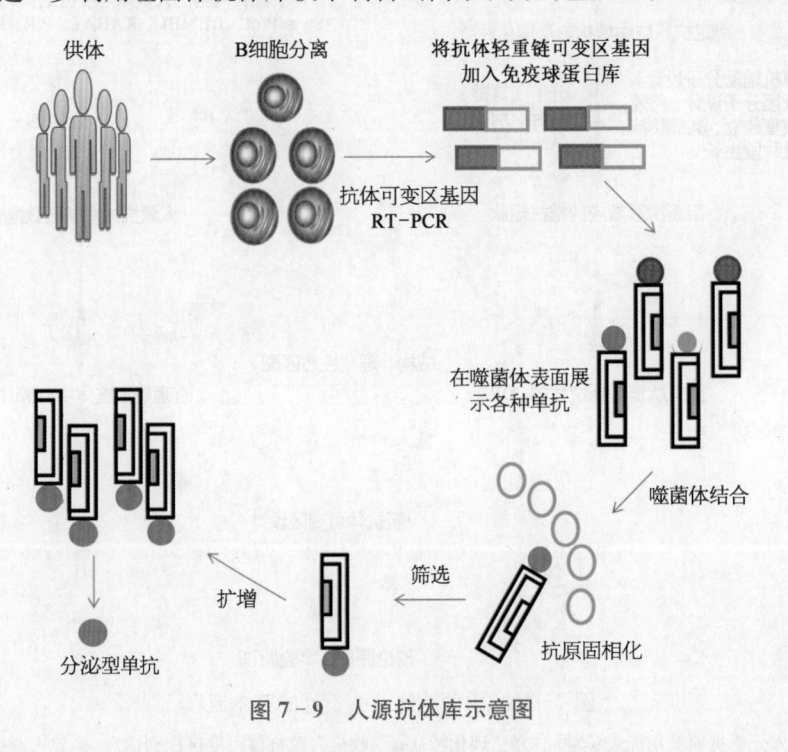

图7-9 人源抗体库示意图

随着结构生物学、计算生物学生物信息学、计算机科学的迅速发展,借助已有的抗原/抗体基因序列、结构信息以及抗原-抗体相互作用模式分析,合理确定功能抗体识别的靶位(即抗体药物识别的抗原表位),使得人源抗体的从头设计成为可能。该方法(图7-10)回避了杂交瘤技术、抗体人源化技术、抗体库技术等的专利限制,有着非常好的应用前景。

(二) 抗体改造

抗体虽然是一个天然分子,但作为治疗用药物必须满足生物制剂的各项要求,如亲和力、特异性、稳定性、溶解度、聚合度、表达水平和功能等。因此,得到一个抗体基因,并不是表达后就能成为药物,必须要对其进行改造,使其符合上述要求。此外,也要根据抗体的作用机制进行改造,使之符合临床的需要。

治疗性抗体的作用机制主要可归为两类:一类是依赖于它们的抗原结合功能,例如抗体与抗原结合后阻断或中和靶分子的生物学活性,利用抗体的靶向性将细胞毒性物质导向到靶部位抗体与细胞膜抗原结合后诱发信号传导的改变引起细胞凋亡等;另一类与抗体的Fc结构有关,如激发ADCC和CDC效应达到杀伤靶细胞的目的因此改进抗体与FcγR结合或与补体的结合,可以提高抗体的治疗效果。

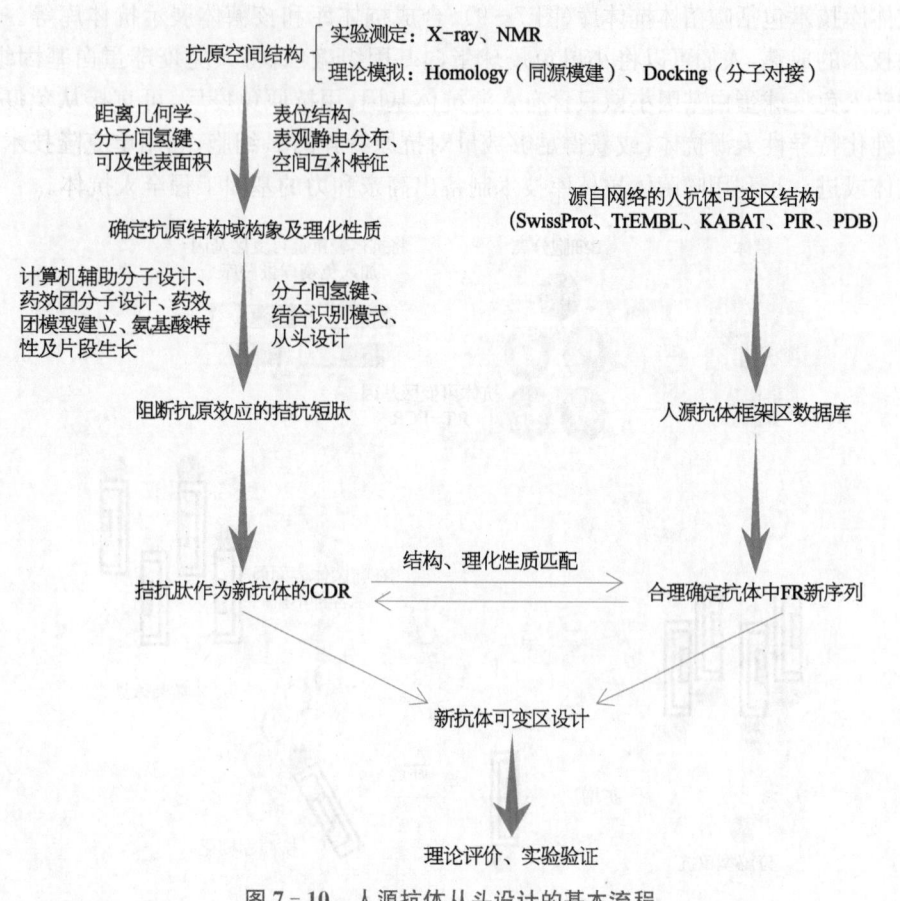

图 7-10　人源抗体从头设计的基本流程

① 深入分析抗原及功能表位空间构象、理化特征；② 收集人源抗体可变区序列信息，构建人源抗体可变区 FR 序列及构象数据库；③ 利用计算机辅助分子设计方法设计针对功能表位的拮抗肽；④ 考察 FR、CDR 匹配特征，通过合理组合设计获得人源抗体；⑤ 抗体的功能评价。

　　针对上述作用机制，对治疗性抗体进行改造。改造途径有改变抗体分子大小、提高抗体亲和力、改进抗体的 ADCC 或 CDC 效应、改变抗体的药代动力学、引入新的效应功能、构建双特异性抗体、构建抗体-细胞因子融合蛋白等。

（三）抗体的高效表达系统

　　基因工程抗体的表达系统主要有原核表达系统和真核表达系统。原核系统由于不能进行糖基化等翻译后修饰，而且表达产物大多是包涵体，复性困难，得率低，抗体活性也可能受影响等原因仅用于抗体片段的表达。

　　完整抗体分子的表达需要用真核系统，该系统包括酵母、昆虫、植物和哺乳动物细胞系统。前三种系统由于其糖基化方式和类型与人类不同，一般不用于临床治疗性抗体的表达生产；而哺乳动物细胞表达系统能正确组装成多亚基蛋白，表达的抗体与天然抗体的结构、糖基化类型和方式几乎相同，且经驯化的哺乳动物细胞能以悬浮培养方式，在无血清培养基中高密度、大规模培养。因此，治疗性抗体主要采用哺乳动物细胞表达系统。

与原核系统相比,哺乳动物细胞表达系统的缺点是表达量低、生产成本高。为了提高表达量,人们试图从表达载体筛选、宿主细胞遗传改造和培养工艺优化等多方面进行研究,以获得较好的产率。这些方面也成为当前抗体研究的一个热点问题。

(四)抗体的应用

由于抗体尤其是单克隆抗体特异性强、灵敏度高、理化性质稳定、能大量生产,在实验检测、医学预防与临床治疗各个领域中的应用十分广泛,在医学领域主要用于:① 作为医学检验试剂,用于病原微生物、肿瘤抗原、细胞及其亚群等的检测,以及激素或细胞因子等微量物质的测定;② 用于蛋白质的纯化,由于单克隆抗体能与相应抗原特异性结合,因而能够从复杂系统中识别出单个成分,将抗体固定在层析柱上,通过亲和层析即可从复杂的混合物中分离、纯化这一特定成分;③ 作为研究工作中的探针,如用荧光物质或酶标记单克隆抗体作为探针,可方便地确定与其结合的相应分子在细胞中的定位和分布等;④ 作为疾病的诊断或治疗药物,如肿瘤的导向治疗和放射免疫显像等。随着科技的进一步发展,抗体工程在疾病预防、治疗等方面发挥着越来越大的作用,抗体工程技术及抗体药物发展的面临巨大的市场和潜力。

1. 各类抗体的应用特点 由于特点不一样,多克隆抗体、单克隆抗体和基因工程抗体的应用范围不一样。目前在医学领域应用较多的为单克隆抗体和基因工程抗体,在检测方面也会应用多克隆抗体。

(1)多克隆抗体 是通过抗原免疫动物后由免疫系统产生并分泌到血液中的各种抗体的混合物。抗原的获得有多种途径,传统方法是从不同样品中提取获得,随着基因工程的发展,抗原也可以利用基因工程技术获得。如通过 PCR 方法扩增获得特定蛋白的基因片段,经双酶切和测序分析后,连接到不同的原核表达载体中,构建重组质粒,转化到大肠杆菌中,诱导表达目的产物,获得纯化融合蛋白作为抗原。由于抗原刺激免疫动物获得的多克隆抗体是多个抗体混杂在一起,因此能够识别更多的抗原表位,故其通常比单克隆抗体具有更高的亲和性,能快速和样品中的抗原结合,所以,常用于开发快速诊断试剂。此外,研究表明针对一些病原菌的特定组分,经过一定方法处理后免疫小鼠,制备的特异性多抗能很好地识别该菌,并在体外对该菌的生长有较好的抑制作用,这为病原生物感染的诊断与治疗提供新的途径。可以预见,在不久的将来将会有越来越多的多克隆抗体应用于监测、诊断和治疗。但由于多克隆抗体的特异性较差,容易发生交叉反应,在一定程度上局限了它的应用。

(2)单克隆抗体 因具有特异性强、效价高、性质均一、少或无血清交叉反应、易于大量生产、成本低等优点,引起广泛关注,近年来发展迅速,并广泛应用于医学、生物学、免疫学等多种学科。最早制备的单克隆抗体是鼠源性单克隆抗体,其在应用上相对多克隆抗体取得了很大成功。其中,单克隆抗体在癌症等疾病的病变诊断中具有重要作用,因其灵敏度高,可以在前期就检测到病变的发生情况,能更早地发现病情,实施早期治疗,不管从经济上,还是患者的治疗效果上,都是非常大的突破。

在药物开发方面,单克隆抗体可以与药物结合形成靶向药物,这已经在肿瘤治疗中得到很好的应用。单抗药物一般分为:治疗疾病(尤其是肿瘤)的单抗药剂、抗肿瘤单抗偶联物、治疗其他疾病的单抗。单抗药剂针对的靶点通常为细胞表面的疾病相关抗原或特定的受体。如：最早被美国 FDA 批准用于治疗肿瘤的单抗药物利妥昔单抗。抗肿瘤单抗偶联物或称免疫偶联物(immunoconjugate)由单抗与有治疗作用的物质(如：放射性核素、毒素和药物等)两部分构成,其中包括放射免疫偶联物、免疫毒素、化学免疫偶联物,此外还有酶结合单抗偶联物、光敏剂结合单抗偶联物等。化学药物与单抗相结合的偶联物,作用于病变区域,不但提高药物的疗效,而且还能降低药物对各脏器组织的细胞毒性。单抗与放射性同位素的偶联物,即放射免疫偶联物,其与化学药物连接在一起,起一种双"弹头"的靶向作用,从而增强对肿瘤细胞的杀伤效应、提高对肿瘤细胞的细胞毒性。毒素与单抗的偶联物,免疫毒素来源于植物或细胞毒素由于有强烈的毒性很难作为治疗剂使用,但毒素与单抗的偶联物可在动物模型中显示疗效。

单抗由于具有诸多优点,在疾病的治疗中发挥了重要的作用。在恶性肿瘤治疗方面,无论是单抗为主,还是单抗偶联放射性物质、化疗药物等的免疫治疗,都取得了较好的效果。在其他疾病(如过敏性疾病、感染性疾病、炎症性疾病、器官移植、自身免疫性疾病等)以及一些临床上疑难病的治疗上也取得了新的进展,使疾病的治疗有了更广的选择性,不再局限于原有药物的治疗,特别是人源化程度较好的抗体的使用,已大大减少了异源性反应。

随着对分子生物学研究和抗体分子结构功能的深入研究,利用细胞工程和遗传工程对抗体分子进行改建并赋予其新的功能,进而开发了新的抗体应用领域,使单克隆抗体技术又向前发展了一步。

(3) 基因工程抗体　是按人类设计所重新组装的新型抗体分子,可保留或增加天然抗体的特异性和主要生物学活性,去除或减少无关结构,从而可克服单克隆抗体在临床应用方面的缺陷。随着基因工程技术的进步,基因工程抗体的体积越来越小,或被重新构建成多价分子,或与其他分子相融合,如放射性核素、毒素、酶、脂质体和病毒,其临床应用的价值越来越大。

随着抗体研究的深入,很多企业开展了以抗体为基础的药物设计与研发,并取得很好的成效,已经有一些抗体药物在临床上得到应用,还有大量研发中的抗体药物慢慢由实验阶段进入到临床应用阶段。目前,在临床试验中基因工程抗体约占生物制剂的 30％。此外,抗体疗法在抗病毒感染中发挥重要作用,有助于预防和缓解病毒疾病。新兴的双特异性单抗针对多个病毒靶点,克服了病毒逃逸问题,具有更高效的治疗作用。2014 年利用基因工程抗体成功救治 2 名埃博拉病毒病感染者是基因工程抗体治疗病毒感染的典型案例,也激发了更多研究者、企业关注并开展基因工程抗体药物的研究。

进入 20 世纪 90 年代,组合化学技术与基因工程抗体技术相互结合产生了抗体库技术,此技术目前大范围应用与抗体药物研究,从此抗体工程技术进入了一个新的发展阶段。所谓抗体库技术,就是用基因克隆技术克隆全套抗体重链和轻链可变区基因,然后重组到特定的原核表达载体中,再转化大肠杆菌以表达有功能的抗体分子片段,并通过亲和筛选获得特异性抗体可变区基因。利用抗体库技术筛选到的抗体基因将被用于构建和表达基因工程抗体,获得特点的抗体药物等产品。目前,使用抗体库技术不仅可以筛选特异抗体片段,而且还能够对已有的抗体分子进行改造,如降低抗体鼠源性、提高其亲和力和稳定性等。后者又被称为抗体定向进化,而所使用的抗体库被称为定向进化抗体库。

2. 抗体药物的研发和应用现状　目前全球从事抗体药物方面研究的企业有 260 家左

右,研究中的产品达 700 多个,其中进入临床阶段的约 100 个。抗体药物是一种由抗体物质组成的药物。从 1992 年首个抗体药物 Orthoclone 上市以来,截至 2017 年底,FDA 累计批准 70 款抗体新药、8 款抗体类似药,仅抗体药物平均每年上市 2.5 个抗体药物,从 2014 年开始,抗体新药批准数量呈爆发式增长,2014 年上市了 6 个抗体药物,2015 年上市了 9 个抗体药物,2016 年上市了 7 个抗体药物,2017 年上市了 10 个抗体药物,4 年时间共批准 32 款抗体新药,接近此前 28 年 FDA 批准的抗体新药数量。

在我国,抗体药物研究被列入"863"计划和国家重点攻关计划,但目前主要是在体外诊断试剂方面的应用较多,产品还是鼠源型或人鼠嵌合型,鼠抗体的人源化改造在生产中仍需要进一步加强与提升。人源性抗体还处于研究的起步阶段,单抗细胞株也分散于各个单位,没能集中形成产业,因此,大力发展抗体工程,使抗体工程迈向产业化已成为生物医学领域的迫切要求。

第三节　发展趋势

一、疫苗发展趋势

疫苗的应用使得众多传染病的发病率和致死率大大下降,某些传染病甚至已经消失。然而,对人类健康危害严重的 70 多种传染病中,我们仅能预防其中的 20 余种,新发传染病又不断出现,而且现在使用中的疫苗还存在着一些问题,这些情况都表明传染病的疫苗研究必将任重而道远。

1. 预防性疫苗的发展趋势　近年来疫苗和抗体工程药物关键技术发展较快。疫苗的研发较为突出的有两个方面:一是疫苗构建策略,筛选有效抗原,优化免疫途径及程序;二是加强抗原的免疫原性,拓宽了可应用的技术范畴。为了解决在实施计划免疫时以及常规免疫接种时需要进行多针次免疫接种问题,利用联合疫苗途径改善或者减少疫苗接种次数,同时,保证各种疫苗抗原之间的免疫协同效应,提高某些疫苗的免疫应答性和保护效果。联合疫苗具有预防多种疾病、减少接种次数、简化免疫程序、提高接种率,降低交叉感染机会等优点。近 10 余年来,WHO 极力推荐使用多联多价的联合疫苗,美国 FDA 也批准了多种联合疫苗,例如,麻-腮-风联合疫苗等。近年来开发成功的麻疹、风疹、腮腺炎疫苗、甲乙肝联合疫苗应用的效果也非常好,为联合疫苗的研究带来了良好前景。

2. 治疗性疫苗的发展趋势　长期以来,抗传染病的预防性疫苗一直占据着疫苗研究开发的主要位置。现在,不单预防性疫苗有明显的进展,而且,在抗非传染性疾病方面的治疗性疫苗的研究也取得了可喜的进展,是疫苗研究的一大方向。

自 FDA 在 2010 年批准 Provenge(sipuleucel-T)治疗前列腺癌时,治疗性癌症疫苗才在临床上发挥重要作用并在科研上进入了一个新高度。5 年后即 2015 年,古巴和美国的科学家合作开发了肺癌疫苗,他们早期的试验表明,这种治疗方法可以帮助 60 岁以下的晚期肺癌患者平均比未接种疫苗的患者长 11 个月。2016 年研究人员发现用患者自己的急性白血病细胞产生的个性化癌症疫苗可能有助于预防癌症复发。2018 年,斯坦福大学研究人员领导的 2 项独立研究显示,实验疫苗可能成为治疗小鼠癌症的有效方法。目前已有 17 种肿瘤治疗性疫苗正在进行Ⅰ期临床观察,35 种进入Ⅱ期临床观察,11 种进入Ⅲ期临床观察。借助多种技术手段,研究者们将开发出更多的疫苗用于疾病的治疗。

治疗性疫苗通过打破慢性感染者的免疫耐受,提高机体的特异性免疫反应,对一些目前尚无有效治疗药物的疾病起到治疗作用。它不仅具有传统疫苗的一般功能,而且能够用于临床患者的治疗,因此治疗性疫苗研究近年来得到了很大的发展,临床数据表明治疗性疫苗在肿瘤、高血压和乙型肝炎等慢性复发性感染等疾病方而具有不同程度的疗效。治疗性疫苗的作用机制还尚未完全研究清楚。目前有两种观点:一种认为,在某些感染病原体的机体内由于免疫系统缺陷,不能发挥免疫反应,从而导致疾病的发生。治疗性疫苗通过不同的途径把微生物抗原呈递给免疫系统,来弥补或激发机体的免疫反应,从而达到清除病原体的作用。另一种认为,机体接受治疗性疫苗后,刺激 T 细胞、B 细胞增殖,激活巨噬细胞,促进自然杀伤细胞杀伤病原体,从而发挥免疫增强作用,如利用卡介苗治疗肿瘤,就是通过增强机体免疫系统对肿瘤细胞的杀伤作用而辅助治疗肿瘤。

3. 暴露后疫苗和反向疫苗学　文献表明,既往对疫苗的研究主要关注对蛋白质抗原的发现、免疫识别、疫苗研制,未来糖类抗原、脂类抗原的发现、免疫识别、疫苗研制将得到进一步重视,有望在通用疫苗等方面获得突破。既往疫苗研究主要针对病原体感染前即暴露前(pre-exposure)疫苗,未来对暴露后(post-exposure)疫苗将给予更多重视,有望在治疗性疫苗研制方面取得突破。

尽管疫苗研究展示了良好的发展趋势,具有巨大的潜能,但是暴露后疫苗的研究也遇到瓶颈,当前尚面临 T 细胞的不齐免疫应答、TCR 库缩窄、TCR 个体特异性的影响、免疫病理和交叉反应性、病毒载量与不齐免疫应答、免疫偏移(immune deviation)、交叉反应与自身免疫等急需解决的科学问题。

反向疫苗学可以在其中发挥一定的作用。它以微生物基因组为平台,对毒力因子、外膜抗原、侵袭及毒力相关抗原等蛋白基因进行高通量克隆、表达,纯化出重组蛋白。然后,再对纯化后的抗原进行体内、体外评价,筛选出保护性抗原,进行疫苗研究。随着越来越多的微生物基因组序列测定的完成以及生物信息学技术的日益成熟,反向疫苗学技术和方法在疫苗研制中的作用将得到更加广泛的重视。相信在不久的将来,反向疫苗学必将不断的攻克种种感染性疾病,研制出防治各种病原体感染的新型的有效疫苗,为疾病的防治及人类的健康作出贡献。

二、抗体工程发展趋势

基因工程抗体的发展已使抗体制备技术进入了一个全新的时代,此项技术已广泛深入到生物医学中的许多领域,尤其是噬菌体抗体库技术的建立,使得不经过免疫、利用抗原直接从库中筛选特异性抗体成为可能,使抗体的制备变得简单易行,稳定有效,使人源抗体的制备有了突破,这是抗体工程领域的重大进展,同时极大地推动了各种性能优良抗体及多功能抗体融合蛋白的开发和应用。随着分子生物学、分子免疫学的发展及噬菌体抗体库技术的成熟,人们可以根据需要改造和制备各种人和动物用抗体。可以预见,一个随意定向地制造抗体的时代即将到来。目前抗体药物开发的最新趋势体现在:① 利用"抗体工程"技术,提高单抗药物的疗效,如抗体药物偶联物(antibody-drug conjugate,ADC)、双特异性抗体或新型结构的抗体药物;② 重组多克隆抗体;③ 抗体类似物。

1. 单抗药物的发展趋势　伴随着病原生物学特性及中和表位的深入了解,单抗的潜在靶点进一步扩展,低成本生产平台的建立,将使得抗病原生物单抗更加廉价从而得到广泛应用。单抗药物已经成为全球生物制药领域中增长最为迅速的细分领域。

从 2012 年到 2017 年,抗体销售每年增长率基本在 10% 以上,远高于制药行业平均增长水平。2016 年已接近 900 亿美金的市场,2017 年突破 1 000 亿美金。截至 2017 年,FDA 批准抗体药 70 多个,特别是 2014—2017 年间就批准了 30 多个,增长趋势明显。目前,新靶点、新机制成为抗体药物研究的热点。如目前国际市场是 300 亿美元的抗肿瘤坏死因子 TNF,是发达国家重点投资的靶点;全球有 164 个药物针对 PD1 和 PDL1,其中 50 个药物在进行临床试验,包括 34 个抗体,共 1 502 个临床试验在全球进行,其有 1 100 个试验是和其他药物联合使用。

但是,新靶点、新机制可遇不可求,若是没有合适的新靶点和机制,可以利用新技术和新方法对有限的靶点开发出新的更安全有效的抗体分子,获得新产品。随着人们对疾病的进一步认识、新靶点的发现、技术的发展、抗体商业化生产瓶颈的突破,以及大药厂巨额资金的投入,抗体行业飞速发展。

目前,抗体药以肿瘤、自身免疫两大领域为主导。随着对疾病了解的不断加深、发病机制的不断阐明,抗体技术的不断进化,抗体药在神经系统疾病、心血管、痛风和神经系统疾病等并非传统的抗体药适应证领域也慢慢渗透。这是抗体药发展的新方向新趋势。同时,随着人们对疾病发生分子机制的深入认识以及抗体工程技术的进一步发展,开发新的抗体靶点、设计更加有效的新型抗体分子、扩大现有抗体的适应证,以及寻找分子生物标记指导抗体的个体化治疗也是抗体工程发展的一个趋势。

2. 我国抗体工程行业的发展趋势　我国生物医药行业面临很好的时机,在国家政策支持和巨大市场的激发下,人们都意识到抗体药物的重要性,很多企业都在投入大量的资金,形成了一股强劲的抗体研发热潮。同时,国家支持医药创新政策的不断出台,许多海归回国,把先进技术和先进研发文化带回来,也促进了我国生物医药,尤其是抗体药物的快速发展。

在过去的 5 年,我国生物药增长率远远高于小分子药,国内陆续有创新的单抗药物上市或者进入后期临床阶段,这些突破性成果一步步推动着我国抗体产业的发展。但是,由于国内抗体等生物药物的全面研发起步较晚,跟全球相比,还有很大差距。截至 2017 年国内有 23 个抗体药物上市,其中进口抗体药就占 13 个,国内自主研发的抗体药物仅有 10 个;进口抗体药的销售额更是占了国内抗体市场的 80% 以上。因此,对于我国抗体工程药物来说,市场巨大、远景诱人、发展趋势明显,但是也任重道远,面临巨大挑战。

(刘文洪)

第八章
细 胞 因 子

由细胞因子及其受体组成的一个复杂的信号传递网络,作为传导免疫细胞之间及与其他来自神经系统、内分泌系统等各类细胞之间信号的主要承担者,在维持人体正常生理功能起到不可或缺的作用。正如现代社会也是信息社会,发达的通信部门是现代社会赖以存在的基础,而以细胞因子为基础的信号传导系统恰是负责机体信息传递的重要组成部分之一。

第一节 概 论

细胞因子(cytokine, CK)是细胞分泌的作用于自身或其他靶细胞的一类小分子可溶性蛋白质,结合相应受体后激活信号传导通路产生广泛的生物学效应,在细胞分化和发育、免疫应答与调节、炎症反应等生物学过程中发挥重要作用。

一、细胞因子的分类和特性

(一) 细胞因子的分类

1. 按照细胞因子的细胞来源分类 在细胞因子研究的早期,将单核细胞产生的分子称为单核因子(monokine),淋巴细胞产生的分子则为淋巴因子(lymphokine)。例如,白介素-1(IL-1)最早认为是单核细胞产生的,故称之为单核因子,白介素-2(IL-2)最初认为来源于 T 细胞,故称之为淋巴因子。但是进一步研究发现许多单核因子和淋巴因子来源于多种谱系细胞,因此这种分类有很大局限性,于是 1974 年 Stanley Cohen 首次提出用"细胞因子"取代单核因子和淋巴因子。

近年来随着研究深入,细胞因子也常以细胞亚群命名。例如,Th1、TH2、TH17 和 Treg 等 T 细胞亚群,主要通过分泌特定细胞因子发挥特定生物学效应,按照不同细胞来源细胞因子分为 Th1 型细胞因子、Th2 型细胞因子、Th17 型细胞因子、Treg 相关细胞因子等,其中 Th1 型细胞因子包括 IFN-γ、TNF、IL-2 等,Th2 型细胞因子包括 IL-4、IL-5、IL-13 等,Th17 型细胞因子包括 IL-17、IL-22 等,Treg 相关细胞因子包括 TGF-β、IL-10 等。

2. 按照细胞因子的生物学功能分类 细胞因子的生物学效应涉及很多方面,包括诱导发育、细胞分化、细胞溶解、细胞凋亡和细胞趋化等,按照生物学功能可将细胞因子分为白细胞介素（interleukin，IL）、干扰素（interferon，IFN）、集落刺激因子（colony stimulating factor，CSF）、肿瘤坏死因子（tumor necrosis factor，TNF）、生长因子（growth factor，GF）、趋化因子（chemokine）等。除此之外，也常见按照参与炎症、造血、胚胎发育等生物学过程分类，如炎症细胞因子 IL-1、IL-6、TNF-α，炎症抑制因子 TGF-β、IL-10、IL-37，造血细胞因子 IL-3、IL-7、SCF、GM-CSF 等。

（1）白细胞介素（interleukin，IL）　白介素是在细胞因子研究的早期形成的概念，强调这类细胞因子是白细胞产生的，并作用于白细胞。命名方式是 IL+数字，数字代表白介素发现顺序的序号。目前正式命名的白介素有 38 种。不过，这种命名有一定的局限性，比如有的白介素主要产生于基质细胞而不是白细胞，如 IL-7；有的白介素不仅作用于白细胞，也作用于其他细胞，如 IL-6；有的白介素因为具有特定的功能和结构特点而归于其他类别，如 IL-3 为多能性集落刺激因子，IL-8 是著名的趋化因子；

（2）干扰素（interferon，IFN）　早期认识到其干扰病毒复制、具有抗病毒作用而得名。根据细胞来源、分子结构特征以及所结合受体的不同分为Ⅰ型、Ⅱ型和Ⅲ型，Ⅰ型包括 IFN-α 和 IFN-β，IFN-α 主要来自单核/巨噬细胞，IFN-β 主要来自成纤维细胞。Ⅰ型的生物学作用主要是抑制病毒复制、抑制增殖、促进 NK 细胞、淋巴细胞和巨噬细胞的细胞毒作用。Ⅱ型即 IFN-γ，主要来自活化的 T 细胞和 NK 细胞。IFN-γ 是激活巨噬细胞的关键因子，促进 Th0 向 Th1 分化，并抑制 Th2 分化。Ⅲ型干扰素为 IFN-λ，包括 IFN-λ1（IL-29）、IFN-λ2（IL-28A）和 IFN-λ3（IL-28B），病毒和 IFN-α 可以诱导 IFN-λ 产生。IFN-λ 的生物学效应和Ⅰ型干扰素类似；

（3）集落刺激因子（colony stimulating factor，CSF）　是指在体内外能够刺激造血干细胞和不同发育分化阶段的造血祖细胞增殖、分化并形成某一谱系细胞集落的细胞因子。包括 IL-3、IL-5、粒细胞-巨噬细胞集落刺激因子（granulocyte and monocyte/macrophage colony-stimulating factor，GM-CSF）、粒细胞集落刺激因子（granulocyte colony-stimulating factor，G-CSF）、红细胞生成素（erythropoietin，EPO）、血小板生成素（thrombopoietin，TPO）、干细胞因子（stem cell factor，SCF）等；

（4）肿瘤坏死因子（tumor necrosis factor，TNF）　最初发现 TNF 使实质性肿瘤发生出血性坏死而得名。TNF 超家族至少包括 20 种跨膜蛋白，包括一些著名成员，如 TNF-α、TNF-β（又名淋巴毒素-α，lymphotoxin-α，LT-α）、Fas 配体（FasL）、CD40 配体（CD40L）、TNF 相关凋亡诱导配体（TNF-related apoptosis inducing ligand，TRAIL）等。TNF 超家族参与淋巴细胞发育和器官形成、调控免疫应答、诱导细胞凋亡、杀伤靶细胞等多种生物学过程；

（5）生长因子（growth factor，GF）　泛指可促进细胞尤其是非免疫细胞的其他体细胞生长和分化的细胞因子，命名常与靶细胞相对应，包括表皮生长因子（epidermal growth factor，EGF）、成纤维细胞生长因子（fibroblast growth factor，FGF）、神经生长因子（nerve growth factor，NGF）、血管内皮细胞生长因子（vascular endothelial cell growth factor，VEGF）、转化生长因子-β（transforming growth factor-β，TGF-β）等；

（6）趋化因子（chemokine）　免疫细胞必须通过体内迁移发挥生物学效应。对不同靶细胞具有趋化作用的细胞因子，归属于趋化因子家族。所有趋化因子至少含有两个高度保守的半胱氨酸残基。根据靠近氨基端的半胱氨基酸残基(C)的个数和氨基酸排列顺序,将趋化因子分为四个亚群:分别是 C、CC、CXC、CX3C 亚群,用亚群名称后缀以 L(ligand)再加上数字序号的方法来统一命名趋化因子。趋化因子的主要功能是趋化白细胞、调控免疫应答,此外,有些趋化因子还参与调节白细胞的发育和分化,甚至参与免疫系统之外的生物学过程,如器官发育、血管形成等。

3. 按照细胞因子及其受体的分子结构特点分类　目前通过核磁共振或 X 射线晶体衍射技术解析了许多细胞因子及受体的分子结构。细胞因子和受体的分子结构尤其是三维结构对配体结合和信号转导机制有着很重要的影响,根据配体以及受体共有的特征性三维结构,可以将细胞因子分为Ⅰ型细胞因子或血细胞生成素家族、干扰素或Ⅱ型细胞因子家族、肿瘤坏死因子超家族、白介素-1 超家族、趋化因子家族等,而相应的受体被称为该细胞因子受体超家族(表 8-1)。

表 8-1　细胞因子家族的结构特征及其成员

家族	细胞因子结构特点	细胞因子受体结构特点	细胞因子成员
Ⅰ型细胞因子家族	Ⅰ型细胞因子都含有特征性的 4-α 螺旋束三维结构	胞外区含有 4 个保守的半胱氨酸残基以及 WSXWS (Trp-Ser-X-Trp-Ser)基序。按照受体共有链的不同,Ⅰ型细胞因子进一步分为不同的亚群	受体共有 γ 链的细胞因子有:IL-2、IL-4、IL-7、IL-9、IL-15 和 IL-21;受体共有 β 链的有 IL-3、IL-5 和 GM-CSF;受体共有 gp130 的有 IL-6、IL-11,抑瘤素 M、睫状神经营养因子、白血病抑制因子、心肌营养蛋白-1 和 NNT/BSF-3 等
Ⅱ型细胞因子家族	与Ⅰ型细胞因子相似的螺旋结构	胞外区含有保守的半胱氨酸残基,但是没有 WSXWS 基序	Ⅰ型干扰素 IFN-α 和 IFN-β、Ⅱ型干扰素 IFNγ、Ⅲ型干扰素 IFN-λ,以及 IL-10 相关细胞因子 IL-19、IL-20、IL-22、IL-24、IL-26、IL-28 和 IL-29 等
TNF 家族	APRIL/BLyS 和淋巴毒素-α/β2 之外都是同源三聚体	胞外区都有数个富含半胱氨酸的结构域,多以同源三聚体发挥作用	TNF-α、TNF-β、FasL、CD40L、APRIL、TRAIL、TWEAK、BLyS、LIGHT、CD27L、CD30L、OX40L、4-1BBL、ED1、RANKL 等
IL-1 家族	全 β-折叠构成末端开放的桶状结构	几乎所有成员的胞外段都有 3 个免疫球蛋白样结构域	包括激动剂 IL-1α、IL-1β、IL-18、IL-33、IL-36α、IL-36β 和 IL-36γ,以及 3 个受体拮抗剂 IL-1Rα、IL36Rα 和 IL-38 及抗炎症因子 IL-37 等
趋化因子家族	至少含有 2 个半胱氨酸残基,除 C 亚族外,其他至少含四个半胱氨酸残基	属于 G 蛋白偶联受体 7 次跨膜蛋白家族	CXC 亚族 CXCL1~16;CC 亚族 CCL1~28;C 亚族 XCL1~2;CX3C 亚族 CX3CL1 等

(1) Ⅰ型细胞因子或血细胞生成素家族　此家族中细胞因子的氨基酸序列相似性非常有限,但是三维结构很相似,都具有四-α 螺旋束,并分为短链和长链螺旋两个亚群。Ⅰ型细胞因子的受体结构共有保守的半胱氨酸和 WSXWS 基序。很多白介素都是Ⅰ型细胞因子,包括 IL-2、IL-3、IL-4、IL-5、IL-6、IL-7、IL-9、IL-11、IL-13、IL-15,此外造血因子 GM-CSF、G-CSF、M-CSF、EPO、TPO、SCF,以及生长因子、催乳素、瘦素(leptin)等也是

Ⅰ型细胞因子。

（2）干扰素或Ⅱ型细胞因子家族　IL-10、IL-19、IL-20、IL-22、IL-24、IL-26、IL-28 和 IL-29 与干扰素的分子结构相似，被称为Ⅱ型细胞因子，其中 IL-10 及一系列 IL-10 相关的细胞因子和 IFN-α、IFN-β 都具有类似于Ⅰ型细胞因子长链螺旋的结构，而 IFN-γ 具有类似于Ⅰ型细胞因子短链螺旋的结构。Ⅱ型细胞因子受体也称干扰素受体家族，胞外区有保守的半胱氨酸，但无 WSXWS 基序。

（3）肿瘤坏死因子超家族　肿瘤坏死因子包括 TNF-α、TNF-β、FasL、CD40L、TRAIL 等。除了少数成员，肿瘤坏死因子家族均是同源三聚体，而其受体的胞膜外区为富含半胱氨酸的结构域；

（4）白介素-1超家族　该家族中的主要成员是 IL-1α、IL-1β、IL-18，它们的三维结构均为全 β 折叠末端开放桶状结构。几乎所有白介素-1家族受体的胞外区都有 3 个免疫球蛋白样结构域；

（5）趋化因子家族　所有趋化因子至少含有两个高度保守的半胱氨酸残基。靠近 N 端的两个残基可以相邻（CC 亚群），也可以被一个（CXC）或三个（CX3C）非保守氨基酸隔开。目前发现的 CX3C、C、CXC 和 CC 亚群的成员数量分别是 1、2、16 和 24 个。趋化因子的受体属于 7 次跨膜 G-蛋白偶联受体。

（二）细胞因子的共同特点

1. 细胞因子的基本特征　细胞因子为细胞分泌的小分子可溶性多肽或糖蛋白，分子量一般为 8～30 kD，其成熟的分泌型分子一般含有 200 个以内氨基酸。多数细胞因子是单链分子，少数是二聚体或三聚体结构。细胞因子通过与相应受体作用并转导信号发挥生物学效应。细胞因子和其受体有很高的亲和力，解离系数为 $10^{-10}\sim10^{-12}$ M，所以皮摩尔浓度细胞因子可具有生物学活性。细胞因子的效应范围通常比较小，主要在局部发挥作用。细胞因子的 mRNA 极易降解，转录过程通常十分短暂；细胞因子生物半衰期很短，作用时间很有限。因此，细胞因子的作用有很强的自限性。细胞因子在进化保守性和种属特异性上缺乏共同的规律，个体差异明显。

2. 细胞因子的作用方式　特定的细胞因子结合于分泌细胞自身的细胞膜受体，表现为自分泌作用（autocrine），结合于分泌细胞附近靶细胞的受体，则为旁分泌作用。自分泌和旁分泌均为局部作用，是细胞因子发挥效应的主要方式。不过，少数情况下，细胞因子可结合于远距离的靶细胞，发挥内分泌作用（图 8-1）。

3. 细胞因子的作用特点　细胞因子的生物学效应有着复杂的相互作用，表现为多效性、重叠性、协同性、拮抗性、级联诱导性和网络性。一种细胞因子作用于不同靶细胞，产生不同生物学效应，表现为多效性。两种或更多的细胞因子均能

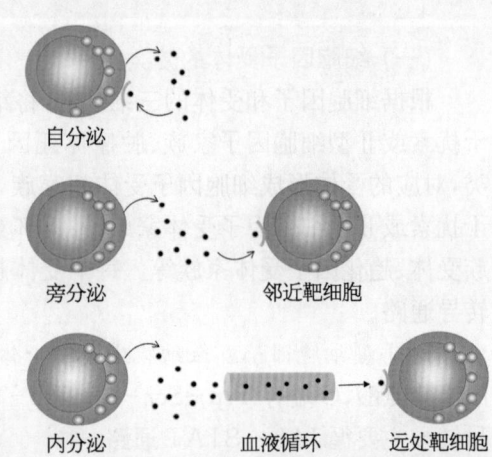

自分泌

旁分泌　　　　　邻近靶细胞

内分泌　　　血液循环　　远处靶细胞

图 8-1　细胞因子的作用方式

产生相同或类似的生物学效应,称为重叠性,重叠性使得描述单个细胞因子的特定作用变得困难。一种细胞因子可强化另一种细胞因子的功能,表现为协同性。某些情况下,一种细胞因子能够抑制或抵消另一种细胞因子的作用,此为拮抗性(图 8-2)。当细胞因子作用于靶细胞后,诱导靶细胞产生一种或更多种类的细胞因子,这些细胞因子诱导其他靶细胞产生更多样的细胞因子,这就是级联诱导性。细胞因子相互诱生、相互协同或拮抗,构成正或负向调节网络;细胞因子与细胞因子受体之间也存在正向或反向调控,这就是细胞因子的网络性。免疫细胞通过复杂的细胞因子网络实现生物学效应。

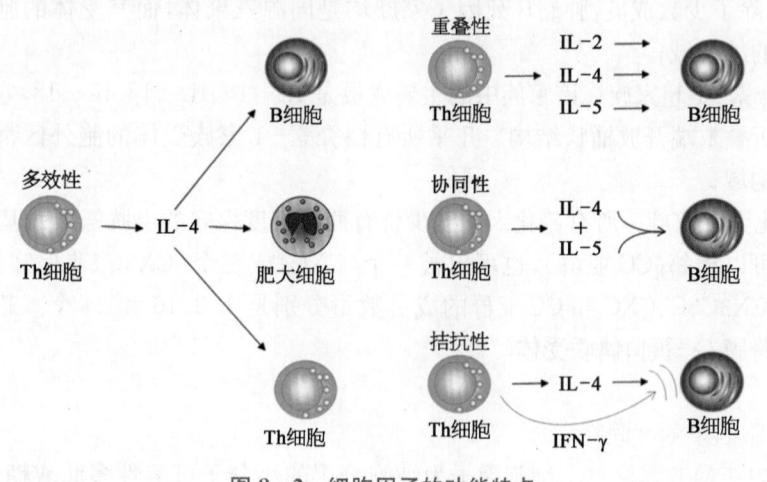

图 8-2 细胞因子的功能特点

二、细胞因子受体

细胞因子受体的表示方法通常是细胞因子名称后加 R(receptor)。细胞因子受体通过与其相应的细胞因子结合启动信号转导,从而完成细胞间信息传递,调控多种生物学过程。细胞因子受体主要为跨膜分子,分为胞膜外区、跨膜区和胞质区,但受体 mRNA 选择性剪切或膜受体被蛋白酶水解,可产生分泌型受体分子。

(一)细胞因子受体的分类

根据细胞因子和受体的三维结构,将细胞因子分为Ⅰ型细胞因子或血细胞生成素家族、干扰素或Ⅱ型细胞因子家族、肿瘤坏死因子超家族、白介素-1超家族、趋化因子家族等几类,对应的受体形成细胞因子受体超家族,包括Ⅰ型细胞因子或血细胞生成素受体超家族、干扰素或Ⅱ型细胞因子受体家族、肿瘤坏死因子受体超家族、白介素-1或免疫球蛋白超家族受体、趋化因子受体家族等。每个受体超家族内部共有特征性的胞外区结构及胞内信号转导通路。

1. Ⅰ型细胞因子或血细胞生成素受体超家族 此类受体胞膜外区的 N 端有 4 个保守的半胱氨酸,C 端有 Trp-Ser-X-Trp-Ser 组成的 WSXWS 基序。受体结合配体后的信号转导主要循 JAK-STAT 通路。

2. 干扰素或Ⅱ型细胞因子受体家族 Ⅱ型细胞因子的受体与Ⅰ型细胞因子受体类似,

但是 N 端及 C 端含有 2 个半胱氨酸,C 端不含 WSXWS 基序。Ⅱ型细胞因子的信号转导同Ⅰ型细胞因子,主要是 JAK-STAT 通路。

3. 肿瘤坏死因子受体超家族 受体的胞膜外区为富含半胱氨酸的结构域,结合配体后将发生寡聚化,之后的信号转导主要循 NF-κB 通路,含有死亡结构域的受体诱导凋亡则主要通过 caspase-8 通路。

4. 白介素-1 或免疫球蛋白超家族受体 几乎所有白介素-1 家族受体的胞外区都有 3个免疫球蛋白样结构域。IL-1R 胞内区含有 Toll 同源结构域。此类受体信号转导循泛素E3 依赖的 NF-κB 通路。

5. 趋化因子受体家族 趋化因子的受体属于 7 次跨膜的 G-蛋白偶联受体,包括 CCR1~11、CXCR1~6、CX3CR1、XCR1。除了几个趋化因子,大多数趋化因子和其受体没有严格的对应关系,常见的是:一种趋化因子可以结合一组受体,一种趋化因子受体可以结合一组趋化因子。趋化因子主要通过 G 蛋白偶联受体启动信号转导。

(二) 细胞因子受体的结合链和共有链

多数细胞因子受体由不同的亚单位组成,其中 1 条或 2 条多肽链为细胞因子结合亚单位,用于特异性结合细胞因子,称为结合链,另一条多肽链为信号转导亚单位,负责转导信号。信号转导亚单位若被多个细胞因子共用,则称为细胞因子受体共有链。因为受体共有链而共享信号通路,是一些细胞因子生物效应相似的重要原因。目前发现的共有链有:IL-3R、IL-5R、GM-CSFR 共有 β 链,IL-2R、IL-4R、IL-7R、IL-9R、IL-15R 和 IL-21R共有 γ 链,IL-6R、IL-11R、睫状神经营养因子受体(ciliary neurotropic factor receptor)、白血病抑制因子受体(leukemia inhibitory factor receptor,LIFR)共有链 gp130。

(三) 可溶性细胞因子受体(soluble cytokine receptor, sCKR)

细胞因子受体主要是膜型受体,但是大多数受体存在可溶型,可溶型受体的氨基酸序列和结构与膜型 CKR 的胞外区同源,但缺乏跨膜区和胞质区,所以能与细胞因子结合,但是不能转导信号。少数 sCKR 由细胞因子受体 mRNA 的不同剪切体直接生成,多数 sCKR 是膜型细胞因子受体的胞外区被蛋白酶水解后脱落形成。sCKR 与细胞因子结合后可以起运输作用,有利于提高局部细胞因子的浓度,也可以与膜型细胞因子受体竞争性结合细胞因子但又不发生信号转导,从而抑制细胞因子功能。

三、细胞因子的生物学功能

细胞因子有着广泛而复杂的生物学功能,包括刺激造血、调控细胞增殖和分化;参与固有免疫、细胞免疫和体液免疫;参与免疫调节等。

1. 刺激造血、调控免疫细胞的增殖和分化 免疫细胞均来自骨髓的多能造血干细胞(hematopoietic stem cell,HSC)。IL-3 和 SCF 刺激 HSC 多种定向祖细胞增殖和分化;GM-CSF、G-CSF 和 M-CSF 作用于粒细胞和巨噬细胞,促进其分化和增殖;TPO 促进血小板生成;EPO 促进红细胞生成;IL-2 促进 T 细胞增殖和活化;IL-4、IL-5 促进 B 细胞增殖和活化。

2. 参与固有免疫、细胞免疫和体液免疫 细胞因子在适应性免疫中发挥非常重要的作用,如调控抗原提呈:IFN-γ诱导MHC Ⅱ类分子表达,促进抗原提呈,而IL-10作用与之相反;参与体液免疫:如IL-4、IL-5促进B细胞增殖和活化,IL-4诱导IgE产生;参与细胞免疫:如IL-12和IFN-γ诱导T细胞向Th1亚群分化,TGF-β诱导T细胞向调节性T细胞(regulatory T cell, Treg)分化,IL-2、IL-6促进CTL的杀伤功能等。

细胞因子广泛参与固有免疫并扮演重要角色,如IL-8趋化中性粒细胞至感染部位,IL-15刺激NK细胞增殖、促进嗜酸性粒细胞活化等。

3. 参与免疫调节 细胞因子网络协调和制约免疫应答,使免疫应答有效、适度,从而维持机体内环境的稳定。例如,无感染发生时,Treg细胞分泌TGF-β抑制T细胞活化;感染早期固有免疫细胞产生IL-6,诱导Th17分化和活化。效应性T细胞通过细胞因子实现相互调控,如Th1产生的IFN-γ可抑制Th2增殖,Th2产生的IL-4和IL-10可抑制Th1增殖。

四、细胞因子与疾病

(一) 细胞因子参与某些病理过程

细胞因子参与多种病理过程,影响疾病的发生、发展。

1. 细胞因子风暴 细胞因子分泌受到机体严密调控,促进及抑制表达之间处于平衡状态。但是异常情况如超抗原刺激下,体液中迅速产生大量促炎细胞因子如TNF-α、IL-1、IL-6、IL-12、干扰素和趋化因子等,引发全身炎症反应综合征,称为细胞因子风暴,严重时可导致中毒性休克,多器官衰竭等严重病理过程的发生。

2. 细胞因子与炎症 炎症是机体对细菌、病毒等微生物感染、组织损伤等刺激发生的生理性应答。细胞因子参与了急性和慢性炎症反应,发挥抵御感染、促进组织修复功能,但在一定条件下导致组织损伤。病原体入侵后,感染部位的固有免疫细胞释放IL-1、IL-6、TNF-α、IL-8等,激活并趋化巨噬细胞、中性粒细胞和淋巴细胞到达感染部位、促进血管内皮细胞和免疫细胞表达黏附分子、促进吞噬细胞杀伤病原体、促进T、B细胞的分化和活化,引起局部或全身炎症反应,促进机体清除病原体。另一方面,细胞因子也参与了炎症病理性损害,如IL-1、IL-6、TNF-α均为内源性致热源,作用于下丘脑体温调节中枢引起发热;IL-1促进免疫细胞在抗原所在部位的浸润,刺激内皮细胞和免疫细胞释放一氧化氮、氧自由基,导致组织损伤,在类风湿性关节炎、内毒性休克的发病机制中起重要作用。

3. 细胞因子与肿瘤发生 有的细胞因子能够杀伤肿瘤,有的能够促进肿瘤生长,有的则在不同微环境下,分别显示出抑瘤或促瘤效应。例如TNF-α、LT直接杀伤肿瘤细胞,IFN-γ、LIF抑制肿瘤增殖,而IL-6促进骨髓瘤细胞增殖,TGF-β、IL-10抑制机体免疫功能,有助于肿瘤逃逸的发生。

4. 细胞因子与器官移植 细胞因子参与移植排斥反应。急性移植排斥反应发生时,受者血清和移植物局部细胞因子网络失衡,受者血清IL-2、IL-1、TNF-α、IFN-γ、IL-6等水平升高,移植物局部IL-1、TNF和M-CSF水平升高,因此细胞因子及其受体的表达水平成为监测排斥反应的指标之一。

5. 细胞因子与免疫系统相关性疾病 细胞因子或细胞因子受体的异常表达,可能导致免疫缺陷或免疫功能紊乱,引起相应的免疫相关性疾病,如免疫缺陷病、超敏反应、自身免疫病等。

(1) 免疫缺陷病　IL-2、IL-4、IL-7、IL-9、IL-15 和 IL-21 的受体共有链为 γ 链,所以 γ 链基因缺陷导致上述细胞因子的受体不能进行信号转导,引起严重的细胞免疫和体液免疫缺陷,见于 X-性连锁重症联合免疫缺陷病。

(2) 超敏反应　IL-4、IL-5 可促进 Th2 细胞应答,正向调节 IgE 的生成和活性,使机体易于发生 I 型超敏反应,而 IFN-γ 则有利于 Th1 细胞分化增殖,抑制 IL-4 对 IgE 的诱生作用,有助于防止 I 型超敏反应发生。

(3) 自身免疫病　IL-1 是重要的致炎因子,与类风湿性关节炎的关节损伤相关,应用 IL-1 受体拮抗剂可以减轻关节炎症和功能障碍。TNF-α 在类风湿关节炎、强直性脊柱炎患者体内高水平表达,应用抗 TNF-α 抗体治疗取得了较好的疗效。

(二) 细胞因子与疾病治疗

细胞因子及其受体是药物研发的重要靶点和研究热点。目前应用于临床的主要是重组细胞因子、靶向细胞因子及其受体的抗体或拮抗剂。

第二节　研究现状

20 世纪 60 年代,研究者从体外培养的淋巴细胞的上清中,发现某种可溶性的因子可以调控细胞的增殖和分化,这是首次认识到细胞因子的生物学作用。但是,由于细胞因子浓度很低,半衰期很短,很难进行分离和纯化,而且缺乏对单个细胞因子进行精确分析的系统,因此,细胞因子的研究一度进展缓慢。直到 20 世纪 70~80 年代,基因克隆技术使通过基因重组生产纯化的细胞因子成为可能,研究开始取得巨大进展。生化研究实现了对纯化的细胞因子及其受体进行基因克隆和基因测序,以及应用 X 射线晶体衍射技术和核磁共振解析细胞因子和受体的三维结构;免疫学研究则通过建立生长依赖于特定细胞因子的细胞系为研究细胞因子功能提供了一个简单的分析系统,此外细胞因子单克隆抗体的发展为细胞因子研究提供了快速、量化的免疫分析工具;而近年来发展的基因敲除技术、基因编辑技术,可以实现对大多数细胞因子及其受体,以及许多信号通路分子的基因敲除,产生的基因敲除鼠为研究细胞因子体内生物学功能提供了非常重要的信息。同时,对许多细胞因子或细胞因子受体相关性人类疾病的识别和研究,也使我们更深地认识到细胞因子及其受体的生物学作用。基于对细胞因子结构和功能的研究,观察细胞因子的角度已经发生了很大转变,以前将细胞因子视为分散的具有特定功能的个体,现在过渡到将细胞因子视为诸多亚群中的一个,而亚群的判定是根据细胞因子和受体的三维结构、共有的受体成分和共有的信号通路。目前确定的亚群包括:I 型细胞因子或血细胞生成素家族、干扰素或 II 型细胞因子家族、肿瘤坏死因子超家族、白介素-1 超家族、趋化因子家族等,而相应的受体被称为细胞因子受体超家族(图 8-3)。下面将以这些亚群为单位,介绍细胞因子的研究现状。

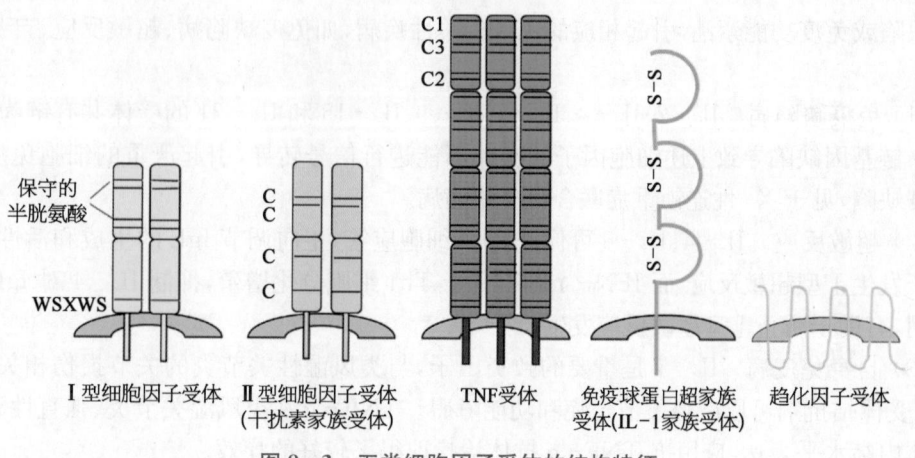

图 8-3　五类细胞因子受体的结构特征

一、Ⅰ型细胞因子或血细胞生成素家族

Ⅰ型细胞因子都含有 4 个 α 螺旋,组成特征性的 4-α 螺旋束三维结构,根据螺旋长度的差异,又分为短链螺旋细胞因子和长链螺旋细胞因子。Ⅰ型细胞因子的受体一般是Ⅰ型跨膜糖蛋白(N 端在胞外区,C 端在胞内区),其胞外区有一些保守的结构域,包括 4 个保守的半胱氨酸残基(cysteine, C),以及邻近细胞膜的 WSXWS(Trp-Ser-X-Trp-Ser)基序,此外,胞内区也有一些保守结构,如近胞膜的 Box1/Box2 区,其中富脯氨酸 Box1 区最为保守。Ⅰ型细胞因子的受体是同源二聚体、异二聚体或更复杂的寡聚体,按照受体共有链的不同,受体进一步分为不同的亚群。受体共有链包括共有 β 链、共有 γ 链以及 gp130。

1. 共有细胞因子受体 γ 链的细胞因子(IL-2、IL-4、IL-7、IL-9、IL-15 和 IL-21) 这六个细胞因子都是短链 4-α 螺旋束细胞因子,其受体分享共同的细胞因子受体 γ 链(CD132)(图 8-4)。

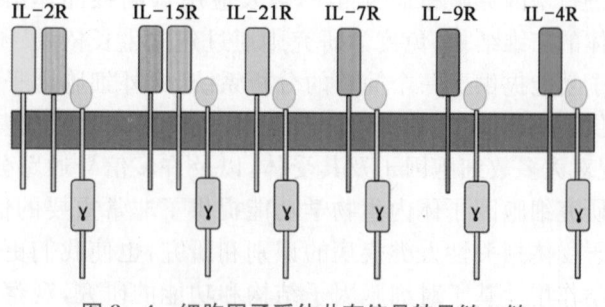

图 8-4　细胞因子受体共有信号转导链 γ 链

(1) IL-2　IL-2 主要是 T 细胞活化后产生,也是关键的 T 细胞生长因子,对 T 细胞增殖至关重要,另外,IL-2 也作用于许多其他细胞系,例如增加 B 细胞免疫球蛋白合成和 J 链转录;增强自然杀伤细胞(natural killer cell, NK)的细胞毒活性;在以活化诱导的细胞死亡(AICD)来清除自身反应性细胞的过程中发挥重要作用。

IL-2 可以与三类不同的受体结合,这些受体与 IL-2 的亲和力不同,分别由 IL-2Rα、

IL-2Rβ、IL-2Rγ 这 3 条多肽链以不同方式组合而成。仅由 IL-2Rα 构成的是低亲和力受体，不能转导信号，但是对高亲和力受体的形成以及发挥效应非常重要。IL-2Rα 和 IL-2Rβ 构成中等亲和力受体，IL-2Rα、IL-2Rβ 和 IL-2Rγ 组成高亲和力受体，这两种受体可以传导信号。

（2）IL-4　IL-4 主要由活化的 CD4$^+$ T 细胞产生，也能由 CD4$^+$NK1.1$^+$T 细胞、肥大细胞和嗜碱粒细胞产生。IL-4 主要作用于 B 细胞，是主要的 B 细胞生长因子，并且促进 IgG1 和 IgE 的生成和分泌，是抗体类别转换的关键因素，还诱导 B 细胞表达 MHC II 类分子，增加细胞膜表面 FcεR I 的表达。此外，IL-4 也作用于其他细胞系，IL-4 也是 T 细胞的生长因子，促进 Th2 细胞的分化；IL-4 一定程度上抑制细胞对 IL-2 的反应性；IL-4 还作用于巨噬细胞、造血前体细胞、基质细胞和纤维母细胞。IL-4 的受体有两种，一种是 I 型 IL-4 受体，由 IL-4Rα 和 γ 链组成，其 IL-4Rα 的表达水平很低，每个细胞表面仅有几百个就可以对 IL-4 发生有效应答；另一种称为 II 型 IL-4 受体，由 IL-4Rα 和 IL-13Rα1 组成，不表达于 T 细胞，但在许多其他类型细胞上表达并传达 IL-4 信号。

（3）IL-7　IL-7 由基质细胞产生，不是淋巴细胞的产物。IL-7 的主要作用是促进胸腺细胞的生长、存活和分化，以及促进低亲和力肽诱导的初始 T 细胞和 CD8$^+$ 记忆性 T 细胞的稳态增殖。IL-7 对成熟 T 细胞的生长也具有一些活性。IL-7 对前 B 细胞的生长有影响，但是不像对胸腺细胞发挥关键作用。IL-7 的受体由 IL-7Rα 和 γ 链组成，可能还有第三种成分，但是目前尚未完成蛋白鉴定。

（4）IL-9　IL-9 产生于活化的 T 细胞，促进辅助性 T 细胞而不是细胞毒性 T 细胞的生长。活化 T 细胞通常迅速产生 IL-2，与之相反，IL-9 的生成要滞后很多。对小鼠而言，IL-9 还作用于红系祖细胞、B 细胞、肥大细胞和胚胎胸腺细胞，在协同 IL-3 时，上述细胞达到最大增殖。小鼠 IL-9 对人类细胞有生物学活性，但是人类 IL-9 对小鼠细胞无作用。IL-9 结合于 IL-9Rα 结合蛋白，IL-9Rα 和 γ 链组成功能性 IL-9 受体。

（5）IL-15　IL-15 是一个新发现的 T 细胞生长因子。虽然很多非淋巴细胞的细胞均产生 IL-15mRNA，但是检测 IL-15 蛋白的生成却相当困难。识别 IL-15 的实际生成细胞很重要，所以有必要进一步研究。IL-15 的受体表达很广泛，但是最重要的效应与 NK 细胞和 CD8$^+$ 记忆性 T 细胞的发育有关。IL-15 与 IL-2 的生物效应相似，不过 IL-2 主要是作为生长因子和介导 AICD，而 IL-15 则主要影响生长。T 细胞上的 IL-15 受体由 IL-2Rβ、IL-2Rγ 和一条独特的蛋白 IL-15Rα 组成，IL-15Rα 与 IL-2Rα 结构上有许多相似之处。此外，在肥大细胞上发现了 IL-15 的另一种受体 IL-15RX，有着不同的信号通路。

（6）IL-21　IL-21 是一个新近鉴定的 IL-2 家族细胞因子。至少在体外，IL-21 能够结合并发挥作用于 T、B 和 NK 细胞，其效应包括：作为共丝裂原刺激 T 细胞增殖；与抗 CD40 协同增强 B 细胞增殖；抑制抗 IgM 加 IL-4 介导的 B 细胞增殖；与 IL-15 和 Flt-3 配体协同促进 NK 细胞发育。IL-21 的受体由 IL-21R 和 γ 链组成，其中 IL-21R 与 IL-2Rβ 相关性很高。人类和小鼠的 IL-21 对彼此物种的细胞都有生物学效应。

（7）共有 γ 链突变导致 X 连锁重症联合免疫缺陷病　IL-2、IL-4、IL-7、IL-9、IL-15 和 IL-21 表现出与 T 细胞、NK 细胞、B 细胞和肥大细胞相关的重叠的生物学效应，对这些细胞正常的发育和/或功能有着关键的影响。γ 链是这 6 个细胞因子的受体共有链，参与信号转导。由于 γ 链位于 X 染色体，因此 γ 链突变会导致 X 连锁重症联合免疫缺陷病，表现为 T 细胞和 NK 细胞数量严重下降。由于缺乏 T 细胞辅助，B 细胞虽然数量正常但是功能显著缺陷。临床表现为出生后不久发生严重呼吸道感染、慢性腹泻甚至夭折。

2. 共有细胞因子受体 β 链的细胞因子(IL-3、IL-5 和 GM-CSF)　IL-3、IL-5 和 GM-CSF 都是 T 细胞合成的造血因子，发挥效应于造血谱系细胞，对髓样前体细胞的增殖和分化起着关键作用。其中，IL-3 的多能性最突出，曾被称为多克隆刺激因子(multi-colony-stimulating factor, multi-CSF)，能促进多能干细胞以及各谱系细胞定向祖细胞如粒细胞、巨噬细胞、肥大细胞、巨核细胞和红系祖细胞的增殖、存活和发育。IL-3 也对效应细胞发挥作用，例如增强吞噬功能和细胞毒作用。GM-CSF 的作用主要局限于粒细胞和单核/巨噬细胞系，是生长和存活因子。它能够扩增抗原提呈细胞如树突状细胞，从而使机体对抗原的应答能力大为增强。IL-3 和 GM-CSF 都能作用于嗜酸性粒细胞，它们的作用时段比 IL-5 要早得多，可能与嗜酸性粒细胞祖细胞的扩增有关。IL-5 刺激嗜酸性细胞系，促进嗜酸性粒细胞从骨髓释放出来，使得蠕虫感染后嗜酸性粒细胞扩增，介导对血吸虫等蠕虫的杀伤。

这 3 个细胞因子的受体由 α 链和 β 链组成。每个细胞因子具有自己独特的 α 链(IL-3Rα、IL-5Rα、GM-CSFRα)，但是共有受体 β 链，β 链主要决定信号转导，α 链是细胞因子结合的主要位点。α 链和 β 链关系密切，共有 β 链能增强 α 链结合亲和力，而 α 链缺失时，β 链活性缺如。如果一个细胞表达两个或以上细胞因子的受体，如嗜酸性粒细胞同时表达 IL-3、IL-5 和 GM-CSF 的受体，或小鼠的前 B 细胞表达 IL-3 和 IL-5 的受体，那么由于共有受体 β 链，3 个细胞因子分别刺激细胞后将呈现重叠生物学效应。

3. 共享细胞因子受体共有链 gp130 的细胞因子(IL-6、IL-11、抑瘤素 M、睫状神经营养因子、白血病抑制因子、心肌营养蛋白-1 和 NNT/BSF-3)　这个家族使用 gp130 作为信号转导分子。IL-6 是家族中第一个被认识的细胞因子，因此有时又被称为 IL-6 家族，家族中的细胞因子作用非常广泛，不但作用于造血和免疫应答，还作用于中枢神经系统和心血管系统。

(1) IL-6　IL-6 是 B 细胞的分化因子，刺激 B 细胞终末分化为产生抗体的浆细胞，IL-6 还有许多其他生物学效应：作用于 T 细胞的生长和分化；诱导髓样干细胞分化为巨噬细胞；诱导肝细胞合成急性期蛋白；作用于角质细胞、造血干细胞发育；作用于破骨细胞发育、PC12 细胞神经分化等。IL-6 与结合蛋白 IL-6Rα 结合，形成的复合体 IL-6/IL-6Rα 募集 gp130 并与之相互作用，成为 IL-6 受体。引人注意的是，IL-6Rα 的胞内区与信号转导无关，所以，仅有 IL-6Rα 胞外区的可溶性形式，足以结合 IL-6 并协同 gp130 进行信号传导。

(2) IL-11　IL-11 起初被鉴定为基质细胞接受 IL-1 刺激后产生的因子。IL-11 在造血过程发挥许多效应，联合 IL-3 和 SCF 时尤其如此。IL-11 刺激造血干细胞增殖，刺激巨核细胞前体和巨核细胞成熟，刺激红系前体细胞。与 IL-6 类似，IL-11 诱导急性期蛋白合成。IL-11 还抑制脂肪生成。IL-11 信号转导是通过 IL-11Rα 和 gp130 组成的受体复合体。与 IL-6Rα 类似，IL-11Rα 胞外区的可溶性形式可以结合 IL-11 并协同 gp130 进行信号传导。

(3) 白血病抑制因子(leukemia inhibitory factor，LIF)　LIF 是一个多功能细胞因子，能够抑制多能胚胎干细胞的分化，抑制脂肪生成，此外，LIF 对中枢神经系统的效应与胆碱能神经分化因子类似，诱导乙酰胆碱合成同时抑制儿茶酚胺生成，从而诱导胆碱能而抑制去甲肾上腺素能神经功能。LIF 也是胚胎植入的重要分子。LIF 的受体是 LIFRβ 和 gp130 组成的异二聚体。

(4) 睫状神经营养因子(ciliary neurotropic factor，CNTF)　CNTF 起初被发现是基于其促进神经元存活的能力。CNTF 的受体大量分布在神经系统和骨骼肌，解释了 CNTF 颇为受限的生物学效应。CNTF 的功能性受体是六聚体，包括两个 CNTF 分子，2 个 CNTFRα，1 个 gp130 和 1 个 LIFRβ 分子。

(5) 抑瘤素 M(oncostatin M，OSM)　OSM 是生长调节因子，能促进内皮细胞和造血细胞的发育。OSM 有两种受体，Ⅰ 型 OSM 受体由 gp130 和 LIFRβ 构成，Ⅱ 型 OSM 受体由 gp130 和 OSMRβ 构成。

(6) 心肌营养蛋白-1(cardiotrophin-1，CT-1)　除了心脏发育和心肌肥厚效应，CT-1 还作用于造血、神经元和发育，是一个多效细胞因子。CT-1 的受体也是 LIFRβ 和 gp130 组成的异二聚体。

(7) NNT/BSF-3　NNT/BSF-3 为鸡胚交感神经元和运动神经元的存活提供支持，而且，在小鼠模型中，能够强化 IL-1 和 IL-6 的效应，是一个 B 细胞刺激因子。NNT/BSF-3 的受体包含 LIFRβ 和 gp130。

综上所述，IL-6、IL-11、OSM、CNTF、LIF、CT-1 和 NNT/BSF-3 这 7 个细胞因子的受体都依赖 gp130。根据受体的组成将它们分为两类：不需要 LIFRβ 的 IL-6、IL-11，以及同时包含 LIFRβ 和 gp130 的 OSM、CNTF、LIF、CT-1 和 NNT/BSF-3。若两个细胞因子的受体相同，那么表达这种受体的细胞可能对这两种细胞因子的刺激分别产生相同的应答。目前已知 IL-6Rα、IL-11Rα 和 CNTFRα 是否存在决定了细胞是否对 IL-6、IL-11 和 CNTF 发生应答，不过，是否有类似的同源分子存在于 OSM、LIF、CT-1 和 NNT/BSF-3 的应答过程尚不清楚。

4. 共有受体类似于 gp130 的细胞因子(粒细胞刺激因子、瘦素、IL-12、IL-23 和 IL-27)

(1) 粒细胞刺激因子(granulocyte-CSF，G-CSF)　G-CSF 主要由活化的单核/巨噬细胞、成纤维细胞、内皮细胞产生，刺激中性粒细胞前体细胞的存活、增殖和分化，促进成熟中性粒细胞的活化。G-CSF 受体(CD114)与 gp130 类似，分布于造血祖细胞、中性粒细胞、内皮细胞等。

(2) 瘦素(leptin)　瘦素是肥胖基因(obesity gene，*ob*)的产物，来源于脂肪组织，在体重稳态中发挥重要作用。瘦素受体 OB-R 与 gp130 类似。

(3) IL-12　细菌和胞内寄生虫入侵机体后，吞噬细胞和其他抗原提呈细胞如 B 细胞生成 IL-12；NK 细胞和 T 细胞对抗原迅速应答时产生 IL-12。IL-12 有广泛效应，如诱导 Th1 细胞分化并分泌 IFN-γ 和 IL-2；是 NK 细胞的刺激因子；与 IL-3 和 CSF 协同支持造血干细胞的增殖和存活；诱导 NK 和 T 细胞产生 IFN-γ；诱导产生 IL-2、IL-3、GM-CSF、IL-9、TNF-α 和 M-CSF 等细胞因子，其中，诱导 IFN-γ 产生尤为重要。总之，IL-12 在固有免疫和适应性免疫中发挥非常重要的作用。IL-12 由 35 kDa(p35)和 40 kDa 肽链(p40)组成二聚体,其中 p35 与 IL-6 和 G-CSF 的序列相似,p40 类似于 IL-6Rα、CNTFRα 的细胞外域。IL-12 受体由 IL-12Rβ1 和 IL-12Rβ2 组成,这两条链都与 gp130 有某些相似之处。

(4) IL-23 IL-23 是新近发现类似 IL-12 的细胞因子。IL-23 主要由活化的 DC 和巨噬细胞产生,能够促进小鼠 CD4$^+$ CD45Rb$^+$ 记忆性 T 细胞增殖,诱导 T 淋巴母细胞和记忆性 T 细胞产生 IFN-γ,支持 Th17 细胞活化产生 IL-17。IL-12 是 p35-p40 异二聚体,而 IL-23 由 p40 和 p19 组成。IL-23 的受体由 IL-23R 和 IL-12Rβ1 组成。

(5) IL-27 IL-27 是一种 IL-6 相关细胞因子,主要由 DC 产生。IL-27 的生物学效应包括:介导初始 T 细胞活化、增殖,向 Th1 细胞分化;抑制 T 细胞向 Treg 细胞分化;抑制中枢神经系统、眼睛、胎盘、前列腺等部位的炎症反应。IL-27 由 IL-12 亚基 p40 相关蛋白即 EB 病毒诱导基因-3(EB virus-induced gene 3,EBI-3)和 IL-12 亚基 p35 相关蛋白 p28 组成二聚体。IL-12、IL-23、IL-27 都是二聚体细胞因子。

5. 拥有其他受体共享链的细胞因子

(1) 共享 IL-7R 的 IL-7 和胸腺基质淋巴细胞生成素(thymic stromal lymphopoietin,TSLP) TSLP 是一个基质细胞因子,主要来源于上皮细胞。人类 TSLP 对 Th2 变态反应相关树突状细胞的活化发挥重要作用。TSLP 的受体是 TSLPR 和 IL-7Rα 组成的异二聚体。

(2) 与 IL-4 共享Ⅱ型 IL-4 受体的细胞因子 IL-13 IL-13 主要产生于 Th2 细胞、嗜碱性粒细胞和嗜酸性粒细胞等,生物学效应与 IL-4 有部分重叠,包括减少炎性因子的表达;诱导 MHCⅡ类分子表达;诱导 B 细胞表达 CD23 和产生 IgE;与抗 CD40 共同发挥共刺激作用。IL-13 敲除鼠揭示 IL-13 在 Th2 细胞发育和清除蠕虫感染中发挥重要作用。IL-4 有两种受体,Ⅰ型 IL-4 受体由 IL-4Rα 和 γ 链组成,Ⅱ型 IL-4 受体由 IL-4Rα 和 IL-13Rα1 组成,不含 γ 链,只表达于非 T 细胞。IL-13 的受体就是Ⅱ型 IL-4 受体。

6. 未共享受体分子的集落刺激因子 红细胞生成素、血小板生成素和干细胞因子

(1) 红细胞生成素(erythropoietin,EPO) 成人体内 EPO 的 90% 来自肾小管周围毛细血管内皮细胞,能够刺激骨髓内红细胞样前体细胞形成集落并增殖分化为成熟的红细胞。EPO 的受体是同源二聚体 EPOR,主要表达于造血祖细胞,生殖器官、心脏、肝脏等也可表达。

(2) 血小板生成素(thrombopoietin,TPO) TPO 主要由肝脏、肾脏产生,也有少量由横纹肌和骨髓基质细胞产生。TPO 诱导造血干细胞向巨核细胞分化,刺激巨核细胞增殖、成熟并分化生成血小板;TPO 协同 EPO,刺激红细胞前体细胞的增殖和分化。TPO 的受体是同源二聚体 MPI。

(3) 干细胞因子(stem cell factor,SCF) SCF 主要由骨髓基质细胞、成纤维细胞和内皮细胞产生,主要作用包括:是造血干细胞的生长因子;促进肥大细胞增殖;协同其他 CSF 和 IL-7 刺激造血干细胞向不同谱系分化。SCF 的受体是同源二聚体 c-kit。

二、干扰素或Ⅱ型细胞因子家族

1. 干扰素 干扰素是一个进化保守的家族,基于抗病毒活性被发现于 1957 年。干扰素分为Ⅰ型、Ⅱ型和Ⅲ型,Ⅰ型干扰素包括 IFN-α 和 IFN-β,IFN-α 有许多成员,不过 IFN-

β 只有一种。Ⅱ型干扰素既 IFN-γ,是单基因编码分子。Ⅲ型干扰素为 IFN-λ。Ⅰ型、Ⅱ型和Ⅲ型干扰素的受体都是Ⅱ型细胞因子受体,因此,干扰素也被称为Ⅱ型细胞因子。IL-10 是Ⅱ型细胞因子,一系列 IL-10 相关细胞因子也属于Ⅱ型细胞因子,包括 IL-19、IL-20、IL-22、IL-24、IL-26、IL-28 和 IL-29。Ⅱ型细胞因子的螺旋结构与Ⅰ型细胞因子有相似之处,受体都为Ⅱ型细胞因子受体。

(1) Ⅰ型干扰素 IFN-α 主要由单核/巨噬细胞产生,B 细胞和成纤维细胞也能产生。IFN-β 主要由成纤维细胞产生。IFN-α 和 IFN-β 的氨基酸序列和结构相似,而且使用相同的受体,生物效应包括抗增殖、抗病毒,促进 CD8⁺CTL、NK 细胞和巨噬细胞的细胞毒作用。IFN-α 和 IFN-β 的受体为Ⅰ型干扰素受体,由两条不同的链 IFNAR-1 和 IFNAR-2 组成高亲和力受体。有趣的是,牛痘病毒和其他正痘病毒可以产生一种可溶性的结合Ⅰ型干扰素的受体,其结构与 IL-1 受体相关,不是Ⅱ型细胞因子家族成员而属于免疫球蛋白超家族。

(2) Ⅱ型干扰素既 IFN-γ IFN-γ 是一个同源二聚体,每个单体包含 6 个 α-螺旋。IFN-γ 由 NK 细胞、CD8⁺ T 细胞和 CD4⁺ Th1 细胞亚群产生。正常情况下,IFN-γ 产生依赖于 IL-12。IFN-γ 的生物学效应主要是:抵御胞内感染、激活巨噬细胞的关键因子;促进 Th0 细胞分化为 Th1 细胞;抑制 Th2 和 Th17 细胞分化;促进 B 细胞产生 IgG,抑制 IgE 生成。IFN-γ 受体分布于红细胞之外的所有细胞,包括血小板。IFN-γ 受体由 IFNGR-1 和 IFNGR-2 这两条链组成,IFNGR-1 结合配体,IFNGR-2 进行信号转导。

(3) Ⅲ型干扰素 Ⅲ型干扰素为 IFN-λ,包括 IFN-λ1(IL-29)、IFN-λ2(IL-28A)和 IFN-λ3(IL-28B),三者结合的受体均为 IL-28R。IL-28R 由 IL-10Rβ 链和 IFNλ-1 链组成。IFN-λ 的生物学效应为抗病毒、抗肿瘤;协同Ⅰ型和Ⅱ型干扰素诱导基因表达。

2. IL-10 及相关的 IL-19、IL-20、IL-22、IL-24、IL-26、IL-28 和 IL-29

(1) IL-10 IL-10 是由活化的 T 细胞、B 细胞、单核细胞和角质细胞产生的。IL-10 的效应广泛,它属于 Th2 细胞因子,可能有助于 Th2 细胞发育,但是 Th2 发育的关键因子是 IL-4。IL-10 最显著的作用是它的抑制效应:抑制 Th1 细胞功能;抑制 IL-2、IL-3、IFN-γ、GM-CSF 和 TNF 生成;部分通过显著抑制不同细胞因子的合成抑制单核细胞依赖的 T 细胞增殖;抑制巨噬细胞和 DC 表达共刺激分子和 MHCⅡ类分子。有趣的是,由 EB 病毒编码的 BCRF1 蛋白与 IL-10 非常相似,表现出许多 IL-10 的生物学效应如"失活"巨噬细胞以及刺激 B 细胞增殖。IL-10 受体由 IL-10Rα 和 IL-10Rβ 两条链组成,与干扰素受体类似,属于Ⅱ型细胞因子受体家族。

(2) IL-19、IL-20、IL-22、IL-24、IL-26、IL-28 和 IL-29 这些 IL-10 相关因子的数据比较有限。IL-19 可由 LPS 刺激单核细胞后产生,能够促进单核细胞和 Th2 免疫应答。IL-19 的受体为Ⅰ型 IL-20R。IL-20 主要由角质细胞和单核细胞产生,过表达可导致表皮分化障碍。IL-20 在银屑病发生机制中起一定作用。IL-20 受体有两型,Ⅰ型 IL-20R 由 IL-20Rα 和 IL-20Rβ 两条链组成,Ⅱ型由 IL-22Rα 和 IL-20Rβ 两条链组成。IL-22 可由 IL-9 诱导,主要产生于活化的 Th17 细胞和 NK 细胞,能够诱导肝细胞生成急性期反应蛋白。IL-22 受体由 IL-22Rα 和 IL-10Rβ 两条链组成。IL-24 起初被称之为黑色素瘤分化相关抗原-7,能够抑制多种肿瘤细胞生长、抑制内皮细胞增殖和分化。IL-24

受体是Ⅰ型/Ⅱ型IL-20R复合物。IL-26是同源二聚体,主要由单核细胞、记忆性T细胞产生,作用于感染后T细胞的转化,并诱导IL-8、IL-10和ICAM-1产生。IL-26受体由IL-20Rα和IL-10Rβ两条链组成。IL-28有两位成员IL-28A(IFN-λ2)和IL-28B(IFN-λ3),IL-29又被称之为IFN-λ1,三者属于Ⅲ型干扰素,其结构、效应已前述于干扰素条目下。

3. Ⅰ型和Ⅱ型细胞因子受体的信号通路 Ⅰ型和Ⅱ型细胞因子受体信号转导和几条信号通路有关,涉及许多分子。信号通路包括Janus激酶信号转导和转录激活(Janus kinases-signal transducer and activator of transcription, JAK-STAT)通路、Ras-丝裂原激活蛋白激酶(mitogen-activated protein kinase, MAPK)通路,其中,JAK-STAT通路对Ⅰ型和Ⅱ型细胞因子都很重要。信号转导分子包括干扰素调节因子(interferon regulatory factor, IRF)家族蛋白、Src和ZAP70以及相关蛋白、磷脂酰肌醇3-激酶(phosphatidyl inositol 3-kinase, PI3K)、胰岛素受体基质1和2(insulin receptor substrates 1和2, IRS-1和IRS-2)以及磷酸酶等,其中IRF蛋白在干扰素信号转导中的作用相较于Ⅰ型细胞因子更为关键。

(1) JAK-STAT通路 JAK的特点是:包含一个具有催化功能的酪氨酸激酶结构域JH1之外,还有一个假激酶域JH2。哺乳动物有四种JAK:JAK1、JAK2、JAK3和TYK2。细胞因子至少能激活一个JAK,有的能激活两到三个JAK。JAK1、JAK2和TYK2表达很广泛,所以每种细胞类型会表达这三种或全部四种JAK。JAK1可以被Ⅰ型和Ⅱ型干扰素以及共有γ链的细胞因子(IL-2、IL-4、IL-7、IL-9、IL-15和IL-21)激活,JAK2可被IFN-γ、生长因子、红细胞生成素、IL-3、IL-5和GM-CSF激活,TYK2激活范围则局限于IFNα、IFN-β和IL-12/IL-23。与JAK1、JAK2和TYK2不同,JAK3主要是诱导的,这与其他JAK激酶很不同,而且JAK3只能被共有γ链的细胞因子激活。JAK在细胞因子信号转导中起着关键作用,因此JAK基因突变将导致免疫缺陷病,例如,JAK3突变会引起常染色体隐性重症联合免疫缺陷病,其症状类似于XSCID。

STAT是JAK的作用底物,一般以未活化的形式存在于胞浆,当细胞因子与受体结合后STAT迅速活化并转移到核内结合DNA。哺乳动物有7种STAT蛋白:STAT1、STAT2、STAT3、STAT4、STAT5a、STAT5b和STAT6。活化STAT主要以同源二聚体存在,但有些STAT可以形成异二聚体,如STAT1和STAT2或STAT3。每个STAT有一个SH2结构域,SH2发挥两个重要作用:受体锚定,即STAT通过SH2锚定于细胞因子受体;STAT二聚体化,即SH2介导两个STAT蛋白通过酪氨酸磷酸化形成二聚体。二聚体化的STAT转入核内结合DNA。

JAK-STAT激活的范式可以描述为:Ⅰ型、Ⅱ型细胞因子或干扰素与其受体结合,受体形成二聚体或更复杂的寡聚体复合物,随之JAK发生磷酸化和活化,然后胞浆中的STAT被募集,然后STAT发生酪氨酸磷酸化,形成二聚体后从胞浆转入核内,与靶DNA结合以激活靶基因的转录(图8-5)。

细胞因子受体亚单位β链结合有JAK蛋白。α链结合细胞因子引起受体二聚体化,随后JAK因聚合发生磷酸化而激活,使带有SH2结构域的STAT获得磷酸根后活化,并形成同源二聚体,后者转位至细胞核,与靶基因启动子区的STAT结合序列结合,启动特定基因的转录。

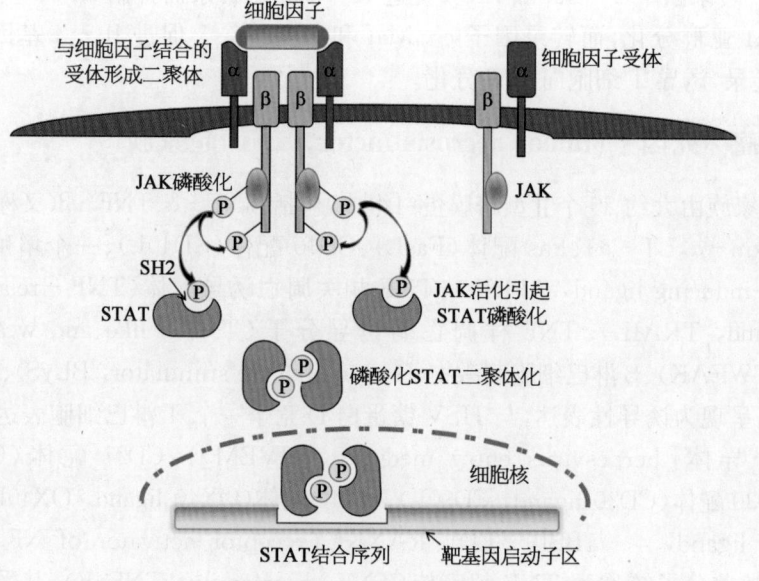

图 8-5　Ⅰ型和Ⅱ型细胞因子受体信号转导的 JAK-STAT 通路

（2）细胞因子相关的其他信号分子及信号通路

1）JAK 之外的酪氨酸激酶　许多细胞因子除了激活 JAK,还可以活化 Src 家族激酶。例如,IL-2 能够活化 T 细胞的 p56 Lck,活化 B 细胞的 p59 Fyn 和 p53/p56 Lyn。另外,酪氨酸激酶 Syk 与 IL-2Rβ 的 S 区相关。不过,关于这些蛋白激酶的作用尚不如 JAK 清楚;

2）胰岛素受体基质蛋白（IRS）　一些细胞因子能够激活 IRS-1 和/或 IRS-2。例如 IL-4 能诱导造血细胞中 IRS-1 的酪氨酸磷酸化,IFN-γ 和 LIF 能诱导 T 细胞 IRS-2 磷酸化,而 γ 链依赖的细胞因子 IL-2、IL-7 和 IL-15 能诱导 T 细胞 IRS-1 和 IRS-2 酪氨酸磷酸化;

3）磷脂酰肌醇 3-激酶（PI3K）　PI3K 是一种脂酶,许多细胞因子可以诱导 PI3K 磷酸化和活化。至少对某些细胞因子,PI3K 在信号转导方面发挥重要作用;

4）Ras/MAPK 通路　对许多细胞因子而言,Ras/MAPK 是一条很重要的信号通路。在这条通路中,细胞因子结合受体后,受体募集 Shc 适配体,Shc 进而募集 Grb2 和 Sos,最终活化 Ras。接着 Ras 与 MAPK 通路偶联产生信号级联效应。

4. Th1/Th2 细胞　基于细胞因子的产生模式不同,辅助性 T 细胞（Th）分成了 Th1 和 Th2 两个亚群。Th1 细胞分泌 IL-2、IFN-γ 和淋巴毒素,Th2 分泌 IL-4、IL-5、IL-6、IL-9、IL-10 和 IL-13。由 Th1 和 Th2 产生的细胞因子有时被称为 1 型和 2 型细胞因子（或称为 Th1 细胞因子和 Th2 细胞因子）。

Th1 细胞介导细胞免疫（炎症反应、迟发型超敏反应和细胞毒作用）,Th2 细胞介导体液免疫。不同病原对应着不同的 Th1 或 Th2 应答模式,针对胞内病原体如细菌、真菌和原虫感染,保护机体的是 Th1 细胞应答,而应对胞外病原体如蠕虫感染的是 Th2 细胞应答。

Th1 和 Th2 细胞来自同一个前体细胞：辅助性 T 细胞,促进前体细胞向 Th1 分化的主要因子是 IL-12,向 Th2 分化的主要因子是 IL-4,而这种分化效应是通过激活不同的转录因子实现的。转录因子 T－bet 和 ERM 促进 IFNG 基因转录而抑制 IL－4 基因转录，诱导 T 细胞向 Th1 亚群分化，而转录因子 c－Maf 和 GATA－3 促进 IL－4 基因转录而抑制 IFNG 基因转录，诱导 T 细胞向 Th2 分化。

三、肿瘤坏死因子(tumor necrosis factor, TNF)超家族

TNF 超家族由大约 20 个 II 型跨膜蛋白组成，包括 TNF－α、TNF－β(又称为淋巴毒素－α,lymphotoxin－α,LT－α)、Fas 配体(FasL)、CD40 配体(CD40L)、一个增殖诱导配体(a proliferation-inducing ligand, APRIL)、TNF 相关凋亡诱导配体(TNF－related apoptosis inducing ligand，TRAIL)、TNF 样凋亡弱诱导分子(TNF－like and weak inducer of apoptosis，TWEAK)、B 淋巴细胞刺激物(B－lymphocyte stimulator，BLyS)、LIGHT(淋巴毒素同源物，呈现为诱导性表达，与 HSV 糖蛋白 D 竞争一个 T 淋巴细胞表达的受体-疱疹病毒进入介导体〔herpesvirus entry mediator，HVEM])、CD27 配体(CD27 ligand，CD27L)、CD30 配体(CD30 ligand，CD30L)、OX40 配体(OX40 ligand，OX40L)、4－1BB 配体(4－1BB ligand，4－1BBL)、ED1、RANKL(receptor activator of NF－κB ligand，RANKL)。这些分子统称为 TNF 超家族(TNF superfamily，TNFSF)，其受体则为 TNF 受体超家族(TNF receptor superfamily，TNFRSF)。

20 世纪 60 年代和 70 年代，TNF－α 和淋巴毒素首先被描述，80 年代用纯化或基因重组蛋白深入研究其功能，接下来 15 年间使用大规模测序发现了许多 TNF 超家族中的其他成员。TNF 超家族成员常出现功能重叠，但是也表现出许多差异。目前认为，除了在固有免疫和适应性免疫中承担重要角色，TNF 超家族在发育和器官生成中也有着关键作用。TNF 家族的主要功能包括：调控炎症和免疫应答；为次级淋巴器官发育提供关键信号；促进淋巴细胞和髓系细胞群的发育和成熟；通过 AICD 清除和维持白细胞稳态；建立免疫细胞和实质细胞或内皮细胞之间的联系。

TNF 配体及其受体超家族与人类疾病有重要相关性，尤其是类风湿性关节炎和炎症性肠病。实际上，TNF－α 不恰当的生成与许多急性或慢性炎症性疾病相关。TNF 家族中其他成员的基因突变也可能引起相应临床症状。

TNF 超家族最易识别的结构特征是三聚体化，除了 APRIL/BLyS 和淋巴毒素－α/β2 之外其他成员都是同源三聚体。三聚体化的关键是 C 端一个保守的 150 氨基酸长度的 TNF 同源域(TNF－homology domain，THD)，不同 THD 共有一个几乎相同的 β 折叠酱卷样复合体。THD 三聚体化创造了非常稳定的疏水结构以利于和受体结合。

TNF 受体超家族主要是 I 型跨膜蛋白(胞外区 N 端，胞内区 C 端)，也有 III 型跨膜蛋白(缺少一个信号肽)。所有 TNF 受体超家族成员的胞外区都有数个富含半胱氨酸的结构域(cysteine-rich domains，CRDs)，典型的 TNF 受体含有 6 个半胱氨酸残基。许多膜型受体通过蛋白酶酶切作用形成可溶性受体，还有的通过选择性剪切形成可溶性受体。有些可溶性受体具有生物学活性，如成为相应配体的受体拮抗剂或者成为配体运输器。

1. TNF－α　新合成的 TNF－α 前体表达于浆膜，被 TNF－α 转化酶(TNF－α converting enzyme，TACE)酶切胞外区后释放成熟的单体，形成同源三聚体存在于循环中。很多理化因素和生物因素能够刺激多种细胞产生 TNF－α，包括免疫细胞(B 细胞、T 细胞、嗜碱性粒

细胞、嗜酸性粒细胞、树突状细胞、NK 细胞、中性粒细胞和肥大细胞);非免疫细胞(星形胶质细胞、成纤维细胞、颗粒细胞、角质细胞、神经元、成骨细胞、视网膜色素上皮细胞、平滑肌细胞和精原细胞)以及许多肿瘤细胞,不过 TNF-α 的首要来源是单核细胞和组织巨噬细胞。TNF-α 的表达受到转录水平、转录后水平以及下游介质等多个水平的调控。

TNF-α 的生物功能包括:调节多种细胞的生长、分化和代谢;通过刺激脂肪分解、抑制脂肪细胞的脂蛋白酶活性以及刺激肝脂肪生成造成恶病质;在恶性细胞、转化细胞、病毒感染细胞、T 淋巴细胞和上皮细胞中启动凋亡;产生炎症。TNF-α 炎性应答是通过 TNF-α 直接效应以及 TNF-α 刺激产生 IL-1 和其他细胞因子如 IL-2、IL-4、IL-6、IL-10、IL-12、IL-18、IFN-γ 和 TGF-β 实现的。TNF-α 在 Th1 免疫应答中发挥重要作用:TNF-α 促进 IFN-γ 的强大诱导物 IL-12 和 IL-18 合成,从而强化 Th1 应答,Th 反过来进一步促进 TNF-α 产生并激活炎症反应。

TNF-α 有两个结构不同的受体:Ⅰ型(TNF-RⅠ)和Ⅱ型(TNF-RⅡ),表达于除了红细胞以外所有的细胞。TNF-RⅠ 在很多细胞上呈构成性表达,而 TNF-RⅡ 多为诱导性表达。两种受体的胞外区均可以被金属蛋白酶酶切后形成脱落受体,脱落受体仍保留结合 TNF-α 的活性,因此可以成为 TNF-α 生物活性的自然抑制剂。

TNF-α 结合 TNF-RⅠ 或 TNF-RⅡ 后受体胞内段发生交联是触发信号转导的必要条件,因此一个单体 TNF-α 结合一个 TNF 受体是不够的,必须经由三聚体 TNF-α 结合 TNF 受体后激发受体胞内段寡聚化才足以激发信号转导。

TNF-RⅠ 和 TNF-RⅡ 有一定差异:TNF-RⅠ 与 TNF-α 结合几乎是不可逆的,其亲和力远高于 TNF-RⅡ;与 TNF-RⅡ 相比,TNF-RⅠ 的胞内信号域和 Fas(CD95)的胞内信号域有更大同源性,尤其是高度保守的称为死亡域(death domain, DD)的胞内域。DD 可以募集其他的包含 DD 或包含死亡效应域(death effector domain, DED)的分子,从而激发信号级联反应,在致炎或细胞凋亡方面产生效应。有趣的是,TNF-α 结合受体可以同时激活几条信号通路,分别促进或抑制凋亡,哪条信号通路为主决定于"分子开关"———一些细胞信号中间物的作用。此外,目前数据显示,17 kDa 分泌型 TNF-α 主要通过结合 TNF-RⅠ 诱发内毒素或细菌感染性休克相关性死亡,而细胞相关性 TNF-α 主要通过结合 TNF-RⅡ,至少在部分程度上导致肝细胞凋亡、滑膜炎症和关节侵蚀。

2. 淋巴毒素(lymphotoxin, LT) 淋巴毒素和 TNF-α 的生物学作用非常相似,但是细胞来源差别比较大。TNF-α 主要来源于单核细胞和巨噬细胞,而淋巴毒素主要来源于淋巴细胞。淋巴毒素有两种类型:分泌型蛋白淋巴毒素-α(LT-α)和膜型蛋白淋巴毒素-β(LT-β)。与 TNF-α 类似,LT-α 也是同源三聚体分子,也可以结合两种 TNF 受体 TNF-RⅠ 和 TNF-RⅡ。与 TNF-α 不同的主要之处是:TNF-α 首先是合成为Ⅱ型跨膜蛋白,仅在 TACE 酶切胞外域后脱落形成分泌型 TNF-α,而 LT-α 的主要形式就是分泌型蛋白。与 LT-α 不同,LT-β 主要是Ⅱ型跨膜蛋白,由一条 LT-α 链和另外两条结构相关的跨膜蛋白组成膜相关性异三聚体(结构是淋巴毒素-α1β2),与 TNF-α 不同,这个膜相关性异三聚体一般不经过酶切,仅以膜蛋白形式存在。LT-β 的受体是 LT-β 受体而不是 TNF-RⅠ 或 TNF-RⅡ,而且 LT-β 受体对同源性三聚体 TNF-α 和 LT-α 没有明显亲和力。TNF-RⅠ 和 TNF-RⅡ 分布非常广泛,与之相反,LT-β 受体不分布于淋巴细胞,而是分布于各种淋巴组织的基质细胞。LT-β和LT-β受体的膜相关性相互作用需要通过细胞间接触完成。

LT-α和TNF-α的生物学效应有很多重叠。LT-α和LT-β在次级淋巴组织发育方面发挥很独特的作用,这一点与其他TNF超家族成员有很大区别。敲除LT-β基因后,小鼠次级淋巴组织发育缺陷,派氏结和部分淋巴结缺如,而敲除LT-α或者在敲除LT-β基础上再阻断TNF-RⅠ信号通路会使淋巴结发育出现更严重缺陷,派氏结完全缺失,肠系膜和颈淋巴结消失。

3. LIGHT　LIGHT由活化的淋巴细胞以及其他细胞如树突状细胞产生,与FasL和LT-β同源。LIGHT有两个受体:LT-β受体和疱疹病毒进入介导体(herpes virus entry mediator,HVEM),其中HVEM可被疱疹病毒糖蛋白D阻断。LIGHT与淋巴毒素和TNF-α的生物学作用相似,参与多种免疫功能:介导肿瘤细胞的凋亡;诱导生长抑制;作为T细胞的共刺激分子促进其增殖;刺激Th1型细胞因子分泌。此外,LIGHT在孵育T细胞以及维持外周T细胞稳态中发挥关键作用,还通过HVEM受体刺激树突状细胞成熟。最后,LIGHT参与淋巴器官发育,是淋巴毒素功能的补充。小鼠仅有LT-β缺陷,尚能发育肠系膜和颈淋巴结,但是LT-β受体(LT-β和LIGHT的共同受体)缺陷将不能产生任何淋巴结。

4. FAS和FASL　FASL不仅表达在淋巴系和髓系免疫细胞,特别是T细胞、B细胞、NK细胞和巨噬细胞,还表达于非淋巴细胞。与TNF-α类似,FASL首先合成并表达为膜相关性同源三聚体蛋白,然后被基质金属蛋白酶加工后产生分泌型FASL。膜型FASL主要作用为诱导凋亡,例如进入免疫豁免部位如眼、睾丸和脑的免疫细胞通过FASL介导的凋亡途径被迅速杀灭。分泌型FASL是否诱导凋亡尚不清楚,不过目前发现分泌型FASL具有强大的趋化中性粒细胞的作用。FASL的受体FAS(CD95)与TNF-RⅠ同源,广泛表达于各种细胞类型,通过激活caspase-8途径诱导凋亡。近来发现,FAS/FASL还可以通过激活NF-κB和JNK依赖的信号途径发挥致炎效应。

5. RANK配体(RANK ligand,RANKL)、RANK和护骨素(osteoprotegerin,OPG)　OPG/RANKL/RANK系统在破骨细胞生成中占据支配性地位,其中RANKL发挥关键作用。RANKL属于TNF超家族,至少有两种结构形式:一种是膜型,为细胞相关性多肽,另一种是TACE样酶切割前者胞外域后形成的分泌型。许多细胞可以合成膜型RANKL,包括基质细胞、成骨细胞、破骨细胞、骨膜间质细胞、软骨细胞和内皮细胞等,但只有活化T细胞和一些鳞癌细胞系表达分泌型。RANKL在破骨细胞生成中发挥重要作用,同时通过重要的免疫调节效应间接影响骨量。RANKL促进树突状细胞存活。RANKL缺陷小鼠表现为淋巴结发育不良和胸腺发育不全。

RANKL的受体是RANK。OPG是一种特殊的RANKL拮抗剂,属于TNF受体超家族。体内只有分泌型可溶性OPG,通过阻断RANKL起到强大的抑制破骨细胞分化的作用。OPG和RANKL的重要性通过相应靶基因敲除得以呈现:敲除OPG基因的小鼠发展为合并骨骼畸形和骨折的严重骨质疏松症;敲除RANK或RANKL的小鼠则发展为严重骨硬化病,伴有出牙障碍和马球杆型长骨,缘于缺乏破骨细胞引起的骨吸收障碍。

6. TNF相关凋亡诱导配体(TNF-related apoptosis-inducing ligand,TRAIL)　TRAIL与TNF其他成员类似,首先表达为Ⅱ型跨膜蛋白,酶切后也存在可溶性分子。TRAIL

的氨基酸末端有一个独特的环状结构,在三聚体界面需要一个锌离子以保证功能和结构完整。TRAIL 活化后能诱导转化细胞和肿瘤细胞凋亡,而绝大多数正常细胞却能够抵抗TRAIL 活化的致凋亡效应。

TRAIL 有 5 种受体,均属于 TNF 受体超家族。其中,TRAIL‑R1(或称 DR4)和TRAIL‑R2(或称 DR5)含有胞质死亡域,可诱导敏感细胞凋亡。TRAIL‑R3(或称诱饵受体‑1,decoy receptor‑1,DcR1),是 DR4 和 DR5 的拮抗受体,TRAIL‑R4(或称诱饵受体‑2,decoy receptor‑2,DcR2)含有一个截短型胞质死亡域,不能传导凋亡信号,是作用类似于TRAIL‑R3 的诱饵受体。TRAIL 的第 5 种受体是 OPG,OPG 结合 TRAIL 所发生的效应尚不清楚。一般认为,TRAIL 结合相应受体后激活 caspase‑8,进而激活 caspase‑3,通过凋亡途径介导细胞死亡。TRAIL 能够选择性杀死肿瘤细胞而不影响正常细胞的生长和活力,不过人类肝细胞与其他正常细胞不同,对 TRAIL 诱导凋亡效应很敏感,这种肝毒性限制了 TRAIL 在抗肿瘤方面的临床应用。

7. TWEAK TWEAK 表达于 IFN‑γ、LPS 或环己烷刺激的单核细胞,能在一些肿瘤细胞系中诱导细胞凋亡。除此之外,TWEAK 的生物学功能还有:刺激内皮细胞增殖和血管生成;诱导其他细胞因子如 IL‑8 的表达。TWEAK 的受体是一种 I 型膜蛋白 DR3。类似于 FAS 和 TNF‑R I,DR3 含有一个同源死亡域,可以通过 caspase‑8 和 caspase‑3 途径介导细胞凋亡。

8. T 淋巴细胞共刺激分子 CD27、CD30、4‑1BB 和 OX40 某些 TNF 超家族和 TNF 受体超家族成员属于 T 细胞或 B 细胞的共刺激分子。这些分子及其受体结构上具有一定同源性,其受体胞质区都不含有死亡域也不介导凋亡。这些受体的主要信号通路是 TNF 受体相关因子‑2(TNF receptor-associated factor‑2,TRAF‑2)参与的 NF‑κB 和 JNK 信号通路。

(1) CD27 不同于典型的 TNF 受体超家族成员的三聚体结构,CD27 是一个跨膜二聚体,其配体是 CD70。CD70 结合 CD27 刺激 T 细胞增殖、促进 CD4$^+$ T 细胞产生 TNF‑α、增强 CD8$^+$ T 细胞的细胞毒作用。CD27 胞质区与 TRAF‑2 关联,TRAF‑2 参与了 CD27 介导的 NF‑κB 和 JNK 激活。

(2) CD30 CD30 属于 TNF 受体超家族,是一个典型的 I 型糖基化膜蛋白,经酶切可以形成可溶性分子 sCD30。CD30 通常不表达于静息淋巴细胞,而是在活化的淋巴细胞上表达。在体外,活化诱导 CD30 表达依赖于 CD28 共刺激或加入 IL‑4。特别的是,CD28 诱导CD30 表达可以通过 IL‑4 依赖或 IL‑4 非依赖两种途径。CD30 配体(CD153)是典型的 II型跨膜蛋白,组成性表达于许多血细胞如中性粒细胞、嗜酸性粒细胞、B 细胞、单核细胞、巨噬细胞、树突状细胞和巨核细胞,并且在活化的 CD4$^+$ 和 CD8$^+$ T 细胞中表达显著上调。CD30 结合配体产生的信号介导 NF‑κB,p42/p44 MAPK(ERK)和 p38 MAPK 的活化。

(3) 4‑1BB 4‑1BB 属于 TNF 受体超家族,主要表达于活化的 CD4$^+$ 和 CD8$^+$ T 细胞、活化的 NK 细胞和活化的 NK T 细胞,而 4‑1BB 的配体(CD137)主要表达于抗原提呈细胞如成熟的树突状细胞、活化的 B 细胞和活化的巨噬细胞。就诱导 IL‑24 产生而言,4‑1BB 共刺激作用和 CD28 共刺激作用有着相同效应。此外,在缺乏 CD28 的静息 T 细胞,4‑1BB 能够取代 CD28 刺激 IL‑2 产生。4‑1BB 和 CD28 的主要区别在于,CD28 是构成性表达,而 4 - 1BB 必须是诱导性表达,提示在免疫应答的不同阶段两者扮演不同的角色。

(4) OX40   OX40 属于 TNF 受体超家族,与 CD40 同源。植物血凝素(PHA)或刀豆蛋白 A 刺激可以诱导 OX40 表达于 CD4$^+$ 和 CD8$^+$ T 细胞。OX40 配体是一个 II 型膜蛋白,与 TNF 家族其他成员有部分同源性。OX40 配体目前仅仅发现有膜相关性蛋白,而且表达仅限于活化的抗原提呈细胞。OX40 配体和 OX40 结合后,能够促进 B 细胞和树突状细胞增殖,并促进树突状细胞分泌细胞因子 IL - 12、TNF - α 和 IL - 1β,还提供了一种不依赖 CD28 的共刺激路径促进抗原特异性 T 细胞增殖。

9. B 淋巴细胞共刺激分子   BLyS 和 APRIL APRIL 和 BLyS 属于 TNF 超家族,二者同源性比较高。BLyS 主要以 II 型膜蛋白存在,酶切胞外功能域后有可溶性蛋白产生,主要以三聚体存在于循环系统。APRIL 和 BLyS 在细胞共表达时可以形成异二聚体。BLyS 表达于髓系细胞尤其是巨噬细胞和树突状细胞,IFN - γ 和 IL - 10 可上调其表达。APRIL 表达于外周血中的单核细胞、巨噬细胞和淋巴细胞,也表达于很多肿瘤细胞系。TACI 和 BCMA 表达于 T 细胞和 B 细胞,属于 TNF 受体超家族,APRIL 和 BLyS 都可以通过这两个受体传导信号。BAFF 受体仅表达于 B 细胞,BLyS 是它的唯一配体。类似于 TNF 受体超家族其他成员,TACI、BCMA 和 BAFF 受体结合配体后诱导 NF - κB 和 JNK 活化。APRIL 和 BLyS 作为 B 细胞成熟因子调节抗体产生、抑制 B 细胞凋亡。

10. 外异蛋白(ectodysplasin,ED1)和受体 EDAR   对外胚层发育不良综合征的研究中发现了这个 TNF 超家族成员 ED1。ED1 是一个以同源三聚体形式存在的 II 型糖基化膜蛋白。ED1 受体为 TNF 受体超家族成员 EDAR,其信号传导使 NF - κB 激活。ED1 和 EDAR 在胚胎发生中发挥重要作用,EDAR 突变可以引起外胚层发育不良,表现为牙齿、头发和外分泌腺的先天性缺陷。

四、白介素- 1(interleukin - 1, IL - 1)家族

关于 IL - 1 的研究可以追溯至 20 世纪 40 年代对发热机制的研究,到 20 世纪 70 年代,发现巨噬细胞产生的可溶性分子可以促进淋巴细胞增殖、诱导急性期蛋白合成,于是用 IL - 1 来命名巨噬细胞产物。目前基于三维结构和其他相关分析,已有 11 个分子被识别为 IL - 1 家族,包括 IL - 1α、IL - 1β、IL - 18、IL - 33、IL - 36α、IL - 36β、IL - 36γ,3 个受体拮抗剂(IL - 1Rα、IL36Rα 和 IL - 38)和抗炎症因子 IL - 37,其中研究最为深入的是 IL - 1α、IL - 1β、IL - 18 和 IL - 1Rα。IL - 1α、IL - 1β、IL - 18 三维结构相似,为全 β 折叠构成末端开放的桶状结构。IL - 1 受体家族包括 IL - 1R1、IL - 1R2、IL - 1R3、IL - 1R4、IL - 1R5、IL - 1R6、IL - 1R7、IL - 1R8、IL - 1R9 和 IL - 1R10,几乎所有成员胞外段都有 3 个免疫球蛋白样结构域。胞内段含有 MyD88 信号通路所需的 Toll 同源结构域。

IL - 1 及其家族成员是重要的促炎因子,能够促进炎症和自身免疫性疾病相关基因的表达。IL - 1 最突出的炎症效应是促进产生 2 型环氧酶(cyclooxygenase type 2, COX - 2)、2 型磷脂酶 A(type 2 phospholipase A)和诱导性一氧化氮合酶(inducible nitric oxide synthase, iNOS),所以当细胞暴露于 IL - 1 或动物注射 IL - 1 会产生大量的前列腺素 E_2(prostaglandin E_2, PGE_2)、血小板活化因子(platelet-activating factor,PAF)和一氧化氮。此外,IL - 1 的生物效应还包括:增加黏附分子表达从而促进免疫细胞向血管外区域浸润;

作为血管生成因子与恶性肿瘤转移和血管供给相关;辅助抗体生成、促进造血干细胞向髓系分化。

IL-1α、IL-1β、IL-18首先合成没有信号肽的前体分子,再由蛋白酶去除N端氨基酸后转变为成熟的有活性的细胞因子。

基于IL-1促炎效应,IL-1受体阻断剂被应用于人类疾病并显示出一定疗效,例如,给予风湿性关节炎患者重组IL-1Rα(IL-1受体拮抗剂),能够减轻关节破坏、降低炎症活跃度。不过,虽然IL-1α、IL-1β、IL-18在疾病中发挥重要影响,IL-1和IL-18基因敲除小鼠与野生型却没有明显的表型差异,提示在正常胚胎发育、出生后生长发育、稳态、生殖和抵御常见细菌感染方面,这些IL-1家族成员不是必需的。与之相反,IL-1Rα缺陷小鼠表现出生殖异常、生长迟滞,在某些品系出现自发性疾病如类风湿关节炎样多关节病和致死性动脉炎。

1. IL-1α IL-1α首先合成没有信号肽的前体,此前体有生物活性。IL-1α前体组成性表达于单核-巨噬细胞、中性粒细胞、星形胶质细胞、血管内皮细胞和上皮细胞等。IL-1α前体经钙蛋白酶加工剪切后成为成熟IL-1α。与IL-1β不同,一般IL-1α不出现在循环或体液中,在细胞坏死时,IL-1α被释放,迅速启动炎性级联反应。

IL-1α是一种自分泌生长因子,合成之后前体留在细胞内,而前体和成熟体一旦结合细胞表面IL-1R1,就会内化并转移至胞核。IL-1α前体具有生物学活性,参与调节正常细胞分化,特别是上皮细胞和外胚层细胞,已发现正常皮肤角质细胞内含有大量IL-1α前体。有些细胞特别是单核细胞和B淋巴细胞表面有膜型IL-1α前体,尚不清楚膜型IL-1α前体与疾病的关联性。

在健康个体和自身免疫病患者体内都检测到IL-1α自身抗体,此为中和性自身抗体,可以结合IL-1α前体和IL-1α成熟体,因此成为IL-1α的自然缓冲器。自身免疫病患者体内IL-1α自身抗体表达上调,而且抗体滴度和临床疾病活动度之间存在负相关。

2. IL-1β IL-1β主要来源于血液中单核细胞、组织巨噬细胞、树突状细胞、B淋巴细胞和自然杀伤细胞。虽然血液单核细胞和组织巨噬细胞是IL-1β的主要来源,但是健康状态下这些细胞并不会构成性表达IL-1β。与角质细胞构成性表达IL-1α不同,角质细胞仅在炎症条件下产生IL-1β。纤维母细胞和上皮细胞通常不产生IL-1β。几乎所有微生物产物都可以通过Toll样受体(Toll-like receptor, TLR)诱导IL-1β生成,IL-1β对内毒素的诱导尤为敏感。有一些外界刺激会诱导生成大量IL-1β mRNA,却没有产生IL-1β蛋白,这种转录和翻译的分离是IL-1β和IL-1α生成的一个特征性现象。必须有内毒素等微生物产物提供信号稳定IL-1 mRNA,IL-1α、IL-1β才会大量翻译,否则IL-1 mRNA会很快降解。

IL-1β首先合成的是一个没有生物活性的前体,需要特异的胞内半胱氨酸蛋白酶酶切胞内段,此酶被称为IL-1β转化酶(IL-1β converting enzyme, ICE),又名caspase-1,组成性表达于很多细胞。ICE酶切胞内段,其他蛋白酶如蛋白酶-3可以加工IL-1β的胞外段,然后产生了成熟的有活性的IL-1β。毫摩尔浓度ATP可诱导LPS刺激的单核细胞释放成熟IL-1β。ATP受体为嘌呤受体,单核细胞和巨噬细胞的嘌呤受体称之为P2X-7。通过ATP激活P2X-7诱导IL-1β释放的途径是不依赖ICE的。P2X-7激活可以特异性释放成熟 IL-1β 和 IL-18,但是不引起 TNF-α 释放。

IL-1α 和 IL-1β 的受体有两个,分别是 Ⅰ 型 IL-1 受体(IL-1RⅠ)和 Ⅱ 型 IL-1 受体(IL-1RⅡ)。IL-1RⅠ 胞外区有 3 个免疫球蛋白样结构域,胞内段含信号传导必须的 Toll 同源结构域。IL-1RⅠ 信号传导是 IL-1RⅠ 和 IL-1R-AcP 组成异二聚体后触发的。IL-1RⅡ 胞外区与 IL-1RⅠ 类似,但是胞内段没有 Toll 同源结构域,因此 IL-1 结合后不产生信号,其作用类似于诱饵受体。IL-1α 与 IL-1RⅡ 的亲和力非常低,反之,IL-1β 与 IL-1RⅡ 亲和力很高。

3. IL-18 IL-18 首先以没有活性的前体方式表达于单核-巨噬细胞、未成熟 DC、T 细胞、B 细胞、破骨细胞和角质细胞表面,这种表达有些是构成性表达,如 IL-18 构成性表达于单核细胞。类似于 IL-1β 的成熟过程,IL-18 前体经 ICE 加工胞内段、蛋白酶-3 酶切胞外段,转化为成熟的活性分子。

IL-18 的受体包括 IL-18Rα 和 IL-18Rβ 两条链,其中 IL-18Rα 是配体结合链,IL-18Rβ 是信号转导链。IL-18Rα 结合 IL-18 后募集 IL-18Rβ,之后两条链胞内段 Toll 同源结构域发生交联启动信号传导。IL-18 结合蛋白(IL-18 binding protein, IL-18BP)是 IL-18 的诱饵受体,IL-18BP 有一个单独的免疫球蛋白结构域,与 IL-18Rα 存在有限的同源性。IL-18BP 和 Ⅱ 型 IL-1R 之间存在有限的氨基酸同源性,两者分别是各自配体的诱饵受体。IL-18BP 以可溶性受体的形式中和 IL-18,减少 Th1 型应答。

IL-18 是多效性细胞因子,生物学效应包括:促进 Th1 细胞发育和分化;诱导活化的 T 细胞、B 细胞和 NK 细胞产生 IFN-γ;促进 NK 细胞的细胞毒作用;活化中性粒细胞,促进 GM-CSF 和 CXC 表达。

IL-18 产生受 ATP 调控,与 IL-1β 类似,高浓度 ATP 通过结合 P2X-7 诱导被 LPS 刺激的细胞分泌 IL-18。而 IL-18 对其他细胞因子的调控,可以通过基因敲除模型得到验证,例如内毒素诱导细胞产生 IFN-γ,是 IL-18 依赖性的生物学过程,因此 ICE 缺陷小鼠由于不能产生成熟的 IL-18,导致 IFN-γ 分泌显著减少。

4. IL-1Ra IL-1Ra 主要由单核-巨噬细胞、中性粒细胞、角质细胞、滑膜细胞产生,是体内自然产生的一种 IL-1 受体拮抗剂,能够特异性拮抗 IL-1α、IL-1β,但是不拮抗 IL-18。IL-1Ra 结合 IL-1 受体,导致 IL-1 不能与 IL-1 受体结合,因而阻断了 IL-1 的生物学效应。

五、趋化因子及其受体

对于趋化因子的研究始于 1977 年发现 CXCL4,之后又发现了几个结构相关分子,但功能没有确定,直到 1987 年 CXCL8 被鉴定为首个可以选择性趋化某个白细胞亚群的细胞因子,对趋化因子的研究产生巨大影响,从此研究聚焦到白细胞趋化功能,并积极寻找新成员,很快发现了靶向单核细胞、T 细胞和嗜酸性粒细胞的趋化因子。同时,通过发掘数据库又鉴定出更多趋化因子。现在已鉴定人类趋化因子约 40 多个,已成为数量最大的结构相关性细胞因子群。20 世纪 90 年代,发现趋化因子的受体为 7 次跨膜蛋白家族,属于 G 蛋白偶联受体(G protein-coupled receptor,GPCR)。目前认为趋化因子的作用模式是:趋化因子和黏附分子互相协作,调节白细胞和上皮细胞的相互作用,允许跨上皮细胞迁移以及靶向不同特定区域的趋向性定位。

免疫系统不同于人体其他系统，免疫细胞必须在全身迁移，穿过组织到达特定部位来执行功能，而协调迁移的主要是趋化因子。趋化因子的主要功能是调控白细胞迁移、调控免疫应答和促进组织修复，不过，有的趋化因子有一些与免疫无关的功能，例如调节器官发育、血管生成等。趋化因子也是一把"双刃剑"，在某些免疫相关性疾病展现了破坏性效应。此外，有些病原体如 HIV、疱疹病毒、痘病毒和疟原虫，进化出利用或阻断趋化因子的机制来促进感染和病情发展。鉴于以上发现，趋化因子受体已成为潜在的药物靶点。

(一) 趋化因子分类

趋化因子不是按照功能，而是依照氨基酸序列的相关性来认定的。趋化因子至少含有 2 个高度保守的半胱氨酸(cysteine，C)残基，事实上，除了 2 个趋化因子外，其他至少有 4 个半胱氨酸。

1. 按分子结构特点分类 根据 N 端半胱氨酸的数目和间隔，趋化因子分为 4 类：C 亚家族，N 端只有 1 个 C；CC 亚家族，N 端 2 个 C 相邻；CXC 亚家族，N 端 2 个 C 被 1 个非保守氨基酸隔开；CX3C 亚家族，N 端 2 个 C 被 3 个非保守氨基酸隔开。趋化因子的表示方法是亚家族后面加"L"和数字序号。比较特别的是 C 亚家族的命名，为了和补体简写"C"区分，表示为 XC 后面加"L"和数字序号。相应趋化因子受体的表示方法是把亚家族名称后的"L"替换为"R"。

C 亚家族和 CX3C 亚家族很小，仅有几个成员。CC 亚家族和 CXC 亚家族是两个大家族，根据结构的相似程度进一步分成亚群，其中一些亚群功能相关性很强。CXC 亚家族分为 ELR 亚群和非 ELR 亚群，ELR 指 N 端的一个保守基序 Glu-Leu-Arg，其中 ELR 亚群包括 CXCL1、CXCL2、CXCL3、CXCL5、CXCL6、CXCL7 和 CXCL8，结合受体 CXCR2，趋化中性粒细胞，与血管生成相关；非 ELR-CXC 亚群仅有 CXCL12 结合 CXCR4 且趋化中性粒细胞并与血管生成相关，而 CXCL9、CXCL10 和 CXCL11 组成了结合 CXCR3 的小亚群，它们与 CXC4 是强大的血管抑素。CC 亚家族分为单核细胞趋化蛋白(monocyte chemoattractant protein，MCP)和巨噬细胞炎症蛋白(macrophage inflammatory protein，MIP)两个亚群，主要趋化单核-巨噬细胞而不是中性粒细胞，如 MCP-1，既 CCL2，主要趋化单核-巨噬细胞和淋巴细胞。

2. 按照生物学功能分类 根据趋化因子调控效应细胞到达炎症部位还是迁移细胞去相应组织以维持机体稳态，将趋化因子分为自稳性趋化因子和炎性趋化因子。

(1) 自稳性趋化因子 自稳性趋化因子分化并构成性表达于初级或次级免疫器官特定的微环境中，表达水平稳定，通过特定受体作用于造血前体细胞、树突状细胞和淋巴细胞，主要参与淋巴细胞成熟、归巢和再循环，维持淋巴系统稳态。自稳性趋化因子的受体具有相对专一性，一种受体只能与 1、2 种配体结合。

(2) 炎性趋化因子 炎性趋化因子包括了大部分趋化因子，并且针对固有免疫和适应性免疫分别有不同成员发挥作用。针对固有免疫的趋化因子是组织细胞和白细胞强力诱导产生的，而其对应的受体一般构成性表达于髓系细胞和白细胞。与之相反，针对适应性免疫的趋化因子，其受体和配体都是强力诱导产生的。不过，在 DC 和 NK 细胞成熟的过程中，以及 T 细胞和 B 细胞成熟、活化和分化的不同阶段，趋化因子受体的表达呈现动态变化，有的构成性表达转变为诱导产生，或者在某类细胞诱导表达，却在另一类细胞呈现为构成性表达。炎性趋化因子在炎症和组织损伤时高表达，募集白细胞到达损伤组织杀灭病原体。

（二）趋化因子的基本特征

1. 趋化因子的结构特点　　趋化因子 C、CC、CXC 和 CX3C 虽然一级结构差异很大，但是都拥有 3 个反向平行的 β 片层折叠、连接并包装后形成的保守的紧密的球状三维结构。部分由于分子内半胱氨酸之间二硫键形成，趋化因子在体液中非常稳定。趋化因子的四维结构有 3 种：单体、二聚体和四聚体。

2. 趋化因子作用的重叠性　　2 种趋化因子结合于同样的受体，既有相似的生物学效应，又呈现出彼此高度特异的生物学特点，此为趋化因子的重叠性。例如，CXCL7 和 CXCL8 都是中性粒细胞 CXCR2 的激动剂，但是 CXCL7 储存在血小板颗粒中，血小板活化时释放，而 CXCL8 所有细胞类型受到炎性刺激时均可以产生。事实上，仅有 1 种趋化因子参与的炎性反应几乎没有，炎性趋化因子通常协同作用，在相同或不同的细胞类型上混杂使用受体，形成了炎症系统丰富的功能重叠。因此，1 种炎性趋化因子或趋化因子受体缺失的小鼠，不会改变对感染原的易感性。但是，自稳性趋化因子的重叠性要弱得多，所以一旦其配体或受体缺陷，往往表现明显的发育障碍或白细胞归巢障碍。

（三）趋化因子受体

趋化因子受体主要表达于白细胞表面。不同白细胞有不同的趋化因子受体表达谱，而同样的白细胞在不同发育、活化和分化状态下其趋化因子表达谱也呈现动态变化。绝大多数趋化因子是相应受体的激动剂，但是少数趋化因子对某种受体是激动剂，而对另一种受体却呈拮抗作用。人类趋化因子和其受体有几对为单配，但是大多数趋化因子和受体都呈不同程度的杂交配对，因而呈现显著的重叠性。虽然呈现重叠性，但是某种趋化因子受体的高亲和力的配体往往局限于某个趋化因子亚群，遂以此亚群名称加"R"，后加数字序号来命名趋化因子受体。

人类趋化因子受体一般属于 7 次跨膜 G 蛋白偶联受体（GPCRs），为单条多肽链构造而成。根据趋化因子受体是否传导信号将其分为经典趋化因子受体、非典型趋化因子受体两大类。

1. 经典趋化因子受体（classic signaling chemokine receptor）　　此类受体与相应配体结合后，通过偶联的 G 蛋白引起胞内钙离子释放，激活 PKC 等蛋白酶，介导细胞黏附、趋化等生物学效应。这类功能性受体包括 C 亚族受体 XCR1、CC 亚族受体 CCR1～10、CXC 亚族受体 CXCR1～7、CX3C 亚族受体 CX3CR1。

2. 非典型趋化因子受体（atypical chemokine receptor，ACR）　　此类受体为 G 蛋白偶联受体，与相应配体结合后不发生信号传导，故又称之为诱饵受体。此类受体不传导信号的结构基础是：占据功能性趋化因子受体结合位点，形成异二聚体阻止配体结合；直接结合配体，阻断配体和功能性受体结合；可以结合配体，但是受体缺乏胞内段，没有信号传导功能。此外，有的诱饵受体结合趋化因子后，使其内化和降解。目前发现的 ACR 有：Duffy、D6、

CCX - CKR、CXCR7、CCRL2 等。此类受体成为趋化因子促炎作用的缓冲器,在维持趋化因子网络平衡中起重要作用。

（四）趋化因子的生物学功能

1. 介导细胞黏附和迁移　黏附和迁移是淋巴细胞从血液和淋巴液迁移出来并穿过组织所必需的生物学功能。白细胞表达的选择素、$\beta 2$ 整合素和趋化因子受体联合在一起,与内皮细胞上相应的配体相互作用,形成引导白细胞趋向特定微环境的分子密码。首先,细胞在活化的内皮上滚动,这一过程是白细胞选择素与内皮细胞上的相应配体发生微弱、可逆的结合所介导的,接下来,内皮细胞表达的趋化因子诱导白细胞整合素上调,整合素和配体高亲和力的结合使滚动的细胞停下来。然后牢固黏附的细胞开始极化,肌动蛋白在前导端聚合,运动则通过细胞骨架重塑和尾端肌球蛋白收缩协同产生。这种穿越内皮细胞的迁移严格依赖内皮细胞膜表面的趋化因子,而且进一步穿越组织到达特定部位需要趋化因子的接力诱导作用。

2. 介导细胞毒性介质释放　炎性趋化因子能够诱导白细胞释放预先合成的介质并引起细胞毒效应,参与炎症的发生和发展。例如,CXCL8 诱导中性粒细胞释放防御素和其他杀菌蛋白质如弹性蛋白酶和胶原酶,降解细胞外基质、放大炎症反应;CC 亚家族的 MIP 和 MCP 能够诱导嗜碱性粒细胞释放组胺和类花生酸,此为变应性反应中重要的血管活性介质;CCL2～CCL5 能促进 NK 细胞脱颗粒。

3. 参与免疫细胞发育、增殖与凋亡　自稳性趋化因子表达于胸腺、淋巴结、脾脏等免疫器官,参与淋巴器官和淋巴细胞发育,例如,CCL21、CCL25 参与胚胎期胸腺发育和 T 系祖细胞向胸腺归巢,直接影响 T 细胞的发育和成熟。此外,趋化因子还参与调控细胞的增殖和死亡,例如,CXCL12 在体外能够刺激前 B 细胞和造血祖细胞增殖;XCL1 促进 $CD4^+$ T 细胞凋亡。

4. 通过招募特定细胞调控免疫应答类型　不同病理状态下的趋化因子表达谱不同,从而募集不同的免疫细胞到达病原入侵或组织损伤部位,参与形成不同的免疫应答类型。例如,在感染早期,病原体侵入部位的组织细胞释放 CXCL8,吸引大量中性粒细胞进入感染部位对病原体进行吞噬杀伤,形成了即刻固有免疫的病理学特点;在迟发型超敏反应中,效应性 T 细胞识别抗原活化后,释放 MCP - 1,趋化单核-巨噬细胞和淋巴细胞到达抗原部位,与其他细胞因子一起,参与形成 Th1 型免疫应答。

（五）趋化因子与临床

已有大量研究证明趋化因子与人类疾病的相关性,近年来直接的基因测试如基因敲除为观察趋化因子对发病机制的内源性影响提供了有力证据。目前发现趋化因子对 4 种疾病的发生有着确定的重大影响,包括：WHIM 综合征（疣-低丙球蛋白血症-感染-无效生成性慢性粒细胞缺乏症综合征）（warts, hypogammaglobulinemia, infection, and myelokathexis, WHIM）、肝素诱发血小板减少症（heparin-induced thrombocytopenia, HIT）、HIV/AIDS 和疟疾。此外,趋化因子在自身免疫性疾病、超敏反应性疾病、肿瘤等发病机制中产生重要影响。

1. 遗传缺陷性疾病　通过谱系分析发现,WHIM 综合征与 CXCR4 的 C 尾截短型突变呈强相关,患者对乳头瘤病毒高度易感。动物实验证实趋化因子的其他基因缺陷也会引起疾病发生,如CXCR2$^{-/-}$小鼠失去对所有ELR-CXC趋化因子的应答能力,对细菌、真菌和寄生虫等病原的易感程度明显上升。

2. 中性粒细胞介导的炎症性疾病　CXCL8与许多中性粒细胞介导的人类疾病相关,如痛风、急性肾小球肾炎、类风湿关节炎(rheumatoid arthritis, RA)和缺血-再灌注损伤等。在多个中性粒细胞介导急性炎症的家兔模型中,全身使用中和性抗-CXCL8抗体都起到了保护作用,因此,CXCL8及其受体成为对抗中性粒炎症性疾病的药物研究靶标。

3. 自身免疫性疾病　T细胞介导的自身免疫性疾病如银屑病、多发性硬化症(multiple sclerosis, MS)、类风湿关节炎和Ⅰ型糖尿病的临床症状都与炎症性趋化因子释放以及表达相应趋化因子受体的T淋巴细胞和单核-巨噬细胞在炎症部位浸润有关。比较特别的是CXCL4与HIT(肝素诱导性血小板减少症)的关系,CXCL4表达于血小板上,又名血小板因子4(platelet factor 4, PF4)。接受肝素治疗的患者体内产生CXCL4-肝素复合体,导致CXCL4(既PF4)抗原表位暴露,1%～5%患者会产生针对PF4的自身抗体,抗PF4抗体结合PF4后破坏血小板,引起血小板明显减少。

4. 趋化因子在感染性疾病中的分子模拟　疱疹病毒、痘病毒、逆转录病毒、HIV和疟原虫等病原体已经分别进化出不同的进制,通过分子模拟利用、破坏机体免疫系统,以助于自身的感染、复制和生存。

(1) 动物疱疹病毒和痘病毒感染　动物疱疹病毒和痘病毒可以产生病毒抗趋化因子,又称趋化因子清道夫,能够结合趋化因子从而抑制或清除之。已经鉴定的趋化因子清道夫有3种:病毒趋化因子结合蛋白-Ⅰ(viral chemokine binding protein-Ⅰ, vCKBP-Ⅰ)是兔痘病毒分泌的,可以与CXC、CC和C趋化因子结合,抑制早期局部炎症;vCKBP-Ⅱ许多痘病毒都可以分泌,主要结合CC趋化因子,可以减轻变应性哮喘的气道炎症;vCKBP-Ⅲ是啮齿类疱疹病毒分泌的,能够结合除了MIP-Ⅱ和KC之外的所有趋化因子,有助于病毒在纵膈淋巴结和脾脏的B细胞中潜伏。

(2) 人类疱疹病毒、巨细胞病毒和痘病毒感染　人类疱疹病毒8(human herpes virus 8, HHV8)编码2个类CC趋化因子vMIP-Ⅰ和vMIP-Ⅲ以及构成性CC/CXC趋化因子受体vGPCR,这些都有助于HHV8感染后引发Kaposi'肉瘤。人类巨细胞病毒(human cytomegalovirus, HCMV)编码4个GPCR同源物:UL33、UL78、US27和US28,是重要的病毒毒力因子。人类痘病毒传染性软疣病毒(molluscum contagiosum virus, MCV)编码的1个CC趋化因子MC148能够阻断CXCL8对中性粒细胞的募集。

(3) HIV感染　HIV通过病毒外膜糖蛋白gp120与靶细胞膜CD4分子结合后,再与趋化因子受体结合,形成CD4-gp120-趋化因子受体复合物,又称HIV共受体,介导病毒外膜与靶细胞膜融合,使病毒核心进入靶细胞。根据亲细胞性把HIV病毒株分为感染巨噬细胞的M-热带HIV(M-tropic HIV)和感染T细胞的T-热带HIV(T-tropic HIV)。其中,T-热带HIV选择使用CXCR4作为融合因子,而M-热带HIV使用CCR5作为融合因子。基于结合不同趋化因子受体进行病毒包膜和细胞膜的融合,HIV分为X4株(结合CXCR4)、R5株(结合CCR5)或R5X4株(结合CXCR4和/或CCR5)。携带CCR5突变型CCR5d32的个体,可以感染X4 HIV,却不能被R5 HIV株感染。

（4）疟疾 Duffy 是一种红细胞表面血型抗原，呈人种差异性分布，为 7 次跨膜趋化因子受体，能够结合 CXCL8 和其他几种趋化因子。Duffy 是间日疟原虫（P. vivax）侵入红细胞的决定性因素。间日疟原虫 Duffy 结合蛋白（P. vivax Duffy binding protein，PvDBP）与 Duffy 结合后，间日疟原虫侵入红细胞。撒哈拉以南非洲以黑种人占绝大部分，Duffy 缺陷在这里呈固有性分布，但在其他疟疾流行区域没有这种分布现象。相应地，间日疟在撒哈拉以南非洲很罕见，却是中美洲、南美洲和南亚常见的疟疾类型。

第三节 应用和研究发展趋势

一、临床应用

细胞因子及其受体是药物研发的关注热点，目前应用于临床的主要有两大类：一类是重组细胞因子（表 8-2），另一类是细胞因子及其受体的拮抗剂，包括单抗和可溶型受体（表 8-3）。

表 8-2 临床应用的重组细胞因子

细胞因子	效 应	适 应 证
G-CSF	促粒细胞生成	放化疗后粒细胞减少症、造血干细胞移植
GM-CSF	促粒细胞以及单核-巨噬细胞生成	放化疗后血细胞减少症、造血干细胞移植
EPO	促红细胞生成	疾病或化疗引起的红细胞减少
SCF	促进造血干细胞发育	外周血干细胞移植
IL-2	促进淋巴细胞活化、增殖	癌症、免疫缺陷、疫苗佐剂
IL-11	促进血小板生成	放化疗后血小板减少症
IFN-α	抗病毒、抗增殖	病毒性肝炎、白血病、AIDS、恶性肿瘤
IFN-β	抗病毒、抗增殖	多发性硬化症
IFN-γ	抗病毒、促进免疫细胞活化	慢性肉芽肿、类风湿关节炎、恶性骨硬化病
EGF	促进上皮细胞增生	烧伤、口腔溃疡
bFGF	促进肉芽组织形成	烧伤、外周神经炎

表 8-3 应用于临床的细胞因子单克隆抗体及受体拮抗剂

名 称	适 应 证
抗 IL-1β 单抗	Muckle-Wells 综合征
抗 IL-2R 单抗	器官移植
抗 IL-4 单抗	哮喘
抗 IL-5 单抗	哮喘

（续表）

名　　称	适　应　证
抗 IL-6R 单抗	类风湿关节炎
抗 IL-8 单抗	银屑病
抗 IL-15 单抗	类风湿关节炎
抗 IL-12/23 单抗	银屑病
抗 TNF-α 单抗	克罗恩病、类风湿关节炎
可溶型 IL-1R	哮喘、急性髓样白血病
可溶型 IL-4R	哮喘
IL-1Ra	类风湿关节炎

目前，细胞因子临床应用中存在的主要问题包括：细胞因子性质不稳定，半衰期过短，需持续大量给药方能达到局部高浓度；细胞因子的作用具有多样性，各种细胞因子之间形成复杂的网络调控，临床应用较难把握，使用时需考虑很多因素，否则很容易出现副作用。解决的措施则包括：改良剂型或进行化学修饰以延长细胞因子的稳定性，运用基因疗法诱导产生内源性细胞因子等。

二、研究发展趋势

细胞因子数量庞大，作用广泛，参与大量免疫和非免疫生物学过程的调控。对细胞因子的观察视角随着研究的不断深入发生变化，从把每个细胞因子看作有特定功能的分散的个体，转变为根据配体和受体的组成、分子结构、信号通路特征和种系进化分析把细胞因子进行归类和分群。但是目前许多细胞因子的三维结构还不清楚，关于生物学功能以及信号通路也缺失很多细节信息。

目前关于细胞因子及其受体的结构生物学、免疫调控、信号通路等都是研究热点，迅速、综合运用多种新技术为研究提供了巨大推动力。许多重组细胞因子、细胞因子单抗、细胞因子受体拮抗剂制备成功，应用于体外细胞实验和各类动物模型以进行细胞因子功能研究。此外，大多数细胞因子及其受体、信号分子都可以制备相应的基因敲除小鼠模型，为研究者提供了验证细胞因子功能和信号转导通路的体内线索。与此同时，继续推进中的人类基因谱研究，可以帮助我们识别更多与细胞因子及其受体相关的人类疾病，以助于阐明细胞因子及其受体的生物学功能。

基于其特定的生物学功能以及对疾病发生发展的影响，很多细胞因子及其受体成为多种人类疾病的药物靶点。已经有些药物成功推向临床应用，并取得了比较好的疗效。目前还有许多药物已经在小动物模型中取得了满意效果，但距离临床应用尚远，进入临床前必须完成的工作包括：首先要验证这些靶向药物在人体中的生物学效应，了解是否存在细胞因子种系差异，同时要观察其有无毒性和并发症，评价应用于人体是否有利、安全。

（聂歆闻）

第九章
CD 分子

CD 分子名称的由来与人类白细胞分化抗原(human leukocyte differentiation antigens, HLDA)密切相关,HLDA 分布广泛,种类繁多,除表达在白细胞外,还表达于不同分化阶段的髓样干细胞、红细胞系、巨核细胞/血小板系和许多非造血细胞(如血管内皮细胞、上皮细胞、成纤维细胞、神经内分泌细胞等)。由于最初研究膜分子的单克隆抗体主要针对的是人的白细胞,因此 HLDA 的叫法一直沿用至今。早期对白细胞分化抗原的研究,大多是通过各实验室应用自制的特异性抗体进行分析和鉴定,故同一 HLDA 却命名各异。

20 世纪 80 年代初,在世界卫生组织与国际免疫学联合会(WHO-IUIS)的指导和参与下,成立了国际人类白细胞分化抗原专题讨论会(International Workshop on Human Leukocyte Differentiation Antigens,HLDA),将来自不同实验室的单克隆抗体所识别同一种分化抗原归为同一个分化群,简称 CD(cluster of differentiation),至此,HLDA 概念逐渐被 CD 分子取代。作为重要的细胞膜分子,CD 分子不仅在免疫应答过程中发挥重要作用,而且参与了机体重要的生理和病理过程。因此 CD 分子在临床疾病发病机制的阐明、免疫诊断、预防和治疗方面都得到了广泛的应用。

第一节 概 论

免疫应答有赖于免疫细胞间的相互作用。免疫细胞间或细胞与介质间相互识别的物质基础是免疫细胞表面的功能性膜分子。这些细胞膜分子通常也可称为细胞表面标志(cell surface marker)。免疫细胞膜分子的种类繁多,且可随细胞的不同谱系、不同分化阶段以及不同活化状态而出现或消失。而白细胞分化抗原(leukocyte differentiation antigen, LDA)特指白细胞在分化成熟的不同阶段及细胞活化过程中出现或消失的细胞表面标志物。

一、CD 分子的命名

分化群(cluster of differentiation,CD)一词,原系对能够识别细胞表面同一分化分子的单克隆抗体群的称呼。这是在世界卫生组织(WHO)和国际免疫学会联合会(IUIS)组织的国际白细胞分化抗原协作组会议(International workshop on human leukocyte differentiation antigens)上被提出的。该会议还首先提出了人类白细胞分化抗原(human leukocyte differentiation antigen，HLDA)的概念，并用分化群(CD)来定义来自不同实验室的能够识别同一 HLDA 的不同单克隆抗体，将这些单克隆抗体以 CD 编号加以统一命名。继而，将各种 CD 抗体所识别的 HLDA 称作相应的 CD 抗原或 CD 分子。如被 CD1 单克隆抗体识别的膜分子称为 CD1 抗原或 CD1 分子；被 CD4 单克隆抗体识别的膜分子称为 CD4 抗原或 CD4 分子等。

随着对细胞膜分子的深入研究，不同谱系细胞表面的 CD 分子及其单克隆抗体不断被发现，这些膜分子除了可作为抗原标志还具有更为重要的生物功能，故自第 8 届会议始，建议将 HLDA 重新命名为人类细胞分化分子(Human Cell Differentiation Molecules，HCDM)。至 2018 年 9 月被正式命名的 CD 分子达 371 个。

有些 CD 分子还可包含具有异质性的成员，一般用小写英文字母表示。如 CD1 可分为 CD1a,CD1b 和 CD1c,这 3 种分子别由 3 个高度同源的不同基因所编码；CD45 至少可分为 CD45R、CD45RA、CD45RB 和 CD45RO,它们是同一基因的不同异型(isoform)。

目前 CD 分子大致划分为 T 细胞、B 细胞、NK 细胞、树突状细胞、内皮细胞、血小板、红细胞、基质细胞、髓样细胞、干细胞/祖细胞、非谱系、黏附分子、细胞因子/趋化性细胞因子受体和碳水化合物结构等 14 个组(表 9-1)。但是，此划分的特异性是相对的。实际上，许多 CD 分子的分布较为广泛，有的 CD 分子也可由不同的分类角度而归入不同组。如某些属于 T 细胞、B 细胞、髓系细胞或 NK 细胞组的 CD 分子实际上也是黏附分子。有一些膜分子虽然也具备识别性单克隆抗体，但因其特殊性，被明确摒除于 CD 命名之外。例如具有明显多态性(polymorphism)的 MHC 分子，以及具有多样性(diversity)的 TCR 和 BCR 等。

表 9-1　人 CD 分组

分　组	主要 CD 分子
T 细胞	CD2、CD3、CD4、CD5、CD8、CD28、CD152(CTLA-4)、CD154(CD40L)、CD272(BTLA)、CD278(ICOS)、CD294(CRTH2)
B 细胞	CD19、CD20、CD21、CD40、CD79a(Igα)、CD79b(Igβ)、CD80(B7-1)、CD86(B7-2)、CD267(TACI)、CD268(BAFFR)、CD269(BCMA)、CD307(IRTA2)
NK 细胞	CD16、CD56(NCAM-1)、CD94、CD158(KIR)、CD161(NKR-P1A)、CD314(NKG2D)、CD335(NKp46)、CD336(NKp44)、CD337(NKp30)
髓样细胞	CD14、CD35(CR1)、CD64(FcγR1)、CD256(APRIL)、CD257(BAFF)、CD312(EMR2)
树突状细胞	CD85(ILT/LIR)、CD273(B7DC)、CD274-CD276(B7H1-B7H3)、CD302(DCL1)、CD303(BDCA2)、CD304(BDCA4)
内皮细胞	CD105(TGF-βRⅢ)、CD106(VCAM-1)、CD140(PDGFR)、CD144(VE 钙黏素)、CD299(DCSIGN-related)、CD309(VEGFR2)、CD321(JAM1)、CD322(JAM2)
血小板	CD36、CD41(整合素 αⅡb)、CD42a-CD42d、CD51(整合素 av)、CD61(整合素 β3)、CD62P(P 选择素)
红细胞	CD233-CD242

（续表）

分　组	主要 CD 分子
基质细胞	CD292(BMPR1A)、CD293（BMPR1B)、CD331 - CD334（FGFR1 - FGFR4)、CD339（Jagged - 1)
干细胞/祖细胞	CD133、CD243
非谱系	CD30、CD32(FcR Ⅲ)、CD45RA、CD45RO、CD46（MCP)、CD55（DAF)、CD59、CD252(OX40L)、CD279(PD1)、CD281 - CD284(TLR1 - 4)、CD289(TLR9)、CD305(LAIR - 1)、CD306(LAIR - 2)、CD319(CRACC)
黏附分子	CD11a - CD11c、CD15、CD15s(sLe^x)、CD18(整合素 β2)、CD29(整合素 β1)、CD49a - CD49f、CD54(ICAM - 1)、CD62E(E 选择素)、CD62L(L 选择素)、CD324(E -钙黏素)、CD325(N -钙黏素)、CD326(EpCAM)
细胞因子/趋化因子受体	CD25(IL - 2Rα)、CD95（Fas)、CD116 - CDw137、CD178（FasL)、CD183（CXCR3)、CD184(CXCR4)、CD195(CCR5)、CD261 - CD264(TRAIL - R1 - TRAIL - R4)
碳水化合物结构	CD15s(sLe^x)、CD60a - CD60c、CD75、CDw327 - CDw329(siglec 6、7、9)

二、整合性膜蛋白的分型

CD 分子大多是跨膜的蛋白或糖蛋白，少数是碳水化合物，含胞膜外区、跨膜区和胞质区，胞膜外区识别和结合相应的配体，跨膜区起锚定作用，胞质区参与信号的转导。有些以糖基化磷脂酰肌醇(GPI)锚定于细胞膜表面。

根据 Singer 分类法，依据跨膜次数和多肽链 N、C 端的位置，整合性膜蛋白可分为以下 6 型。其中 Ⅰ、Ⅱ 型最为常见。

1. Ⅰ型　一次跨膜蛋白，多肽链的 N 端在胞膜外，C 端在胞内。在 CD 分子中，这种类型的分子种类最多，如免疫球蛋白超家族(IgSF)成员。

2. Ⅱ型　一次跨膜蛋白，多肽链的 C 端在胞膜外，N 端在胞内。此型整合性膜蛋白也较为常见，如肿瘤坏死因子超家族和某些 C 型凝集素样超家族成员的分子。

3. Ⅲ型　一条多次跨膜的多肽链，跨膜次数为 2～7 次，其中 4 次跨膜超家族(TM4SF)和 7 次跨膜受体超家族(STR - SF)分子较为常见。

4. Ⅳ型　由多个亚单位组成的跨膜通道。

5. Ⅴ型　多肽链以糖基磷脂酰肌醇(GPI)连接于细胞膜的脂质双层中，如 GPI 连接的 CD16、CD55 和 CD58 膜分子等。

6. Ⅵ型　1 条多肽链的一端以 GPI 形式连接于胞质膜，另一端是 1 次或多次跨膜，如膜桥蛋白(ponticulin)。

三、CD 分子的结构

(一) CD 分子的胞膜外区的结构类型

根据 CD 分子胞膜外区的序列同源性、多肽链折叠方式或其基因外显子的编码方式，可分为不同的结构域(domain)。具有相同结构域的分子有时可组成超家族(superfamily)、家族(family)或亚家族(subfamily)。

1. 免疫球蛋白结构域和免疫球蛋白超家族 在目前已知的 CD 分子中,具有免疫球蛋白超家族(immunoglobulin superfamily,IgSF)结构域的分子约占 37%。1 个基本的 IgSF 结构域由 90~110 个氨基酸残基组成,根据 β 折叠股的组成、结构域的长度和某些保守的序列,可分为 V 样、C1 和 C2 结构域。

2. Ⅲ型纤连蛋白(Fn3)结构域 约由 100 个氨基酸残基组成,β 片层的折叠与 IgSF 和细胞因子受体结构域相似,但在序列上并无明显同源性。含有 Fn3 结构域的 CD 分子约占总 CD 分子的 8%。在大多数情况下,细胞因子受体结构域的分子同时含有 Fn3 结构域,Fn3 结构域还广泛分布于神经系统中,常与 IgSF 结构域相连。Fn3 主要存在于胞膜外区,但在整合素 β4 分子的胞质区中有 4 个 Fn3 结构域。

3. 细胞因子受体结构域 由 100 个左右氨基酸残基组成,常与 Fn3 结构域相连,其 β 折叠同 Fn3 和 IgSF C2 结构域的折叠相似。红细胞生成素受体超家族分子的胞膜外区通常是由细胞因子受体结构域和 Fn3 结构域组成的。

4. 整合素家族 由 α、β 2 条链组成的异源二聚体,约占总 CD 分子的 5%。某些 α 链中有 1 个插入序列,称为 I 结构域,该结构域同 vWF(von Willebrand factor)A 结构域的序列有同源性。

5. C 型凝集素结构域(calcium dependent lectin domain,CL) 其配体为碳水化合物。"C 型"的命名来自某些具有 C 型凝集素结构域的分子在结合碳水化合物时需要 Ca^{2+} 存在。在选择素(selectin)分子中,C 型凝集素结构域与 EGF 和 CCP 结构域相连;但在其单独存在于胞膜外区时,常常以二聚体形式(CD69、CD72、CD94/NKG2、CD161)或三聚体形式(CD23)存在。

6. 补体调节蛋白(complement control protein,CCP)结构域 又称短同源重复序列(short consensus repeat,SCR),由多个重复的保守短同源序列组成。每个 SCR 约由 60~70 个氨基酸残基组成,SCR 间有 20%~40% 的同源性。所有的 SCR 均具有固定的保守骨架结构,即由 4 个保守的半胱氨酸(Cys)和其他保守氨基酸残基(脯氨酸、色氨酸、酪氨酸/苯丙氨酸和甘氨酸)所形成的 1 个独特结构单位。其中,C1 - C4、C2 - C3 间形成 2 个二硫键,构成 1 个 SCR 球状结构。CCP 常存在于补体调节蛋白中,但在不同分子中的数目相差悬殊。

7. 表皮生长因子(epithelial growth factor,EGF)结构域 约由 40 个氨基酸残基组成,常与其他结构域相连。如在选择素分子中,EGF 结构域是在 C 型凝集素结构域和 CCP 结构域之间。约占总 HCDM 分子的 4%。

8. 肿瘤坏死因子超家族(tumor necrosis factor superfamily,TNFSF) 结构域约由 150 个氨基酸残基组成的同源序列,由 10 个 β 折叠组成,折叠成"薄卷饼(jelly roll)"样空间结构,形成与受体结合的部位。TNFSF 为Ⅱ型膜分子,可通过蛋白水解酶的水解作用,从细胞膜上脱落形成可溶性的具有生物学活性的分子,如 TNF、LT、FasL。这个家族大多数成员分子可形成同源或异源三聚体,同 3 个相应膜受体结合。

9. 肿瘤坏死因子受体超家族(TNFRSF)结构域 由 40 个左右氨基酸残基组成富含半胱氨酸的结构域(cysteine-rich domain,CRD)。每个 CRD 大都包含 6 个半胱氨酸,大多 TNFRSF 成员胞外区含有 3 或 4 个 TNFRSF 结构域。

10. 富含半胱氨酸清除剂受体(scavenger receptor cysteine-rich，SRCR)结构域 由约110个氨基酸残基组成的富含半胱氨酸的结构域。

11. 富含亮氨酸重复序列(leucine-rich repeat，LRR)结构域 由24~29个氨基酸残基组成，约有5或6个亮氨酸和某些其他氨基酸，形成一个β折叠股和与之相互平行的1个α螺旋，主要表达于血小板。

12. 连接(link)结构域 约由90个氨基酸残基组成，可结合透明质酸，以CD44分子近N端的区域为其代表。

(二) CD分子的跨膜方式

整合性膜蛋白根据其跨膜次数和多肽链的末端位置可分为6型，其中Ⅲ型属于多次跨膜蛋白，Ⅲ型蛋白的跨膜次数有2、3、4、5和7次等，尤以4次和7次跨膜分子为多。Ⅴ和Ⅵ型又不同于其他类型，以磷脂酰肌醇(GPI)形式连接于细胞膜。

1. 2次跨膜分子 CD36分子的N端和C端都位于胞浆区，均较短，薄膜外区形成一个环，且高度糖基化。

2. 3次跨膜分子 成熟的CD39分子有3个疏水区域，推测是3个跨膜区，但其确切的结构尚不清楚。

3. 4次跨膜分子 4次跨膜分子组成4次跨膜超家族(TM4-SF)，又称tetrapan超家族。TM4分子的N端和C端都位于胞浆区，胞膜外形成2个环，其中第二环在不同分子中长短不一，并具有糖基化位点。许多TM4分子的基因结构十分相似，不同种属间TM4分子有较高同源性，常与其他膜分子形成复合物(如CD81/D19/CD21)，介导多方面生物学功能。

4. 5次跨膜分子 CD47为5次跨膜分子，又称整合素相关蛋白，胞膜外区N端有1个IgSF V样结构域。

5. 7次跨膜分子 7次跨膜分子组成7次跨膜超家族(seven-transmembrane superfamily，7TM-SF/STM-SF)，又称G蛋白偶联受体(G protein-coupled receptor)或视红质(rhodopsin)超家族。7TM-SF分子的跨膜区序列有很高的保守性，但N端、C端和胞内第三环差别较大。大部分7TM-SF分子同G蛋白偶联，胞内第三环是与G蛋白结合的位置，不同分子可结合不同的G蛋白。大多7TM-SF分子在胞膜上表达的密度很低，不同种属间有很高的同源性。趋化性细胞因子受体及CD97分子属于此家族成员。

6. GPI连接膜分子 GPI是胞膜上的组成成分，GPI骨架上的乙醇胺通过酰胺键可连接多肽的C端，形成蛋白质分子定位于细胞膜上的"锚"。GPI连接分子可以被磷脂酰肌醇磷脂酶C(phosphatidylinosital phospholipase，PI-PLC)所切断，使其从细胞表面释放出来。一般认为，GPI连接膜分子要比一般跨膜分子有更大的活动度，可能有利于同配体更快结合，并增强黏附强度。GPI锚连接分子交联后往往可提供激活信号。有的GPI连接分子是mRNA不同剪接后的翻译产物，可同时有跨膜形式的分子，如CD16、CD58等。GPI连接膜分子的胞膜外区结构大多为IgSF。

(三) CD分子的胞浆区结构

多数膜分子的胞浆区参与信号转导，或同某些胞浆蛋白和细胞骨架蛋白相连，因此膜分子胞浆区存在着与此功能相适应的结构域或基序。

1. 蛋白酪氨酸激酶结构域/蛋白酪氨酸磷酸酶结构域 蛋白质的磷酸化和去磷酸化是机体调控蛋白质空间构象和生物活性的一种基本方式，分别由蛋白激酶（protein kinase）和蛋白磷酸酶（protein phosphatase）催化。蛋白激酶是能将磷酸供体分子转移到底物蛋白氨基酸受体的酶类。根据底物蛋白氨基酸残基的性质，蛋白激酶可分为5类：蛋白丝/苏氨酸激酶、蛋白酪氨酸激酶、蛋白组/赖/精氨酸激酶、蛋白半胱氨酸激酶、蛋白天冬/谷氨酸激酶。其中，蛋白酪氨酸激酶分受体型和非受体型2类。蛋白磷酸酶的作用与蛋白激酶相反，是催化磷酸化蛋白质分子的磷酸酯键发生去磷酸化反应的酶类。主要蛋白磷酸酶包括蛋白酪氨酸磷酸酶、蛋白丝/苏氨酸磷酸酶和双特异性磷酸酶。

蛋白酪氨酸激酶（protein tyrosine kinase，PTK）结构域是跨膜分子胞浆区固有的具有PTK活性的结构，即受体酪氨酸激酶（receptor tyrosine kinase，RTK）。当带有该结构域的膜分子与相应配体结合后，受体发生二聚体化和多聚体化，胞浆区PTK随即活化并使胞浆区特定酪氨酸发生磷酸化。含有PTK结构域的膜分子多为生长因子受体。胞浆区PTK的长度不一（260～360个氨基酸残基），主要与是否有一个70～100氨基酸的激酶插入结构域（kinase insert domain）有关，在PDGFR、M-CSFR和SCFR分子胞浆区PTK结构域中存在激酶插入结构域，而且在不同种属中相当保守，可能参与调节PTK同底物或效应分子的相互作用。

蛋白酪氨酸磷酸酶（protein tyrosine phosphatase，PTP）结构域约由250个氨基酸残基组成，CD45是最早发现有PTP的人类细胞分化分子（HCDM），胞浆区有2个PTP结构，近膜侧的有酶活性，而远膜侧的则无酶活性。另一个具有PTP的HCDM分子是CD148。CD45和CD148分子胞膜外区都有Fn3结构域。

2. 死亡结构域 死亡结构域（death domain，DD）是胞浆中由60～80个氨基酸组成的同源结构域，可介导凋亡信号的传递，具有DD的分子组成了一个死亡受体家族（death receptor family）。CD分子中TNFRⅠ和Fas等分子的胞浆区含有DD。

3. ITAM和ITIM基序 ITAM和ITIM分别是免疫受体酪氨酸激活基序（immunoreceptor tyrosine-based activation motif）和免疫受体酪氨酸抑制基序（immunoreceptor tyrosine-based inhibition motif）的缩写。免疫受体（immunoreceptor）是指主要表达于淋巴细胞（或其他免疫细胞），参与淋巴细胞对抗原选择性识别的膜受体，包括TCR、BCR、NK细胞受体、抗体Fc受体等。这些受体的胞浆区具有与信号转导关系密切的特殊序列，即ITAM和ITIM基序，是免疫受体传递活化信号和抑制信号的分子基础。

ITAM与免疫受体活化性信号传递有关的一段序列。以2个酪氨酸残基为中心，其基本形式为Yxx(L/I)x11Yxx(L/I)，即由约11个氨基酸残基分隔的2个Yxx(L/I)序列。当其中2个酪氨酸残基发生磷酸化后，可以结合具有2个串联的SH2结构域（tandem SH2）的蛋白酪氨酸激酶分子，如syk、ZAP-70等，并引起后者的激活和活化信号的下传。ITAM主要存在于TCR复合物的CD3各链，BCR的Igα和Igβ（即CD79a和CD79b），NK细胞受体KIR、CD94/NKG2、Ly49、LIR等家族的活化性受体，以及活化性Fc受体FcγRⅡa/c、FcαR、FcεR和FcγR等。

ITIM是与免疫受体抑制性信号传递有关的一段序列，其中心有1个酪氨酸残基，基本形式是 I/VxYxxK/V。ITIM 主要存在于 NK 细胞受体 KIR、CD94/NKG2、Ly49、LIR 等家族的抑制性成员和 NKR-P1B,抑制性 Fc 受体(FcγRⅡB)以及 CD22 等分子胞浆区。ITIM 发生酪氨酸磷酸化后可以结合 SHP-1、SHP-2、SHIP 等具有 2 个串联的 SH2 结构域的磷酸酶,并通过后者向胞浆中传递抑制性信号。

4. TIR 结构域　Toll/IL-1 受体结构域(Toll/IL-1 receptor domain,TIR domain)由 200 多个氨基酸残基组成的保守的结构域,主要存在于 Toll、TLR、大多数 IL-1R 家族成员的胞内区,以及某些胞质信号分子(如 MyD88)中,在 TLR 和 IL-1R 家族信号转导中发挥重要作用,参与固有免疫应答。

四、CD 分子的主要免疫生物学作用

现有 CD 分子的含义已经覆盖了机体的所有细胞。作为功能性生物分子,CD 分子可介导极为多样的生物学效应。限于篇幅,本章仅扼要讨论 CD 分子介导的免疫学生物学作用。

(一) 参与抗原摄取和提呈

除了 MHC 分子外,参与抗原摄取和提呈的 CD 分子主要是 CD1 分子。

CD1 分子为 Ⅰ 型跨膜蛋白。CD1 家族包括 CD1a、CD1b、CD1c、CD1d 和 CD1e 5 个成员。人 CD1 分子主要分布于胸腺细胞、免疫细胞、胃肠道、肝细胞、血管内皮细胞、平滑肌细胞和上皮细胞。其结构与 MHC Ⅰ 类分子类似,氨基酸序列也有一定同源性;但其生物学功能却与 MHC Ⅱ 分子相似,CD1d 分子主要介导外源性或内源性脂质抗原的提呈。CD1d 分子可提呈病原微生物抗原,发挥抗感染免疫功能,其提呈特点与 MHC 分子有所不同。

表 9-2　CD1d 分子与 MHC 分子抗原提呈功能比较

	CD1d	MHC Ⅰ	MHC Ⅱ
编码染色体	1	6	6
分子组成	α 链/β2m	α 链/β2m	α 链/β 链
组织分布	未成熟胸腺细胞、APC、肠上皮细胞	有核细胞	APC
提呈抗原	脂类(多肽)	8～11 肽	13～25 肽
共刺激分子	非 B7/CD28	B7/CD28	B7/CD28
提呈对象	NK1$^+$CD8$^-$ αβT	CD8$^+$CD4$^-$ αβT、CD4$^-$CD8$^-$ γδ T	CD4$^+$CD8$^-$ αβT

(二) 参与 T 细胞的抗原识别和活化

T 细胞的抗原识别和活化,依赖于 T 细胞与 APC 以及 T 细胞与靶细胞间的直接接触和信息传递。T 细胞表面膜分子是 T 细胞与其他细胞间沟通的物质基础。与 T 细胞抗原识别和活化相关的 CD 分子主要包括 CD3、CD4、CD8、CD28、CD152、CD2 等。

T 细胞的抗原识别和活化过程实际上是由细胞接触界面上的一组分子簇群形成的"免

疫突触"所承担的。表 9-3 提及的所有 CD 分子与 TCR、MHC 分子都参与了"免疫突触"的组成。它们有些作为抗原识别的共受体(co-receptor),有些作为共刺激信号,各自或协同完成了活化信号的转导。

表 9-3 参与 T 细胞的抗原识别和活化的主要 CD 分子

CD 分子	表达细胞	结构特点	功　　能
CD3	T 细胞和胸腺细胞	IgSF	与 TCR 非共价连接,传递抗原识别信号
CD4	T 细胞,胸腺细胞,某些 B 细胞,EB 病毒转化的 B 细胞,单核吞噬细胞,脑细胞等	IgSF	① MHC Ⅱ 限制性 T 细胞抗原识别的共受体。与 MHC Ⅱ 类分子结合,增强 T 细胞与 APC 结合的程度。② 参与 T 细胞活化信号转导。③ HIV 病毒受体
CD8	部分 T 细胞,胸腺细胞,NK,γδ T 细胞	IgSF	① MHC Ⅰ 限制性 T 细胞抗原识别的共受体,与 MHC Ⅰ 类分子结合,增强 T 细胞与靶细胞结合的程度。② 参与 T 细胞活化信号转导
CD28	T 细胞,浆细胞,部分活化 B 细胞	IgSF	与其配体 CD80/CD86 结合,转导 T 细胞活化的共刺激信号
CD152 (CTLA-4)	活化 T 细胞	IgSF	与 CD28 竞争结合 B7,抑制 T 细胞的活化
CD80(B7.1)/ CD86(B7.2)	B 细胞、DC、单核/巨噬细胞,活化 T,NK	IgSF	是 CD28 和 CTLA-4 的配体,与 CD28 分子结合提供 T 细胞活化的共刺激信号;与 CTLA-4 结合,抑制 T 细胞的活化
CD2(LFA-2)	成熟 T 细胞,胸腺细胞,部分 NK 细胞	IgSF	① 黏附功能:与 CD58 作用,加强 T 细胞与 APC/靶细胞间的黏附;并为 T 细胞提供协同刺激,促进 T 细胞激活。② 参与胸腺细胞和胸腺上皮细胞间的相互作用,与胸腺细胞的分化成熟有关。③ 参与 T 细胞的旁路激活
CD58(LFA-3)	广泛(T 细胞,B 细胞,单核细胞,DC,PMN 等)	IgSF	黏附功能:与 CD2 作用,加强 T 细胞与 APC 或靶细胞之间的黏附;并为 T 细胞提供协同刺激,促进 T 细胞激活
CD278(ICOS)	活化 T 细胞(主要为 Th2 细胞)	IgSF	① 调节 Th2 功能:通过诱导 IL-10 产生,促进 B 细胞分化为记忆细胞和浆细胞并产生抗体。② 参与 T 细胞活化:在 CD28 之后起作用,上调 CD40L 表达,促进 T 细胞增殖。③ 参与再次免疫应答:提供再次应答 T 细胞活化依赖的信号。④ 参与 Ig 的类别转换
CD45(LCA)	所有白细胞	膜型蛋白酪氨酸磷酸酶家族	调节信号转导:① 参与调节 T 细胞活化和增殖。② 参与 BCR 交联引起的 B 细胞活化

(三) 参与 B 细胞的抗原识别和活化

B 细胞是另一类重要的免疫活性细胞,大多 B 细胞活化需要 T 细胞的辅助。B 细胞的抗原识别和活化,同样依赖于 B 细胞与 T 细胞间的接触和信息传递。参与 B 细胞抗原识别和活化的主要 CD 分子主要包括:CD79a/CD79b、CD19/CD21/CD81、CD40、CD80/CD86 复合体等(见表 9-4)。

表 9-4　参与 B 细胞的抗原识别和活化的主要 CD 分子

CD 分子	表达细胞	结构特点	功　能
CD79a/CD79b	除浆细胞外 B 细胞发育的各阶段	IgSF	与 BCR 非共价连接形成复合体,辅助 BCR 传递抗原识别的刺激信号
CD19	不同发育阶段 B 细胞(浆细胞除外),滤泡树突细胞	IgSF	组成 CD19/CD21/CD81 复合物,作为 B 细胞活化的共受体,传导信号,促进 B 细胞活化
CD21	静止的成熟 B 细胞,滤泡树突细胞,鼻咽部和宫颈上皮细胞	RCA	① 组成 CD19/CD21/CD81 复合物,作为 B 细胞活化的共受体,调节 BCR 活化的阈值,促进 B 细胞活化。② 具有生长因子受体样作用,促进 B 细胞增殖。③ 覆盖有 C3dg 的抗原可与淋巴滤泡内树突状细胞表面 CD21 结合,参与诱导免疫记忆。④ EBV 病毒受体
CD81	T 细胞,B 细胞,巨噬细胞,DC,NK,胸腺细胞,嗜酸性粒细胞	4 次跨膜蛋白超家族	① 与 CD19 和 CD21 组成复合体,作为 B 细胞活化的共受体,发挥信号传导功能,参与 B 细胞活化。② HCV 病毒受体
CD40	APC,某些上皮细胞、内皮细胞、成纤维细胞、淋巴样并指细胞、FDC,活化的单核细胞	TNFRSF	① B 细胞表面最重要的共刺激分子,提供 B 细胞活化的共刺激信号。② 参与 Ig 产生和类别转换。③ 参与记忆 B 细胞分化
CD154 (CD40L)	活化 T 细胞,嗜碱性粒细胞,NK,肥大细胞,某些单核细胞,活化 B 细胞	TNFSF	与 B 细胞的 CD40 相互作用,提供 B 细胞活化的第二信号
CD20	早期和成熟 B 细胞	4 次跨膜蛋白超家族	① 参与 B 细胞信号传导,促进 B 细胞增殖分化。② 启动第二信使通道的信号转导分子,可参与跨膜 Ca^{2+} 流动
CD22	初始 B 细胞	唾液酸黏附素家族	① 信号转导:mIgM 发生交联时,降低 BCR 介导的 B 细胞增殖信号阈值;CD22 可能还具有独立于 IgM/BCR 之外的信号转导功能。② 黏附分子:介导 B-B 细胞和 B-T 细胞间的相互作用,还可通过与表达在同一细胞表面的自身配体 (CD45)结合,介导后者的胞内信号转导

(四) Fc 受体、补体受体和细胞因子受体

CD 分子的免疫学生物学作用还体现在,作为膜分子的部分 CD 分子承担了 Fc 受体 (FcR)、补体受体和细胞因子受体的职能。

表 9-5　各种免疫球蛋白 Fc 受体的生物学性质

	FcγR Ⅰ	FcγR Ⅱ	FcγR Ⅲ	FcαR Ⅰ	FcεR Ⅰ	FcεR Ⅱ
CD 编号	CD64	CD32	CD16	CD89	—	CD23
结构特点	IgSF	IgSF	IgSF	IgSF	IgSF	C 型凝集素家族
亚型种类	Ⅰa, Ⅰb1, Ⅰb2, Ⅰc	Ⅱa1, Ⅱa2, Ⅱb1, Ⅱb2, Ⅱb3, Ⅱc	Ⅲa, Ⅲb	—	—	Ⅱa, Ⅱb
特异性	IgG3＞IgG1＞IgG4＞IgG2	Ⅱa: IgG3＞IgG1＞IgG2, IgG4; Ⅱb: IgG3＝IgG1＞IgG4＞IgG2	IgG1＝IgG3＞IgG2, IgG4	IgA1＝IgA2	IgE	IgE
表达细胞	单核/巨噬细胞, DC, 中性粒细胞（诱导表达）	Ⅱa: 单核/巨噬细胞, 粒细胞, 血小板, 内皮细胞; Ⅱb: B 细胞, 单核/巨噬细胞; Ⅱc: 单核/巨噬细胞, 粒细胞, 血小板	Ⅲa: 单核/巨噬细胞（亚群）, NK 细胞; Ⅲa: 中性粒细胞, 嗜酸性粒细胞	中性粒细胞, 单核巨噬细胞, 嗜酸性粒细胞	肥大细胞, DC, 嗜碱性粒细胞, 嗜酸性粒细胞	B 细胞, T 细胞, 单核/巨噬细胞, 血小板, 嗜酸性粒细胞
功能	吞噬, 氧化爆发, ADCC, 释放细胞因子, 抗原提呈	吞噬, 氧化爆发, 脱颗粒, ADCC, 释放细胞因子, 抗原提呈, 调节抗体表达（Ⅱb）	Ⅲa: 吞噬, 氧化爆发, 脱颗粒, ADCC, 释放细胞因子, 抗原提呈; Ⅲa: 脱颗粒, ADCC	吞噬, 氧化爆发, 脱颗粒, ADCC, 释放细胞因子	脱颗粒, ADCC, 释放细胞因子	吞噬, 抗原提呈, 调节抗体表达, ADCC

第二节　研究现状

　　CD 分子及其相应单克隆抗体在基础研究和临床免疫学研究中已得到广泛的应用。在基础研究中,包括 CD 抗原的基因克隆,新 CD 抗原及配(受)体的发现,CD 抗原结构与功能的关系,膜信号的传导和细胞激活途径,免疫细胞分化的调控,细胞亚群的功能等。在临床免疫学研究中,CD 单克隆抗体可用于机体免疫功能的检测,白血病、淋巴瘤免疫分型,自身免疫病、肿瘤和移植排斥反应等疾病的治疗。

　　此外,涉及基础研究和临床研究中非常关键的一个科学问题就是糖免疫生物学。糖主要不是作为结构物质而是蛋白质分子的修饰物发挥作用。大多数蛋白质均经过糖基化这一转录后修饰,这一过程可以改变或调节蛋白质的生物学活性,因此多糖的这种修饰作用会显著增加蛋白质的功能多样性。糖免疫生物学已经成为免疫学研究的前沿和新热点。

一、CD 分子与糖免疫生物学

　　多糖是自然界含量最丰富的生物聚合物,绝大多数蛋白质分子行使功能需要寡糖链修饰辅助。而在已命名的人 CD 分子中，94.5％为糖蛋白，0.9％为糖脂。在糖蛋白中，糖链通过改变蛋白质的构象或直接被体内多种凝集素分子所识别，从而影响蛋白质的功能和细胞的信号传导。近年来，免疫系统对多糖以及蛋白质分子糖修饰基团的免疫识别与应答研究已成为免疫学和糖生物学交叉的一个新学科，即糖免疫生物学。

在免疫系统中，糖类是多种具有凝集素结构域免疫分子主要的识别对象。在 CD 分子中，许多 CD 分子本身含有糖链，可被凝集素受体所识别；另一方面，许多 CD 分子本身就是凝集素受体，包括结合唾液酸的免疫球蛋白样凝集素（Siglec）家族、结合半乳糖苷的半乳糖凝集素（galectin）家族、选择素（selectin）家族和 C 型凝集素受体（CLR）家族。有些凝集素受体（如 CLR）除了介导细胞间或细胞与细胞外基质间的相互作用外，还可以识别病原微生物表面的糖成分（如肽聚糖、葡聚糖、甘露聚糖等），作为模式识别受体（PRR）识别这些病原体相关的分子模式（PAMP）。

（一）与唾液酸化糖结合的 CD 分子

结合唾液酸化糖的 CD 分子 主要有两类：一类是结合唾液酸聚糖免疫球蛋白样凝集素（Siglec）家族，另一类是选择素家族。

1. 结合唾液酸聚糖免疫球蛋白样凝集素（Siglec）家族 结合唾液酸化聚糖的免疫球蛋白样凝集素（sialic acid-binding immunoglobulin-like lectin，Siglec）分子结构属于 IgSF，属于 Ⅰ 型凝集素。Siglec 特异性表达于髓系细胞和免疫细胞表面，通过识别含有唾液酸的糖链结构，促进细胞与细胞间结合和相互作用，介导细胞信号转导，从而调节天然免疫与获得性免疫细胞的功能。Siglec 家族分为两类：一类是序列保守的 Siglecs，包括 Siglec‐1、Siglec‐2、Siglec‐4 和 Siglec‐15；另一类是与 CD33（Siglec‐3）相关的序列可变的 Siglecs。Siglec N 端由一个结合唾液酸的 IgSF V 样结构域和一定数目的 IgSF C2 样结构域组成。大多数 Siglecs 胞内段含有免疫受体酪氨酸活化基序（ITAMs），从而发挥免疫抑制功能。

表 9‐6 Siglec 亚家族的组成、表达及功能

成 员	表 达 细 胞	主 要 功 能
Siglec‐1（CD169，Sialoadhesin）	巨噬细胞	结合粒细胞、NK 细胞、B 细胞和 CD8$^+$ T 细胞等，识别微生物上唾液酸
Siglec‐2（CD22，BL‐CAM）	B 细胞	负调控 B 细胞信号转导
Siglec‐3（CD33）	髓样单核细胞前体，髓样和单核细胞谱系，单核细胞、DC 和巨噬细胞	髓样细胞的标记，负调控细胞的信号传递
Siglec‐4（MAG）	胶质细胞，施万细胞	结合神经糖缀合物，参与长期维持髓鞘质和轴索的完整性
Siglec‐5（CD170）	B 细胞，单核细胞，巨噬细胞，PMN髓样白血病	转导固有免疫细胞抑制信号
Siglec‐6（CD327）	B 细胞，胎盘	胞内区含 ITIM 和 SLAM 样基序

（续表）

成 员	表 达 细 胞	主 要 功 能
Siglec - 7（CD328,AIRM - 1)	NK,CD8+ T,粒细胞,单核细胞,DC	抑制 NK 细胞杀伤功能和髓样细胞分化
Siglec - 8	嗜酸性粒细胞、嗜碱性粒细胞,肥大细胞	诱导嗜酸性粒细胞的凋亡,肥大细胞和嗜碱性粒细胞中的作用暂无报道
Siglec - 9(CD329)	单核细胞,PMN,NK,T 细胞,B 细胞	与 Siglec - 7 协同抑制 TCR 信号转导
Siglec - 10	粒细胞,B 细胞,NK,单核细胞,嗜酸性粒细胞	胞内含 ITAM 序列,发挥抑制作用。可与 CD52、血管黏附蛋白 1(VAP)、CD24 结合
Siglec - 11	B 细胞	含 ITIM 序列
Siglec - 12(L1)(SV2)	巨噬细胞	负向调控巨噬细胞的活化
Siglec - 13	黑猩猩单核细胞,人类进化过程中丢失	
Siglec - 14	B 细胞,单核细胞,巨噬细胞,PMN髓样白血病	胞内含 ITAM 序列,与 Siglec - 5 形成配对抑制,从而发挥激活作用
Siglec - 15	脾脏和淋巴结中的巨噬细胞和 DC	通过跨膜区的赖氨酸与 DAP12 和 DAP10 结合,发挥激活作用
Siglec - 16	CD14+组织巨噬细胞,脑组织,癌变的食道和肺组织	与抑制性 Siglec - 11 形成配对,其编码基因目前归为假基因,是人类中第一个具有功能性和非功能性等位基因的激活性 Siglec 受体
Siglec - 17	NK 细胞	由于人类 Siglec - 13 基因的丢失,改变了 Siglec - 17 的开放阅读框(ORF),成为假基因。Siglec - 13 和 Siglec - 17 是人类在进化过程中为限制传染和/或其他炎症选择性丢失的标志

Siglec 家族成员在免疫细胞活化、增殖及其介导的生理、病理反应中发挥重要的调控作用。Siglec 分子可通过识别病原体相关的分子模式（pathogen-associated molecular patterns PAMPs)和损伤相关的分子模式（damage-associated molecular patterns, DAMPs)调控免疫反应。人 Siglec - 5/9 可与 TLRs 结合,抑制 TLR 介导的免疫反应；Siglec G/10 可以通过识别胞内 DAMP - CD24 - Siglec 轴抑制 DAMP 启动的 TLR/NLR 信号,抑制炎症细胞因子的产生。Siglec 家族某些成员会以配对受体形式相结合（即两个膜蛋白分子胞外段相似性很高,而穿膜段和胞内段相似性较低,一个发挥抑制性作用,而另一个发挥激活作用)的形式发挥作用,如抑制性受体 Siglec - 5 和激活性受体 Siglec - 14 结合并以配对受体形式发挥作用。Siglecs 在免疫病理中也发挥重要的调控作用,如 B 细胞介导的免疫耐受及自身免疫病、感染性疾病、动脉粥样硬化、抗肿瘤免疫等。

Siglec 分子广泛表达于髓系来源的细胞（免疫细胞和造血细胞),发挥髓系抑制功能,因此 Siglecs 可作为有效的分子靶点用于免疫性疾病治疗。目前用于靶向 Siglecs 治疗的方式主要有 2 种：靶向 Siglecs 的抗体和靶向糖基化配体。随着研究的深入,该家族不断有新分子被发现,应用 Siglecs 家族分子特性进行疾病诊断、治疗等将会有更加广阔的前景。

2.选择素家族　选择素的全名为选择凝集素(select lectin),表达于白细胞、活化内皮细胞和血小板表面。主要介导白细胞与血管内皮细胞的起始黏附,此过程的特征为白细胞与血管内皮细胞附着和脱落相交替,故称为滚动(rolling)。选择素家族具有参与炎症发生、淋巴细胞归巢、凝血及肿瘤转移等功能。

选择素分子的结构为 I 型跨膜糖蛋白,由胞膜外区、跨膜区和胞浆区组成。家族各成员的胞膜外部分有较高同源性,均由 3 个结构域构成。① 其外侧氨基端(约 120 个氨基酸残基)为钙离子依赖的 C 型凝集素结构域(CL),可以结合碳水化合物基团,是选择素分子的配体结合部位;② 紧邻 CL 是表皮生长因子样结构域(EGF),约含 35 个氨基酸残基,可维持选择素分子构型,不直接参加配体结合;③ 近胞膜部分由多个补体调节蛋白(CPP)重复序列组成。各种选择素分子的跨膜区和胞浆区没有同源性。选择素分子的胞浆区与细胞内骨架相连,失去胞浆部分的选择素分子虽仍可结合相应配体,却失去其介导细胞间黏附的作用。目前已发现的选择素家族有 3 个成员:血小板选择素(P-selectin)、白细胞选择素(L-selectin)和内皮细胞选择素(E-selectin)。selectin 家族成员基因都定位于 1 号染色体,可能来自同一祖先基因。selectin 家族成员的细胞分布和相应配体见表 9-7。

表 9-7　选择素家族的组成、分布及其相应配体

比较点	表达细胞	靶细胞	功　能	配　体
P-selectin	活化血管内皮细胞、血小板、巨核细胞	PMN、单核细胞、淋巴细胞亚群	介导白细胞或单核细胞与内皮细胞、血小板黏附	SLe^x,PSGL-1
E-selectin	细胞因子活化的内皮细胞(主要为毛细血管后静脉,在 IL-1、TNF 活化后表达)	PMN、单核细胞、淋巴细胞亚群	介导白细胞与内皮细胞黏附,白细胞向炎症区迁移,肿瘤细胞转移	SLe^x, CLA, ESL-1,PSGL-1,CD103
L-selectin	白细胞,活化后下调	淋巴结高内皮小静脉,活化的内皮细胞	介导白细胞与内皮细胞黏附,向炎症区迁移,淋巴细胞归巢和再循环	SLe^x,Mad-CAM-1^x, CD34, Gly-CAM-1

注:CLA:皮肤淋巴细胞相关抗原;ESL-1:选择素 E 配体-1 蛋白;GlyCAM-1:糖基化依赖的细胞黏附分子 1;PSGL-1:选择素 P 糖蛋白配体-1;sLe^x:唾液酸化的路易斯寡糖^x。

(二)识别病原相关分子模式的 C 型凝集素

C 型凝集素受体(C type lectin receptors,CLR)与相应病原体结合后,通过激活不同信号通路,产生多种细胞因子,诱导 T 细胞亚群分化,调节适应性免疫应答的类型(表 9-8)。CLR 有两条主要的信号转导通路:一条为与含有 ITAM 基序的 FcγR 或 DAP12 相连,通过胞质区 ITAM 的激活传递下游信号;另一条通过直接或间接与 CLR 分子胞质区相连的蛋白激酶或磷酸酶转导信号。此外,DC-SIGN 和 DCIR 信号途径在转录或转录后水平对 TLR 信号活化的基因具有调控作用,并且依赖其他 PRR 的激活;dectin1、dectin2 和 Mincle 可以独立产生活化信号,诱导相应细胞因子的表达。

表 9-8　识别 PAMPs 的 CLR 及其介导的免疫学功能

CLR	表达细胞	配体	识别病原生物	免疫功能
DC-SIGN(CD209)	髓样 DC	甘露糖和岩藻糖	结核分枝杆菌、麻风分支杆菌、BCG、乳酸杆菌、幽门螺杆菌、HIV、麻疹病毒、SARS病毒、白念珠菌、利士曼原虫、曼氏血吸虫	上调 TLR 诱导 IL-10 产生，诱导 Th 细胞的分化
Langerin(CLEC4K，CD207)	朗格汉斯细胞和皮肤 DC 亚群	甘露糖、岩藻糖和 N-乙酰葡糖胺	麻风分枝杆菌、HIV	介导麻风分枝杆菌的内吞和 HIV 的内化和降解
MGL（CLEC10A，CD301）	髓样 DC 和巨噬细胞	末端 N-乙酰半乳糖胺（Tn 抗原）	纤丝病毒、曼氏血吸虫	
CLEC5A(MDL1)	单核细胞和巨噬细胞		登革热病毒	诱导 TNF
dectin1(CLEC7A)	髓样 DC、单核细胞和巨噬细胞	β-1,3-聚糖	结核分枝杆菌、脓肿分枝杆菌、白念珠菌、烟曲霉菌、肺孢子菌、马尼弗青霉菌、球孢子菌、荚膜组织胞浆菌	诱导 Th1 和 Th17 分化，诱导 TNF、CXCL12 产生，吞噬作用，LTB4 合成
dectin2(CLEC6A)	髓样 DC、pDC、单核细胞、巨噬细胞、B 细胞、中性粒细胞	甘露糖	结核分枝杆菌、白念珠菌、红色发癣菌、烟曲霉菌、尘螨、表皮螨	诱导 TNF 和 IL-6 产生，半胱氨酰白三烯合成
CLEC2(CLEC1B)	血小板		HIV-1、蛇毒蛋白、rhodocytin	
Mincle(CLEC4E)	髓样 DC、单核细胞和巨噬细胞	α-甘露糖	马拉色菌	诱导 TNF、IL-6 和 CXCL12 产生
DCIR(CLEC4A)	髓样 DC、pDC、单核细胞、巨噬细胞、B 细胞、中性粒细胞		HIV-1	抑制 TLR8 诱导的 TNF 和 IL-12 产生，抑制 TLR9 诱导的 TNF 和 IFNα 产生
MR(CD206)	髓样 DC 和巨噬细胞	甘露糖、岩藻糖和硫酸盐化糖	结核分枝杆菌、堪萨斯分枝杆菌、土拉热杆菌、肺炎杆菌、肺炎链球菌、HIV-1、登革热病毒、白念珠菌、新型隐球菌、肺孢子菌、利士曼原虫	吞噬和抗原提呈

（三）结合半乳糖苷的半乳糖凝集素家族

半乳糖凝集素(galectin)家族是一类与含 β 半乳糖苷残基的多聚糖具有很高亲和力的内源性凝集素家族。因为它们依赖于二硫键来稳定和结合碳水化合物，也被称为 S 型凝集素。

迄今为止,已发现 15 个家族成员,它们均具有高度保守的糖识别结构域(carbohydrate recognition domain,CRD)。

半乳糖凝集素大多数为可溶型非糖基化的蛋白,少数为跨膜分子,在免疫细胞中广泛分布,以组成性或诱导性方式表达。免疫细胞分泌的半乳糖凝集素还可在细胞表面发生二聚化或形成晶格,参与跨膜信号转导,调节多种细胞免疫功能,如细胞的黏附和迁移、T 细胞的凋亡、Th1 和 Th2 细胞因子的平衡。半乳糖凝集素往往预先储存在一线防御的固有免疫细胞中,当病原生物侵入靶细胞后,半乳糖凝集素会从损伤细胞释放出来;也可通过细胞因子或受体分子接合配体细胞活化后主动分泌出来,如 IL - 1α/β、HMGB1、MIF 等。半乳糖凝集素可结合含有 N-连接和 O-连接含有半乳糖苷的 CD 分子,广泛参与和调节免疫功能。

半乳糖凝集素可作为 PRR 结合病原生物表面的聚糖,依靠固有免疫机制来识别和清除病原生物;另一方面,半乳糖凝集素本身也是一种危险信号,可诱导肥大细胞脱颗粒,释放组胺等生物活性介质。表 9-9 列举了人半乳糖凝集素家族成员的分布、功能及对疾病的影响。

表 9-9　人半乳糖凝集素家族成员的分布、功能及对疾病的影响

成　员	表达细胞	功　　能	相关疾病
Galectin-1	Th 细胞、B 细胞周围基质细胞,肌肉、神经、肾组织	负向调控 BCR 的活化,激活 T 细胞的凋亡,抑制 Th1 和 Th17 免疫反应,参与前信使 mRNA 的核剪切	能增加 HIV 感染的易感性,在肿瘤细胞中高表达
Galectin-2	胃肠道	与 T 细胞表面的 β-半乳糖苷结合,诱导 T 细胞的凋亡	
Galectin-3	广泛分布	促进前信使 mRNA 的核剪切,促进细胞间或细胞与胞外基质间的黏附	增加了肿瘤的发生率和转移率,如乳腺癌
Galectin-4	肠胃	与脂筏紧密结合,揭示其在蛋白转运入胞中起作用	炎症性肠病(IBD)
Galectin-7	复层扁平上皮	角质细胞分化,在 p53 介导的细胞凋亡和细胞修复中起作用	与癌症有关
Galectin-8	广泛分布	与胞外基质的整合素结合	下调某些肿瘤
Galectin-9	肾、胸腺、滑液	肾脏中发挥尿酸盐转运蛋白的作用,介导胸腺细胞和 Th1 细胞的凋亡,促进树突状细胞成熟分泌炎性细胞因子	类风湿关节炎
Galectin-10	嗜酸性和嗜碱性粒细胞	抑制 T 细胞的增殖	未发现
Galectin-12	脂肪组织	促进分化的脂肪细胞的凋亡	未发现

(四) 含有唾液酸化糖的 CD 分子

在糖相关的 CD 分子中,除了上述识别唾液酸化的糖、聚糖和半乳糖苷的 CD 分子外,还有一些 CD 分子本身含有唾液酸化糖的组分,这类分子多数是机体免疫系统中 Siglec 和 selectin 家族识别的配体(表 9-10)。

表 9-10 含有唾液酸化糖的 CD 分子的分布、受体及介导的免疫功能

含唾液酸化糖的 CD 分子	表达细胞	糖成分	识别唾液酸化糖的受体分子	免疫功能
CD15s	粒细胞、单核细胞、T 细胞、NK 细胞、内皮细胞	唾液酸化路易斯糖 $X(sLe^x)$	选择素、某些 Siglecs	介导白细胞与内皮细胞和血小板的黏附,淋巴细胞归巢,参与炎症反应
CD24	B 细胞、粒细胞	高度糖基化唾液酸化的糖	Siglec-10 P-选择素	B 细胞增殖和分化,Breg 标志
CD34	内皮细胞、骨髓干细胞	黏蛋白样血管地址素	L-选择素	淋巴细胞归巢,参与炎症,造血干细胞标志
CD43	T 细胞、粒细胞、单核细胞、NK 细胞	白细胞唾液酸糖蛋白	CD169(Siglec1) CD162(PSGL-1) CD54	调节细胞间黏附或去黏附
CD45	白细胞	白细胞共同抗原	CD22(Siglec2)	酪氨酸磷酸酶,调节 TCR 和 BCR 的信号转导
CD52 (CAMPATH1)	白细胞,嗜酸性粒细胞,上皮细胞	高度糖基化唾液酸化的糖	不清楚	CD52 mAb 治疗慢性 B 淋巴细胞性白血病
CD56	NK 细胞 T 细胞亚群	聚唾液酸	同型黏附 CD328(Siglec7)和 Siglec11	NK 细胞标志,神经细胞黏附
CD60a	T、B 细胞亚群,巨噬细胞,单核细胞,粒细胞	神经节苷脂(GD8)	结合 CD328(Siglec7)	T 细胞活化增殖
CD68	巨噬细胞,NK 细胞,γδ T 细胞,活化 T 细胞	巨唾液酸蛋白	氧化修饰 LDL 受体	巨噬细胞标志,清道夫受体,参与泡沫细胞形成和动脉粥样硬化的发生
CD75s	T 细胞,B 细胞,内皮细胞,上皮细胞	$\alpha2-6$ 唾液化的乳糖胺		调节 CD95 介导的细胞凋亡,成熟 B 细胞白血病
CD175s	内皮细胞,上皮细胞,某些肿瘤细胞,B 细胞	唾液酸化的 Tn 抗原		肿瘤相关抗原,治疗结肠直肠癌和非小细胞肺癌的肿瘤疫苗
CD176s	广泛表达	唾液酸化的 TF 抗原		肿瘤相关抗原
CD227	上皮细胞	表皮唾液酸蛋白(episialin),黏蛋白-1(MUC1)	CD54,selectins CD169(Siglec1)	调节细胞黏附和移行,可能与肿瘤转移有关

二、CD 分子与肿瘤和病原体感染

　　CD 分子结构和功能的研究依然是 CD 分子在基础研究中的核心。绝大多数 CD 分子是跨膜分子,通过生物信息学手段可获知新发现 CD 分子的胞膜外区的结构,并通过与已知分

子的同源性比较为该分子结合的配体(受体)提供重要的信息。如免疫球蛋白超家族分子主要就是 IgSF 分子间的识别。而胞质区的结构为研究 CD 分子的信号通路提供重要的分子基础。

　　CD 分子参与了免疫系统的各种功能。除概述中介绍的主要免疫生物学作用外,很多 CD 分子是肿瘤干细胞或某些肿瘤的标志物,成为肿瘤诊断和治疗的重要靶点。而有些 CD 分子分虽然不直接参与行使免疫功能,但却是某些病毒和原虫侵入宿主细胞的受体,这些 CD 分子成为研究病毒感染机制及抗病毒免疫的重要内容。本节主要介绍 CD 分子与肿瘤和病原体感染中的关系。

（一）白细胞分化抗原与肿瘤细胞标志物

　　肿瘤干细胞(cancer stem cell,CSC)是指在肿瘤内具有自我更新能力并能产生肿瘤内所有异质性细胞的细胞(群)。CSC 的两大特征为自我更新能力和多向分化并重新形成肿瘤的能力。目前对肿瘤干细胞的界定,首先根据表型特征加以分离,分离出来的肿瘤干细胞具有克隆形成和很强的成瘤作用。表 9-11 列举了一些常见的肿瘤细胞标志物。

表 9-11　与肿瘤细胞标记有关的 CD 分子

CD 分子	表 达 细 胞	结构特点	相关肿瘤
CD10	广泛表达于造血细胞和非造血细胞	肽酶蛋白家族	普通急性淋巴细胞白血病(CALLA)
CD22	成熟 B 淋巴细胞	IgSF	非霍奇金淋巴瘤(NHL)
CD24	B 淋巴细胞、分化的神经母细胞、中性粒细胞及前体	唾黏蛋白家族	某些肿瘤干细胞
CD30	成熟 B 淋巴细胞	TNFRSF	Ki-1 淋巴瘤(NHL 中的一种)
CD33	髓系细胞	IgSF	急性髓性白血病(AML)
CD44	广泛表达	透明质酸受体家族	某些肿瘤干细胞
CD52	白细胞、嗜酸性粒细胞、上皮细胞	唾黏蛋白家族	慢性 B 淋巴细胞白血病
CD60	少量外周血 T 淋巴细胞	碳水化合物	黑色素瘤
CD66	肿瘤细胞	IgSF	CEA
CD133	造血干细胞、内皮祖细胞、胶质母细胞瘤、神经和胶质干细胞、儿童脑肿瘤、成人肾、乳腺、子宫、消化道、睾丸等组织	蛋白酶家族	某些肿瘤干细胞(胶质瘤和癌)
CD155	内皮细胞、树突状细胞、单核细胞、破骨细胞、成纤维细胞和中枢神经系统等	IgSF	PVR
CD168	又名透明质酸介导的运动受体(RHAMM),广泛表达	透明质酸受体家族	多种肿瘤有关

（续表）

CD分子	表 达 细 胞	结构特点	相关肿瘤
CD175s	又名乙酰氨基半乳糖抗原(sialyl - Tn)，表达于B细胞、内皮细胞、上皮细胞和某些肿瘤细胞	碳水化合物	多种肿瘤有关
CD176	又名TF抗原，存在于多种组织来源的肿瘤细胞	碳水化合物	多种肿瘤有关
CD228	又名黑素转铁蛋白，在黑色素瘤细胞表达	转铁蛋白超家族	黑色素瘤
CD271	黑色素瘤细胞表达	TNFRSF	黑色素瘤干细胞
CD318	广泛表达于各种上皮组织	CUB家族	多种肿瘤有关
CD326	又名上皮细胞黏附分子(EpCAM)广泛表达于各种上皮细胞、癌细胞、祖细胞和干细胞	上皮细胞黏附分子(EPCAM)家族	多种肿瘤有关
CD340	多种恶性肿瘤细胞	蛋白激酶超家族	乳腺癌

在肿瘤干细胞中，有些标志是某种肿瘤干细胞所特有的，如CD271是黑色素瘤的标志；有些标志为几种或多种肿瘤干细胞所共有，如CD133和CD44是肝癌、肺癌、乳腺癌、卵巢癌、胰腺癌、结肠癌等肿瘤干细胞所共有；而某种特定的肿瘤则有一个或多个标志物，如卵巢癌干细胞的表面标志为$CD133^+CD44^+CD117^+$。肿瘤干细胞的表面标志特征为干细胞的分离和鉴定提供了依据。采用流式细胞术分选方法，可分选出相关肿瘤干细胞。而利用肿瘤干细胞的表面标志抗体，如CD133单克隆抗体已成为治疗肺癌、乳腺癌和胶质母细胞瘤的靶点。

（二）白细胞分化抗原与病毒受体

在生物长期进化中，病原生物尤其是病毒，利用细胞的膜分子作为其侵入宿主细胞的受体，表9-12列举了与病毒受体有关的CD分子，这些CD分子成为研究病毒的重要免疫学手段。

表 9-12　与病毒受体有关的CD分子

CD分子	结 构 特 点	病 毒 受 体
CD4	IgSF	HIVR
CD13	肽酶蛋白家族	冠状病毒受体
CD21	补体活化调控剂家族	EBVR
CD36	唾黏蛋白家族	恶性疟原虫抗原受体
CD46	补体活化调控剂家族	麻疹病毒、疱疹病毒受体
CD49d/CD29	凝集素家族/凝集素家族	轮状病毒、埃可病毒受体
CD54	IgSF	鼻病毒、恶性疟原虫受体
CD81	4次跨膜家族	HCVR

（续表）

CD分子	结 构 特 点	病 毒 受 体
CD112	IgSF	单纯疱疹病毒突变株受体
CD150	IgSF	麻疹病毒受体
CD155	IgSF	PVR
CD184	G蛋白偶联受体超家族	HIV辅受体
CD193	G蛋白偶联受体超家族	HIV辅受体
CD235	血型糖蛋白家族	疟原虫受体
CD321	IgSF	呼肠孤病毒受体

第三节　应用和研究趋势

随着人类功能基因组和生物信息学研究的深入,使得白细胞分化抗原研究的深度和广度得到了进一步扩展。以白细胞分化抗原为靶点的治疗性抗体和相关生物制剂的开发应用,使CD分子成为转化医学中的主要力量之一。

一、临床应用

CD分子及其相应单克隆抗体已在临床得到广泛的应用,包括疾病的诊断、治疗和预防方面。

1. 用于免疫诊断　白细胞分化抗原作为肿瘤细胞的标志物,在肿瘤的诊断及判断预后方面具有重要的诊断价值。很多肿瘤标志物的出现与肿瘤的转移密切相关,这些标志物的出现往往提示其恶性程度高、预后不良。CD分子及其抗体在小儿急性白血病免疫学诊断中的作用,已经受到血液肿瘤科临床医师的普遍接受。通过外周血采样,采用单克隆抗体免疫荧光染色和流式细胞术分析进行白血病免疫学分型。

2. 用于免疫预防和治疗　器官移植作为替代治疗的最终手段,降低宿主的排斥反应是保证移植器官存活的关键因素。常用的免疫抑制剂中,除化学合成药物环孢素A和FK-506等药物外,CD3、CD25等单克隆抗体已应用于临床,并取得了明显的疗效。小鼠抗人CD3单抗是最早批准用于临床防治急性肾移植排斥反应的单克隆抗体。作为T细胞受体TCR的共受体,CD3与CD3抗体结合后通过补体的经典激活途径,可以清除结合了CD3抗体的T细胞,通过降低T细胞的数量来降低机体的免疫应答水平,从而预防和治疗器官移植后的急性排斥反应。在免疫治疗中,CD单克隆抗体主要用于肿瘤的治疗。如CD20单克隆抗体已用于治疗B淋巴细胞白血病;CD33单抗用于急性髓细胞性白血病(AML)的治疗;人源化CD52抗体用于T、B细胞型淋巴瘤、慢性淋巴细胞性白血病(CLL)。

在已批准上市的治疗性抗体中,靶点为CD分子的治疗性单克隆抗体和相关制剂约占

2/3(表9-13),可见其在转化医学中的重要地位。CD分子的研究为开发新的治疗性单抗和生物制剂提供了重要来源,目前已有大批针对CD分子治疗性单抗在临床验证中,有的已取得明显疗效,尤其近年来在肿瘤治疗性抗体研究过程中,取得了明显疗效,成为肿瘤生物治疗的重要策略和方向。

表9-13　以CD分子为靶点的治疗性抗体

治疗性抗体	商品名	适 应 症
CD3	Ortho OKT3	急性肾移植排斥
CD11a	Raptiva	斑状银屑病
CD20	Bexxar	非霍奇金淋巴瘤
	Zevalin	非霍奇金淋巴瘤
	Rituxan	非霍奇金淋巴瘤
	Arzerra	慢性淋巴性白血病
CD25	Zenapax	急性肾移植排斥
CD28	Simulect	器官移植排斥
CD30	Adcetri	淋巴瘤
CD33	Mylotarg	急性髓样白血病
CD49d	Tysabri	多发性硬化
CD52	Campath	B细胞慢性淋巴细胞白血病
CD126	Actemra	类风湿关节炎和Castelman病
CD152	Yervoy	黑色素瘤
CD194	POTELIGEO	T细胞白血病
CD254	Prolia	绝经后骨质疏松
CD257	Benlysta	自身免疫病
CD326	Panopex	结肠癌
CD340	Herceptin	转移性乳腺癌
	Perjeta	乳腺癌
	TDM1	乳腺癌

二、研究发展趋势

1. 新的CD分子和功能不断被发现　据生物信息学数据分析,人体细胞膜分子约5 500种,约占人基因组编码产物的26%,跨膜分子约为3 702种,其中分布于骨髓、胸腺、外周淋巴器官以及黏膜相关淋巴组织的膜分子超过2 500种,目前对其功能有不同程度了解的膜分子仅1 000多种,而已制备针对膜分子单克隆抗体、有CD编号的膜分子仅371种。可见,由于很多膜分子尚未制备出相应的抗体,因而缺乏研究其在蛋白水平分子结构和功能的重要手段。随着 CD 分子研究的深入，越来越多的参与免疫功能的新分子会被发现，对免疫分子网络的认识也更加完善。已知 CD 分子的新功能也将不断被挖掘，从而大大拓展对现有白细胞分化抗原结构和功能的认识。

2. CD 分子参与免疫网络的研究　　无论是正常生理应答还是病理性反应，CD 分子所参与的免疫功能都是以分子网络的形式发挥作用的，包括免疫系统与神经-内分泌系统以及其他生理系统在整体水平上的调节网络，免疫系统内免疫膜分子之间，或与多种可溶型免疫分子相互作用的网络，以及在多种信号转导过程中不同信号途径通过 crosstalk 形成信号通路的网络。因此，在抗感染免疫和免疫监视等正常生理反应或炎症性疾病、肿瘤等疾病状态下，CD 分子所介导的功能实际上非常复杂。

（孙锦霞）

第十章
黏 膜 免 疫

虽然黏膜免疫作为一个独立的免疫学分支学科并不久,但我国宋代以鼻腔吸入天花痂粉预防天花的做法,就是无意中运用了黏膜免疫。在现代免疫学发展的初期,黏膜和皮肤对微生物的物理阻隔作用,以及其分泌物质[如胃肠液、唾液、泪液和乳汁,以及其所含的分泌型 IgA(secretory IgA,sIgA)等]对微生物的抑菌和杀灭作用均已列为免疫的屏障作用,即阻止外来微生物等抗原成分侵入的功能。1963 年 Chodirker 和 Tomas 关于人体黏膜黏液中免疫球蛋白的研究奠定了黏膜免疫系统研究的基础。

人体的黏膜主要包括消化道、呼吸道、泌尿生殖道和眼结膜等,它们除了各自的功能外,因其约 400 m² 巨大表面积,以及丰富的黏膜相关淋巴组织(mucosa associated lymphoid tissue,MALT),黏膜免疫系统成为机体最重要的免疫部位之一,甚至 MALT 被认为是人体最大的免疫组织,由此,黏膜免疫逐渐受到人们的重视。其中以消化道的黏膜免疫研究最多,目前对肠道黏膜淋巴组织、细胞和免疫功能都有许多新的认识和发现。

近年来,肠道黏膜免疫的研究之所以取得长足的发展,既由于新的生物技术和研究手段的出现,也得益于肠道微生态的广泛研究,尤其是对肠道菌群的认识。肠道黏膜免疫一方面约束肠道菌群,另一方面,肠道菌群对黏膜免疫系统的发育、成熟和功能,以及对机体系统免疫功能起着不可或缺的作用。

第一节 概 述

免疫系统所遇到的绝大多数抗原和病原微生物都是通过黏膜进入人体内,所以黏膜及其产生的免疫物质是抵御外来抗原物质入侵的第一道防线,而且,抗原物质也可能激活黏膜免疫应答,所以,黏膜免疫系统担负着保护宿主免受外来抗原入侵的艰巨任务。不仅如此,异常的免疫应答也与众多黏膜疾病的发生、发展和转归息息相关,如炎症性肠病、部分口腔黏膜病等。

黏膜免疫主要由黏膜免疫系统来完成,虽然黏膜免疫遵循免疫应答的一般规律,但也有着自身的抗原处理与提呈等规律和不同于系统免疫的免疫细胞和免疫分子。

一、黏膜免疫系统组成

黏膜系统包括胃肠道、呼吸道、泌尿生殖道及与之相关的外分泌腺，如：眼结膜和泪腺、口腔黏膜和唾液腺，以及泌乳期的乳腺等。黏膜免疫系统由覆盖于黏膜表面的上皮组织、细胞、MALT 及其他们产生的分子、分泌物等组成，甚至包括栖息于黏膜的微生物群。

MALT 是不同系统黏膜相关淋巴组织的总称，包括肠相关淋巴网状组织（gut-associated lymphatic tissue，GALT）、支气管相关性淋巴网状组织（bronchial-associated lymphoid tissue，BALT）、眼结膜相关性淋巴网状组织（conjunctival-associated lymphoid tissue，CALT）、泌尿生殖道相关网状淋巴组织（urogenital-associated lymphoid tissue，UALT）和鼻咽相关性淋巴网状组织（nasal-associated lymphoid tissue，NALT）等，其中胃肠道免疫系统最大且最复杂。通过组织中巨大的淋巴细胞数量和产生的抗体数量，胃肠道免疫系统使其他黏膜相关免疫系统相形见绌。因此，本章主要以肠道黏膜免疫为主介绍黏膜免疫，图 10-1 列举了参与黏膜免疫的主要成分。

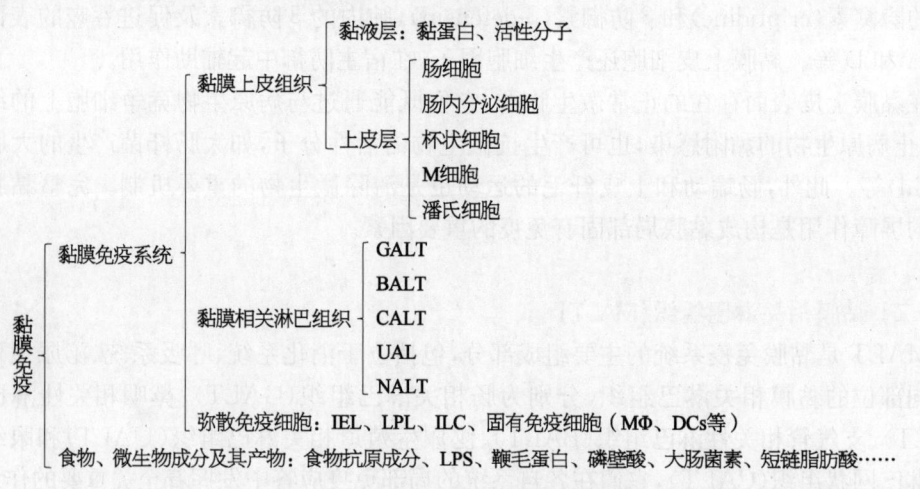

图 10-1 参与黏膜免疫的主要成分

（一）黏膜上皮组织

完整黏膜上皮组织的屏障作用是构成黏膜局部固有免疫的重要因素。黏膜上皮组织包括黏液层和肠上皮层。黏液层的黏液覆盖于黏膜表面，与肠上皮层的上皮细胞共同构成黏膜上皮组织。黏液层由黏膜分泌的黏液构成，并含防御素、sIgA 等多种活性分子；肠上皮层则由上皮细胞组成。完整的黏膜上皮组织，是保护机体免受抗原物质入侵的第一道有效屏障。

1. 黏液层 肠黏液层是覆盖在肠上皮表面的一层黏液结构，黏蛋白（mucoprotein，MUC）是黏液中主要的大分子成分，主要是肠上皮杯状细胞产生的 MUC2。黏液层在维持微生物与宿主组织之间的物理分离、防止病原体入侵以及支持病原体清除方面起着至关重要的作用，尤其限制了肠上皮与共生菌和致病细菌接触，以防止细菌转移。迄今为止，已经描述了 17 个黏蛋白基因，其中 7 个基因是在不同黏膜部位差异表达的黏蛋白（MUC2、MUC5A、MUC5B、MUC6、MUC19、MUC7 和 MUC8）。

在整个消化道中均有黏液,但其厚度从胃和大肠的 700 μm 到小肠的 150～300 μm 不等。结肠黏液的内层附着在上皮上,呈层状外观,厚度在 50～100 μm 之间,起过滤的作用,对共生细菌不渗透。内黏液层通过杯状细胞分泌而更新,并在其管腔边缘被转换成外黏液层,共生细菌允许进入这个区域。与大肠相比,小肠只有单层黏液覆盖,黏液不附着于上皮,细菌可以渗透。

潘氏细胞(Paneth's cell)是消化道内另一种主要的分泌细胞类型。在呼吸道中,黏液细胞和浆液细胞也都产生明确的黏蛋白。

2. 上皮层　上皮组织的覆盖,构成了机体内外环境之间的一种物理性的屏障。上皮组织由皮肤和胃肠道、呼吸道、泌尿生殖道等的内表面的黏膜上皮组成。

肠上皮层由包括肠细胞、肠内分泌细胞、杯状细胞、微皱褶细胞(microfold cell，M 细胞)和潘氏细胞等在内的上皮细胞组成。黏膜上皮能分泌黏液,其中的黏蛋白可阻止微生物黏附于上皮。而且,黏膜上皮还可产生一些物质杀伤微生物或抑制其生长,构成一种抵抗感染的化学屏障,如:泪液和唾液中存在的溶酶菌,胃内的酸性 pH 和上消化道的消化酶,下消化道的隐窝素(criptidine)和 β 防御素(β-defensin),肺内的 β 防御素及促进吞噬的表面活性蛋白 A 和 D 等。黏膜上皮细胞还产生细胞因子,在宿主防御中起辅助作用。

在黏膜上皮表面存在的正常微生物群,它们既能通过与病原生物竞争细胞上的结合部位,阻止病原生物的黏附感染,也可产生抗微生物的活性分子,如大肠杆菌产生的大肠菌素(colicin)等。此外,肠蠕动和上皮纤毛的运动也是清除微生物的重要机制。完整黏膜上皮组织的屏障作用是构成黏膜局部固有免疫的重要因素。

(二) 黏膜相关淋巴组织(MALT)

MALT 是黏膜免疫系统的主要组成部分,包括位于消化系统、呼吸系统、泌尿生殖系统等不同部位的黏膜相关淋巴组织,分别为肠相关淋巴组织(GALT)、鼻咽相关性淋巴组织(NALT)、支气管相关性淋巴组织(BALT)、泌尿生殖道相关淋巴组织(UALT)和眼结膜相关性淋巴网状组织(CALT),它们在各自系统的局部免疫应答中发挥着至关重要的作用。

1. 肠道相关淋巴组织(GALT)　GALT 是指与肠组织相关联的淋巴组织,通常在腹腔和腹股沟区域。GALT 可大致分为组织性的淋巴样组织及散在于整个肠壁中的淋巴细胞(图 10 - 2),前者包括派氏结(Peyer's patch，PP)、孤立淋巴滤泡(isolated lymphoid follicles，LF)和肠系膜淋巴结(mesenteric lymph nodes，MLN),后者主要是指散在于黏膜固有层及上皮细胞层内的淋巴细胞,称弥散免疫细胞。

派氏结是位于肠黏膜下的淋巴结,它向肠腔呈凸起形成穹隆部,由一层滤泡相关上皮(follicle-associated epithelium，FAE)将其与肠腔隔开,主要由含生发中心的 B 细胞滤泡和滤泡间 T 细胞区域所组成,在穹隆部富含 DC，T 细胞及 B 细胞。PP 在胚胎期发育形成,人的小肠中约有 100～200 个,是启动肠道黏膜免疫应答的重要部位。FAE 主要由肠上皮细胞组成,其中有散在的 M 细胞,以及淋巴细胞和 DC。

孤立淋巴滤泡散在于整个肠道,由一层含有 M 细胞的上皮所覆盖,与肠腔分隔,滤泡内主要由 B 细胞组成。

肠系膜淋巴结,是体内最大的淋巴结,含 T 细胞区和淋巴滤泡,通过输入淋巴管与派氏

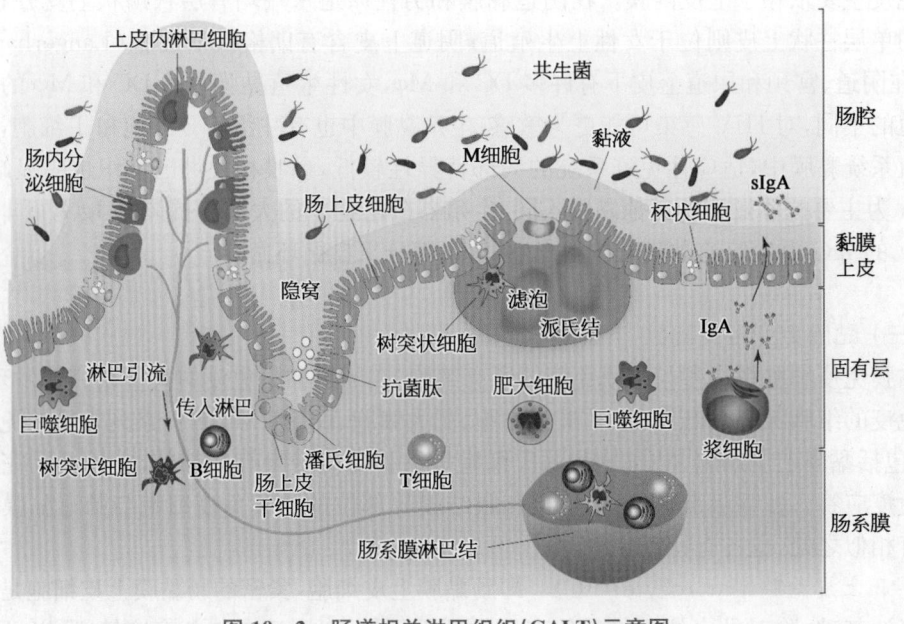

图 10-2 肠道相关淋巴组织(GALT)示意图

结、孤立淋巴滤泡相连,是启动针对肠道抗原的免疫应答和诱导黏膜免疫耐受的重要场所。

弥散免疫细胞,包括弥散在黏膜固有层的固有层淋巴细胞(lamina propria lymphocyte, LPL)和肠道上皮细胞间的上皮间淋巴细胞(intraepithelial lymphocyte, IEL),以及固有免疫细胞。

2. 支气管相关性淋巴组织(BALT)和鼻咽相关性淋巴组织(NALT) 尽管 BALT 与 NALT 中 sIgA 数量远少于胃肠道,但呼吸道的保护性体液免疫主要依赖 sIgA 控制,sIgA 在上呼吸道的黏膜免疫中扮演着重要角色。初始 B 细胞激活、分化和 IgA 类别转换的解剖位点可能有所不同,包括在鼻咽部扁桃体和腺样体,纵隔淋巴结和肺支气管旁淋巴结等部位的差异。与 GALT 相比,下气道固有层中聚集或孤立的淋巴滤泡相对较少,而且也较少发生体液免疫反应。然而,在气道,气道中抗原的 IgE 应答却经常发生,花粉热和哮喘等呼吸系统的过敏性疾病可能与此有关。而且,当 IgE 与气道中大量存在的肥大细胞结合时,还会发挥炎症效应。在呼吸道黏膜上皮附近的 sIgA 的浆细胞归巢取决于呼吸道上皮分泌的趋化因子 CCL28 及其受体 CCR10。而 IgA 和 IgG 转到气道管腔则是通过与肠内相同的 pIg 受体和 FcRn 的跨细胞转运机制完成。

肺组织中免疫应答是由气道的 DCs 摄取、处理、并呈递抗原给支气管周围和纵隔淋巴结,激活幼稚 T 细胞所引发。在气道的黏膜中存在 DC 网络,其中 1 个 DC 亚群通过支气管上皮细胞之间将树突延伸到气道管腔采集气道抗原,迁移至引流淋巴结,将处理过的抗原呈递给幼稚 T 细胞,使其具有分化为 Th2 亚群的倾向。当 Th2 细胞回到支气管黏膜,可能被固有层的树突细胞呈递的过敏原重新激活,这个途径被认为是过敏性哮喘发展的中心环节。此外,在上皮细胞下的固有层也存在其他的 DCs。

3. 泌尿生殖道相关网状淋巴组织(UALT) 泌尿生殖道黏膜抵抗微生物入侵和感染的

固有免疫主要依赖于上皮内膜。在阴道黏膜和男性尿道末端均有层状鳞状上皮分布,分泌黏液的单层柱状上皮则位于女性上生殖道;阴道上皮含有朗格汉斯细胞(Langerhans cell,LC),在阴道、宫颈和尿道上皮下有许多 DC 和 Mφ,女性生殖黏膜中的 DC 和 Mφ 的表型与胃肠道的不同,对 HIV 感染可能更为敏感;生殖黏膜中也有驻留的 B 细胞和 T 细胞,但在泌尿生殖系统黏膜中,适应性免疫系统的局部特异性较低,黏膜相关淋巴组织也明显缺乏;与以 IgA 为主要抗体亚型的其他黏膜不同,生殖器分泌物中的大部分抗体是 IgG,而非 sIgA,且 50% 的 IgG 由生殖道黏膜浆细胞产生,其余部分来自循环血液。

(三)黏膜免疫相关细胞

黏膜免疫细胞系指参与黏膜免疫的所有细胞,在肠道黏膜免疫的大量研究中发现,参与黏膜免疫的细胞除 T 淋巴细胞、B 淋巴细胞、肥大细胞、DC 和 Mφ 等一系列常见的免疫细胞外,还包括黏膜上皮细胞、M 细胞和潘氏细胞等黏膜免疫中特有的细胞,它们共同完成局部黏膜免疫应答。在呼吸道、泌尿生殖道和眼结膜等部位的黏膜免疫细胞与肠道黏膜免疫细胞既有相似之处,也各有特点。

1. 肠上皮细胞(enterocyte,EC)　即肠黏膜上皮细胞,紧密的肠黏膜上皮细胞是构成生理屏障的基础,除对外来抗原物质的直接物理阻隔作用外,还参与免疫应答,所以,EC 是肠道黏膜固有免疫及适应性免疫的重要细胞成分。

相邻的 EC 由紧密连接蛋白将其连接在一起,阻断了微生物通过细胞间进入固有层,黏膜上皮细胞还可通过产生防御素等抗菌物质直接杀灭细菌,或通过分泌细胞因子诱导炎症反应和调节免疫应答达到抵抗病原体的作用。

2. M 细胞(microfold cell,M 细胞)　M 细胞的全称为微皱褶细胞,是存在于黏膜上皮组织内的特化的、具有抗原转运作用的上皮细胞,因表面看上去有微小的皱褶而得名,散在肠道、腭、扁桃体等的黏膜上皮间,以及 MALT 的滤泡相关上皮(FAE)中。

3. 潘氏细胞(Paneth's cell)　潘氏细胞是位于小肠腺底部的浆液性腺上皮细胞,是构成肠黏膜屏障的重要细胞部分。其主要特征是细胞顶部有大量粗大的嗜酸性分泌颗粒,内含防御素、溶菌酶、sIgA 等多种抗菌物质。表达于潘氏细胞的 NOD2、TLR9、肝癌-肠-胰腺/胰腺炎相关蛋白、RegⅢγ、TNF-α、GM-GSF、IL-17 等也都是免疫与炎症反应的重要成分。潘氏细胞所分泌的大部抗菌蛋白从小肠隐窝排出,散布到黏膜层,协助黏膜免疫屏障行使其功能。

4. 弥散免疫细胞　除了分布在黏膜上皮组织的免疫细胞以外,黏膜免疫系统还包括一些弥散免疫细胞,包括上皮内淋巴细胞(intraepithelial lymphocytes,IEL)和固有层淋巴细胞(lamina propria lymphocytes,LPL)。此外,固有层具有丰富的先天免疫细胞群网络,主要是固有淋巴细胞(innate lymphoid cells,ILC)和 DCs、巨噬细胞、肥大细胞、嗜酸性粒细胞。

(四)黏膜免疫相关分子

黏膜免疫系统利用的一个中心策略是维持其与微生物的稳态关系并限制病原体入侵,以使管腔微生物与上皮细胞表面之间的接触最小化。这是通过紧密连接的上皮细胞及其产生黏液来加强物理屏障,黏液中含有大量黏膜上皮产生的杀伤微生物或抑制其生长的物质,这些物质构成了抵抗感染的化学屏障,与物理屏障共同实现保护功能。在黏膜免疫对抗病原体的过程中,发挥主要作用的相关分子为黏膜抗体(主要为 sIgA)以及一系列活性分子(如抗菌肽、防御素、溶菌酶等)。

1. 分泌型 IgA(secretory IgA,sIgA) 胃肠道体液免疫的主要功能是中和腔内微生物,由 GALT 中的 IgA 分子介导,IgA 可以通过黏膜上皮转运至腔内,这个过程中组装的 IgA 二聚体即为 sIgA。在肠道黏膜免疫中,IgA 的产生量远多于其他类型的免疫球蛋白,约 3/4 的免疫球蛋白为 IgA,在人体每日产生 3~5 克 IgA 中,绝大多数通过黏膜表面分泌出来。相比之下,IgG 在尿液、胆汁、生殖器和支气管肺泡分泌物中占主导地位;在鼻泪及支气管肺泡分泌物中也可检测到 IgD;IgE 则在过敏情况下的鼻、支气管肺泡和肠分泌物中检测到。

2. 抗菌蛋白 上皮细胞来源的抗菌蛋白包括抗菌肽、防御素和 C 型凝集素等,它们对微生物的直接杀伤作用和对细菌内膜的破坏作用是防止肠道细菌跨黏膜屏障转运的重要机制,这些分子在控制病原感染以及限制与共生微生物接触方面起着重要作用,部分抗菌蛋白可以通过影响细菌对金属离子(如铁)的利用发挥抗菌作用,其中最具特色的黏膜抗菌肽就是 Reg Ⅲ γ,它对革兰阳性菌有直接杀灭作用。抗菌蛋白主要保留在黏液层中,几乎不存在于管腔内,这个特征对使抗菌活性集中在与上皮细胞层相邻的区域至关重要。抗菌肽、防御素均属于抗菌蛋白,对病原微生物具有抵抗及杀灭作用,两者的界限并没有很明确的区分。

所有肠细胞谱系,包括肠细胞、杯状细胞和潘氏细胞,均可产生抗菌肽。抗菌肽是生物体防御外界病原体侵袭时产生的一类具有抗菌作用的小分子多肽,其抑菌作用机制不同于抗生素,不会在动物体内产生药物残留,也不易使病原菌产生耐药性。

二、黏膜免疫与黏膜外免疫

黏膜免疫是机体整体免疫不可分割的一部分,属于外周免疫系统,与黏膜外免疫存在广泛的联系,共同构成机体的保护体系。

(一)黏膜免疫的重要性

黏膜免疫指机体与外界相通的肠道、呼吸道及泌尿生殖道等黏膜表面的局部免疫,既是免疫系统的组成部分,又具有相对的独立性,免疫组织和免疫细胞有着自己的特点。黏膜免疫在结构和功能上具有相对独立性,但又与免疫系统的其他组成部分密不可分。

肠道作为消化系统给机体提供了丰富的营养来源,然而,提供营养物质的不仅仅是通过消化系统本身,而且还得益于肠道中的共生菌,他们一方面提供人类自身难以合成的物质,另一方面有助于食物的消化吸收。虽然肠道微生物是机体不可缺少的,但均不能进入体内,不仅是有害菌,共生菌或益生菌也是如此,肠道黏膜免疫系统正是扮演着拒微生物于体外的重要角色。黏膜组织是机体与外部环境交流的场所,是机体受外界有害物质威胁最大的部位,机体 95% 以上的感染都与黏膜组织相关。黏膜免疫系统的存在,构成了机体抵抗病原微生物入侵的第一道屏障,主要包括黏膜上皮组织和 MALT。不仅如此,机体免疫系统功能的正常维持,与黏膜免疫系统同样密切相关,主要表现为:

1. 促进免疫系统的发育 黏膜免疫系统是机体接触外源性抗原和微生物的前沿,通过动物出生前后无菌与有菌状态,以及动物胃饲抗生素对微生物的抑制的比较发现,在肠道缺少微生物刺激的条件下,以孤立淋巴滤泡(ILF)为代表的免疫组织发育受到明显影响,主要是因为微生物本身的成分,如 LPS、鞭毛蛋白和肽聚糖等对免疫组织的发育有着重要影响;还有研究发现,脆弱拟杆菌的固有成分 PSA(多糖 A)可以诱导 Treg 细胞增殖,从而产生抗炎作用并抑制免疫应答;分节丝状菌(SFB)能够诱导 Th17 细胞增殖,产生促炎作用;不仅如此,短链脂肪酸等细菌代谢产物同样影响免疫细胞激活、增殖和分化。因此,免疫系统的发育成熟有赖于黏膜免疫系统。

2. 免疫驯化或训练 免疫系统作为机体最重要的保护系统之一,须始终对外界危险因素保持持续警觉状态,以防微生物入侵;同时,对食物蛋白或常接触到的抗原物质应处于耐受或无反应状态。因为黏膜免疫系统不可避免地长期接受抗原物质的刺激,使其成为机体免疫系统的"培训基地"或"训练场"。

一个相对独立、复杂的黏膜免疫系统为机体提供了良好的双重防御,一是呈一定结构和局部分布,外源性抗原进入后被选择性摄取到免疫反应启动的高度结构化区域,即 MALT,即免疫应答的感应部位;二是广泛分布于黏膜固有层中的弥散淋巴组织,主要由上皮淋巴细胞(IEL)和固有淋巴细胞(LPL)组成,是免疫应答的效应部位。不同于其他外周淋巴结,MALT 没有输入管道,抗原在呼吸道、消化腔中直接被吸收并快速被位于上皮层下的抗原提呈细胞(DCs、巨噬细胞和 B 细胞)捕获。在 MALT 中致敏 T 细胞和 B 细胞通过胸导管离开 MALT 进入循环系统,进而再在归巢受体和地址素的相互作用下,免疫细胞通过归巢回至抗原致敏初始部位的黏膜固有层或上皮层发挥效应功能。

(二)淋巴细胞归巢与再循环

成熟淋巴细胞离开中枢免疫器官后,经血液循环趋向性迁移并定居于外周免疫器官或组织的特定区域,这个过程称为淋巴细胞归巢(lymphocyte homing)。淋巴细胞在机体内的迁移和流动不仅是机体发挥免疫功能的重要条件,也是黏膜免疫系统与黏膜外免疫相互联系的基础。

参与再循环的淋巴细胞主要是 T 细胞,约占 80% 以上。通过淋巴细胞再循环,使体内淋巴细胞在外周免疫器官和组织的分布更趋合理(图 10-3)。淋巴组织可不断地从循环池

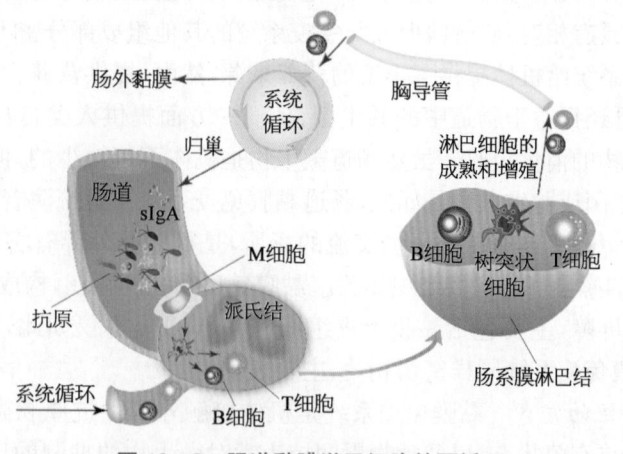

图 10-3 肠道黏膜淋巴细胞的再循环

中得到新的淋巴细胞补充,包括来自黏膜免疫系统的各种细胞,它们有助于增强整个机体的免疫功能。带有各种特异性抗原受体的 T 细胞和 B 细胞,包括记忆细胞,通过再循环,增加了与 APC 接触和感受抗原的机会。例如,肠道黏膜免疫系统的淋巴细胞接触相应抗原后,进入淋巴组织,发生活化、增殖和分化,从而产生初次或再次免疫应答,这些细胞通过肠系膜淋巴结最终进入机体的大循环;它们又可以通过再循环中的淋巴细胞归巢返回到原来部位,在那里发挥淋巴细胞的效应作用。由此,黏膜免疫与黏膜外免疫可以完成免疫信息的传递,也有利于免疫系统动员各种免疫细胞以达到抗病原微生物、抗肿瘤和排除抗原物质的目的。

第二节　黏膜免疫的研究现状

黏膜免疫自 20 世纪 60 年代提出以来,一直为免疫学界所重视,尤其是作为固有免疫屏障。黏膜组织将外部环境与体内无菌环境隔离分开,形成机体的第一道防御系统。在过去的一段时间里,人们把注意力主要集中于适应性免疫机制的研究,黏膜更多地被认为以屏障功能为主,对黏膜免疫的大量认识及其与疾病关系大多源自近 20 余年的研究成果,而且这仍是当下免疫学研究的热点之一。

黏膜免疫系统中最大最复杂的是胃肠道黏膜免疫,目前对黏膜免疫的认识或理论多来源于对肠道黏膜免疫的研究。作为传统消化系统的胃肠道,在免疫学家看来具有两个显著的特性:小肠和大肠的黏膜总面积超过 1 个网球场(约 200 平方米),主要由肠道的黏膜皱褶和绒毛、微绒毛组成;肠腔内含有大量的微生物和摄取的食物或其他抗原物质。此外,这些微生物大多数作为共生菌在健康个体的黏膜表面持续存在和生长,甚至与黏膜免疫系统共同形成抵御病原微生物的天然屏障。据研究发现哺乳动物肠道内有 500 多种细菌,总计约 10^{14} 个细胞,它们对维持机体免疫系统发育和功能完善起着不可或缺的作用。

一、黏膜固有免疫

无论黏膜免疫研究深入到何种程度,其包括屏障功能在内的固有免疫始终是最重要和最基本的免疫防疫功能,而且与适应性免疫有着广泛而复杂的联系,甚至很难将两者很清晰地分开。所以,在肠道黏膜免疫的研究中,固有免疫始终是重要的方向,尤其是 Hoffmann 等发现 TLRs 在免疫中的作用,更是掀起了一轮研究热潮。

研究发现,肠内壁的肠上皮细胞不仅是固有免疫系统的组成部分,同时也参与对病原体的反应、对共生菌的耐受性以及抗原摄取、输送等。并且,多种不同类型的肠上皮细胞,都来源于肠腺隐窝中的共同前体。其中位于小肠绒毛顶部分泌黏液的杯状细胞、分泌细胞因子的上皮细胞、覆盖于淋巴组织的特殊穿隆结构中转运抗原的 M 细胞,以及分布于隐窝底部分泌抗菌肽的潘氏细胞等,都以各自不同方式参与黏膜屏障和其他黏膜免疫功能。

1. 黏膜屏障的保护作用　肠道黏膜屏障主要由三部分组成,一是黏膜上皮细胞形成的组织结构,这些相邻的上皮细胞在紧密连接的蛋白质的参与下形成紧密连接,例如:蛋白质 ZO‑1 和 Claudin 可以阻止微生物穿过肠上皮层而进入固有层,此为传统意义上的物理屏障,发挥对病原微生物直接的阻挡作用;上皮细胞表面覆盖一层由多种分泌细胞产生的黏液,其中含有非特异性作用的抗菌肽和特异性作用的分泌型 IgA 等多种抑菌或杀菌物质,它们形成一层以活性物质为主的化学屏障,以屏蔽微生物与肠黏膜的接触;另一层便是由定植的共生菌组成的生物屏障,它们通过营养竞争或直接抑制作用等阻止病原微生物与肠上皮的接触,防御致病菌对肠黏膜的破坏引起对机体的伤害。

在化学屏障的黏液中,存在几种广泛糖基化的蛋白质,统称为黏蛋白。黏蛋白含有许多不同的 O-连接的寡糖,这些糖基化的黏蛋白一部分为分泌形成黏液,一部分附着在细胞表面,形成表面糖蛋白。分泌的黏蛋白(MUC2、MUC5 和 MUC6)形成一种具有两层的水合凝胶结构,一层密度较低,靠消化道空腔一侧,通常含有微生物,而接近上皮细胞的一层密度较大,且不含微生物。黏液层不仅能防止微生物与上皮细胞接触,也可作为上皮细胞产生的抗病原微生物物质的基质,还有一些黏液中的糖蛋白充当诱饵分子,与致病菌附着在宿主细胞膜上的黏附蛋白结合,阻止微生物的侵入;胃肠道上皮细胞表面涂覆的膜结合黏蛋白,包括 MUC1、MUC3b、MUC12、MUC13 和 MUC17,它们与各种糖脂结合,在上皮细胞表面形成一个致密的高分子层,称为糖萼,厚度在 30~500 纳米之间,是化学屏障中防止微生物接触上皮细胞的"结构"。

2. 免疫细胞和免疫分子的保护作用　在保护黏膜的屏障中,除了机械性的阻挡作用外,还有大量免疫细胞和免疫分子的参与,这些细胞和分子既是固有免疫的一部分,也与适应性免疫存在广泛联系。

微生物突破黏液层抵达肠黏膜上皮层时,便可直接接触上皮细胞和上皮细胞来源的 M 细胞,它们均为黏膜免疫系统的细胞成分,其中 M 细胞可以摄取并传递抗原至肠上皮底部的 DC 细胞,位于固有层的 DC 细胞等也可以通过细胞突触伸向肠腔直接摄取抗原,DC 将处理的抗原呈递到淋巴细胞。这些细胞不仅能清除抗原,更重要的是对抗原进行摄取和提呈,以进一步启动特异性免疫。

黏膜中与免疫应答有关的上皮细胞、DC 和 Mφ 等,能够参与炎症和抗微生物反应,这些反应大多是由模式识别受体(PRRs)与微生物配体的结合引起的。不仅如此,一些促进机体其他部位炎症的固有免疫受体在肠道内也具有抗炎作用。黏液中所含的抗菌物质和免疫球蛋白等同样会参与对黏膜的保护作用,共同达到保持机体内环境无菌的目的。但在健康个体中,肠道固有层中的 Mφ 和 DC 则可通过抑炎作用维持内环境稳定,且一些肠 Mφ 不仅能够吞噬和杀死微生物,还能分泌 IL-10 等抗炎细胞因子。

产生 IL-17 和 IL-22 的淋巴细胞主要存在于肠黏膜固有层,这些细胞具有抵抗细菌的免疫防御以及维持黏膜上皮屏障功能。虽然固有淋巴细胞不能表达 TCRs,但是其细胞的亚群所分泌细胞因子的作用与 Th 细胞功能相似,例如 ILC3 与 Th17 细胞功能相似,可以分泌细胞因子 IL-17 和 IL-22,这些细胞因子可通过刺激黏液和防御素的产生,以及通过增强上皮紧密连接等来实现增强肠黏膜屏障功能的作用,此外,细胞因子还增强 IgA 向肠腔的传输,以发挥其肠道适应性免疫的作用。

肠上皮细胞表达的 TLR 和细胞质 NOD 样受体(NLR)既能促进对有害菌的免疫应答,也限制对共生菌的炎症应答。TLR 和 NLR 作为细胞模式识别受体,可以识别病原体 PAMPs,激活细胞炎症信号通路。同时,生理状态下肠腔中的细菌大多为非致病性的共生菌,其表面也可能表达与致病菌类似的 PAMPs,引起过度的免疫应答而发生炎症。但由于肠上皮细胞表面的模式识别受体可以限制机体对共生菌及其产物的过度应答，因此可以防止过度炎症损坏其屏障功能。

肠上皮细胞表达的 TLRs 包括 TLR2、TLR4、TLR5、TLR6、TLR7 和 TLR9，只是肠道的不同区域表达不同类型的 TLR，而且，TLRs 的反应受到其所在部位的表达水平的调节，例如，识别细菌鞭毛蛋白的 TLR5 只在肠上皮细胞的基底外侧表面表达，只有通过屏障入侵的细菌才能被 TLR5 识别引起炎症反应；类似地，鞭毛蛋白的 NLR 家族受体（NAIP 和 IPAF-1）在肠上皮细胞的胞浆中表达，只有当致病细菌或其产物进入胞浆时才会激活炎症反应。此外还发现，固有层 Mφ 和 DC 的 TLR4 表达低于位于其他组织的 Mφ 和 DC。与其他组织的上皮细胞和 DC 相比，肠上皮细胞内的 TLR 信号调节因子维持较高的炎症反应激活阈值。所有这些，可能是防止过度炎症反应对上皮屏障造成损害。

黏液约 6~12 小时更新 1 次，其中不仅含有多种免疫分子，而且免疫刺激也可引起黏蛋白产生的急剧增加，这些刺激物包括细胞因子（IL-1、IL-4、IL-6、IL-9、IL-13、TNF 和 INF）、中性粒细胞产物（弹性蛋白酶）和微生物黏附蛋白等。这些刺激在增加了黏液蛋白的基因表达的同时，也由于诱导了糖基转移酶的表达，增加了黏液蛋白的糖基化。因此，黏液数量和糖基化的增加被认为是增强屏障功能的重要参数。

肠道上皮细胞产生的防御素是黏液中最重要的固有免疫分子，为肠道提供了对细菌的防御作用，其产生缺陷与细菌入侵和炎症性肠病相关。防御素是机体产生的抗生肽，它通过插入并导致细菌外部磷脂膜的完整性丧失而产生杀菌作用。小肠中，主要的防御素是 α 防御素，包括人防御素 5（HD5）和 HD6，它们是一类由隐窝底部潘氏细胞产生的非活性前体蛋白，通过胰蛋白酶介导的蛋白水解作用产生具有活性的 HD5 和 HD6，在结肠中也有产生；β 防御素是由肠道隐窝中的上皮细胞产生，一些是组成性的，另一些是由于 IL-1 或侵袭性细菌刺激诱导产生。此外，中性粒细胞颗粒富含 α 防御素，这可能有助于它们在感染中发挥抗微生物功能。

小肠的潘氏细胞和其他上皮细胞还分泌一种 C 型凝集素，也称再生胰岛衍生蛋白 Ⅲ γ（RegⅢγ），RegⅢγ 及其同源序列 α 与革兰阳性细菌肽聚糖结合，阻止细菌在上皮表面的定植。肠上皮细胞的表达 RegⅢγ，需要 TLR 信号的响应，即在病原菌定植或感染后，通过 TLR 对微生物的识别，才能增加 RegⅢγ 产生。

二、黏膜适应性免疫

胃肠道黏膜的适应性免疫具有与其他部位适应性免疫不同的特点，主要是针对腔内微生物和食物抗原，尤其是肠道菌群。其黏膜免疫系统的发育、成熟，以及免疫应答的启动、淋巴细胞的活化、增殖、分化等与肠道菌群密不可分。其中认识较早的是以 sIgA 为主的体液免疫，它是黏液中最主要适应性免疫分子，可以防止绝大部分微生物通过黏液层所形成的化学屏障在黏膜上皮屏障定植和侵入。这种二聚体 IgA 抗体是血清型 IgA 通过肠黏膜分泌到肠腔时所形成，亦或母乳喂养的婴儿直接从母乳中获取。此外，肠腔中还存在大量的 IgG 和 IgM 抗体，同样具有抑制肠道病原体的作用，与 IgA 一道共同维持正常的肠道的微生态。

除免疫球蛋白参与肠道黏膜的适应性免疫外，T 细胞在其中也发挥着重要作用，它既是黏膜免疫中的效应细胞，也是重要的调节细胞。

1. 抗原的提呈　黏膜适应性免疫也存在抗原的提呈过程,主要是由 DC 和 Mφ 完成。肠道中由共生菌形成的生物屏障和由黏液层形成的化学屏障已能够有效地使绝大部分微生物不能接触到黏膜上皮屏障,如果有微生物突破生物屏障和化学屏障,黏膜上皮抗感染的屏障会及时启动适应性免疫应答。

上皮来源的 M 细胞位于上皮细胞间,被黏液层所覆盖,目前认为其主要功能是通过胞吞作用清除抵达黏膜上皮细胞的(微生物)抗原成分,由于 M 细胞本身不具有处理和抗原提呈功能,故 M 细胞又通过胞吐作用将抗原物质传输给 DC 细胞以完成抗原的提呈(图 10 - 4);DC 和 Mφ 位于上皮细胞屏障下的固有层,通常不会直接接触抗原,但可以通过突触或伪足穿过上皮细胞间隙摄取并提呈抗原;一旦抗原突破上皮细胞屏障或黏膜上皮受损后,抗原进入固有层,固有层的 DC 和 Mφ 即可发挥清除抗原和提呈抗原的作用。这也是肠道黏膜免疫中的主要 3 种主要抗原提呈方式。

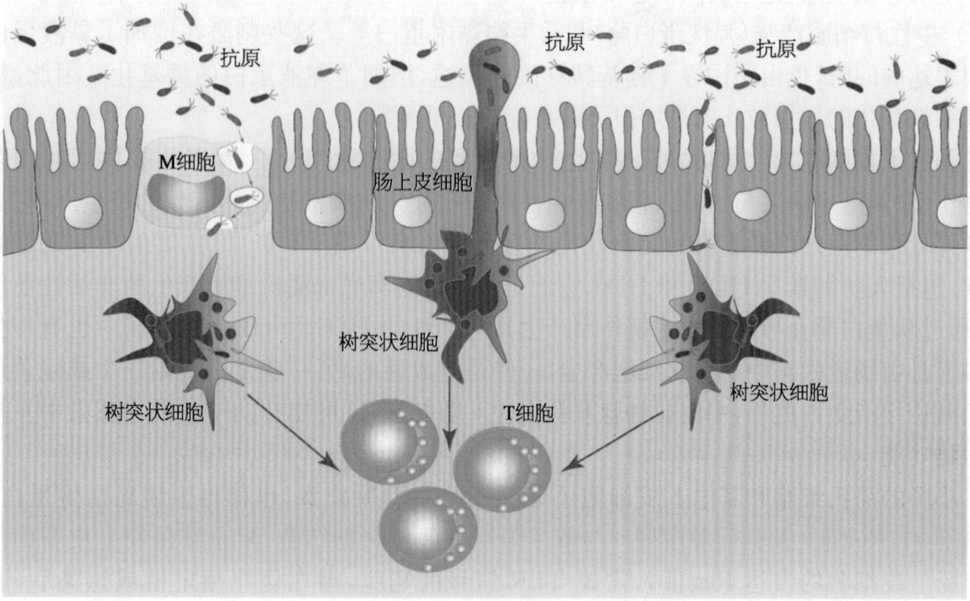

图 10 - 4　抗原提呈的主要方式

2. T 细胞　肠黏膜适应性免疫应答开始于与肠黏膜上皮和肠系膜淋巴结密切相关的淋巴细胞和抗原呈递细胞的弥散组织集合,幼稚淋巴细胞接触这些位点的抗原并分化为效应细胞。最典型的 GALT 结构就是派氏结,主要位于回肠远端以及阑尾和结肠中的淋巴滤泡或孤立淋巴滤泡聚集处。派氏结具有淋巴滤泡的结构,生发中心包含 B 淋巴细胞、滤泡辅助性 T 细胞、滤泡树突细胞和 Mφ。滤泡中的生发中心被表达 IgM 和 IgD 的原始滤泡 B 细胞所包围。派氏结的穹隆就位于滤泡与覆盖的上皮之间,包含 B 和 T 淋巴细胞、DC 和 Mφ。

T 细胞介导的肠道黏膜免疫在保护胃肠道免受病原微生物的侵害,以及调节对食物和共生微生物抗原的反应方面起着重要作用。此外,在胃肠道炎症性疾病中 T 细胞也扮演着重要角色。与其他部位免疫细胞一样,GALT 中的 T 细胞也分为不同的亚群,均受到 DC 的影响。

T 细胞散布于肠上皮细胞间，以及固有层和黏膜下层的派氏结和其他有组织的滤泡集合体内。在人类肠上皮，大部分上皮间 T 细胞是 CD8$^+$。在小鼠大约 50％上皮内淋巴细胞的 TCR 为 γδ 形式，而人类只有约 10％，尽管如此，这一比例仍然高于其他组织 T 细胞中的 γδ 细胞的比例。上皮间淋巴细胞中，不论是表达 αβTCR 还是表达 γδTCR 的 T 细胞均显示出有限的抗原受体多样性。这些发现支持了黏膜上皮间淋巴细胞不同于大多数 T 细胞，其具有有限的特异性，仅识别上皮表面的常见微生物。固有层 T 细胞多为 CD4$^+$，多数具有活化的效应 T 细胞或记忆性 T 细胞的表型，这些固有层的效应 T 细胞和记忆 T 细胞均来源于 GALT 和肠系膜淋巴结中的幼稚细胞，通过循环并优先定居于固有层。派氏结和肠上皮附近的其他滤泡中的 T 细胞主要是 CD4$^+$ 的细胞，包括滤泡辅助性 T 细胞和调节性 T 细胞。

3. Th17 细胞　Th17 效应细胞是在肠黏膜中发现的数量最多的效应 T 细胞亚群。肠道黏膜免疫系统必须通过适应性免疫持续抑制对食物抗原和共生微生物抗原的潜在免疫反应，以防止发生可能损害黏膜屏障的炎症反应。因此，在机体的其他任何部位，都不具有肠道黏膜免疫系统如此广泛的维持对外来抗原的耐受性，这与 Th17/Treg 密切相关。

Th17 细胞在肠道黏膜免疫中所扮演的角色也受所处环境的影响。在对小鼠的研究表明，某些纲的细菌，或者在某些情况下的个别种的细菌，可以改变 T 细胞因子产生的主导模式，例如：健康小鼠小肠固有层产生 IL-17 的细胞丰富，而结肠 Th17 细胞的存在则取决于出生后肠道中分叶丝状细菌等一类细菌的定植情况，这可能与机体抑制病原细菌（如柠檬酸杆菌）有关。另一个由菌群引起肠道 T 细胞表型变化的研究表明，脆弱拟杆菌菌株 A 定植肠道可诱导产生 IL-17 的 T 细胞或产生 IL-10 的调节性 T 细胞增多。Th17 细胞似乎在维持黏膜上皮屏障功能中起着特殊的作用，其所产生的两种特征性的细胞因子（IL-17 和 IL-22）也是肠道内固有淋巴细胞的产物，IL-17 和 IL-22 的受体在肠上皮细胞上均有表达，可诱导黏蛋白和 β 防御素的表达，以保护上皮细胞免受微生物诱导的损伤，是维护屏障功能的重要蛋白。这些微生物引起 T 细胞反应变化的机制尚不清楚，可能与肠道上皮细胞和 DC 中的微生物诱导信号有关，这些信号改变 DC 的表型和细胞因子分泌谱，在 DC 向微生物抗原特异性的初始 T 细胞呈递抗原时，也影响了 T 细胞亚群的分化。

4. Treg 细胞　Treg 细胞在 GALT 中含量丰富，据估计，固有层中的 FoxP3$^+$ Treg 细胞在 CD4$^+$ 细胞中的比例比其他部位淋巴组织高 2 倍，主要是抑制黏膜免疫系统对肠道共生微生物的反应而引发的炎症，并通过所产生的细胞因子调节肠道黏膜免疫。许多 Treg 细胞是在肠道内对局部遇到的抗原诱导而做出的应答，因此属于外周 Treg 细胞的范畴。引起这些 Treg 细胞产生的因素包括 CD103$^+$ 树突状细胞、局部产生视黄酸（促进 Foxp3 表达）和局部产生 TGF-β（促进 Foxp3 的表达的同时抑制 Th1 和 Th2 细胞的生成）。此外，Treg 细胞还能通过产生 IL-10 抑制黏膜免疫应答。

Treg 细胞是 TGF-β 和 IL-10 等细胞因子的重要来源，研究发现 FoxP3$^+$ 细胞中 IL-10 基因的选择性缺失可导致严重的结肠炎，但不会有其他炎症疾病的表现，这与 Treg 细胞产生的 IL-10 维持胃肠道内稳态有关。Treg 细胞可能通过影响 DC、效应 T 细胞、固有免疫的效应细胞（如 Mφ 和上皮细胞）等发挥作用，因为这些细胞表达 TGF-β 和 IL-10 受体。还有研究发现，IL-2 或其受体缺乏小鼠的炎症性肠病是 Treg 细胞发育和功能缺陷的结果，所以 Treg 细胞发挥作用还需要 IL-2 的诱导刺激。

5. 其他　肠道黏膜免疫系统富含 DC 和 Mφ,可以参与刺激保护效应 T 细胞反应或诱导调节性 T 细胞反应,抑制对食物抗原和共生微生物的免疫。如前所述,在肠道和其他黏膜组织中,DC 和 Mφ 可以通过上皮细胞腔内伸出伪足(图 10 - 3 和图 10 - 4),捕获抗原的 DC 通过淋巴引流迁移到肠系膜淋巴结,向幼稚 T 细胞呈递经过处理的抗原,诱导 T 细胞分化为产生 IFN - γ、IL - 17 或 IL - 4 等的效应性 T 细胞或 FoxP3$^+$ Treg 细胞,肠组织 Mφ 也能促进 Treg 细胞在局部的增殖。DC 和 Mφ 驱动 Treg 细胞的诱导或增殖能力取决于它们在抗原呈递时产生 TGF - β 和视黄酸的能力。

Th2 细胞在肠道蠕虫感染中可引起强烈的免疫应答,其机制是 Th2 细胞产生的 IL - 4 和 IL - 13 能协同增强体液和黏液分泌,并诱导平滑肌收缩和肠运动,以有效地消除蠕虫。

此外,通过对细胞因子或其受体基因敲除小鼠的研究发现,一些细胞因子,包括 TGF - β、IL - 10 和 IL - 2 等,在维持肠道黏膜免疫系统的稳态中起着关键的作用,这些细胞因子或它们的受体的缺陷可导致病理性肠炎症。在 TGF - β、IL - 10 及其受体、IL - 2 及其受体缺陷小鼠,在肠道可发生不受控制的炎症。临床上也发现,IL - 10 及其基因突变与儿童重症结肠炎相关,这也说明了 IL - 10 在预防人类病理性肠炎中的重要性。在这些细胞因子或其受体没有的情况下观察到肠道不受控制的炎症,很可能由肠道黏膜免疫系统对共生肠道菌群产生的免疫应答所引发,包括固有免疫应答和适应性免疫应答,因为无菌条件下饲养的小鼠不会发生这种炎症。

三、免疫耐受

口服耐受是机体对口服抗原产生的特异性无应答或低应答状态。由于消化道所处的特殊抗原环境,使得免疫耐受的建立成为肠道黏膜免疫系统的重要功能,以适应消化道微生态和食物中存在的大量抗原物质的刺激。黏膜免疫系统必须维持在针对大量外来抗原的保护性免疫应答与免疫稳态间的平衡,既要主动抑制对食物和共生微生物抗原的炎症反应,对它们产生耐受,以避免对肠道上皮屏障的损害,又要对病原微生物保持有效的防御,以维持内环境的稳定,使机体免受病原体的入侵。长期以来,人们希望通过对肠道黏膜免疫耐受的机制的研究,更多地利用口服耐受造福人类健康。

实践表明,口服可溶性蛋白诱导的免疫耐受,可防止抗原再次"挑战"时引发的具有潜在破坏性的炎症反应。由于在没有肠道菌群或肠道菌群信号的情况下,不能诱导口服耐受,说明在这一过程中共生菌发挥了一定的作用。特别是 CD4$^+$ Treg 细胞,在维持外周血免疫耐受、预防自身免疫和慢性炎症等方面发挥着重要作用。以简单的方式,这些细胞可以分为内源性 Treg 细胞,胸腺衍生的 Foxp3$^+$ Treg 细胞和诱导型 Treg 细胞,如 IL - 10 产生的 Treg 细胞或诱导型 Foxp3$^+$ Treg(iTreg)细胞。虽然这些细胞协调其功能以维持免疫和耐受之间微妙平衡的精确机制仍不完全清楚,但可以设想的是上述 Treg 细胞群是综合控制黏膜免疫反应所必需的。

肠道 DC 细胞在维持口服免疫耐受中发挥重要作用,不同亚型的 DC 细胞通过不同的方式引起耐受。其中,CD11c$^+$ DC 细胞通过分泌 IL - 10 诱导 Th2 型细胞反应引起口服耐受;CD11b$^+$ DC 通过分泌 IL - 10 和 IL - 27 诱导抗原特异性的 CD4$^+$ 幼稚 T 细胞分化为 Treg 细胞引起耐受。此外,由于 CD103$^+$ DC 能高表达 CCR6、CCR7、TLR5 和 TLR9,低表达共刺激分子和炎症调节因子,且 CD103$^+$DC 是肠道内唯一能同时呈递食物蛋白和微生物抗原给 T 细胞的 DC,因此,近来其在肠道口服耐受中的作用受到极大关注。

GALT 是肠道内外环境之间的屏障,也是诱导口服免疫耐受的重要场所。在口服耐受过程中,抗原的摄入具有 3 种可能的方式:抗原经上皮细胞本身吞饮进入;抗原经 M 细胞选择性进入 GALT;口服抗原在不扰乱肠道免疫系统的情况下,以细胞旁路途径穿越上皮细胞进入血液引起耐受。

口服耐受是一个复杂的过程,涉及多种细胞和分子机制,除 DC 和 Treg 细胞外,还有其他细胞参与口服耐受的形成。例如:NK T 细胞可以通过调节 DC 细胞的功能,诱导 Treg 细胞分泌 IL-10 和 TGF-β,或清除抗原特异性细胞等途径发挥免疫抑制作用。除了肠道免疫系统外,肠道外免疫器官和细胞也参与口服耐受的形成。例如:口服抗原经过血液进入肝脏,肝脏通过肝窦内皮细胞提呈抗原,并诱导 CD8$^+$ 细胞的耐受。

四、疫苗及相关佐剂

疫苗是预防疾病最有效、最经济的手段,也是免疫学最辉煌的成就。在注射、划痕和口服等免疫途径中,口服显然是最方便和易于接受的免疫方式,如脊髓灰质炎减毒活疫苗糖丸。口服免疫是通过黏膜接触进行接种的一种免疫方法,主要是通过消化道的黏膜产生有效的免疫。

黏膜免疫途径除通过口服外,还有滴鼻、点眼、气雾吸入,以及经阴道或直肠等免疫途径,在实践中也有广泛应用,并取得了良好的预防效果。事实上,鼻黏膜免疫途径不仅简单易行,而且,疫苗经鼻黏膜丰富的毛细血管吸收后能直接进入机体,使其免受胃肠道酶的破坏和肝脏对疫苗的消除效应,生物利用率和血药浓度明显提高。此外,鼻黏膜免疫还可大量减少疫苗使用量,不良反应的发生概率也随之降低。所以,鼻黏膜免疫在黏膜疫苗研发中占有重要地位。总之,口服或鼻腔接种的黏膜疫苗具有高效、简单廉价等优点,故黏膜给予疫苗成为目前一个热门的研究方向。不仅如此,黏膜疫苗可同时诱导黏膜免疫和黏膜外免疫,既能在感染早期阻止病原体的入侵,又可在感染后抑制病原体的复制,并中和其产生的毒素。

口服脊髓灰质炎疫苗不仅通过模拟自然感染过程使机体产生对脊髓灰质炎病毒的免疫能力,而且可以诱导良好的黏膜免疫应答,因为脊髓灰质炎病毒主要是通过口、咽或肠道黏膜侵入人体。

还有学者通过口服猪细小病毒(PPV)VP2 蛋白重组干酪乳酸菌免疫小鼠,能使小鼠产生抗猪 PPV 的特异性 IgA 和 IgG,同样证明了黏膜免疫的有效性。

霍乱是一种古老且流行广泛的烈性传染病之一,曾在世界上引起多次大流行,主要表现为剧烈的呕吐、腹泻、脱水、死亡率甚高。灭活的霍乱弧菌 O1 株的注射用疫苗已使用了 40 多年,但这种疫苗仅具有中度保护效果,主要是保护力持续时间较短且不能防止病原体的传播,所以 WHO 已不推荐使用。最近国际上已经有两种针对霍乱的口服黏膜疫苗上市,是由完整的霍乱弧菌 O1 灭活细胞和重组的霍乱毒素 B 亚单位联合组成的疫苗(rBS/WC),这种灭活疫苗的耐受性好,2 岁以上的人群接种 2 次后即具有高水平保护力(85%～90%)。研究发现,5 岁以上人群接种疫苗 3 年后保护水平仍有 50%;另一种疫苗是基于基因方法处理的霍乱弧菌 CVD103 - HgR 菌株的减毒活疫苗,在美国成人志愿者中接种该疫苗的研究结果显示,3 个月后的保护力为 $60\%\sim100\%$,同时还证明该疫苗对 3 个月内的幼儿具有良好的免疫原性,且疫苗耐受性好,但该疫苗还没有证实可为生活在疫区的人群提供保护。

近年来,一种新型的利用黏膜免疫优势开发的鼻腔喷雾型重组减毒活疫苗(FluMist)已在美国上市并得到广泛使用。FluMist 重组减毒活疫苗主要供体是流感病毒,其通过连续传代获得能在 25℃环境生长、37℃失活的病毒株,使 FluMist 疫苗具有能在鼻腔黏膜引起免疫应答而不具有感染的能力。此疫苗诱导的免疫是模拟病毒自然感染的途径,能同时诱导良好的黏膜免疫和整体免疫抵御流感病毒的感染。

生殖道病毒相关的黏膜疫苗主要集中在艾滋病疫苗的研究,Pun 等人用 HIV 的抗原肽滴鼻免疫小鼠,发现能够引发小鼠产生黏膜免疫和整体免疫应答;Bogers 等人报道黏膜免疫所诱发机体产生的中和抗体能够保护机体不受人/猴免疫缺陷病毒的感染。

黏膜疫苗的免疫原性通常较弱,经黏膜免疫的抗原物质,尤其是经口免疫途径,仅在使用大量抗原多次接种后才可能刺激机体产生免疫应答,且应答持续时间短、易产生免疫耐受。因此,黏膜佐剂便成为研究黏膜疫苗的另一个关键环节,目前迫切需要研发安全、有效的黏膜免疫佐剂来增强免疫应答,延长疫苗的作用时间,使 APC 能充分地提呈抗原,以诱导有效的 Th1/Th2 型免疫应答。现有研究认为可能作为黏膜佐剂的物质有:突变的沙门氏菌、有免疫刺激序列的寡核苷酸、霍乱毒素(CT)以及大肠杆菌不耐热肠毒素(LT)等,并发现 CT 和 LT 可作为良好的黏膜免疫佐剂。以黏膜免疫为理论基础研发适用于黏膜和全身性疾病的疫苗,不仅对人类具有重要意义,对畜禽预防传染病同样有很好的应用前景。

鼻饲流感疫苗,可模仿流感病毒等病原体的自然感染过程,诱导鼻腔内产生免疫球蛋白 A(IgA),从而有效地防止病毒进入。由于流感裂解疫苗的抗原性低,仅用疫苗进行鼻腔接种不易诱导鼻腔内产生高效的 IgA,如果添加佐剂,便可激活免疫应答,增强抗原特异性 IgA 产生和 T 细胞应答。鼻黏膜中的 IgA 不仅可以有效地阻止病毒的感染,由于 IgA 的交叉反应,还可作用于不同的流行病毒株。尽管将佐剂与疫苗结合作用于鼻腔,具有很好的免疫效果,但佐剂在鼻黏膜免疫中的具体作用机制尚不清楚。最近报道认为与鼻相关淋巴组织(NALT)有关,并认为 NALT 在调节鼻和上呼吸道中的黏膜免疫应答中均发挥作用。

将免疫刺激分子和疫苗载体作为免疫佐剂可提高黏膜疫苗的免疫原性,增加捕获及加工抗原的特异性免疫细胞数量,诱导高水平 sIgA 的产生,从而提高疫苗免疫效果,目前正在进一步改进和提高其稳定性和安全性。尽管多种黏膜疫苗在动物模型上均取得了理想的效果,但如何在不同个体上获得相同的效果也有待研究。

黏膜免疫佐剂在改善黏膜疫苗在新生儿、老年人、免疫力低下人群的免疫效果,以及增加抗体的产生和细胞因子的分泌中意义更大。

黏膜疫苗可以按有效成分和分子类型划分为灭活疫苗、减毒疫苗、亚单位疫苗、病毒样颗粒疫苗等。灭活疫苗和减毒疫苗已有产品成功上市用于人体,黏膜亚单位疫苗和病毒样颗粒疫苗的成功案例较少。随着更多抗原成分的发现,以及对各种新型佐剂的研究,未来会出现越来越多的新型黏膜疫苗。

第三节　发　展　趋　势

黏膜免疫是近年来免疫学的一个重要发展方向,这既因为其丰富的免疫组织和相关功能,也得益于微生态的研究进展和相关技术的发展。人体黏膜部位正常微生态的维持都取决于微生物与机体免疫的平衡,一旦微生物异常增加或免疫功能的相对不足,都可能导致机体发生感染性疾病。

现代研究显示免疫应答或免疫反应已成为一个基本的病理机制,参与了几乎所有疾病的病理过程。不仅如此,仅微生态中的肠道菌群研究发现,许多疾病甚至包括肠外疾病,都与肠道菌群有关,包括炎症性肠病、肝脏疾病、过敏、代谢性疾病等。所以,黏膜免疫在疾病的预防和治疗尤其是在免疫性疾病或免疫相关疾病的研究中的作用越来越受到重视。

目前,转化医学作为基础医学研究和临床治疗连接的一种新的思维方式,要求黏膜免疫在注重免疫组织、免疫应答和免疫调控的同时,应该考虑到其与临床的关系和如何应用于临床,这也促使黏膜免疫在临床疾病中的研究成为主要的发展方向。

一、黏膜免疫与疾病

(一)肠道黏膜免疫相关疾病

1. 炎症性肠病(IBD)　IBD是一种以小肠或大肠持续性炎症为特点的多相异质性疾病,可能是由于对共生细菌反应调节不良所致,是目前研究最多的与黏膜免疫有关的疾病之一,属于器官特异性自身免疫病。炎症性肠病有两种主要类型:克罗恩病和溃疡性结肠炎,前者可影响整个胃肠道肠壁组织的整个厚度,最常见的是回肠末端,后者主要局限于结肠黏膜。磺胺嘧啶、皮质类固醇、TNF拮抗剂和抗代谢等药物治疗有效。有多重证据表明,这些疾病是遗传易感个体对肠道共栖生物免疫反应调节缺陷的结果。

肠道黏膜作为摄取、吸收食物营养成分的场所,同时有很大机会接触随食物进入的微生物和毒素,黏膜屏障的一个重要功能就是阻止它们的入侵。事实上,肠道微生态的存在有益于人体健康,只是这些微生物必须处于既要满足人体的需要,又不能危害机体的平衡状态,维持这种肠道的平衡稳态取决于微生物与局部黏膜免疫间的平衡。当肠道稳态被打破时,肠上皮细胞紧密连接蛋白(ZO-1和Occludin)表达下降,导致肠道黏膜上皮形成的机械屏障功能破坏,通透性增加,使得微生物的病原相关分子模式(PAMPs)被细胞上的模式识别受体(PRRs)识别,引发持续性的免疫反应和炎症,形成IBD。肠黏膜屏障功能缺陷所引发的这种持续性免疫反应也是IBD迁延难愈的重要原因。此外,也因为这种持续的免疫反应和慢性炎症可以刺激肠上皮细胞增生,使IBD可能发展为结肠癌。因此,IBD也被称为"屏障器官性疾病"。

虽然IBD的发生与肠黏膜屏障密切相关,但主要的病理过程是免疫反应引起的慢性炎症,许多免疫异常均与炎症性肠病相关,涉及包括以Mφ和DC为代表的固有免疫和以T细胞、B细胞为主的适应性免疫。其中,Mφ、DC和上皮细胞对于黏膜免疫的维持以及消化道感染具有重要作用,主要是通过识别侵入肠道的PAMPs进行防御。例如:识别脂多糖(LPS),可对肠道内各种革兰阴性杆菌进行监视。GALT 中的免疫细胞一旦发现了 PAMPs,即产生炎性细胞因子引发炎性反应;诱导抗原提呈细胞上的共刺激分子表达,继而激活适应性免疫,以期达到抗感染的目的,如果这些过程持续存在,便成为 IBD 的主要病理过程。不仅如此,微生物的胞壁酰二肽(muramyl dipeptide, MDP)是 NOD2 的主要配体,而结肠中存在大量的 MDP,可以通过 PEPT1、Pennexin-1 转运蛋白转运、肠上皮细胞胞吞、细菌被胞吞裂解、入侵的细菌释放等方式与 NOD2 相遇,当 MDP 在刺激肠上皮细胞表达 NOD2 时,可与活化的 NOD2 蛋白 LRR 结构域结合,导致 NOD2 寡聚化,募集受体相互作用蛋白-2(receptor-interaction protein-2, RIP2),所形成的 NOD2-RIP2 复合体可以使 NF-κB 抑制剂 IKKγ 多聚泛素化和 IKKβ 发生磷酸化,导致 NF-κB 激活入核,诱导下游的 TNF-α、IL-6 等炎症介质和促炎因子等细胞内信号瀑布,使局部组织产生病理性炎症,因为该效应有自放大特性,所以使得炎症迁延难愈。目前,有很多研究关注 TLR、NOD、NLRs 等 PRRs 对 PAMPs(LPS、鞭毛蛋白、MDP 等)识别在 IBD 发生和发展中的作用。

研究证实,Th17/Treg 的分化平衡异常导致免疫抑制作用减弱也是 IBD 的发生的原因之一,表现为 Th17 细胞功能亢进,Treg 细胞数量减少为主要特征。Th17 细胞主要分泌细胞因子 IL-17,可与细胞表面相应的受体结合,结合后主要通过丝裂原活化蛋白激酶(mitogen-activated protein kinase, MAPK)途径激活 NF-κB 发挥生物学作用,参与局部炎症反应。Treg 细胞包括在胸腺中发育成熟的天然型 $CD4^+$ $CD25^+$ $Foxp3^+$ Treg 细胞(nTreg)和在外周由初始 T 细胞受刺激转化生成的诱导型 Treg(iTreg),$CD4^+$ $CD25^+$ Treg 细胞,具有免疫无能性与免疫抑制两种功能特征,其功能是通过抑制自身反应性 T 细胞、T 细胞活化及促进某些抑制性细胞因子的分泌等,在自身免疫性疾病中发挥作用。

Treg 细胞与 Th17 细胞均来源于初始 T 细胞,两者的比例平衡对维持内环境的稳态至关重要,比例失调会导致全身或局部免疫应答异常,引起自身免疫性疾病或持续感染等疾病,与近年研究发现的 Th17/Treg 细胞与 IBD 的发病密切相关一致。肠道黏膜免疫系统具有协调肠腔抗原的促炎性和机体抗炎性之间的平衡,因此,肠黏膜免疫一旦失调容易引发 IBD。Th17 细胞在介导黏膜免疫中,分泌的促炎因子 TNF-α、IL-17、IL-6、IL-21 等,在宿主防御细胞外真菌和细菌病原体时发挥重要作用,同时也被认为是导致 IBD 发生的重要原因。因此,有人提出维持 Th17/Treg 细胞的平衡治疗 IBD。

2. 食物过敏　近年来,与肠道黏膜免疫相关的食物过敏对人们生活质量与身体健康造成较严重影响而逐渐受到关注,部分原因也因为国内外的食物过敏发生率有增多的趋势。与传统的过敏机制类似,过敏原与致敏肥大细胞接触后会导致 Fc 受体的交联、肥大细胞的活化,释放出强效的促炎胺、脂质介质和细胞因子。而且,肠黏膜固有层丰富的肥大细胞也是食物过敏的重要基础。目前认为,食物过敏是黏膜 Th2 对不同食物蛋白的反应差异所致,由 Th2 依赖性 IgE 介导。在肠道摄取这些蛋白时既可引起肠道局部的炎症反应,也可导致全身系统的急性炎症反应。由于 Th2 细胞产生的细胞因子能直接刺激肠道蠕动,故即使没有 IgE 参与,也可能引发与食物过敏类似的胃肠道症状,如恶心、呕吐、腹泻和腹痛。如果过敏原被吸收入血,还会激活其他部位或组织的肥大细胞,产生全身症状。

3. 乳糜泻　乳糜泻(coeliac disease),也称谷蛋白敏感性肠病(gluten-induced enteropathy)或非热带性腹泻(nontropic sprue),是一种小肠黏膜炎症性疾病,由小麦中存在的麦胶蛋白产生免疫反应引起。患者产生针对麸质蛋白的 IgA 和 IgG 抗体,以及针对可以修饰麦胶蛋白的谷氨酰胺转氨酶 2A 的自身抗体,发生机制与免疫相关。目前对乳糜泻的主要治疗手段是通过无谷蛋白饮食来控制和管理病情。这些自身抗体被认为是在转谷氨酰胺酶特异性 B 细胞内吞入谷氨酰胺酶宿主,转谷氨酰胺酶与麦胶蛋白共价结合并将麦胶蛋白肽呈递给辅助性 T 细胞时产生的,且成为该病的敏感诊断标记物。

有证据表明,$CD4^+$ T 细胞对麦胶蛋白的反应参与了该病的发病机制,在乳糜泻患者中发现了针对麦胶蛋白多肽的 T 细胞,T 细胞和 T 细胞因子参与了肠道炎症过程,并发现携带 HLA-dq2 和 HLA-dq8 两类 HLA 等位基因的人群发生谷蛋白肠病的风险较高,且麦胶蛋白肽容易与这些等位基因编码的 MHC 分子结合。除了 $CD4^+$ T 细胞反应外,$CD8^+$ 细胞毒性 T 淋巴细胞(CTL)破坏肠上皮细胞也可能是导致乳糜泻的原因,但尚不清楚 CTL 识别麦胶蛋白肽的机制。

4. 口腔溃疡　口腔溃疡指口腔黏膜完整性等发生改变的一类常见疾病。现在越来越多的研究表明这类口腔黏膜疾病均与免疫相关,如复发性口腔溃疡(recurrent oral ulcer, ROU)。

ROU 也称复发性阿弗他性口炎(recurrent aphthous sto-matitis, RAS),以浅表性、疼痛性、复发性溃疡为特点,是口腔黏膜中最常见的疾病。研究发现 ROU 上皮损伤源自 T 细胞介导的免疫反应,而且糖皮质激素和免疫抑制剂有效。ROU 早期病损部位有大量 T 淋巴细胞浸润,溃疡前期以 T 辅助细胞占多数,溃疡期转为以细胞毒 T 细胞为主,愈合期则以 T 辅助细胞为主。近来,已将 ROU 归为一种自身免疫性疾病,其病理过程与固有免疫、Th1/Th2 失衡、$CD4^+CD25^+Foxp3^+$ Treg 减少、细胞因子分泌紊乱、黏膜抗体形成、口腔黏膜局部 sIgA 低表达以及过敏反应等一系列免疫紊乱反应有关,这种免疫紊乱还伴有局部微循环的改变和氧自由基的参与。

(二) 呼吸道黏膜免疫相关疾病

呼吸道是机体气体出入的通道,其黏膜免疫系统是呼吸道抵御外来病原体或其他抗原物质入侵的重要防线,虽然对呼吸道黏膜免疫系统(BALT 和 NALT)的了解远不如肠道黏膜免疫系统的了解,但已基本明确呼吸道的众多疾病与呼吸道黏膜免疫直接相关。肺结核的死灰复燃,以及严重急性呼吸综合征(SARS)和高致病性流感病毒、埃博拉病毒等的肆虐,使呼吸道黏膜免疫的研究受到关注,但研究仍多以哮喘、急性肺损伤、慢性阻塞性肺疾病和感染等呼吸道疾病为主。

1. 哮喘　支气管哮喘(bronchial asthma, BA)简称哮喘,是支气管高反应状态下由变应原或其他因素引起的慢性气道炎症性疾病,许多炎性细胞如嗜酸性粒细胞、肥大细胞和淋巴细胞均参与了气道炎症过程,其中 T 淋巴细胞在发病中有重要作用。

支气管哮喘在免疫方面的主要改变是辅助性 T 淋巴细胞(Th)Th1 和 Th2 的失衡,即 Th2 反应增强,而 Th1 反应减弱,从而导致嗜酸性粒细胞增殖、活化和气道浸润,造成慢性气道炎性反应。其中,对参与哮喘超敏反应的 IgE,以及 IgE 抗体和各种炎性细胞、细胞因子有较多的研究报道。

近年人们对 ILC2s 的发现加深、甚至改变了对哮喘疾病的认识,因为在 T 淋巴细胞和 B 淋巴细胞缺陷的 $Rag1^{-/-}$ 小鼠中,仍然可以通过 OVA 刺激诱导哮喘的发生,这主要是由于

ILC2s 的活化参与了这一哮喘的发生。在哮喘发生过程中,受损的呼吸道上皮细胞分泌的 IL-33 和 IL-25 能够刺激 ILC2s 分泌 Th2 型细胞因子 IL-13 和 IL-5,进而导致气道高反应症。

在人类,ILC2s 呈 lin⁻CD127⁺CRTH2⁺ 表型,广泛分布于全身,且生命周期长、数量少。Bartemes 等研究发现,过敏性哮喘患者血液来源的 ILC2s 在 IL-33/IL-2 或 IL-25/IL-2 的刺激下能够产生大量的 IL-13 和 IL-5,而过敏性鼻炎患者血液来源的 ILC2s 则没有此现象,提示 ILC2s 在人哮喘疾病进程中可能发生了分化,具体细节值得进一步的研究。

2. 慢性阻塞性肺疾病 因全球超过 2 亿人口患有慢性阻塞性肺疾病(chronic obstructive pulmonary disease,COPD),且发病周期长、死亡率较高,以及加重的社会经济负担而使其成为广泛关注的公共卫生问题。研究表明,COPD 患者气道上皮细胞和固有免疫细胞防御功能的降低是导致易发呼吸道感染的主要原因,其中,吸烟诱导的 COPD 者,是因为气道上皮细胞内 NF-κB 信号通路活化受到抑制,影响了固有免疫应答功能。此外,对 COPD 患者肺泡研究发现:巨噬细胞的数目显著降低、吞噬功能减弱;DCs 呈现不成熟的表型,识别和捕获抗原的能力低下;中性粒细胞介导针对自身肺组织产生免疫应答,加重气道阻塞;NK 细胞表达 IFN-γ、TNF-α 和穿孔素的水平下降,细胞杀伤活性减弱等,它们都是影响呼吸道黏膜免疫系统功能的重要因素。

3. 过敏性鼻炎 过敏性鼻炎(allergic ahinitis,AR)又称为变应性鼻炎,是由于对花粉、粉尘、尘螨等外界过敏原免疫反应过强而引起的炎症性疾病。过敏性鼻炎患者体内 IL-4、IL-5、IL-13 等 Th2 型细胞因子水平的居高不下是疾病难愈的重要原因,且胸腺基质淋巴生成素(thymic stromal lymphopoietin,TSLP)在其中也发挥了重要作用。

过敏性鼻炎病程可分为速发相和迟发相炎症反应两个阶段:过敏原特异性 IgE 抗体介导了早期的过敏反应,即"过敏原-特异性 IgE-FcεRI"交联引起肥大细胞脱颗粒释放组胺、白三烯等过敏介质,释放的组胺与腺体以及毛细血管壁上的 H1 受体结合,引起腺体分泌、平滑肌收缩等反应;鼻炎的迟发相炎症反应主要表现出嗜酸性粒细胞的局部浸润,IL-4、IL-5、IL-13 等 Th2 型细胞因子升高。

过敏原刺激 DC 产生的少量 IL-12,刺激嗜碱性粒细胞和嗜酸性粒细胞产生 IL-4,诱导 CD4⁺ T 细胞分化成 Th2 细胞。Th2 细胞分泌的 IL-4 又可以启动正反馈环路,进一步促进 Th2 的分化,抑制 Th0 向 Th1 和 Th17 偏移,使 Th2 数量明显占优势。在遗传易感性的个体中,这种正反馈机制更为突出,因此,这种家族更易发生过敏性鼻炎和哮喘等变态反应性疾病。

病原微生物及过敏原可直接刺激上皮细胞释放 TSLP,TSLP 可以通过募集 DCs、肥大细胞、Th2 淋巴细胞等参与过敏性鼻炎的炎症反应,增加 IL-4、IL-13、TNF-α 等 Th2 促炎症因子和炎症细胞的局部浸润,介导包括过敏性鼻炎在内的诸多过敏性炎症反应。此外,TSLP 还可以诱导鼻黏膜固有层未成熟的 DC 分泌 IL-8、Eotaxin-2 等趋化因子,募集炎症细胞;并诱导 DC 细胞表达 CD11c⁺ 分子,促进 DC 细胞成熟。

(三)生殖道黏膜免疫相关疾病

生殖道黏膜具有相对特殊的环境,其自然免疫应答与其他部位的黏膜免疫不尽相同,主要是其受激素的影响,尤其女性。女性生殖道不仅结构和所处的环境较男性复杂,受激素的影响也更为明显,且女性的生殖道黏膜还具备适应特殊的生理功能,包括月经、授精、着床、妊娠以及分娩,在这些过程中的黏膜免疫状态存在较大差异,即使如此,生殖道仍担负着清除有害病原体,保护生殖道黏膜免受侵袭。

1. 细菌性阴道炎 阴道是一个黏膜免疫活跃、感染性疾病多发的部位,且存在正常菌群,其黏膜免疫对正常寄居微生物和抵御黏膜感染有着重要作用,这也是黏膜免疫因素成为细菌性阴道炎的研究热点的原因,尤其是发现机体 Th1/Th2 细胞因子平衡失调在念珠菌性阴道炎的发生和复发过程中至关重要。

白假丝酵母菌是阴道内正常的寄居菌,维持着局部菌群生态平衡,并参与阴道自净过程,其数量受到黏膜免疫的制约,当机体免疫功能低下时极易发生白假丝酵母菌感染,尽管这一感染过程中的具体机制尚不十分清楚,但发现其与细胞因子和局部黏膜免疫功能紊乱密切相关,细胞因子中研究较多的主要是 Th1 和 Th2 细胞因子。Th1 细胞因子可激活单核/巨噬细胞和中性粒细胞,调节免疫反应,Th2 细胞因子可抑制 Th1 细胞因子分泌并降低机体免疫功能,正常情况下,两者分泌量相对平衡,相互影响,互成网络,维持机体正常免疫状态,一旦两者平衡被打破,则会引起阴道内的免疫状态失衡,继而引发一系列炎症。

研究还表明,阴道白假丝酵母菌感染也与 Th1 和 Th2 类细胞因子有关外,还与阴道局部甘露糖凝集素的浓度相关;需氧菌性阴道炎患者阴道分泌物中 IL-1β、IL-6、IL-8 水平高于健康女性;滴虫性阴道炎患者局部细胞因子 IL-2、IL-8、IL-13 水平高于健康对照组。

除上述甘露糖凝集素外,其他固有免疫也发挥着不可或缺的作用,如淋巴系统、单核/巨噬细胞稳定地存在于阴道黏膜中,一旦有外源性病原体入侵,即对病原体发挥非特异的吞噬和杀伤作用;Toll 样受体家族作为固有免疫的重要受体,其先天性异常者的细菌性阴道疾病发病率明显增高。

2. 慢性宫颈炎 子宫颈的特殊解剖位置,而且宫颈内膜皱裂又多,细菌潜伏于此处后较难消除,使其成为感染及其与感染相关疾病多发的部位,也因此成为具有多种免疫防御功能的场所,细胞免疫、体液免疫以及局部的黏膜免疫是共同形成阻止生殖道感染和病原体进入内生殖器的重要防线。慢性宫颈炎是女性常见病、多发病,可表现为宫颈糜烂、宫颈肥大、子宫颈息肉、子宫颈内膜炎等,其发病与正常寄居的内源性微生物增殖紊乱、外源性病原微生物入侵、宫颈损伤和机体免疫应答等因素有关。

生殖道黏膜免疫相关疾病的发生与固有免疫密切相关。完整的阴道黏膜是有效的固有免疫屏障,是机体防御的第一道防线,可有效地防止病毒、细菌、真菌等微生物入侵。单核吞噬细胞系统(mononuclear phagocyte system)是生殖道固有免疫防御的第二道防线,由于子宫颈与阴道紧密相连,并部分伸入阴道,因此阴道黏膜中稳定存在的淋巴系统单核/巨噬细胞会对入侵的病原体发挥吞噬和杀灭作用,阻止其扩散。通常情况下,这些固有免疫能有效地保护子宫颈免受感染,只有病原微生物数量多、毒力强时才能冲破淋巴细胞屏障。同时,子宫颈口和阴道有丰富的分泌物,其中含有多种具有抗菌作用的物质,如补体、生物素、干扰素等,然而,这些非特异性的抗菌物质单独作用微弱,往往需要配合各种免疫细胞、免疫球蛋白抗体或其他防御因子产生作用。

二、黏膜免疫与微生态

黏膜免疫与微生态相互关系的研究是近年关注度较高的研究前沿之一,至少有以下几方面的原因。首先,黏膜部位通常与外界相连,正常情况下即有微生物的存在,在局部形成微环境并保持稳态。这些微生物不仅不会导致感染或疾病,甚至类似肠道的正常菌群是人体所必需的;其次,机体正常的情况下,这些微生物并不会过度增殖,其中,黏膜免疫在限制微生物的过度增殖中扮演着最重要的角色,主要包括黏膜的屏障作用、黏液及其所含的多种抗菌物质;第三,免疫与微生物存在着天然的联系,免疫最基本的、最早被人们认识到的功能就是抗感染作用,不仅如此,免疫学也起源于微生物学;事实上,上述观点人们早已认识到,囿于实验方法和手段,很多研究难以实现,所以,由于新的研究技术的出现,尤其是现代分子生物学技术和生物信息学技术的突飞猛进,使得微生态及其与免疫关系的深入研究成为可能,特别是大大丰富了对微生物的种群、丰度及其代谢产物的研究技术,同时,也推动了黏膜免疫的研究。

在与黏膜免疫相关的微生态研究中,就黏膜部位和微生物而言,研究最多的是肠道菌群。

肠道内环境的稳定与肠道菌群、机体遗传因素和免疫反应密切相关。如果肠道与其共生菌的平衡被打破,会诱发 T 细胞介导的免疫应答,进而威胁人类或动物健康。最近的研究已经改变了人们对共生微生物的看法,在人类肠道寄生有大约 4 000 种菌株,1 000 万亿个细菌,它们在人类出生后的黏膜和系统免疫发育中,从开始的"路人"转变为活跃的参与者,并且具有长期的维持稳态功能。

不仅如此,微生态对机体免疫的影响也是通过其对黏膜免疫实现的,机体黏膜屏障功能、抗菌肽的产生、sIgA 的分泌、效应 T 细胞活化和口服耐受等均受微生态的调控,其中口服耐受与 TLRs 信号通路、免疫细胞聚集招募和维生素 A 代谢等机制的调控有关。然而,微生态的改变也可能导致炎症性肠病、关节炎或糖尿病等疾病,以及感染和病原的传播,目前发现与微生态相关的疾病多达 20 余种。图 10-5 简要地展示了微生态与机体免疫的关系。

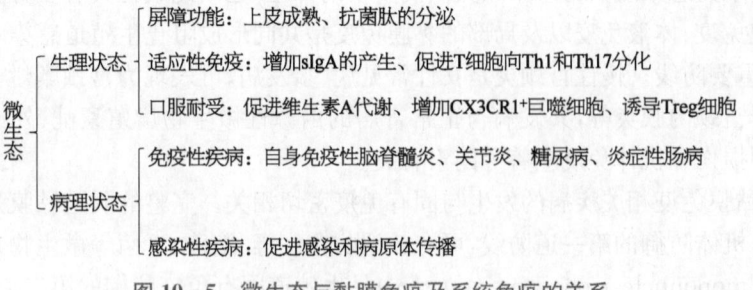

图 10-5　微生态与黏膜免疫及系统免疫的关系

1. 微生物在黏膜免疫发育的作用　生物的保护性机制都是在所处环境压力之下进化或发育而来,免疫系统也不例外。宿主的保护结构和先天免疫的多样性特征主要在出生后充分发育,很大程度上是与出生后所接触微生物群相互作用的结果。通过对无菌动物的研究发现,微生物群对外周淋巴结构的发育至关重要(图 10-6),甚至包括通过上皮细胞成熟和毛细血管网络的建立所强化的黏膜屏障,丰富的毛细血管有助于白细胞的运输。尽管其分子机制尚未完全清楚,但可以肯定的是与多种 PRR 有关,包括 TLRs、NOD 样受体(NLRs)和 RA 诱导基因样受体(RLRs)等。包括 PRMP 在内的微生物信号可以促进肠道内隐窝孤立淋巴滤泡(ILFs)的产生和发育,在小鼠,ILFs 一般在出生后几周内出现,在肠道微生物的作用下数量明显增加。在肠上皮细胞上表达的 NOD1 可识别革兰阴性菌来源的肽聚糖,使得肠道上皮细胞表达 CCL20 和 β-defensin 3,激活 LTi 细胞形成 ILFs。也有假设认为激活的 LTi 细胞与淋巴组织的细胞相互作用,表达 CCL20 招募 B 细胞。在宿主的防御机制中,PRRs 与共生菌的 PRMP 结合能诱导包括 RegⅢγ 在内的多种抗菌肽的表达,以防止宿主组织的细菌易位。此外,NOD2 也能调控 Paneth 细胞产生 α-defensins 和 cryptidins。

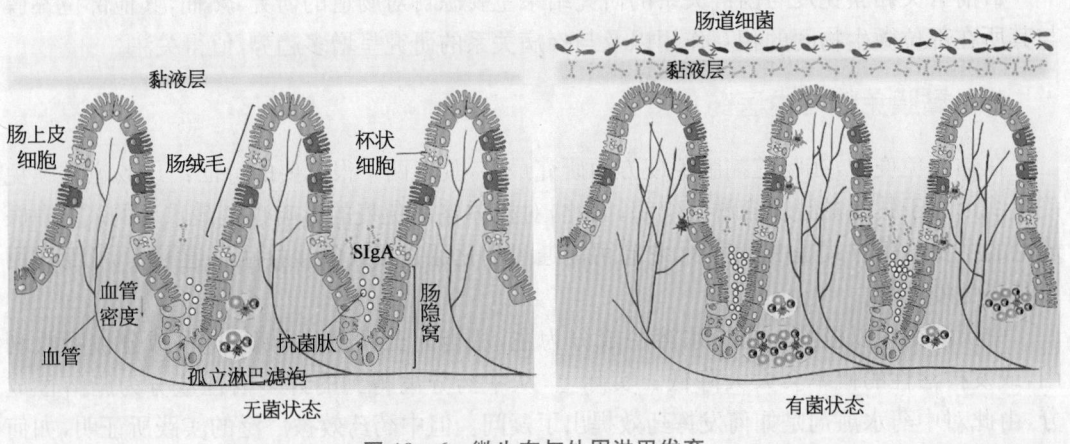

图 10-6　微生态与外周淋巴发育

2. 共生菌对黏膜炎症的影响　肠道菌群是黏膜炎性疾病,特别是 IBD 的发生、发展和转归过程中的重要因素。在 IBD 中,尽管溃疡性结肠炎(UC)和克罗恩病(CD)发病部位和炎症过程存在差异,但它们与肠道菌群的相关性已得到充分证明,且其在涉及适应性免疫系统的病理过程中最关键的效应细胞是 CD4$^+$ T 细胞。

在 T-bet 的缺陷小鼠(T-bet$^{-/-}$ RAG2$^{-/-}$ 溃疡性结肠炎小鼠,TRUC 小鼠),Treg 细胞的缺失和 DCs 增加 TNF 的产生,可造成慢性炎症状态和菌群的改变,进而导致结直肠癌的发生。TRUC 小鼠是由于结肠 DCs 增加 TNF-α 的产生,如果在 CD11c$^+$ 细胞中恢复 T-bet 表达则可以减少 TNF-α 生成,并防止肿瘤和过度炎症的发生。当菌群从 TRUC 小鼠转移到野生型小鼠时,能使野生型小鼠在获得 TRUC 小鼠菌群的同时,出现结肠炎,而且,在 TRUC 小鼠中还发现变形杆菌和肺炎克雷伯菌数量的增加,这两种细菌在 SPF 野生型小鼠中可诱导结肠炎,所有这些都充分证明了菌群对黏膜炎症影响。

3. 黏膜免疫与正常菌群　正常情况下,每个个体内都存在正常菌群,其中大部分存在于肠道内。肠道内的正常菌群可通过与病原菌竞争空间和营养进而阻止其在肠道内的繁殖,以达到对机体的保护作用。当大量服用抗生素时,会杀灭肠道共生菌,造成菌群失调,为病原菌提供繁殖的环境,引起肠道感染性疾病。

在一定的条件下,正常菌群的细菌也会引起疾病。例如,当肠道黏膜完整性遭到破坏,正常无害的大肠杆菌可穿过黏膜屏障进入血流,引起致死性的全身性感染,这就是机体黏膜所提供的至关重要的抗感染作用。对于免疫缺陷者，即使黏膜屏障相对完整，正常菌群中的非致病菌也可能导致严重的感染，表明宿主的适应性免疫在防御肠道菌群中同样重要。通过对无菌(germ-free or gnotobiotic)动物免疫系统的研究还发现，次级淋巴器官体积明显小于对照小鼠，且所有同种型抗体产生水平均下降。又如，雏鸡经口给予益生菌不仅影响局部黏膜体液免疫，而且其泪液、气管分泌液、胆汁和肠汁，以及哈德尔氏腺、盲肠扁桃体、十二指肠和回肠派氏结的 IgA、IgM、IgG 含量均明显增多；其盲肠扁桃体数量、十二指肠和回肠微绒毛长度增加，吸收细胞内的线粒体及其嵴、高尔基体、核糖体、内质网、哈德尔氏腺腺泡内分泌颗粒等均增多。所有这些都说明了机体对肠道内存在的菌群或共生菌同样存在免疫应答。

目前有关黏膜免疫与菌群关系的研究结果主要源自对肠道的研究，然而，其他部位黏膜与其所在部位微生物间的相互作用以及与疾病关系的研究呈增多趋势，值得关注。

三、黏膜免疫与中医药免疫

在黏膜免疫中，在肠道黏膜免疫方面研究最多，具有两个很重要的特征：① 肠道黏膜免疫组织远大于其他黏膜所含淋巴组织，因此，对机体整体免疫的影响也是最重要的；② 中医理论的主要给药方式是中药煎剂，它有可能通过消化道直接或间接接触肠道黏膜，从而作用于黏膜免疫系统。

中药汤剂中以极性较高的水溶性成分为主，从当前药学理论角度，这些成分被吸收利用，或发挥活性的概率会大大降低。实际上，从中药分离得到的许多活性成分为脂溶性成分，由此对中药水煎剂是如何发挥药效提出了疑问。但中药药效被广泛的实践所证明，如何解释它们之间的关系呢？此外，被广泛报道具有免疫活性的中药多糖，也因其分子量较大而不易被降解吸收使其作用机制备受关注。

故中药对肠道黏膜免疫的作用给中药免疫活性机制的研究提供了研究的思考空间。不仅如此，中药汤剂在与肠道黏膜作用的同时，更是与肠道微生物有充分的相互作用，而肠道微生物与肠黏膜免疫的关系，也为中药通过肠道微生态发挥免疫调节提供了另一个研究可能。大量研究报道，中药也许通过肠道微生物将水溶性成分代谢为脂溶性成分以发挥其活性作用。在中医基础理论研究中，黏膜免疫同样受到关注，尤其结合微生态的研究，如通过肠道黏膜免疫探索大肠湿热证、肺与大肠相表里，以及舌苔与口腔黏膜免疫和微生态的关系进行研究。

（周　联）

第十一章
固有免疫细胞

第一节 概 述

固有免疫细胞(innate immune cells)是指机体发挥固有免疫反应的细胞,参与机体在长期的种系进化过程中形成的抵抗病原体入侵、清除体内抗原性异物的生理病理过程,也可以通过抗原提呈诱发适应性免疫反应,作为桥梁连接固有免疫和适应性免疫。固有免疫细胞包括除参与适应性免疫反应的 $\alpha\beta$ T 细胞和经典 B 细胞(B2 细胞)以外的各种免疫细胞,分布于各种组织脏器中,包括单核/巨噬细胞、树突状细胞、自然杀伤细胞、参与固有免疫的淋巴细胞($\gamma\delta$T,NKT,固有淋巴细胞,B1 和边缘区 B 细胞)、肥大细胞和多形核细胞等。

一、单核/巨噬细胞

20 世纪 70 年代 Van Furth 提出了单核/巨噬细胞系统(mononuclear phagocytic system,MPS)这一概念。MPS 包括骨髓前单核细胞(pre-monocyte)、外周血单核细胞(monocyte,Mo)和各种组织巨噬细胞(macrophage,Mφ)。作为固有免疫细胞,Mo 和 Mφ 具有十分广泛的免疫生物学功能。

(一) 单核/巨噬细胞的来源与分化成熟

单核/巨噬细胞主要由 $CD34^+$ 造血干细胞(hematopoietic stem cell,HSC)发育而来。研究发现在成年人骨髓中,HSC 在多重集落刺激因子(multi-colony stimulating factor,multi-CSF)、巨噬细胞集落刺激因子(macrophage-CSF,M-CSF)等刺激作用下,发育成单核母细胞(granulocyte-monocyte progenitor cells),这些前体细胞不断增殖分化成为前单核细胞(promonocyte)并进入血流,在外周血中分化成为成熟的单核细胞(monocyte,Mo)。人体中 Mo 约占外周血白细胞总数的 3%～8%,在血液中一般循环 1 日左右,随后穿过毛细血管内皮细胞壁迁移到全身不同组织,分化成为组织特异性的 Mφ。

Mo 是白细胞中体积最大的细胞,在形态上具有异质性,表现为细胞大小不均一,细胞核形态多样,胞质内含有多种与 Mo 的吞噬杀伤功能有关的颗粒结构。Mφ 在形态和功能上较单核细胞有更大的变化,如细胞的体积增加 5～10 倍,细胞器的数量增加,吞噬功能和分泌细胞因子的能力增强。根据是否具有运动性，Mφ分为游走性和定居性，游走的Mφ是由血液中的单核细胞衍生而来的。而定居性的Mφ则广泛分布于各组织中，其形态和名称由所处的组织部位决定，例如肝脏中的巨噬细胞称为库普弗细胞（Kupffer cell）、肺组织中的称为肺泡巨噬细胞（alveolar macrophage）、脑部的称为小胶质细胞（microglial cell）、骨组织中的称为破骨细胞（osteoclast）等。传统的观点认为组织定居的Mφ起源于骨髓，并不断地由单核细胞衍变供给，而最近的研究发现定居的Mφ实际上最初来源于胚胎中的卵黄囊巨噬细胞。

成熟的Mo/Mφ可以表达多种表面分子，包括补体受体、各种模式识别受体（甘露糖受体、清道夫受体、Toll样受体）、Ig Fc受体（CD64、CD32、CD16）等，可通过直接或间接识别病原体，发挥生物学效应。激活的Mo/Mφ表面表达与抗原提呈相关的MHC Ⅰ和MHC Ⅱ类分子，与趋化黏附相关的趋化因子受体和多种黏附分子等。此外，它们还能分泌多种细胞因子、补体成分、趋化因子等，参与炎症反应和免疫调节。

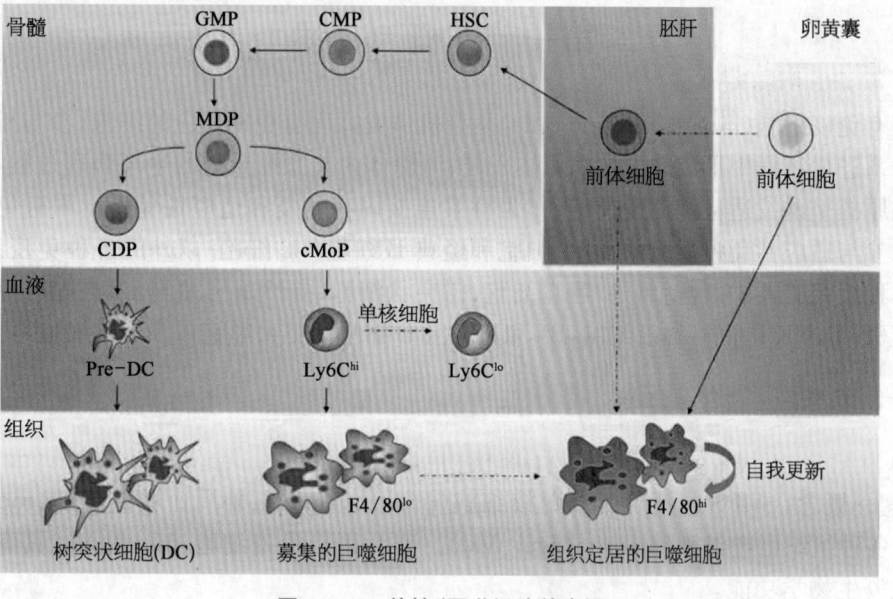

图 11-1　单核/巨噬细胞的来源

早期胚胎可以产生来自卵黄囊前体细胞并且终生存在的原始巨噬细胞，最终分化形成组织定居巨噬细胞；晚期胚胎可以在胚肝中形成单核/巨噬细胞。在成年个体中，单核/巨噬细胞起源于骨髓中的造血干细胞（hematopoietic stem cells，HSC）。一般认为，造血干细胞首先产生共同髓样前体细胞（common myeloid progenitor，CMP），然后产生粒细胞/单核细胞前体细胞（granulocyte-monocyte precursor，GMP），GMP进而分化产生单核细胞-树突状细胞前体细胞（monocyte-dendritic cell precurso，MDP）。MDP可以产生树突状细胞、单核细胞和巨噬细胞。

（二）单核／巨噬细胞的主要分类和异质性

1. 单核细胞　根据细胞表面标志不同，单核细胞可分为炎症型和静息型（定居型）。根据 Gr1/Ly6C、CX3CR1 和 CCR2 表达水平不同，可将小鼠的单核细胞分为 $Gr1^+/Ly6C^{high-}$

CCR2$^+$CX3CR1^{low}和 Gr1$^-$/Ly6C^{low} CCR2$^-$CX3CR1^{high}两种表型。其中 Gr1$^+$/Ly6C^{high}单核细胞是炎症型单核细胞,可迁移至病变部位分化形成巨噬细胞并参与炎症反应;而 Gr1$^-$/Ly6C^{low}单核细胞是静息型单核细胞,不同于炎症型单核细胞,具有促进组织修复的作用,并且抑制炎症的发生。同样,根据细胞表面分子 CD14、CD16 的表达情况,可以将人类的单核细胞分为 CD14^{high}CD16$^-$ 和 CD14$^+$ CD16$^+$ 两个亚群。

2. 巨噬细胞　为了适应微环境,巨噬细胞具有显著的异质性,这种异质性使它们能够在有效地应对环境变化或免疫激发时发挥适当的功能。根据其功能的不同,巨噬细胞通常被分为两类:与宿主防御和促炎症反应相关的经典激活的 Mφ(classical activated macrophage, M1型),以及与免疫调节和修复相关的替代激活的 Mφ(alternative activated macrophage,M2 型)。这两种类型的巨噬细胞可在不同条件下诱导产生,并通过产生相应的效应分子发挥作用。

M1 型巨噬细胞可以由脂多糖(lipopolysaccharide, LPS)、干扰素 γ(interferon γ,IFN-γ)、肿瘤坏死因子 α(tumor necrosis factor α,TNF-α)及粒细胞巨噬细胞集落刺激因子(granulocyte macrophage colony stimulating factor, GM-CSF)等细胞因子诱导产生。其主要特征是高表达白细胞介素 12(interleukin-12,IL-12)和低表达 IL-10,并表达 IL-1R、IL-23、MHCⅡ、CD86、CD80 分子标志以及产生大量一氧化氮(nitric oxide, NO)和活性氧(reactive oxygen species,ROS)。主要参与促炎症反应,通过释放炎性介质促进体内非己成分的清除,对预防肿瘤的发生起重要作用,并在 Th1 细胞介导的细胞免疫中被激活,作为效应细胞参与某些免疫病理过程(如Ⅰ型糖尿病)的发生、发展。

M2 型巨噬细胞可以进一步分为 a、b 和 c 3 个亚型,其中 M2a 由 IL-4 和 IL-13 诱导产生,主要特征是高表达 CD206、MHCⅡ、炎症区发现的分子 1(found in inflammatory zone 1,FIZZ1)即抵抗素样分子 α(resistin-like molecule alpha,RELMα)、几丁质酶 3 样分子 3(chitinase 3-like 3,Ym-1);M2b 由免疫复合物和 FcγR/TLR 的激动剂刺激产生,主要特征是高表达 IL-10、MHCⅡ和低表达 IL-12;M2c 由 IL-10、TGF-β 或糖皮质激素诱导产生,主要分子特征为高表达 CD150、CD206 和低表达 MHCⅡ;M2 型巨噬细胞具有抗炎、清除细胞碎片、修复组织、促进血管生成及 Th2 细胞反应等功能。

各亚型的巨噬细胞分子标志有所交叉,例如所有的巨噬细胞均表达 CD11b,CD68 和CD115 即巨噬细胞集落刺激因子受体(macrophage colony stimulating factor receptor,M-CSFR),因此,不能依靠单一分子标志定型巨噬细胞。

表 11-1　巨噬细胞异质性及其分子特征和功能

表型	刺激因子	分泌的炎症介质	功　能	分子标志物
M1	GM-CSF、IFN-γ、TNF、LPS	NO、ROS、IL-1β、IL-6、IL-12、IL-23、TNF-α、CXCL9、CXCL10	促炎、抗胞内病原菌、抗肿瘤、级联放大 Th1 细胞反应、参与迟发型过敏反应	表达 IL-1R、MHCⅡ、CD86、CD8、FcγRⅠ、FcγRⅡ、FcγRⅢ;高表达 IL-12 和 IL-23 且低表达 IL-10
M2a	IL-4、IL-13	聚胺类物质、纤维连接蛋白、IL-6、Ym-1	促进基质重建和组织修复;抑制周边淋巴细胞的增殖;调节免疫反应	CD206、IL-1RⅡ、IL-1Ra、MHCⅡ、Ym-1、FIZZ1

（续表）

表型	刺激因子	分泌的炎症介质	功　能	分子标志物
M2b	免疫复合物、部分的 TLR 配体	IL－10、TNF－α、IL－1β、IL－6	调节免疫反应；激活 Th2 细胞反应；促进炎症消散；促进组织修复	高表达 IL－10、MHC Ⅱ、低表达 IL－12
M2c	IL－10、TGF－β、糖皮质激素	TGF－β、IL－10、细胞外基质蛋白	调节免疫反应，发挥抗炎作用；参与基质沉积过程	高表达 IL－10、CD150、CD206、低表达 MHC Ⅱ

（三）单核／巨噬细胞表达的膜分子

1. **模式识别受体**　单核/巨噬细胞的细胞膜与细胞质内分布有绝大多数类型的模式识别受体(PRR)，这可能意味着这类细胞是在进化过程中最先承受接受"危险"信号的使命者。单核/巨噬细胞可表达的主要 PRR 见表 11－2。而关于这些 PRR 的结构组成与生物学作用可参见本书第五章的相关部分。

表 11－2　单核/巨噬细胞表达的主要模式识别受体

受体类型	名　称	配　体
CD206	甘露糖受体(MR)	甘露糖
CD14	LPS 受体	LPS 结合蛋白
TLR 家族	Toll 样受体	LPS－CD14 复合物
SR 家族	清道夫受体	LDL、胶原蛋白、血小板反应蛋白
PS－R	磷脂酰丝氨酸受体	磷脂酰丝氨酸
整合素 αVβ3	纤连蛋白受体	纤连蛋白

在上述这些 PRR 中，CD14 分子可以作为单核/巨噬细胞的重要表面标志，并可成为这个系统成员成熟过程的一个参考坐标。近年来，有学者将单核细胞分为三个亚群，即经典单核细胞(classical monocyte)群，其标志是高表达 CD14，不表达 CD16；非经典单核细胞(non-classical monocyte)群，其标志是低表达 CD14，高表达 CD16；中间型单核细胞(intermediate classical monocyte)群，其标志是高表达 CD14，低表达 CD16。这个分群实质是显示了单核细胞的成熟过程，其中低表达 CD14，高表达 CD16 的非经典单核细胞是成熟度最高的群体，只有这群细胞在微生物的相应配体激活下，才能产生大量的前炎症因子(如 TNF、IL－12 等)，并高表达程序性死亡因子－1(programmed cell death－1, PD－1)，PD－1 的表达可引起 IL－10 的分泌并诱导形成 Th2 细胞。对 T 细胞的活化产生调节。

2. **Fc 受体与补体受体**　单核/巨噬细胞膜分子的另一类界定性标志是诸如 CD16、CD64 一类的 Fc 受体和 MAC－1 一类属于整合素家族成员的补体受体，这些膜分子的表达与介导由抗体和补体驱动的调理作用密切关联。

3. **CD68**　这是一个普遍表达于巨噬细胞表面的膜分子，与吞噬及吞噬后的溶酶体转运息息相关。

此外,作为重要的抗原提呈细胞(antigen presenting cell,APC),巨噬细胞表面还高表达 MHC 分子与共刺激分子。

(四)单核/巨噬细胞的生物学功能

1. 噬菌作用 Mo/Mφ 作为机体固有免疫的重要组成细胞具有很强的吞噬能力。其对侵入机体的病原体或其他异物的应答主要包括识别、吞噬和消化三个阶段。首先,Mo/Mφ 在趋化性细胞因子作用下向抗原侵入的部位或炎症灶趋化,然后与抗原发生黏附,伸出伪足包围被黏附的抗原,继而伪足融合内陷以膜包裹方式被摄入细胞内形成吞噬体(phagosome),吞噬体与溶酶体融合形成吞噬溶酶体(phagolysosome)。溶酶体中的抗菌和细胞毒物质,如超氧阴离子(O_2^-)、NO、抗菌肽、各种蛋白酶(溶菌酶和蛋白水解酶等)可直接杀伤、破坏、消化病原体等异物。最后消化产物通过胞吐作用(exocytosis)排出细胞外。具有免疫原性的肽类物质则与 MHC Ⅱ 类分子结合形成肽- MHC Ⅱ 复合物,表达于细胞表面,提呈给 $CD4^+$ T 细胞。巨噬细胞膜表达 Fc 受体和补体受体,并可通过调理作用促进吞噬功能。

2. 参与和促进炎症反应 Mφ 识别病原体后,同时被激活,进一步产生和分泌多种趋化因子、细胞因子和化学介质参与炎症反应的形成与调节。其中 TLR 启动的信号转导可使各种基因激活,如大量产生的 I L-1β、IL-6 和 TNF-α 启动肝脏急性期反应,产生急性期蛋白作用于补体,增强对病原体的调理作用;另外炎症因子作用于骨髓,促进释放中性粒细胞,加快清除被调理的病原体。此外 Mφ 还能分泌大量炎性介质如前列腺素、白三烯、溶菌酶等,诱导和加强局部的炎症反应。

3. 加工及提呈抗原 Mφ 是专职的抗原提呈细胞,通过吞噬(phagocytosis)、胞饮(pinocytosis)、受体介导的胞吞作用(receptor-mediated endocytosis)等方式摄取抗原。进入胞内的抗原被加工、处理后,提呈给 $CD4^+$T 和 $CD8^+$ T 细胞。此外,Mo/Mφ 还通过 CD80、CD86 等分子与 T 细胞表达的 CD28 等相互作用,产生共刺激信号,为 T 细胞活化提供第二信号,启动适应性免疫应答。

4. 免疫调节作用 Mo/Mφ 启动免疫应答后,分泌多种具有免疫增强作用的细胞因子(如 IL-1、IL-12、TNF-α 等)促进免疫细胞活化、增殖、分化和产生免疫效应分子等途径促进免疫应答。另一方面,Mφ 可发挥负调节作用,通过吞噬凋亡的中性粒细胞后释放细胞因子,抑制免疫细胞向炎症部位的募集,从而控制炎症的发展。Mφ 还可分泌 IL-10 等因子抑制其他免疫细胞的活化,从而下调过度的免疫应答,维持机体的稳定。

二、树突状细胞

树突状细胞(dendritic cell,DC)因成熟时伸出树枝状突起的独特形态而得名。相对于其他免疫细胞,发现比较晚,于 1973 年由 Ralph M. Steinman 发现,是目前已知的体内功能最强的专职抗原提呈细胞(professional APC)。DC 最大的特点是能够刺激初始型 T 细胞的活化和增殖,而巨噬细胞和 B 细胞等仅能刺激已活化的或记忆性 T 细胞,因此 DC 是机体适应性免疫应答的始动者,与免疫激活和免疫耐受密切相关,在机体抗感染、肿瘤、自身免疫病及移植排斥等过程中发挥着关键的作用。

（一）DC 的生物学特征

1. DC 的来源　DC 起源于体内的多能造血干细胞，其来源主要有两条途径：① 髓样干细胞可在 GM - CSF 的刺激下分化为髓样 DC(myeloid dendritic cells, MDC)，即经典 DC(conventional DC,cDC)；② 部分 DC 由淋巴样干细胞分化而来，与淋巴细胞有共同的前体细胞，此类淋巴系来源的 DC 称为淋巴样 DC(lymphoid dendritic cells, LDC)或浆细胞样 DC(plasmacytoid dendritic cells, pDC)。此外，有部分 DC 可诱导 $CD4^+CD25^-$ T 细胞转化成高分泌 IL - 10 的 Tr1 细胞从而负向调控免疫应答、维持抗原特异性细胞免疫耐受，称为调节性 DC(regulatory DC)。这些不同类型的 DC 各有不同的组织分布、表面标志和功能特点。

2. 分化、发育和迁移　cDC 的异质性较大，可根据表型和分化发育过程分为不同的 DC 亚群。根据成熟状态，cDC 可以分为 DC 前体(DC progenitor)、未成熟 DC(immature DC)和成熟 DC(mature DC)。其中未成熟 DC 和成熟 DC 是目前免疫学研究的主要对象，两者在表型方面都存在显著差异：① 未成熟 DC 低表达共刺激分子和黏附分子，高表达 FcR、CR、甘露糖受体、TLR 等识别各种抗原的参与固有免疫反应的受体，并可由这些受体介导摄取外源性抗原；② 成熟 DC 低表达用于摄取抗原的 FcR、CR、甘露糖受体、TLR 等，高表达 MHC I 类和 MHC II 类分子和共刺激分子(CD80/CD86、CD40、ICAM - 1)等。未成熟 DC 和成熟 DC 之间的表型差异与其功能特性紧密相关：① 未成熟 DC 摄取和加工处理抗原能力强(高表达识别各种抗原的受体)，共刺激和活化 T 细胞能力弱(低表达共刺激分子等)；② 成熟 DC 摄取和加工处理抗原能力弱(低表达用于摄取抗原的受体)，激活初始型 T 细胞能力很强(高表达 MHC 分子、共刺激分子和黏附分子)。

根据分布部位不同，cDC 有不同的名称：① 位于表皮和胃肠道上皮部位的郎格汉斯细胞(Langerhans cell, LC)，属未成熟 DC，具有较强的吞噬及加工、处理抗原能力，但免疫激活功能较弱；② 胸腺 DC(thymic DC)分布于胸腺髓质，高表达 MHC I 和 MHC II 类分子，参与 T 细胞在胸腺的阴性选择过程，通过摄取自身抗原并发育成熟，并将抗原提呈给未成熟 T 细胞，诱导 T 细胞的中枢免疫耐受；③ 滤泡 DC(follicular DC, FDC)分布于淋巴组织的淋巴滤泡生发中心，FDC 不表达 MHC II 类分子而高表达 FcR 和 C3bR，可与抗原-抗体复合物和/或抗原-抗体-补体复合物结合，但并不发生内吞，从而使抗原长期滞留在细胞表面，使其周围聚集的 B 细胞能识别和结合被 FDC 滞留的抗原，从而诱导免疫应答和免疫耐受。

正常情况下绝大多数体内 DC 处于非成熟状态。未成熟 DC 在摄取、处理抗原后，边迁移边成熟，由外周组织通过淋巴管和/或血循环进入外周淋巴器官(脾脏/淋巴结)。在外周淋巴器官，成熟 DC 能将抗原提呈给初始 T 细胞，激发 T 细胞免疫应答。该迁移过程由多种趋化因子所介导。MIP - 1、MCP - 3 及 RANTES 等 CC 类趋化因子能够趋化血循环中高表达 CC 亚家族趋化因子受体的未成熟 DC，使其穿越血管壁迁移至外周非淋巴组织摄取抗原。由于 DC 摄取抗原后活化，上调表达趋化因子受体 CCR7，可与派氏集合高内皮静脉(HEV)和淋巴结输入管高表达的 CCR7 配体 CCL19/CCL21 结合，从而介导 DC 从外周组织迁移至淋巴结。外周免疫器官 T 细胞区高浓度 CXC 亚家族趋化因子可趋化进入外周免疫器官的成熟 DC，促使其向 T 细胞区迁移。

pDC 形态类似浆细胞，活化后可呈现树突状细胞的典型形态特征和功能特性，但与 cDC 相比，其提呈抗原能力较弱。pDC 在淋巴器官中数量较少，主要分布在淋巴结和脾脏的 T

细胞区,在病毒感染应答中能够通过特征性表达 TLR7 和 TLR9,识别病毒核酸,产生大量的 I 型干扰素。pDC 产生的 I 型干扰素可以直接抑制病毒复制,此外,一些自身免疫性疾病中 pDC 表达的 Toll 样受体能够识别自身核酸导致 pDC 的异常活化,持续产生 I 型干扰素。因此在病毒感染性和自身免疫性疾病的治疗过程中,pDC 可以作为调控免疫系统的重要治疗靶点。

(二) DC 的主要功能

1. 抗原识别和加工提呈功能　DC 可通过胞饮作用、吞噬作用、受体介导的内吞作用摄取抗原。其中,胞饮作用(pinocytosis)是指细胞吞入低浓度抗原和可溶性抗原的过程;吞噬作用(phagocytosis)是指细胞非特异性吞入大颗粒物质或微生物;受体介导的内吞作用(receptor-mediated endocytosis)是指大分子物质首先被细胞膜表面特异性受体识别并与之结合,经过内化并通过膜囊泡系统完成物质的转运。DC 表面某些表面受体,如甘露糖受体、Toll 样受体或 FcR 可介导对多种病原微生物或抗原抗体复合物的识别。

DC 是体内唯一能直接激活初始 T 细胞的专职 APC。DC 将摄取加工后的外源性抗原多肽与胞内 MHCⅡ类分子结合,表达在细胞表面,并提呈给 $CD4^+$ T 细胞。抗原肽-MHCⅡ类复合物为 T 细胞活化提供了启动信号,即第一信号。成熟 DC 还高表达 CD80、CD86 等共刺激分子和 LFA-1、ICAM-1、ICAM-2 等黏附分子,为 T 细胞的充分活化提供第二信号。某些情况下,DC 能够摄取消化被病毒感染的细胞或细胞碎片,以抗原肽-MHCⅠ类分子复合物的形式将抗原肽提呈给 $CD8^+$ T 细胞并激活其初次应答。此外,DC 也通过分泌可溶性因子(可溶性 IL-6Ra 或 TGF-β 等)参与体液免疫应答,参与 B 细胞的增殖和活化。

2. 参与免疫调节　DC 分泌多种细胞因子(如 IL-1、IL-6、IL-8、IL-12、TNF-α、IFN-β 及 GM-CSF 等)和趋化因子,能调节免疫细胞分化、发育、活化及迁移等,例如:IL-12 可促进 $CD4^+$ Th0 细胞分化发育为 Th1 细胞;部分 DC 分泌高水平 IL-4,诱导 Th0 细胞分化为 Th2 细胞,介导体液免疫应答。

3. 诱导和维持免疫耐受　由于未成熟 DC 无共刺激分子,携带自身抗原后与 T 细胞作用,可导致 T 细胞失能,引起自身耐受,还可诱生调节性 T 细胞或抑制 T 细胞应答。胸腺 DC 参与 T 细胞在胸腺的阴性选择过程,诱导 T 细胞的中枢免疫耐受。

三、自然杀伤细胞

自然杀伤细胞(natural killer cell, NK)是一群非依赖于抗原特异性受体,通过表达称为细胞杀伤受体的膜分子,发挥杀伤作用的淋巴细胞。NK 细胞也是一群异质性的细胞群体,与不同生物学作用(抗感染、抗肿瘤、免疫调节等)相联系。

(一) NK 细胞的发生发育、表面标志、亚群

1. 起源和发育　NK 细胞主要从造血干细胞 $CD34^+$ HSC 分化而来,分为 3 个阶段:NK 前体细胞(NKp)、未成熟 NK 细胞(iNK)和有功能的成熟 NK 细胞(mNK)。其发育依赖骨髓基质微环境,主要提供 NK 发育分化必需的多种细胞因子及黏附分子,例如 IL-15 对 NK 发育成熟具有非常关键的作用。

NK 细胞除可在骨髓中发育成熟外,其前体细胞还可以进入次级淋巴组织(如淋巴结、扁桃体、肠道相关淋巴组织),以及肝脏、脾脏、胸腺等进一步发育成熟。

2. 表面标志 NK 细胞表面的膜分子大多不具有特异性,在淋巴细胞中,NK 可表达 CD56,而部分 T 细胞也表达该分子,因此人类 NK 细胞的专一性标志为 $CD3^- CD56^+$。由于小鼠 NK 细胞不表达 CD56,也未发现有类似于人类 NK 细胞的专一性标志。因此直至目前,可用于标识不同种属 NK 细胞的专一性标志尚未找到。

3. 亚群 根据 NK 细胞 CD56 表达密度的不同,可以分为 $CD56^{dim}$ 和 $CD56^{bright}$ 2 个亚群。$CD56^{dim}$ 主要存在于外周血中,表达中亲和力 IL-2 受体、CD16、KIR、LFA-1 高表达,CD94/NKG2A 低表达,$CD56^{dim}$ 活化后以发挥细胞毒作用为主,仅有低水平细胞因子产生。$CD56^{bright}$ 主要存在于次级淋巴组织,表达高亲和力 IL-2 受体、CD94/NKG2A、CD62L 高表达,而 CD16 和 KIR 低表达,$CD56^{bright}$ 活化后分泌多种细胞因子(IFN-γ、TNF-β、IL-10、IL-13、GM-CSF)发挥调节作用,但细胞毒活性相对较低。

根据 NK 细胞分泌细胞因子种类不同,可分为 NK1 和 NK2,前者分泌 IFN-γ 等为主,对 T 细胞免疫应答有正向调控作用,后者分泌 IL-13 等为主,起负调控作用。

如前述,NK 细胞可在不同脏器和组织中分化成熟,而外周血中的成熟 NK 也可以向不同脏器趋化迁移。而研究发现,在一些特定组织器官还存在具有特殊表型和功能特点的 NK 细胞亚群,与其他组织和器官中的 NK 有较大差异。例如:肝脏中存在一类表型为 $CD56^{bright}EOMES^+$ 的 NK 亚群,在黏膜系统中存在一类表型为 $CD56^+NKP44^+$ 的亚群,而人类在怀孕期间在子宫蜕膜层可出现一类表型为 $CD56^{high}CD16^-$ 的亚群。这些亚群的细胞毒作用均较弱,而其他功能尚未得到完全阐明。而存在于黏膜系统中的前述 NK 亚群,已有研究表明这类 NK 具有介导免疫细胞向黏膜迁移的功能。

(二) NK 细胞的膜分子

1. NK 细胞受体 NK 细胞不表达抗原特异性受体,其识别和杀伤机制主要依赖于本身表达的抑制性受体和活化性受体与相应配体的作用,通过调控两者信号的相互平衡来实现。

(1) 抑制性受体 NK 细胞的抑制性受体有 3 类,分别归属于免疫球蛋白超家族的杀伤细胞免疫球蛋白样受体家族(killer cell immunoglobulin-like receptor, KIR),免疫球蛋白样转录体家族(Ig-like transcript, ILT),以及属于 C 型凝集素家族的杀伤细胞凝集素样受体家族(killer lectin-like receptor, KLR)。

归属于 KIR 的抑制性受体有 2 种:KIR2DL 和 KIR3DL,均为 I 型跨膜蛋白,胞外区分别有 2 个或 3 个 Ig 样结构域(KIR2D 或 KIR3D),配体为靶细胞表面属于 HLA-I 类分子的 HLA-C(对应于 KIR2DL),HLA-A/B(对应于 KIR3DL),KIR2DL 和 KIR3DL 胞内区均含有免疫受体酪氨酸抑制基序(ITIM)。

归属于 KLR 的抑制性受体有 2 种:CD94/NAG2A/2B,分别由 II 型膜分子 CD94 作为分子伴侣,与 II 型膜分子 NKG2 家族的 NKG2A 或 NKG2B 通过二硫键共价结合组成异二聚体,其配体为非经典 HLA I 类分子 HLA-E,NKG2A 和 NKG2B 胞内区有 2 个 ITIM。

归属于 ILT 的抑制性受体有一种:ILT2,胞外区有杀伤细胞 Ig 样功能区,配体为 HLA I 类分子,ILT2 胞内区含 2 个 ITIM。

（2）活化性受体 NK 细胞表达有与抑制性受体结构类似的活化性受体，分别是：归属于 KIR 的活化性受体 KIR2DS 和 KIR3DS，其配体为 HLA-I 类分子。归属于 KLR 的活化性受体 CD94/NAG2C/E，其配体为非经典 HLA-I 类分子 HLA-E；NKG2D（该分子不带有伴侣分子 CD94），其配体为 HLA-I 类相关分子 MIC A/B。

上述活化性受体与抑制性受体的主要区别是其胞内区不带有 ITIM，但跨膜区有带正电的赖氨酸，可与 DAP-12 的胞内区 ITAM 结合，传导活化信号。

NK 细胞的活化性受体除上述分子外，还包括自然细胞毒性受体（NCR）和 CD16。前者包括 NKp46、NKp44、NKp30，可识别病毒或肿瘤细胞表面的特定分子，如血凝素、B7-H6 等；后者作为 IgG Fc 受体，参与 ADCC 效应。

2. 黏附分子受体 NK 细胞表达的黏附分子受体包括有 CD2、CD226、P1 整合素和 p2 整合素等，可与靶细胞上的配体相互作用，促进 NK 细胞的活化。

3. 细胞因子受体 NK 细胞表达诸多细胞因子受体，包括有 IFN α/β、IL-2R、IL-12R、IL-15R、IL-18R、IL-21R 等，这些受体对 NK 的发育成熟、激活以及免疫效应的发挥起到关键作用，尤其是 IL-15 的信号刺激对 NK 的存活和成熟至关重要。

4. 趋化因子受体 静息状态的 CD56^{bright}CD16$^-$ NK 细胞高表达 CCR5 和 CCR7，低表达 CXCR1、CXCR2 和 CXC3R1；静息状态的 CD56^{dim}CD16$^+$ NK 细胞表达 CXCR1、CXCR2、CXCR3、CXCR4 和 CX3CR，而不表达 CC 类趋化因子受体。不同的趋化因子通过与这些受体相互作用，可以调控 NK 细胞向不同组织迁移。

（三）NK 细胞的免疫生物学作用

1. 识别模式和激活机制

（1）教育和致敏 早期 NK 在发育过程中，需经历一个受"教育"的过程，其抑制性受体与正常自身靶细胞表面的配体相互识别，获得针对自身细胞的免疫耐受；然后表达细胞因子受体，接收环境中相应细胞因子的刺激信号，进一步发育成熟，成为有功能的"致敏"NK 细胞。

以后当 NK 细胞与其他靶细胞相遇，即可通过感受相应配体对其抑制性受体和活化性受体的作用，决定是否被活化和发挥杀伤作用。

（2）"丧失自我"识别模式 当 NK 细胞遇到的靶细胞处于病理条件下，如肿瘤或病毒感染细胞，其 MHC I 类分子，与正常细胞相比，处于下调或异常表达状态（丧失自我），NK 细胞抑制性受体无法与之结合，则失去负调节信号，无法拮抗活化性受体收到的活化信号，从而 NK 细胞被激活，发挥杀伤效应。

（3）"诱导自我"识别模式 此模式是指当 NK 细胞遇到的靶细胞处于特定病理条件下，如理化刺激、感染、恶变、炎症等，高表达能与 NK 细胞活化性受体结合的配体（诱导自我），使得抑制性受体即使获得抑制性

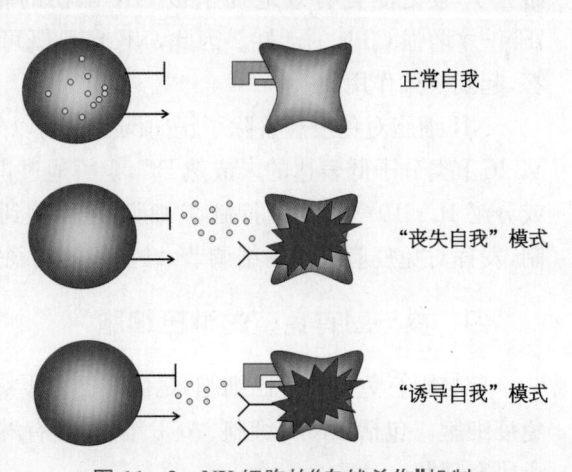

正常自我

"丧失自我"模式

"诱导自我"模式

图 11-2 NK 细胞的"自然杀伤"机制

信号，依然无法与之拮抗，导致 NK 被活化。例如：热休克因子在应急诱导条件下，可促进靶细胞 MIC A 等高表达，被 NK 活化性受体 NKG2D 识别，从而激活 NK 细胞。

2. 杀伤机制

（1）ADCC 途径　CD56^{dim}CD16$^+$ NK 细胞通过表面的 CD16，与覆盖于靶细胞表面的 IgG Fc 结合，可迅速被激活，发挥杀伤靶细胞的作用，因此 NK 是参与 ADCC 的主要效应细胞。

（2）穿孔素/颗粒酶途径　NK 细胞被活化后，可释放胞内穿孔素，在靶细胞上形成穿膜"孔道"，导致细胞裂，而其所释放的颗粒酶即丝氨酸蛋白酶，可进一步进入靶细胞诱导凋亡。

（3）死亡受体途径　活化的 NK 细胞可以表达 FasL 或 TNF - α，通过与靶细胞表面的 Fas(CD95) 或 TNFR - 1 结合，介导靶细胞凋亡。

3. NK 细胞的功能

（1）抗感染　NK 细胞在抗病毒固有免疫应答中起重要作用，实验研究发现 NK 可以直接杀死感染疱疹病毒、流感病毒等的靶细胞，而且活性在感染早期即可达到高峰。临床研究也发现 NK 细胞活性降低或缺失会增加疱疹病毒的感染概率，而 HIV 患者体内也发现 NK 细胞的功能异常或细胞缺失。

NK 还可通过杀伤被分枝杆菌、李斯特菌、利氏曼原虫等感染的巨噬细胞，或通过释放细胞因子增强巨噬细胞杀伤活性，来发挥清除胞内寄生细菌及原虫的作用。NK 对真菌有直接杀灭作用，也可以分泌细胞因子活化中性粒细胞来抗真菌。

（2）抗肿瘤　NK 细胞在抗肿瘤免疫监视中起重要作用，如：NK 细胞可通过识别发生"丧失自我"(MHC Ⅰ类分子缺失)或"诱导自我"(NK 活化性受体配体表达上调)的肿瘤细胞并予以杀伤，也可分泌多种具有抗肿瘤作用的细胞因子(IL - 2、IL - 12 等)发挥抗肿瘤作用，另外 NK 还可以诱导肿瘤特异性 T 细胞免疫应答。临床研究显示，人外周血 NK 活性越低，恶性肿瘤的发生风险越大。

（3）免疫调节　NK 细胞可以通过表达黏附分子和分泌细胞因子作用于其他免疫细胞发挥调节作用。例如：NK 可以分泌 IFN - γ 和 TNF - α 促进 DC 成熟，表达 MHC 和共刺激分子，使之能更有效地提呈被 NK 杀伤的靶细胞释放出的抗原；NK 也可以通过分泌 IFN - γ 增强 CTL 的活性。因此，NK 细胞既可以参与固有免疫，也可以参与适应性免疫应答，起到桥梁作用。

NK 细胞对免疫应答除了正向调控作用以外，也有负向调控作用。例如：NK 可以杀死 MHC Ⅰ类分子低表达的未成熟 DC，也可通过识别活化 T 细胞表面的 NK 活化性受体配体或分泌 IL - 10 等杀伤或抑制 T 细胞，从而达到抑制免疫应答的作用。NK 细胞通过上述机制，发挥对免疫应答的精细调节，维护机体的稳定。

四、参与固有免疫的淋巴细胞

参与固有免疫的淋巴细胞，是由淋巴样干细胞前体细胞发育而来，都归属于淋巴样固有免疫细胞。包括 NK T 细胞、γδ T 细胞、固有淋巴细胞、B1 细胞和边缘区 B 细胞等。详见本章研究现状。

(一) NK T 细胞

自然杀伤 T 细胞(nature killer T cells，NK T 细胞)属于一类特殊的 T 细胞亚群,既表达 T 细胞表面受体,也表达 NK 细胞表面分子,故名。NK T 细胞除表达 NK 细胞受体(如 NK1.1)外,还表达 TCR Vα 链,其配体为 CD1d 提呈的脂类或糖脂类抗原。可通过分泌细胞因子(如 IFN-γ、GM-CSF、MCP-1α/β 等)或细胞毒效应,参与抗感染、抗肿瘤和炎症调节。

(二) γδ T 细胞

γδ T 细胞多为 DN 细胞和 CD8α+ 细胞。其发育早于 αβ T 细胞,比例少于体内总 T 细胞数量的 5%。主要参与黏膜免疫(尤其针对胞内菌和某些病毒),在抗病毒、抗细菌和抗肿瘤免疫中发挥重要作用。可通过直接细胞毒作用和分泌 IFN-γ、IL-17 等细胞因子发挥作用。当 γδ T 细胞缺失时,会导致小鼠易于被病毒和细菌感染,以及发生肿瘤。

(三) 固有淋巴细胞

固有淋巴细胞(innate lymphoid cell, ILC)是最近发现并定义的细胞家族,是与传统淋巴细胞具有共同的起源及相似形态,但缺乏特异性抗原受体。表达 DNA 结合抑制蛋白(inhibitor of DNA binding 2, ID2)的淋巴样祖细胞(common lymphoid progenitor, CLP),即 ID2+ CLP,可发育为 ILC。主要分布于外周淋巴组织和非淋巴组织器官,特别是表皮、肝脏、小肠和肺脏等,并在相应组织中发挥抗感染等防御功能。包括介导炎症反应、调节组织稳态和修复黏膜损伤等。ILC 的效应作用主要通过分泌细胞因子的方式实现,根据细胞因子分泌的不同,ILC 主要分为 ILC1、ILC2 和 ILC3 三个亚群,广义的 ILC 还包括 NK 细胞和淋巴组织诱导细胞(lymphoid tissue-inducer cell, LTi)。

(四) B1 细胞

通常 CD5+ B 细胞,并被命名为 B1 细胞,是参与固有免疫的效应细胞。长期以来,被作为非骨髓起源的 B 细胞而加以认定,主要来源于胚肝内干细胞,具有自我更新能力。B1 细胞在抵抗多种病原体感染和黏膜免疫中具有重要作用。B1 细胞的 BCR 的抗原识别谱比较窄,可以识别病原生物共有的模式分子。在外源性抗原的刺激下也能分泌 sIgA,是参与构成肠道防御病菌的第一道防线。也是大量自发分泌性天然抗体的主要来源,是机体早期固有免疫的重要组成,参与抗病毒、抗细菌和抗肿瘤。

(五) 边缘区 B 细胞

边缘区 B 细胞(marginal zone B cell, Mz-B)是定居于脾脏的特殊解剖区域——边缘区的一群成熟的 B 细胞亚群,不参与淋巴循环,约占脾脏 B 细胞的 5%。Mz-B 可以对各种血源性病原体做出快速的应答反应。与 B1 细胞相似,Mz-B 细胞的 BCR 没有丰富的多样性,主要介导对 2 型胸腺非依赖抗原(TI-2)的应答,产生低亲和力抗体,倾向于识别荚膜多糖等细菌成分以及衰老的自身成分。也是非免疫小鼠血清中预存的 IgM 天然抗体的主要来源。

五、肥大细胞

肥大细胞主要分布于皮肤、黏膜下的组织当中。表达高亲和力 IgE Fc 受体（FcεR Ⅰ），介导Ⅰ型超敏反应发生。详见本章研究现状。

第二节　研　究　现　状

一、NK T 细胞

自然杀伤 T 细胞（nature killer T cells，NK T 细胞）是一类 T 细胞亚群，既表达 T 细胞表面受体，也表达 NK 细胞表面分子，故名。

（一）NK T 细胞的发生发育、表面标志、亚型

一般认为 NK T 细胞来源于 $CD4^+CD8^+$ 双阳性 T 细胞（DP-T），在胸腺细胞表达的 CD1d 分子选择下，逐步转型，并获得 NK 细胞表型，最终形成 NK T 细胞，进入外周。NK T 细胞数量较少，仅占外周血单个核淋巴细胞的 1%。

NK T 细胞除表达 NK 细胞受体（如 NK1.1）外，还表达 TCR Vα 链，其配体为 CD1d 提呈的脂类或糖脂类抗原。根据 NK T 细胞 TCR 基因片段取用格局的不同，CD1d 限制性的 NK T 细胞可分为 2 个亚型：Ⅰ型 NK T 细胞，该型细胞 TCR 受体库基因片段取用范围高度受限，故又被称为 iNKT（invariant NKT）或经典的 NKT。该型细胞能对 α 半乳糖神经酰胺（α-GalCer）产生应答。Ⅱ型 NK T 细胞又被称为非经典的 NKT，TCR 受体库基因片段取用范围具有多样化，能对多种脂类应答，但不能对 α-GalCer 产生应答。

其他还有一些所谓 NKT 样淋巴细胞，如受 CD1a、CD1b、CD1c 限制的 NKT 样细胞，受甘露糖受体（MR1）限制的 NKT 样细胞，它们表达多样的 TCR 受体以及 NK 和 T 细胞的标志，均不对 α-GalCer 产生应答。

（二）免疫学功能

1. 抗感染　NKT 被抗原激活后，可迅速分泌大量细胞因子（如 IFN-γ、GM-CSF、MCP-1α/β 等），活化和趋化其他免疫效应细胞，发挥清除病原生物的作用。

2. 抗肿瘤　NKT 能识直接别和杀伤表达 CD1d 的肿瘤细胞；在 IL-2、IL-12 和 IFN-γ 等作用下，也可表现出类似 NK 细胞的杀肿瘤活性。此外，NKT 还可以表达 CD40 与 DC 的 CD40L 作用，诱导 DC 的成熟和活化，进一步激活 CTL，介导抗肿瘤免疫应答。

3. 参与炎症反应　NK T 细胞具有抑制或促进免疫反应的双向作用，可以参与抑制或促进自身免疫病的发生。例如，NK T 细胞可以产生 IL-4、IL-10 等免疫抑制因子，诱导移植耐受作用，临床研究发现 SLE、硬皮病、1 型糖尿病患者 NK T 细胞数量和功能显著降低；但实验研究也发现，CD1d 缺失的小鼠可抵抗自身反应性脑脊髓膜炎（EAE）发生，提示 CD1d 诱生的 NKT 对该类自身免疫病的发生可能有一定的作用。

二、γδ T 细胞

根据 TCR 肽链构成的不同,T 细胞可以分为 αβ T 细胞和 γδ T 细胞。大多数 T 细胞为 αβ T 细胞,是适应性免疫应答的效应细胞;γδ T 细胞是固有免疫细胞。

γδ T 细胞的 TCR 是由 γ 链和 δ 链构成的,其发育早于 αβ T 细胞,当胸腺内 T 细胞前体在成功完成 γ 链和 δ 链重排后,形成的 T 细胞即为 γδ T 细胞,其比例少于体内 T 细胞的 5%。虽然数量较少,但在抗病毒和细菌感染免疫及抗肿瘤免疫中发挥重要作用。当 γδ T 细胞缺失时,会导致小鼠易于被病毒和细菌感染,以及发生肿瘤。

此类细胞多为 DN 细胞和 $CD8\alpha^+$ 细胞。表达 CD2、CD3、CD11a/CD18、CD25 和 CD45 等分化抗原。人和小鼠的 γδ T 细胞还表达 PD-1、CD94/NKG2A 以及 CD94/NKG2D 分子。其表达的 NK 细胞杀伤受体(如 NKG2D),并被认为是潜在的活化共刺激信号。

(一) γδ T 细胞的发育和分布

目前认为 γδ T 细胞存在胸腺内和胸腺外两条发育途径。在胸腺内发育中,IL-7 是其发育的关键细胞因子。其胸腺发育过程也须经历阳性选择和阴性选择,但其诱导配体目前尚不十分清楚。γδ T 细胞也可能存在非胸腺内的发育途径,但其发育机制还尚不清楚。

在小鼠,γδ T 细胞主要在胚胎期及新生早期发育。不同时相发育产生的 γδ T 细胞,其 TCR 的构成及多态性不同,分布和功能也存在差异。通常在胚胎期胸腺内产生的细胞,由于其 TCR 构成单一,且不发生 N 区插入,其 TCR 不具有多样性。而产生于胚胎晚期和新生早期的 γδ T 细胞,由于经历 N 区插入,具有更丰富的多样性。

γδ T 细胞主要定居于皮肤及黏膜免疫系统(呼吸道、肠道和生殖道黏膜),是构成皮肤的表皮内淋巴细胞和黏膜组织的上皮内淋巴细胞(IEL)的组成成分,但胸腺及淋巴结仅有少量分布。其在不同组织中的分布差异很大,例如:在小鼠和鸡的小肠黏膜上皮内淋巴细胞中,50%淋巴细胞为 γδ T 细胞;在人类,10%的人类小肠上皮内 T 细胞表达 γδ TCR;25%~37%的大肠 IEL 为 γδ T 细胞。故可见 γδ T 细胞在皮肤、黏膜组织中分布颇多,在黏膜免疫中具有重要作用。

(二) γδ T 细胞的异质性

个体发育的不同阶段产生的 γδ T 细胞,其 TCR 的多样性、分布和功能,存在显著差异,具有异质性。通常依据其分布与功能的差异,γδ T 细胞可被分为两群:全身性 γδ T 细胞和上皮内 γδ T 细胞。前者主要分布于淋巴组织,多为 DN 细胞,其 TCR 多样性较丰富;后者主要分布于皮肤和黏膜组织中,多为 $CD8^+$ T 细胞,其 TCR 的多样性极其有限,故主要识别其所在部位的病原体。

活化的 γδ T 细胞呈现功能上的异质性,部分 γδ T 细胞充当细胞毒性 T 细胞(γδTc),可释放穿孔素/颗粒酶等或通过 Fas/FasL 机制诱导靶细胞凋亡;而有些 γδ T 细胞则演化为辅助性 T 细胞(γδTh1、γδTh2、γδTh17),分泌 IFN-γ、IL-4 或 IL-17 等细胞因子发挥效应;近来报道显示,部分 γδ T 细胞也可以成为调节性 T 细胞(γδTreg)。

（三）γδ T 细胞的识别方式

不同分布的 γδ T 细胞，因其 TCR 的多样性存在差异，故其抗原识别方式存在差异。因为，编码 γδ T 细胞 TCR 的 γ 和 δ 基因座上基因片段较少，且缺乏体细胞突变，故 TCRγδ 的种类有限，缺乏多样性，不能特异性识别各种不同的抗原。主要以非 MHC 限制性方式直接识别完整的未被 APC 加工处理的多肽抗原；或者识别非经典 MHC 分子（MHC I b 和 CD1）提呈的非多肽抗原（如糖脂类抗原）。抗原识别谱较窄，主要识别病原体的共同抗原成分，也可以直接识别被感染细胞等压力细胞表达的压力蛋白配体（如：应激抗原、磷酸化抗原和热休克蛋白等内源性同源蛋白）。

一个可能的假说是 γδ T 细胞可能倾向于识别存在于上皮组织的抗原，这些组织恰恰是宿主内外环境的边界。可能介导上皮组织部位抗微生物感染的早期免疫应答，在 αβ T 细胞激活之前发挥作用。还可以清除压力细胞（如：发生 DNA 损伤或感染的细胞）；产生细胞因子影响后续的适应性免疫应答。

（四）γδ T 细胞的免疫生物学功能

γδ T 细胞参与皮肤黏膜表面的抗感染免疫（主要针对胞内菌和某些病毒），尤其在结核分枝杆菌感染中发挥重要作用。当感染发生时，活化的 γδ T 细胞较之 αβ T 细胞有更快的增殖速度，且在抗原持续存在时，可形成二次增殖，经过扩增后其数量可达血液淋巴细胞总数的 50%；但不形成免疫记忆，故在再次感染中其防御功能不及 αβ T 细胞。活化的 γδ T 细胞能释放穿孔素/颗粒酶等或通过 Fas/FasL 机制直接诱导感染细胞凋亡；也可以分泌 IFN-γ、IL-17 等大量的细胞因子，抵抗胞外菌（金黄色葡萄球菌）和病毒的感染；产生趋化因子和组织修复因子，促进炎症和损伤修复。

γδ T 细胞表达激活性 NKR，可能可以发挥跟 NK 细胞类似的机制，识别和杀伤肿瘤细胞，对肿瘤细胞具有强大的杀伤能力，是抗肿瘤的效应细胞。

γδ T 细胞可以在局部迅速分泌多种细胞因子 IL-2、IL-4、IL-5、IL-6、IL-10、IFN-γ、GM-CSF 和 TNF-α 等，具有免疫调节作用。辅助 B 细胞分化，促进黏膜局部抗体产生；激活单核/巨噬细胞；参与免疫应答调节等。

三、固有淋巴细胞

固有淋巴细胞（innate lymphoid cell，ILC）是最近发现并定义的细胞家族，是一类与传统淋巴细胞具有共同的起源及相似形态，但缺乏特异性抗原受体的淋巴细胞。与 T 淋巴细胞、B 淋巴细胞相同，ILC 也来自共同的淋巴样祖细胞（common lymphoid progenitor，CLP），表达 IL-2Rγ。CLP 表达的特定转录因子-DNA 结合抑制蛋白（inhibitor of DNA binding 2，ID2）能够抑制 T 细胞、B 细胞发育，但却促进所有 ILC 的发育。骨髓中的 ILC 前体（ILCp）在 IL-7 和 IL-15 作用下分化，并迁移至外周淋巴组织和非淋巴组织器官，特别是表皮、肝脏、小肠和肺脏。ILC 接受来自肠道、肺脏、皮肤、脂肪组织和淋巴组织等微环境的不同信号后，在相应组织中发挥抗感染等防御功能。包括介导炎症反应、调节组织稳态和修复黏膜损伤等。ILC 的效应作用主要通过分泌细胞因子的方式实现，但不发生克隆扩增。

（一）ILC 的异质性及表型特征

ILC 的谱系分化和功能受到了微环境的影响,诱导不同转录因子表达,调节 ILC 发育分化为不同的功能类型。根据细胞因子分泌的不同,ILC 主要分为 ILC1、ILC2 和 ILC3 三个亚群,广义的 ILC 还包括 NK 细胞和淋巴组织诱导细胞(lymphoid tissue-inducer cell, LTi)。本节主要介绍 ILC1、ILC2 和 ILC3,三者的表型和功能都存在显著差异。

ILC1 可被 DC 和巨噬细胞来源的 IL-12 和 IL-18 活化,依赖于转录因子 T-bet 和/或 Eomes 调控以及细胞因子 IL-7 的作用。人 ILC1 表达 CD127(IL-7R)和 CD161,鼠 ILC1 表达 CD127、NK1.1、NKp46 和 CD49a。ILC1 活化后产生 IFN-γ 和 TNF-α,发挥类似 Th1 细胞的效应,清除胞内寄生菌、原虫和病毒,并介导炎症反应。

ILC2 可被上皮细胞等产生的胸腺基质淋巴细胞生成素(thymic stromal lymphopoietin, TSLP)、IL-33 或 IL-25 诱导活化,受转录因子 GATA3 调控。人 ILC2 表达 CD127、CRTH2 和 ST2(IL-33R),小鼠 ILC2 表达 CD127、CD117(c-kit)和 ST2。ILC2 活化后,产生 IL-5 和 IL-13 等细胞因子,发挥类似 Th2 细胞的功能效应,促进黏膜免疫和屏障作用,去除细胞外寄生虫感染,尤其蠕虫感染。还可以修复上皮组织损伤;介导肺脏免疫病理反应、促进哮喘发生;极化 M2 细胞;诱导血管通透性增加和黏液分泌。

ILC3 可被巨噬细胞来源的细胞因子 IL-1β 和 IL-23 的诱导而活化,受转录因子 RORγt 的调控。人和鼠 ILC3 均表达 CD127、CD117 和 IL-23R。ILC3 活化后,产生细胞因子 IL-17A、IL-17F 和 IL-22,发挥类似 Th17 细胞的效应,抵抗胞外菌和真菌的感染。IL-17 促进趋化因子产生,并募集中性粒细胞;而 IL-22 可刺激上皮细胞产生抗微生物肽(如 RegⅢγ)。主要存在于黏膜组织中,调节肠道共生菌、维持肠道微生态平衡,阻止病原菌的定居;促进炎症发生,参与免疫病理损伤;参与组织重塑和修复,保护肠道黏膜屏障。

淋巴组织诱导细胞(lymphoid tissue-inducer cell, LTi)是诱导次级淋巴组织形成的 ILC。其由 ID2+ 前体细胞分化发育的关键转录因子是 RORγt。LTi 在胚胎期的胚肝中发育成熟,并进入外周诱导淋巴结(lymph nodes, LNs)和派氏结(Peyer's patches, PPs)形成;成年期则在骨髓中发育成熟,并进入肠道黏膜固有层诱导孤立淋巴滤泡(isolated lymphoid follicles, ILFs)等外周淋巴组织形成。胚胎 LTi 细胞组成性表达 CD45、IL-7Rα、LTα1β2、RNAKL/RANK,趋化因子受体 CXCR5、CCR7、CCR6、CXCR6 以及转录因子 RORγt 等多种重要功能分子,是 LTi 细胞发育、成熟的关键分子,也是外周淋巴器官发育的关键分子。LTi 细胞到达外周淋巴器官的原基之后,通过 LTα1β2 等分子与基质细胞的相互作用而活化,诱导细胞因子、黏附分子和趋化因子表达,从而趋化和募集更多的 LTi 细胞和大量的淋巴细胞和 DCs 等到原基部位,并逐渐形成 LNs 和 PPs 等结构。成年个体的 LTi 细胞组成性表达 OX40L 和/或 CD30L,在免疫记忆中起着非常关键作用。LTi 也可通过组成性分泌 IL-17 和 IL-22,促进机体的炎症反应,可能参与了机体内绝大多数疾病的炎症过程,但其分子机制还需探讨。IL-22 可维持肠道上皮细胞完整性及其与肠道微生物群的自稳,IL-17 可诱导肠道中抗菌肽和防御素等的分泌。

（二）ILC 的免疫生物学效应

ILC 的功能是作为固有免疫效应细胞,能够放大固有免疫识别信号。固有免疫细胞(如巨噬细胞和 DC)作为固有免疫的感受细胞,通过感受器识别病原生物感染或细胞损伤并产生的细胞因子。ILC 通过接受这些细胞因子的刺激,被诱导分化为不同功能类群。现认为,ILC1、ILC2 和 ILC3 可分别与效应性 T 细胞亚群 Th1、Th2 和 Th17 具有相似的细胞因子的分泌表型和功能效应。故 ILC1、ILC2 和 ILC3 的活化可以促进相应 Th 亚群的分化,并分别与 Th1、Th2 和 Th17 亚群以及其他固有或适应性免疫效应细胞共同构成了不同的免疫模块(immune module),协同作用,通过分泌特定的细胞因子,分别介导 I 型应答(type 1 response)、II 型应答(type 2 response)和 III 型应答(type 3 response)。(详见 T 细胞亚群章节)。共同参与针对不同类型病原体感染的 3 种类型的免疫应答,发挥针对不同类型感染的免疫清除效应。

与功能性 T 细胞亚群不同,ILC 在感染早期(感染后数小时至数日)即可被不同类型的病原体诱导产生,主要定居于屏障组织(如小肠和呼吸道黏膜等),在此它们可以被病原体快速激活,并对病原体加以清除,抑制其播散。

表 11-3　ILC 的主要类型和特征

ILC 类群	诱导性细胞因子	效应分子	功　能
ILC1	IL-12	IFN-γ	抗病毒、胞内病原体
ILC2	IL-25、IL-33、TSLP	IL-5、IL-13	驱除胞外寄生虫
ILC3	IL-23	IL-17A、IL-17F、IL-22	抗胞外菌和真菌

四、B1 细胞

根据发育来源的不同,通常把 B 细胞分为 B1 细胞和 B2 细胞。经典的 B2 细胞(狭义的 B 细胞)主要来源于骨髓多能干细胞,是介导适应性免疫应答的效应细胞。1983 年 B1 细胞亚群首次被描述,Leonard 和 Leonore 实验室首次发现了 CD5$^+$ B 细胞,并被命名为 B1 细胞。B1 细胞是一群功能较为特殊的,参与固有免疫的效应细胞。

(一) B1 细胞的发育和分布

长期以来,B1 细胞是被作为非骨髓起源的 B 细胞而加以认定,是具有自我更新能力的 B 细胞。大多 B1 细胞表达 CD5 分子,依据 CD5 的表达与否,B1 细胞又可进一步划分为 B1a (CD5$^+$)与 B1b(CD5$^-$)2 个亚群。目前认为,B1a 细胞来源于胚肝内干细胞;B1b 细胞来源于围产期的肝脏和骨髓内的前体细胞,主要在胚肝和网膜发育,少部分 B1 细胞在出生前可在骨髓内经历短期的发育过程,成人骨髓也可产生 B1 细胞。证据表明其存在与 B2 细胞不同的发育来源和机制,因为 B2 细胞发育所需的关键因子或信号(如 BAFF、BAFF-R、IL-7、IL-7R 等)对 B1 细胞发育没有影响。

B1 细胞在胚胎发育晚期和围产期大量产生,出生后少量产生,占 B 细胞总数的 5%～10%。B1 细胞在胚胎晚期及出生后主要分布于脾脏,成年主要在体腔(胸膜腔、腹膜腔)和肠道固有层相对高频存在,仅低水平存在于脾和淋巴结等次级淋巴器官和外周血中。故其被认为主要为肠和肺脏提供保护,这些部位恰恰是胎儿和新生儿最容易被病原生物入侵,发生感染的部位。

（二）B1 细胞的表型和生物学特性

B1 细胞可能代表了固有免疫和适应性免疫系统发育中途的功能生态位（functional niche）。与经典的 B2 细胞相比，B1 细胞 BCR 类型以 sIgM 为主，较少表达 sIgD。B1 细胞高表达 CD11b，低表达 CD21、CD23 和作为 B 细胞同种型标志的 CD45R。其细胞表面标志是 $IgM^{high}IgD^{low}CD23^-CD43^-CD45^{low}$。

因为 B1 细胞在 BCR 基因重排过程缺少 N 区插入和体细胞突变等多样性形成因素，故其 BCR 的多样性十分有限，故对 2 型胸腺非依赖性抗原（TI-2 抗原）应答，产生低亲和力的 IgM 类抗体。B1 细胞产生的抗体具有广泛的交叉反应，主要识别肠道和呼吸道系统微生物共有的糖类抗原，如荚膜多糖、脂多糖、磷脂酰胆碱（肺炎球菌细胞壁共有的成分）和流感病毒。与经典的 B2 细胞不同，B1 细胞介导免疫应答的特点：一般不发生体细胞突变、无亲和力成熟、产生低亲和力抗体、不形成免疫记忆。

尽管 B1 细胞无须 Th 细胞的辅助，就可以产生 IgM 类抗体，但 Th 细胞的协助可以增强此应答。有数据显示，T 细胞的辅助可以促使 B1b 细胞具有 B2 相似的特性，发生类别转换，产生 IgA 类抗体，发生体细胞高频突变，产生持续的抗体应答。

（三）B1 细胞的免疫生物学效应

B1 细胞在抵抗多种病原体感染和黏膜免疫中具有重要作用。B1 细胞主要识别肠道和呼吸道微生物共有的糖类抗原，产生较强的应答。因而在抵御微生物感染早期即发挥效应，十分活跃。尤其，在腹膜腔等部位对微生物感染迅速产生抗体，参与构成肠道防御病菌的第一道防线。肠固有层和肠系膜淋巴结的 B1 细胞在外源性抗原的刺激下也能分泌 sIgA，sIgA 可能有助于肠道内共生细菌的维持，对保持内环境的稳定发挥一定的作用。

B1 细胞以自发分泌"多特异性"（polyspecificity）抗体而有别于经典的 B2 细胞，B1a 细胞是大量自发分泌性天然抗体的主要来源，在感染发生前即可部分被激活，并持续产生低亲和力的天然循环抗体。这些天然抗体识别多种病原生物的共有成分，是机体早期固有免疫的重要组成，在控制致病性病毒和细菌感染中发挥重要作用。B1b 细胞主要形成由 TI-2 抗原诱导的各类"广谱"抗体，如针对博氏疏螺旋体和肺炎链球菌的"多特异性"抗体。B1 细胞的更精确的功能还尚不清楚，但 B1 细胞缺陷小鼠对肺炎链球菌更易感，由于缺乏具有抗细菌效应的抗磷酸胆碱抗体。

大多 B1 细胞产生的自发抗体是自身抗体，这些抗体通常是低亲和力和非致病的。B1 细胞与自身抗原的低水平反应，对于 B1 细胞发育及激活表型的维持可能具有重要意义。近年来研究发现，当自身调节发生紊乱时，B1 也会在 T 细胞的辅助下，进入生发中心，发生类别转换和体细胞突变，产生高亲和力的 IgG 型自身抗体，如针对变性红细胞、变性 IgG、单链 DNA、双链 DNA、细胞骨架和心磷脂等自身抗体，与自身免疫病的发生有关。例如，红斑狼疮患者的 B1 细胞显著升高，而在缓解期下降，提示 B1 细胞的改变与红斑狼疮病情的活动度有关。

B1 细胞也可能具有抗肿瘤和抗病毒感染的效应。例如：B1 细胞的增生或分化异常可能导致慢性 B 细胞白血病的发生；在一些病毒（如 HIV 和 HCV）感染者的外周血中也发现 B1 细胞异常升高；B1 细胞的增加对阻止 HCV 感染的病情发展可能发挥作用。

五、边缘区 B 细胞

与经典 B2 细胞(又称滤泡 B 细胞,Follicular B cell,Fo－B)位于外周免疫器官的淋巴滤泡区域不同,边缘区 B 细胞(marginal zone B cell,Mz－B)是定居于脾脏的一个特殊的解剖区域——边缘区的一群成熟的 B 细胞亚群,不参与淋巴循环,约占脾脏 B 细胞的 5%。这个区域包绕于白髓的外侧,是红髓血流中各种细胞以及血源性病原体进入白髓的解剖部位,也是抗原过滤和清除的主要部位。故 Mz－B 可以对各种血源性病原体做出快速的应答反应。

(一) Mz－B 细胞的发育和表型

Mz－B 细胞是长寿命 B 细胞,也可能具有自我更新能力,并不需要由骨髓内前体细胞持续补充。与经典的 B2 细胞相似,Mz－B 细胞来源于过渡期 B 细胞(transitional 2 B cells,T2－B)细胞前体,其发育依赖于 BAFF。在所有的 B 细胞亚群中,只有 Mz－B 的发育是依赖于 Notch－2 信号,Notch－2 受体或配体(Delta－like 1,Dl－1)的缺陷会导致 Mz－B 细胞的缺失。Mz－B 细胞的发育和生理水平的维持还依赖于来自 BCR 的刺激信号,可通过特异性 BCR 结合自身抗原,为其发育提供相对强的刺激信号。Mz－B 细胞在出生时很少,随着年龄增长,不断累积。

Mz－B 细胞低表达 mIgD 和 CD23(低亲和力 IgE 受体),高水平表达 mIgM、CD1d、补体受体 CR1(CD35)和 CR2(CD21)等,其表面标志是 $IgM^{high} IgD^{low} CD21^{high} CD23^{low} CD35^{high} CD1d^{high}$。高表达 CR2,使其能够有效结合被 C3d 或 C3dg 调理的抗原。也表达脂类受体和黏附分子,能够与边缘区的其他细胞相互作用,使其定居于此。

(二) Mz－B 细胞的免疫生物学特性和功能

与 B1 细胞相似,Mz－B 细胞的 BCR 没有丰富的多样性,主要介导对 2 型胸腺非依赖抗原(TI－2)抗原的应答,产生低亲和力抗体,倾向于识别荚膜多糖等细菌成分以及衰老的自身成分。因而,两者可以统称为固有样 B 细胞(innate-like B lymphocyte,ILB)。不同的是B1 细胞参与淋巴循环,而 Mz－B 细胞主要存在于脾脏边缘区。Mz－B 也可以识别蛋白质抗原。抗原刺激可以导致 Mz－B 细胞从边缘区迁移至脾脏的红髓及桥接通道(bridging channels),在此经历增殖爆发,形成浆母细胞灶,并在 3～4 日内产生高水平的特异性 IgM。

与 B1 细胞相似,Mz－B 受到抗原刺激后,可快速激活和应答,可产生能够快速分化为短寿命浆细胞,分泌低亲和力 IgM,构筑了抗感染的第一道防线。对于血液中的病原体起快速反应,在适应性免疫激活之前,提供一定的免疫保护。

B1 细胞和 Mz－B 细胞也是非免疫小鼠血清中预存的 IgM 天然抗体(natural IgM)的主要来源,这些抗体通常可以结合磷脂酰胆碱(肺炎球菌的细胞壁成分)、脂多糖和流感病毒,是抗感染的固有免疫机制。

Mz－B 细胞可以通过产生细胞因子,调节 T 细胞和 DC 的功能;通过 CD1d 分子提呈糖脂类抗原给进入边缘区的 NK T 细胞,促其分泌 IFN－γ 和 IL－4 等细胞因子;捕获和浓缩抗原,将免疫复合物转送至生发中心的 FDC 表面;通过分泌 IL－10 发挥类似于 Breg 的免疫调节功能。

表 11-4 B1、边缘区 B 细胞和滤泡 B 细胞的生物学特征比较

特 征	B1 细胞	B2 细胞	
		滤泡 B 细胞	边缘区 B 细胞
产生时间	胚胎	出生后	出生后
N 区插入	少	广泛	有
V 区多样性	有限	丰富多样性	部分受限
定居场所	体腔(腹膜腔、胸膜腔)	次级免疫器官	脾脏
发育是否依赖 BAFF	否	是	是
发育是否依赖 IL-7	否	是	是
更新方式	自我更新	被来自骨髓的 B 细胞替代	长寿命
自发抗体产生	高	低	低
抗体类型	高水平 IgM	高水平 IgG	优势产生 IgM;有时产生 IgG
对糖类抗原应答	可以	也许可以	可以
对蛋白抗原应答	也许可以	可以	可以
是否需要 T 细胞辅助	否	是	有时
体细胞高频突变	低或无	有	不确定
免疫记忆	少或无	有	不确定

六、肥大细胞

(一) 肥大细胞的分化发育

肥大细胞(mast cell)是一类在进化早期就出现的原始免疫细胞,在物种进化中高度保守。目前主流观点认为,肥大细胞来源于髓样干细胞前体。近期有研究表明,正常成体小鼠的结缔组织肥大细胞主要起源于晚期 E8.5EMPs,在胚胎期就已发育完成并定居于结缔组织中,出生后在稳态条件下,一直保持自我更新,自我维持的状态,不依赖骨髓造血。只有当组织中肥大细胞因某种特定原因缺失时,才促进了骨髓造血干细胞向肥大细胞的发育。而黏膜肥大细胞主要起源于 E9.5HSC,其维持和更新依赖于骨髓造血。肥大细胞随血液迁移到外周组织中,在趋化因子和生长因子等的作用下进一步发育成熟。成熟的肥大细胞增殖能力强,生命周期可达数周到数月。

(二) 肥大细胞的形态和分布

肥大细胞的形态呈多样性,常为圆形或卵圆形,表面有许多放射状突起。细胞核呈圆形,位于细胞中央,胞核周围均匀分布大量被染成蓝紫色的颗粒,这些颗粒主要包括组胺、肝素、硫酸软骨素以及蛋白酶等。肥大细胞分布广泛,主要分布于机体与外界环境相接触的部

位,如皮肤、呼吸道和胃肠道黏膜、口腔、结膜以及内脏器官的被膜下。根据分布的不同,肥大细胞可分为两类,一类主要分布于皮下小血管周围,称为结缔组织肥大细胞,另一类分布于黏膜下层,称为黏膜肥大细胞。

(三) 肥大细胞的功能

虽然肥大细胞在超敏反应中最为常见,但它们在炎症过程中起着重要的保护作用。肥大细胞的主要生物学功能为:① 因其位于机体与外界环境相接触的部位,当感染发生时可迅速活化后脱颗粒,释放胞浆颗粒中的炎症介质招募效应细胞到病原体入侵的部位;② 肥大细胞可加快抗原沉积处的淋巴液向淋巴结的流动,促进初始淋巴细胞的活化;③ 肥大细胞能分泌多种细胞因子(IL-3、IL-4、IL-5、IL-6、IL-10、IL-12、IL-13、GM-CSF、TNF-α 等)和趋化因子(CCL2、CCL3、CCL5 和 CCL8),发挥免疫效应功能;④ 肥大细胞可表达多种细胞因子受体,如 IL-1R、IL-4R、IL-5R、IL-6R、IL-12R、IL-13R 等,参与免疫调节和炎症反应;⑤ 肥大细胞具有较弱的吞噬功能,可参与对病原体抗原的加工和提呈,参与适应性免疫应答;⑥ 肥大细胞表达高亲和力 IgE Fc 受体(FcεRⅠ)介导Ⅰ型超敏反应发生。在变应原作用下由 IgE 抗体介导可发生脱颗粒,释放组胺、白三烯、5-羟色胺、前列腺素等生物活性物质,引起平滑肌收缩、毛细血管扩张、腺体分泌增加的一系列病理改变。

第三节 研 究 趋 势

一、稳态和炎症环境下的巨噬细胞功能类群的转换

单核/巨噬细胞是机体免疫系统的重要组成部分,在稳态条件下,组织中定居巨噬细胞主要来源于胚胎时期的卵黄囊及肝脏,部分来自循环中的单核细胞。在感染及炎症条件下,循环中单核细胞进入组织增多,并且不断分化形成具有功能的巨噬细胞。但这类巨噬细胞在转录组、表型及功能上与胚胎来源的巨噬细胞是否具有差异性,需要进一步深入研究,这将有助于对巨噬细胞相关疾病的靶向治疗。此外,研究表明,微环境中多种因素如细胞因子、细胞代谢物等均可诱导巨噬细胞转化成不同的表型,进而调节病原微生物感染的结局以及参与机体组织损伤的修复。M1 型巨噬细胞主要出现在炎症反应初期,通过大量炎性介质的释放,一方面清除外来病原体,另一方面激活其他炎症活性细胞,进一步加速炎症反应的进程;M2 型巨噬细胞主要出现在炎症发展的后期,参与组织损伤的修复及愈合。巨噬细胞这种表型转化使其能够适应不同的环境及信号刺激,从而在多种疾病(如动脉粥样硬化、肝肾损伤、肿瘤、感染性疾病等)的转归中扮演着重要的角色。

二、DC 功能的可塑性

DC 的功能具有很强的可塑性,受到众多因素的调控,可导致 DC 发生不同的免疫学反应。目前对 DC 生物学特点的深入研究,为探索临床疾病的治疗提供了崭新的思路,并取得了一系列有价值的成果。随着对 DC 功能和亚群的全面认识,以 DC 为基础的免疫治疗将成

为手术、化疗、放疗之外的又一有效手段。

三、NK 细胞异质性、记忆性及功能机制研究和临床应用转化

自然杀伤细胞具有作为治疗包括恶性肿瘤在内多种疾病治疗工具的潜在实力,然而不管它们在介导抗肿瘤细胞毒性方面与 CD8[+] T 细胞是否具有相当的能力,与后者相比,NK 细胞的临床应用仍然存在很大差距。因此,如何从单细胞转录组学领域深入了解 NK 细胞,寻找方法在体外大量扩增它们而不改变表型和功能,以及深入了解 NK 在体内的存活机制和寿命,将是促进其临床应用的关键。

其次,NK 细胞利用活化和抑制性受体来调节其效应功能,虽然经过长达数十年的研究,NK 细胞在区分"自我"与"非我"("丧失自我")过程中精细的细胞内信号传导机制,仍然显得难以捉摸。再有,研究发现 NK 细胞具有产生促炎性和抗炎性细胞因子的能力,然而我们对其在时间维度上的调节机制尚未完全理解。此外,NK 细胞可对广泛的 ILs 和其他免疫调节因子产生响应,但我们对这些启动因子是如何单独或者组合来启动转录的了解还是相当有限。

再次,已经知道 NK 细胞亚群由高度异质的群体组成,例如质谱细胞术(CyTOF)显示,在给定个体中存在 6 000~30 000 种不同的 NK 细胞表型,这些表型是基于 35 种细胞表面抗原的独特组合。但是,我们对 NK 细胞亚群功能还远未达到充分认识的地步。

最后,目前针对 NK 细胞的适应性和记忆性等特征还具有相当的争议。如何通过 NK 细胞的转录组学,遗传学和表观遗传改变等来研究和区分初始和经抗原诱导的 NK 细胞之间的差异,将为这些争议的解决提供依据。

总的来说,对 NK 细胞的研究还面临着巨大的挑战,相信伴随着上述这些问题的解决,将极大促进对 NK 细胞的开发和利用,从而有助于获得更好的临床应用效果。

四、ILC 亚群的分化发育及其与相应 T 细胞亚群间的协同关系

ILC 亚群的分类及发育和功能仍然是目前活跃的研究领域,这些细胞在固有免疫中的重要性也一直在研究中。已确定的 ILC 亚群在结构上与功能性 CD4[+] T 细胞和 CD8[+] T 细胞极其平行。至少目前,调控 ILC 分化为不同功能性亚群(ILC1、ILC2、ILC3)的关键转录因子与调控相应 T 细胞亚群(Th1、Th2、Th17)的转录因子是一致的。这些 ILC 被激活后,可以促进相应的功能性 Th 亚群的分化。并且不同的 ILC 亚群和相应的 Th 亚群又都会受到其他固有免疫细胞分泌的细胞因子的调节,组成不同的免疫模块系统,分别介导 3 种不同类型的免疫应答。

在抗感染中,驱动不用类型应答的决定性因素是组织微环境中病原生物类型,不同类型病原生物诱导不同类型应答发生,最终以有效清除相应感染为目标。从此意义上讲,病原生物驱动的 ILC 及其他固有免疫细胞的激活及其介导的固有免疫作为了关键性指导者,干预和指导功能性 Th 亚群的分化和功能特性,以保证适应性免疫应答效应与固有免疫应答效应保持一致;并且通过适应性免疫应答,强化和放大固有免疫应答的效应;协同作用,共同实现对特定感染的清除。

五、γδ T 细胞的发育及异质性

γδ T 细胞的发育机制复杂,还尚不完全清楚。其胸腺内发育主要分为两个时相,不同时相发育产生的 γδ T 细胞,其 TCR 的构成及多态性不同,分布和功能也存在差异。故对其发育和分化机制的揭示,有助于更好地理解 γδ T 细胞的功能类群及其功能。

通常在胚胎期胸腺内产生的细胞,由于其 TCR 构成单一,且不发生 N 区插入,其 TCR 不具有多样性。而产生于胚胎晚期和新生早期的 γδ T 细胞,由于经历 N 区插入,具有更丰富的多样性。

胚胎期胸腺内产生的细胞主要有两类,含有 Vγ5 的树突状表皮 T 细胞(dendritic epidermal T cells, dETCs)以及含有 Vγ6 的胚胎 γδT17 细胞。两者分布和功能各不相同。前者迁移至表皮,楔入角质细胞,并获得树突状形态,故被命名为 dETCs,通过产生细胞因子和趋化因子,给皮肤提供免疫监视。诱导炎症,抵抗感染,促进伤口愈合和损伤修复。稳定状态下,dETC 也产生生长因子,帮助维持上皮细胞生长和存活。后者是因产生 IL-17 而得名。其迁移至黏膜上皮组织(如生殖道、肺、真皮),分泌 IL-17 等促炎症性细胞因子,抵抗感染和损伤。

产生于胚胎晚期和新生早期的 γδ T 细胞,通常在胚胎发育晚期的胸腺内启动,在成年胸腺低水平产生,可持续一生,产生多种类型细胞,存在更丰富的异质性。每类都有不同的效应功能和组织迁移特性。可以通常依据对其 TCR 中含有的独特的 Vγ 和 Vδ 类型加以分类。γδT17 细胞含有 Vγ4,以分泌 IL-17 为特征,分布于所有淋巴器官以及真皮和小肠上皮组织中,提供快速的炎症反应,抵抗细菌和寄生虫感染。另一类 γδ T 细胞,含有 Vγ7,可特征性地迁移至小肠上皮组织,抵抗肠道微生物感染,是抗菌物质和 IFN-γ 的主要产生细胞。Vγ1$^+$γδ T 细胞定居于屏障组织(黏膜和上皮组织),分泌 IFN-γ,利于组织稳定、修复和对感染的固有免疫反应。Vγ1$^+$ Vδ6$^+$ 细胞,迁移至肝脏和多种淋巴器官,可分泌 IFN-γ 和 IL-4,与 iNK T 细胞极其相似,常被命名为 γδNK T 细胞。

(郑月娟　刘　丹)

第十二章
T 淋巴细胞亚群与 B 淋巴细胞亚群

T 淋巴细胞和 B 淋巴细胞主要是介导适应性免疫应答的效应细胞,均由骨髓内的淋巴样干细胞发育而来。两者在形态上相似,但功能各不相同。但两者均具有很大的异质性,存在不同的分化表型、活化状态和功能亚群。这些不同亚群,因其独特的功能特性,介导针对不同类型抗原的免疫应答,各有分工、又相互协同,共同参与免疫应答活动。其中,某些类群的 T 细胞(如 γδ T 细胞)和 B 细胞(如 B1 细胞、边缘区 B 细胞)是介导固有免疫的效应细胞。

第一节 概 论

T 淋巴细胞(T Lymphocyte)的前体细胞来源于骨髓,在胸腺(thymus)内发育成熟,故称为胸腺依赖性淋巴细胞(Thymus dependent Lymphocyte),简称 T 淋巴细胞或 T 细胞。成熟 T 淋巴细胞定居于外周免疫器官的胸腺依赖区,介导细胞免疫应答,同时也辅助 B 细胞介导的对 TD - Ag 的体液免疫应答,是介导适应性免疫应答的核心细胞。T 细胞缺陷则可导致细胞免疫、体液免疫和单核/巨噬细胞功能缺陷,常呈现联合免疫缺陷状态,导致患者对病毒和真菌非常易感。

B 淋巴细胞(B Lymphocyte)的前体细胞主要来源于骨髓或胎肝,主要在哺乳动物的骨髓(bone marrow)或禽类的法氏囊(bursa of Fabricius)内发育成熟,故称为骨髓/囊依赖性淋巴细胞(Bone marrow/Bursa dependent Lymphocyte),简称 B 淋巴细胞或 B 细胞。成熟 B 淋巴细胞定居于外周免疫器官的淋巴滤泡,是介导体液免疫应答的效应细胞,同时还是一类抗原提呈细胞。B 细胞缺陷则可导致体液免疫功能缺陷,临床上可表现为反复化脓性细菌感染,及对肠道细菌和病毒易感性增加。

一、T 淋巴细胞亚群

成熟的 T 淋巴细胞具有很大异质性,表现为细胞膜分子的表达差异和生物学作用的不同。根据 TCR 分子的类型,可分为 αβ T 细胞和 γδ T 细胞,前者占大多数,是介导适应性免疫应答的主要效应细胞,而后者仅占少数,是固有免疫应答的效应细胞。

　　参与适应性免疫应答的 αβ T 细胞,可以根据其细胞膜分子 CD4 和 CD8 表达的差异,分为 CD4$^+$ T 细胞和 CD8$^+$ T 细胞,两者分别可以识别 MHC II 类分子和 MHC I 分子提呈的抗原,介导针对不同来源抗原的免疫应答。

　　αβ T 细胞,也可以根据其功能特征,分为辅助性 T 细胞(Helper T Lymphocyte,Th)、细胞毒性 T 细胞(Cytotoxic T Lymphocyte,Tc)和调节性 T 细胞(Regulatory T Lymphocyte,Treg)。Th 细胞主要是通过分泌细胞因子,促进其他类型细胞的活化和功能,具有广泛的免疫调节作用。Tc 细胞因具有直接细胞毒作用,在抗肿瘤和抗病毒感染中具有重要的免疫保护作用。Treg 是一类因广泛的免疫抑制/调节功能而得名的细胞,在自身耐受、外周耐受和抑制病理性免疫损伤中发挥重要的作用。

　　αβ T 细胞,又可以根据其活化阶段,分为初始 T 细胞(Naïve T Lymphocyte,Tn)、效应 T 细胞(Effector T Lymphocyte,Teff)和记忆 T 细胞(Memory T Lymphocyte,Tm)。Tn 是参与初次应答的效应细胞;当 Tn 被抗原特异性活化后分化为 Teff,Teff 执行免疫应答功能的活化阶段;当 Teff 清除抗原后,部分 Teff 可以转化为 Tm,Tm 是介导再次应答的主要效应细胞。

　　值得一提的是,近年来发现 Tn 细胞被激活后,仍然具有进一步分化的潜能,可以在其所处微环境因素的诱导下,分化为具有不同效应的功能亚群。这些功能亚群相互调控,共同协作,共同参与机体的免疫应答过程的精细调节,使得机体可以应对不同类型的感染,产生适合于相应感染清除的免疫应答效应机制。CD4$^+$ T 细胞的功能亚群是相对研究比较深入和明确的细胞群体。

(一) αβ T 细胞和 γδ T 细胞

　　TCR 是 T 细胞特异性识别和结合抗原的受体,通常与 CD3 分子组成 TCR - CD3 复合体,表达于所有 T 细胞表面,是成熟 T 细胞的特征性标志。两者共同完成 T 细胞抗原识别和信号转导的功能。TCR 是由 α 和 β 链或 γ 和 δ 链构成的异二聚体,分为 TCRαβ 和 TCRγδ 两种类型。

　　根据 TCR 组成的不同,T 淋巴细胞可被分为 αβ T 细胞和 γδ T 细胞两种类型。两者构成 TCR 的多肽链的结构不同,细胞分布、表型、发育以及功能都有显著差别。两者 TCR 的编码基因片段的数量不同,导致经过相似的 TCR 基因重排过程,但获得的多样性有显著差异。

　　1. αβ T 细胞　αβ T 细胞是胸腺内 T 细胞前体 γδ 链基因重排失败后,启动 αβ 链基因重排而形成的 T 细胞,其发育晚于 γδ T 细胞。αβ T 细胞是体内最主要的 T 细胞群,占外周血 T 细胞总数的 90%~95%。其 TCR 具有丰富的多样性,能够对环境中千变万化的抗原产生特异性识别,是介导适应性免疫应答的重要的效应细胞。构成其 TCR 的 α 和 β 链分别由 V - J - C 及 V - D - J - C 基因片段重排后所编码,形成特异性各不相同的 TCR 分子,进一步经历体细胞高频突变后,TCR 的种类理论上可以达到 10^{18} 之多,实际值大概在 10^7 ~ 10^{11} 之间。由此决定了 αβ T 细胞的 TCR 具有丰富的多样性,可以针对各种不同的抗原进行特异性识别,这也是其作为适应性免疫效应细胞的物质基础。αβ T 细胞通常识别经典的 MHC I 和 MHC II 分子提呈的抗原肽。

αβ T 细胞多为 CD4$^+$ T 细胞和 CD8$^+$ T 细胞,少数为 DN 细胞。主要分布于外周血及淋巴结及脾脏。识别抗原后,可以进一步活化、分化为效应 T 细胞,并形成记忆 T 细胞,产生免疫记忆。被激活后,可以进一步分化为 Th、Tc 和 Treg 等不同的功能类型。

2. γδ T 细胞　胸腺内 T 细胞前体在成功完成 γδ 链重排后,形成的 T 细胞即为 γδ T 细胞。γδ T 细胞的 TCR 是由 γ 链和 δ 链构成的,γ 和 δ 基因座上基因片段较少,且缺乏体细胞突变,故 TCRγδ 的种类有限,不能特异性识别各种不同的抗原。能够以类似模式识别受体的方式识别相应配体(通常无须 APC 的加工处理与提呈);也可以接受 APC 以非经典 MHC I 类分子(MHC I b 或 CD1)提呈的糖脂类抗原。主要分布于皮肤及黏膜免疫系统中,胸腺及淋巴结亦有少量分布。可能是介导上皮组织部位抗微生物感染的早期免疫应答的固有免疫细胞,在 αβ T 细胞激活之前发挥作用。详见固有免疫细胞章节。

(二) CD4$^+$ T 细胞和 CD8$^+$ T 细胞

T 细胞经胸腺内发育,经历阳性选择和阴性选择后,主要分化为 CD4$^+$ T 细胞、CD8$^+$ T 细胞,还有少部分 DN 性细胞。故在外周执行适应性免疫应答功能的 αβ T 细胞,根据其细胞表面特征性膜分子表达的差异,通常可分为 CD4$^+$ T 细胞和 CD8$^+$ T 细胞。CD4 分子和 CD8 分子在功能上存在显著差异,决定了这两种细胞可以识别不同来源的抗原信号,针对不同来源的抗原,发挥相应的免疫学效应。两者一旦被抗原激活后,其介导的免疫生物学效应各不相同,这些不同的效应有利于两类细胞有效参与针对不同来源的抗原的免疫应答。

1. CD4$^+$ T 细胞　CD4$^+$ T 细胞为 MHC II 类分子限制性 T 细胞。CD4 分子胞膜外区共有 4 个 Ig 样结构域,其中远膜端的 2 个结构域可以与 MHC II 类分子的非多态区结合,通过 CD4 分子与 MHC II 类分子结合,增强 Th 细胞和抗原提呈细胞(APC)之间的相互作用,辅助 TCR 传递抗原识别信号,并参与 TCR 识别抗原所产生的活化信号的转导。故 CD4$^+$ T 细胞主要识别 APC 表面 MHC II 类分子提呈的外源性抗原,在外源性细菌、真菌、寄生虫感染中,可被激活发挥保护作用。也可以识别 MHC II 类分子交叉提呈的内源性抗原,故也参与抗病毒感染免疫。从功能上,绝大多数 CD4$^+$ T 细胞为 Th 细胞;目前已知的 Treg 细胞,从表型上属于 CD4$^+$ T 细胞,仅占少数。

初始性 CD4$^+$ T 细胞在受到抗原特异性刺激后,在双重活化信号的作用下,被启动活化,仍处于分化前状态称为 Th0 或 Th 前体(Th - p)。随后受到其所处微环境中细胞因子的作用,可进一步分化为具有不同细胞因子分泌表型和生物学效应的功能性亚群(图 12 - 1)。随着研究的进展,依据细胞因子分泌特征,鉴定了一系列功能性 T 细胞亚群,包括 Th1、Th2、Th17、Th9、Th22、滤泡辅助性 T 细胞(follicular helper T cell, Tfh)和诱导性调节性 T 细胞(induced regulatory T cell, iTreg)(表 12 - 1)。其诱导条件、参与分化的转录因子以及细胞表型、效应分子、靶细胞和生物学作用都不同,这些 T 细胞亚群之间相互转化、相互调节,共同参与对免疫应答的精细调控,使得机体可以应对不同类型的感染,产生适合于相应感染清除的免疫应答效应机制。促使 CD4$^+$ T 细胞向这些不同功能亚群分化的主要驱动力是来源于不同病原体感染后,DC 或者其他固有免疫细胞分泌的细胞因子构成的分子微环境。这些被分化产生的不同功能亚群可以通过表观遗传调控,以细胞自主的方式长时间维持其特殊表型。对其深入了解,有利于我们深入理解免疫应答及其精细调节。详见本章研究现状。

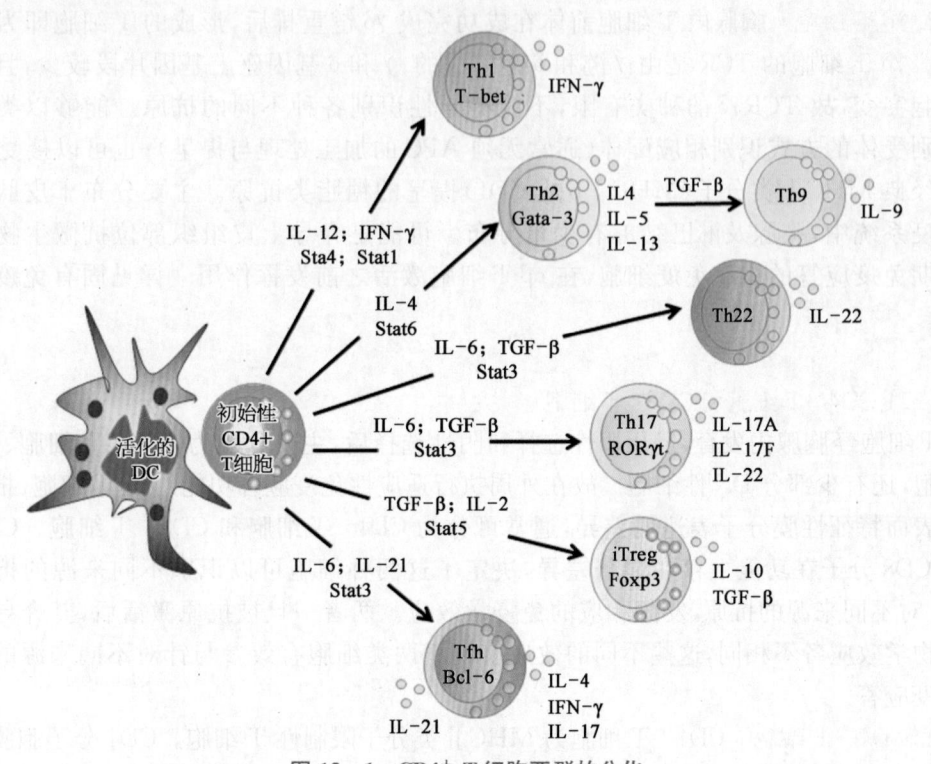

图 12-1　CD4$^+$ T 细胞亚群的分化

表 12-1　CD4$^+$ T 细胞亚群特性及功能

功能	Th1	Th2	Th17	Th9	Th22	Tfh	iTreg
特征性细胞因子	IFN-γ	IL-4	IL-17A、IL-17F	IL-9	IL-22	IL-21;IFN-γ;IL-4;IL-17	IL-10、TGF-β
其他效应分子	LTα、TNF-α、IL-2、IL-3、IL-12Rβ1、IL-12Rβ2、IL-18R、GM-CSF、CD40L、FasL	IL-5、IL-13、IL-10、GM-CSF、CD40L	IL-22、IL-21、IL-26、CD40L	IL-21、IL-10	TNF-α、IL-13、IL-10、FGF	CD40L、ICOS、PD-1、IL-2、IL-10	IL-35

（续表）

功能	Th1	Th2	Th17	Th9	Th22	Tfh	iTreg
趋化因子受体	CCR5、CXCR3、CXCR6	CCR3、CCR4、CCR8	CCR2、CCR4、CCR6、CCR9、CXCR3、CXCR6	CCR3、CCR6、CXCR3	CCR4、CCR6、CCR10	CXCR5	CCR2、CCR4、CCR5、CCR6、CCR7、CXCR4
诱导性细胞因子	IL-12、IFN-γ；又可 IL-18	IL-4	TGF-β、IL-6 和 IL-1、IL-23	TGF-β、IL-4	TNF-α、IL-6	IL-6、IL-21；IL-27；IL-12	TGF-β 和 IL-2
关键 STATs	STAT4，STAT1	STAT6、STAT5	STAT3	STAT6	STAT3；STAT1；STAT5	STAT3；STAT4；STAT1	STAT5
关键转录因子	T-bet	GATA-3、MAF	RORγt（RORC）	IRF4、GATA-3、PU-1、	AhR	Bcl-6、c-Maf	Foxp3
抑制因子	IL-4、IL-10	IFN-γ	IL-4、IFN-γ、IL-27 和 IL-2	IFN-γ、IL-27、IL-23、IL-21	TGF-β	IL-2 和 IL-10	IL-6
功能	参与介导Ⅰ型应答。激活巨噬细胞、增强抗原提呈、B 细胞类别转换产生 IgG1 和 IgG3（人类）Ig2α 和 IgG3（小鼠）	参与介导Ⅱ型应答。激活并促进肥大细胞、嗜碱性粒细胞和嗜酸性粒细胞移动、促进黏膜免疫和黏液产生、促进巨噬细胞组织修复功能、促进 B 细胞类别转换产生 IgE	参与介导Ⅲ型应答。募集和活化中性粒细胞、诱导炎症、组织屏障、产生抗微生物肽	促进黏液分泌	诱导产生防御素；组织和黏膜免疫；组织重建	介导体液免疫、促进生发中心形成、辅助 B 细胞分化、成熟、记忆性 B 细胞和长寿命浆细胞形成、Ig 类别转换	免疫抑制、维持外周耐受
免疫保护	胞内感染病原微生物（如结核杆菌、单核细胞增生性李斯特菌、刚地弓形虫、病毒）	清除蠕虫等细胞外寄生虫	抗细胞外细菌（金黄色葡萄球菌、克雷伯肺炎杆菌）、真菌（念珠菌）	抗肿瘤；抗蠕虫	抗细胞外细菌（克雷伯肺炎杆菌）、真菌（念珠菌）	参与抵抗各种类型病原体的感染	抑制病理性免疫损伤

247

（续表）

功能	Th1	Th2	Th17	Th9	Th22	Tfh	iTreg
免疫病理	EAE、RA、IBD（Th1过度）；遗传性抗感染免疫力低下（Th1过低）	哮喘等变态反应性疾病（Th2增高）	银屑症、IBD、MS、RA（Th17增高）；易于真菌感染（Th17降低）	过敏性炎症和自身免疫病（Th9增高）；肿瘤（Th9降低）	皮肤炎症性疾病等（Th22增高）	自身免疫病、T细胞淋巴瘤（Tfh增高）；体液免疫缺陷（Tfh降低）	肿瘤免疫逃逸（Treg增多）

2. CD8$^+$ T 细胞　CD8$^+$ T 细胞为 MHC I 类分子限制性 T 细胞。CD8 分子 α 和 β 肽链的胞膜外区各含 1 个 Ig 样结构域，能够与 MHC I 类分子的 α3 功能区结合，通过 CD8 - MHC I 分子复合物，有助于稳定 Tc 细胞和 APC 之间的相互作用，辅助 TCR 识别抗原，并参与活化信号的转导。CD8$^+$ T 细胞主要识别肿瘤细胞或病毒感染细胞表面 MHC I 类分子提呈的内源性抗原，是介导抗病毒感染免疫和抗肿瘤免疫的最主要的适应性免疫效应细胞。也可以识别 MHC I 类分子交叉提呈的外源性抗原，故也参与外源性细菌、真菌、寄生虫感染的免疫应答。从功能上，绝大多数 CD8$^+$ T 细胞为 Tc 细胞，目前发现少数 CD8$^+$ T 细胞具有免疫调节活性，为调节性 T 细胞，也称为 CD8$^+$ 调节性 T 细胞（CD8$^+$ regulatory T cell，CD8$^+$ Treg）。

（三）辅助性 T 细胞、细胞毒性 T 细胞和调节性 T 细胞

依据 T 细胞活化后的生物学作用，αβ T 细胞大体可分为 Th、Tc 和 Treg 3 种类型。Th 细胞，因其被激活后，主要是通过分泌细胞因子作用于靶细胞，辅助其他免疫效应细胞活化和分化而得名。可以辅助 B 细胞活化分泌抗体；辅助 Tc 细胞活化；辅助吞噬细胞清除被吞噬的细菌。Tc 细胞，因其被激活后可以产生对靶细胞的直接细胞毒作用而得名。Treg 细胞，则激活后主要表现为抑制性调节作用。

1. 辅助性 T 细胞（helper T lymphocyte，Th）　Th 细胞的细胞膜分子表型通常为 CD4$^+$ T 细胞，其被称为辅助性 T 细胞是因为 Th 细胞可以辅助 B 细胞活化，分泌抗体；可以辅助 Tc 细胞活化，发挥杀伤功能；也可以辅助巨噬细胞清除被吞噬的细菌；也辅助中性粒细胞或嗜碱性粒细胞和肥大细胞等执行功能，具有广泛的免疫调节作用。Th 细胞对不同细胞的辅助作用是由 Th 细胞激活后分化而成的许多具有不同生物学功能的细胞亚群分别介导的。目前已知的 Th 亚群主要包括 Th1、Th2、Th17、Th9、Th22 和 Tfh。详见本章研究进展。

2. 细胞毒性 T 细胞（cytotoxic T lymphocyte，Tc 或 CTL）　Tc 细胞的膜分子表型多为 CD8$^+$ T 细胞，经抗原受体介导产生特异性细胞毒作用。是适应性免疫应答的主要效应细胞，可以特异性杀伤靶细胞，在抗肿瘤免疫和抗病毒等胞内病原体感染免疫中发挥重要的杀伤效应。机制为：① 分泌穿孔素（perforin）及颗粒酶（granzyme）介导靶细胞凋亡；② 分泌肿瘤坏死因子、淋巴毒素（lymphotoxin，LT）等与靶细胞表面的相应受体结合，启动靶细胞凋亡；③ 通过高表达 FasL 导致 Fas 阳性的靶细胞凋亡。详见 T 细胞介导的免疫应答章节。

近年来提出，与 Th1 和 Th2 细胞相似，Tc 细胞也可以根据其分泌的细胞因子类型的差异，分为 2 个亚群 Tc1 和 Tc2。Tc1 分泌 IL - 2、IFN - γ 和 LT 等，而 Tc2 分泌 IL - 4、IL -

5、IL-6、IL-9 和 IL-10,此类 CD8$^+$ T 细胞在瘤型麻风的产生和发展中十分活跃。

3. 调节性 T 细胞(Regulatory T Lymphocyte, Treg)　目前,Treg 亚群可分为两类,一类是在胸腺内发育并获得抑制表型的 Treg,称为自然调节性 T 细胞(natural Treg, nTreg)或胸腺来源的 Treg(thymus derived Treg, tTreg),即 CD4$^+$CD25$^+$Foxp3$^+$ nTreg。另一类是在外周由初始性 T 细胞被诱导分化而来的,称为诱导性 Treg(induced Treg, iTreg)或外周来源的 Treg(peripherally derived Treg, pTreg)。CD4$^+$ T 细胞分化而来的 iTreg 包括 CD4$^+$CD25$^+$Foxp3$^+$ iTreg、Tr1 和 Th3。此外,一些 CD8$^+$ T 细胞也被发现可诱导产生免疫抑制功能,称为 CD8$^+$ 调节性 T 细胞。CD4$^+$CD25$^+$Treg 约占循环 CD4$^+$ T 细胞的 5%～10%,胸腺中约占 2%～5%。Treg 具有免疫调节功能,通常为免疫抑制表型。可以抑制其他淋巴细胞的活性,阻止自身免疫、抑制病理性免疫损伤。目前,研究比较深入的 Treg 是 CD4$^+$C25$^+$Foxp3$^+$调节性 T 细胞(CD4$^+$CD25$^+$Foxp3$^+$ regulatory T cell, Treg)。详见本章研究现状。

(四) 初始 T 细胞、效应 T 细胞和记忆 T 细胞

以有否接受抗原刺激及是否处于增殖阶段划分,可将 T 细胞分为初始 T 细胞(naïve T cell, Tn)、效应 T 细胞(effective T cell, Teff)和记忆 T 细胞(memory T cell, Tm)。当 T 细胞在胸腺内发育成熟,随血循环迁移至外周,还未被抗原特异性活化之前称为 Tn,是参与初次应答的效应细胞。当 Tn 被抗原特异性活化后,可以通过不同的效应机制,执行免疫应答功能,此阶段 T 细胞称为 Teff。当 Teff 清除抗原后,部分 Teff 可以转化为 Tm,在体内长期存在,当机体再次接触相同抗原时,Tm 可以迅速被活化,发挥强于 Tn 的效应,Tm 是介导再次应答的主要效应细胞,也是适应性免疫应答免疫记忆现象的物质基础。

1. 初始 T 细胞(naïve T cell, Tn)　即发育成熟的 T 淋巴细胞离开胸腺,进入外周血或外周淋巴器官,但未经抗原激活的 T 细胞,高水平表达 CD62L 和 CD45RA。这些细胞表达 TCR,但不执行功能和清除抗原。定居在外周血和外周免疫器官,存活数周或数月,等待、寻找合适的抗原应答。如果这些细胞没有被激活,则经凋亡而死,被新生的淋巴细胞取代。

2. 效应 T 细胞(effective T cell, Teff)　即经抗原激活的所有功能类型 T 细胞,高水平表达高亲和力 IL-2 受体,以及 CD44 和 CD45RO。这些细胞可以通过产生免疫分子或直接发挥细胞毒效应,执行免疫功能并清除抗原。其活化、增殖和免疫效应机制,详见 T 细胞介导的免疫应答章节。

3. 记忆 T 细胞(memory T cell, Tm)　即经抗原激活后再次回复静止状态的 T 细胞,表达 CD45RO 和 CD44。Tm 通常有较长存活期并处于静止状态,当再度接受相同抗原刺激时,可迅速活化并分化为效应 T 细胞,产生更为强烈而有效的抗原清除效应,是介导再次免疫应答的主要效应细胞。与 Tn 不同,Tm 可以表达更多的细胞表面黏附分子和共刺激分子受体,可以容许 Tm 与更多 APC 有效地相互作用,可被巨噬细胞、DC 和 B 细胞提呈的抗原激活。随着年龄的增长,接触了更多的环境中微生物,记忆 T 细胞的种类和水平逐渐增多和累积,以补偿逐渐减少的新生的初始 T 细胞。

记忆性 T 细胞可以通过表达或者不表达 CCR7 和血管 L-选择素 CD62(CD62L)来实现其在机体外周血和淋巴组织间的循环。有 3 个亚群:中枢记忆性 T 细胞(central memory T cell，T_{CM}）、效应记忆性 T 细胞（effective memory T cell，T_{EM}）和组织定居记忆性 T 细胞（tissue-resident memory T cell，T_{RM}）。它们表达不同的表面标志，具有不同的迁移、定居和功能特性。T_{CM} 的表型为 $CD45RO^+CCR7^+CD62L^+CD69^-CD103^-$，在外周淋巴组织中定居和迁移。参与从血液到次级淋巴器官，再到淋巴液的循环，主要定居于外周淋巴器官的 T 细胞区。不能直接行使效应，只有被抗原再次活化，重新分化为不同功能的效应细胞后，方可执行效应，介导反应性记忆（reactive memory）。T_{EM} 的表型为 $CD45RO^+CCR7^-CD62L^-CD69^-CD103^-$，主要参与从淋巴液到次级淋巴器官到血液的循环，在再次免疫应答反应中，可迁移至外周炎症组织，行使速发性的效应功能，介导保护性记忆（protective memory）。T_{RM} 的表型为 $CD45RO^+CCR7^-CD62L^-CD69^+CD103^+$，不参与淋巴细胞再循环，而是定居于外周非淋巴组织，在皮肤、肠道、生殖道、脑、肝脏、肾、胰腺和胸腺内都有分布。直接执行效应功能，是发挥速发性效应功能、介导保护性记忆的第一线细胞。T_{RM} 在非淋巴组织中的比例随年龄增大而增高，是一类坚守在病原体入侵第一线的抗原特异性淋巴细胞，也是在非淋巴组织相关疾病中介导适应性免疫应答的主要细胞类群，是对外周隐蔽性、持续性感染执行保护性记忆免疫的关键细胞。

T_{CM} 和 T_{EM} 细胞参与淋巴细胞再循环，是机体免疫防御、免疫监视，并清除病原体再感染的关键；T_{RM} 细胞不参与淋巴细胞再循环，而是长期定居于某些特定组织中，在局部组织中发挥快速而关键的保护性应答。$CD8^+$ T_{RM} 细胞识别病原体后，可以直接杀伤受感染细胞，清除抗原；也可以释放促炎症因子活化 NK 和 DC 增加炎症反应；也可以动员血循环中的 T_{CM} 和 T_{EM} 共同参与组织局部的特异性回忆反应。与 T_{EM} 相比，T_{CM} 细胞具有更多的分化潜能。当它们在外周淋巴组织中再次遇到相同抗原时，可以快速被激活，根据细胞因子环境的不同，具有分化为不同效应性 T 细胞的能力。T_{EM} 和 T_{RM} 细胞在初次应答时已经分化形成了特征性的效应表型，故当再次被同种抗原活化后可以快速执行其功能效应，介导保护性记忆，更适合担当抵抗再次感染的第一道防线。记忆性 T 细胞通常有 CD4 阳性和 CD8 阳性表型的差异，故 3 种记忆性 T 细胞存在有 6 种表面标志的亚群，其迁移、定居和功能特性也存在差异。另外，还有新发现的记忆性滤泡树突状细胞（T_{FHM}）。

二、B 淋巴细胞亚群

成熟的 B 细胞也是一个异质性群体，根据 B 细胞的发育来源，可将成熟 B 细胞分为 B1 细胞和 B2 细胞 2 个亚群。B1 细胞主要来源于胚胎或出生后早期的前体细胞；而 B2 细胞主要来源于骨髓造血干细胞。B2 细胞又可根据其分布和功能分为经典 B 细胞（又称滤泡性 B 细胞，Follicular B cell，Lo-B）和边缘区 B 细胞（Marginal zone B cell，Mz-B）。其中，经典 B 细胞，即我们通常说的 B2 细胞，其 BCR 分子具有丰富的多样性，具有可以识别各种不同的抗原表位的能力，是介导适应性免疫应答的主要效应细胞；而 B1 细胞和边缘区 B 细胞，其 BCR 不具有丰富的多样性，主要产生分泌低亲和力 IgM 的短寿命浆细胞，介导对 TI 抗原的免疫应答，是介导固有免疫应答的效应细胞，属于固有样淋巴细胞范畴。

B 细胞活化后，也可产生不同的异质性功能群体，根据其功能特征，分为效应性 B 细胞（effector B lymphocyte，Beff）和调节性 B 细胞（regulatory B cell，Breg）。Beff 其主要生物学作用是经类别转换后分化成为分泌各种 Ig 的浆细胞或者分泌细胞因子参与免疫调节。

Breg 主要是通过分泌 IL-10 等抑制性细胞因子,并抑制促炎症细胞因子形成,抑制功能性 T 细胞亚群、CTL 以及巨噬细胞等功能,介导免疫抑制/调节功能。

B 细胞又可以根据其是否接受抗原刺激及是否处于增殖和活化阶段,分为初始 B 细胞(Naïve B Lymphocyte, Bn)、浆细胞(Plasma cell, PC)和记忆 B 细胞(Memory B Lymphocyte, Bm)。

(一) B1 细胞和 B2 细胞

根据 B 细胞的发育来源,可将成熟 B 细胞分为 B1 细胞和 B2 细胞 2 个亚群。B1 细胞具有自我更新能力,主要产生低亲和力的 IgM 类型抗体,参与固有免疫应答。B2 细胞可分为经典 B 细胞(又称滤泡性 B 细胞,Lo-B)和边缘区 B 细胞(Mz-B)。经典 B 细胞既是适应性免疫应答中承担体液免疫的核心细胞,同时也担负抗原提呈和部分免疫调节作用。

1. B1 细胞　大多数 B1 细胞是来源于胎肝内干细胞或出生后早期的前体细胞,主要在胚肝发育,少部分 B1 细胞可在骨髓内产生。B1 细胞在小鼠胚胎期和围产期大量产生,出生后少量产生,可以自我更新。B1 细胞在腹膜腔、胸膜腔和肠道固有层相对高频存在,仅低水平存在于脾和淋巴结等次级淋巴器官以及胸腺、骨髓和外周血中,约占 B 细胞总数的 5%～10%。小鼠 B1 细胞的表面标志是 $IgM^{high}IgD^{low}CD23^-CD43^+CD45RA^{low}$,大多 B1 细胞表达 CD5 分子,根据是否表达 CD5 分子,可分为 $CD5^+$ B1a 细胞和 $CD5^-$ B1b 细胞 2 个亚类。B1 细胞是固有免疫细胞,可直接介导针对 TI 抗原的免疫应答,产生低亲和力的 IgM 类抗体,无须 Th 细胞的辅助,故在感染早期即发挥效应。B1 细胞介导免疫应答的特点是:一般不发生体细胞突变、无亲和力成熟、产生低亲和力抗体、不形成免疫记忆。B1 细胞也是天然抗体的主要来源,在感染发生前即可组成性地产生循环抗体,可以识别荚膜多糖抗原,在控制致病性病毒和细菌感染中发挥重要作用。但其在人体内的作用还尚不完全确定。详见固有免疫细胞章节。

2. B2 细胞　B2 细胞主要来源于骨髓造血干细胞。可分为经典 B 细胞(又称滤泡性 B 细胞,Lo-B)和边缘区 B 细胞(Mz-B)。

(1) 经典 B 细胞　进入脾脏,受到抗原刺激,进一步分化为产生抗体的成熟 B 细胞,定居在滤泡生发中心的 B 细胞区,故又称滤泡性 B 细胞(Lo-B)。其 BCR 具有丰富的多样性,主要识别 TD 抗原,需要在 Th 的辅助下才能够被充分激活,是介导适应性免疫应答的主要效应细胞。经典 B 细胞介导免疫应答的特点是:发生体细胞突变和亲和力成熟、产生高亲和力抗体;经历类别转换,可以产生 IgM 以外的其他类型抗体;可以形成免疫记忆。其活化、增殖以及介导体液免疫应答效应机制,详见 B 细胞介导的免疫应答章节。

(2) 边缘区 B 细胞(marginal zone B cell, Mz-B)　是定居于脾脏的一个特殊的解剖区域——边缘区的一群成熟的 B 细胞亚群,约占脾脏 B 细胞的 5%。这个区域包绕于白髓的外侧,是红髓血流中各种细胞以及血源性病原体进入白髓的解剖部位,也是抗原过滤和清除的主要部位。故 Mz-B 可以对各种血源性病原体作出快速的应答反应。在所有的 B 细胞亚群中,只有 Mz-B 的发育依赖于 Notch-2 信号。低表达 CD23(低亲和力 IgE 受体),高表达 CD1d 分子(MHC I 类分子类似物)、补体受体 CR1(CD35)和 CR2(CD21)等,其表面标志是 $IgM^{high}IgD^{low}CD21^{high}CD23^{low}CD35^{high}CD1d^{high}$。与 B1 细胞相似,Mz-B 细胞的 BCR 没有丰富的多样性,主要介导对 2 型胸腺非依赖抗原(TI-2)的免疫应答,倾向于识别细胞壁成分以及衰老的自身成分。因而,两者可以统称为固有样 B 细胞(innate-like B lymphocyte, ILB)。不同的是 B1 参与淋巴循环,而 Mz-B 主要存在于脾脏边缘区。与 B1 细胞相似,Mz-B 受到抗原刺激后,可快速激活和应答,快速分化为短寿命浆细胞,分泌低亲和力 IgM,构筑了抗感染的第一道防线,对于血液中的病原体抗原起快速的反应。详见固有免疫细胞章节。

(二)效应性 B 细胞和调节性 B 细胞

活化后的 B 细胞可产生不同的异质性功能群体,主要包括效应性 B 细胞和调节性 B 细胞。B 细胞的不同生物表型研究早期集中于 $CD5^+$ B 细胞,在对 B1 细胞进行界定后,近年来又在 $CD5^+$ B 细胞中发现了与 Treg 功能相近的 Breg 细胞。

1. 效应性 B 细胞 效应性 B 细胞(effector B cell, Beff)又称为功能性 B 细胞。其主要生物学作用是经抗原刺激活化、类别转换后,分化成为分泌各类 Ig 的浆细胞,发挥体液免疫功能。但在某些特定情况下,Beff 也可以分泌细胞因子,发挥免疫调节功能。在 Th1 型细胞因子存在时,抗原或 TLR 配体可以诱导 B 细胞分泌 IL-10、TNF 和 IL-6 等细胞因子,但不分泌 IL-4、IL-2 和 IL-13,此类 Beff 细胞称之为效应型 B1 细胞(B effector 1 cell, Be1)。当 Th2 型细胞因子存在时,则 B 细胞经抗原或 TLR 配体刺激,可以分泌细胞因子 IL-4、IL-2 和 IL-13,同时分泌 IL-10、TNF 和 IL-6,此类 Beff 细胞称之为效应型 B2 细胞(B effector 2 cell, Be2)。2013 年 Bermejor DA 报道了产生 IL-17 的 Beff 细胞。在锥虫和真菌感染后,B 细胞以 RORγt、RORα 和 AhR 非依赖的方式,被诱导产生 IL-17。

2. 调节性 B 细胞 调节性 B 细胞(regulatory B lymphocyte, Breg)是一群具有免疫抑制/调节功能的 B 细胞。通常具有分泌 IL-10 的表型特征。目前,在小鼠和人类,发现了多种 Breg 亚群,其表型、细胞因子分泌的格局各不相同。小鼠的 Breg 细胞主要有 B10 细胞、T2-MZP Breg 细胞(T2-MZP Breg cell, MZ B)、边缘区 B 细胞(Mz-B)浆母细胞及 $Tim-1^+$ Breg 细胞等。人类的 Breg 主要有:不成熟 Breg 细胞(immature Breg, im B)、B10 细胞、Br1(B regulatory 1)细胞、浆母细胞和 GrB^+ B 细胞等。Breg 细胞主要通过分泌 IL-10、TGF-β 和 IL-35,抑制 Th1、Th17、CTL 和巨噬细胞的分化激活,并诱导 $Foxp3^+$ iTreg 和 Tr1 的分化,发挥免疫抑制功能,从而抑制炎症反应,在抗肿瘤免疫和自身免疫病中具有重要的免疫调节效应。详见本章的研究现状。

(三)初始 B 细胞、浆细胞和记忆性 B 细胞

以有否接受抗原刺激及是否处于增殖阶段划分,可将 B 细胞分为:初始 B 细胞(naïve B cell, Bn)、记忆性 B 细胞(memory B cell, Bm)和浆细胞(Plasma cell, PC)。

1. 初始 B 细胞(naïve B cell, Bn) 成熟 B 细胞具有抗原识别能力,未受抗原刺激的成熟 B 细胞称为初始 B 细胞(Bn),Bn 通常不表达 CD27,其 IgV 区基因没有经历高频突变;是介导初次应答的主要效应细胞。当其特异性识别 TD 抗原后,初始 B 细胞在 Th2 细胞的辅助下被激活,一部分停留在脾脏和淋巴结的 T 细胞区和边缘区,分化成短寿命浆细胞,分泌早期抗体(IgM)。多数 B 细胞迁移至淋巴滤泡,在 Tfh 细胞的辅助下,启动生发中心反应。在生发中心经历体细胞高频突变、亲和力成熟、抗原选择,产生高亲和力记忆性 B 细胞,同时

分化产生长寿命浆细胞或其前体细胞,并从脾脏、淋巴结迁移至骨髓,实施全身循环。骨髓作为次级免疫器官,参与再次应答。

2. 记忆性B细胞(memory B cell,Bm) 记忆B细胞(Bm)产生于生发中心,是初次应答克隆消除后留下来的少量高亲和力细胞。Bm产生后,部分以Bm的形式滞留于外周免疫器官(如脾脏、淋巴结和派氏集合淋巴结)的淋巴滤泡,大部分进入血流,参与淋巴细胞再循环。Bm细胞通常高水平表达CD27,其IgV区基因经历了高频突变,是再次应答的主要效应细胞。当再次遇到相同抗原时,Bm可在已活化的Th细胞(通常为T_{FHM})的辅助下,快速增殖并再次分化为成熟浆细胞,产生记忆性应答。其增殖和分化速率明显高于Bn,表面分子CD40、TLRs(TLR6、TLR7、TLR9和TLR10等)和细胞因子受体水平均高于Bn,使得在体外仅少量TLR配体也可刺激Bm活化。Bm在再次应答时,可以再一次进入生发中心,经历额外的体细胞突变和亲和力成熟过程。Bm的表型与Bn有显著差别(表12-2):Bm长寿,因为高水平表达抗凋亡蛋白Bcl-2等且不分裂或分裂非常慢;Bm不易诱导耐受,因为其经历过亲和力成熟后表达经类别转换的高亲和力抗体,可被很低浓度的抗原激活。Bm介导再次应答时产生抗体的速度、性质、数量、亲和力、维持时间等都与Bn介导的初次应答显著不同。

表12-2 Bm和Bn比较

	初始性B细胞	记忆性B细胞
亲和力成熟	未发生	已发生
类别转换	未发生	已发生
受体亲和力	低	高
生存期	短	长
淋巴细胞再循环	参与	参与
定居部位	脾	骨髓
补体受体表达	低	高
ICAM-1表达	低	高

Bm通常在初次接触抗原后1个月到达峰值(T_M为5日),并长期存活。IL-7和IL-15等细胞因子可以促进一部分Bm处于持续的分裂状态,以保证记忆细胞的数量被高度调节,从而实现在细胞增殖和细胞死亡之间,保持一个相对长时间的平衡状态。Bm也可以通过接收来自生发中心的FDC持续呈递的抗原信号的不断刺激而得以长期维持;也可能通过抗原的交叉反应,为Bm不断地提供新刺激。FDC可以其借助其细胞表面的FcR和补体受体捕获的抗原抗体免疫复合物或者抗原抗体补体免疫复合物,形成免疫复合物覆盖小体(immune complex-coated body,iccosome),不吞噬不分解,并且将这些复合物原封不动的保持于iccosome的内侧,滞留数月至数年,并不停释放,持续刺激Bm。一般根据IgM和IgD的表达与否,也可将Bm分为$IgM^+ IgD^+ Bm(CD19^+ CD27^+ IgM^+ IgD^+)$、$IgM^+ Bm(CD19^+ CD27^+ IgM^+ IgD^{low/-})$和类别转换$Bm(CD19^+ CD27^+ IgM^- IgD^-)$。前两者通常位于边缘区,针对TI抗原产生高亲和力IgM,对预防有荚膜细菌感染尤为重要;后者是经典的Bm,常分布于生发中心

的 B 细胞区,主要针对 TD 抗原产生应答,包括 IgG Bm、IgA Bm、IgE Bm 和 IgD Bm。

3. 浆细胞(Plasma cell,PC) 浆细胞是由 B 细胞经抗原激活后分化形成的抗体产生细胞。其胞浆内形成大量粗面内质网,可大量合成特异性抗体。但其表面不表达 BCR 和 MHCⅡ分子,失去了与抗原反应以及与 T 细胞相互作用的能力,故抗原的持续存在并不能促进浆细胞增殖并产生更多抗体。高水平浆细胞的维持主要是通过记忆性 B 细胞分化产生的。通常认为浆细胞是没有免疫记忆的终末细胞,近来发现,浆细胞分为短寿命浆细胞和长寿命浆细胞两类。短寿命浆细胞在经抗原刺激后,可快速产生大量抗体;而长寿命浆细胞是维持免疫记忆的主要效应细胞,可在体内长时间存活,并持续产生抗体。

短寿浆细胞由初始 B 细胞经抗原激活后,在 Th2 细胞的辅助下,在外周免疫器官的 T 细胞区和边缘区分化产生。主要针对 TI 抗原应答,可以即刻产生低亲和力的 IgM 抗体。短寿命浆细胞多停留在外周淋巴器官和组织。

长寿命浆细胞则是激活的 B 细胞迁移至外周免疫器官的淋巴滤泡区,经历亲和力成熟后分化而成,可以产生高亲和力的抗体,并迁移进入骨髓后方能长期存活,是再次应答中的主要效应细胞。浆细胞入骨髓后,通过细胞膜上的受体 BCMA 与骨髓内的 BAFF 家族细胞因子相互作用,使浆细胞能够长期停留并存活,使得骨髓成为抗体产生的主要部位。据估计,健康成年个体血液中约有半数抗体是由骨髓中的长寿命浆细胞产生。故长寿命浆细胞在适合的微环境中长期存在、分泌抗体、维持抗体水平并参与免疫记忆的维持。

如何维持长寿命浆细胞的持续存在。资料显示,大约 10% 的小鼠长寿命浆细胞可存活一生,而且还需要记忆 B 细胞不断补充产生新的浆细胞,才能长期维持血清中抗体水平。近年发现,骨髓浆细胞高水平表达的抗凋亡分子(Bcl-2、A20 和 IAP-20)也可助其长期存活。Bm 也可以抗原非特异方式促使浆细胞持续分化,例如:经抗原刺激后的 B 细胞同时通过 TLR 识别 LPS 或非甲基化 CpG 而启动固有免疫信号途径,促进进一步增殖和分化。胸腺微环境也为浆细胞的长期存活提供了信号,因为离开胸腺环境的浆细胞仅能生存数日。起到关键作用的可能微环境成分包括:基质细胞、IL-6、VLA-4,以及 IL-5、TNF-α、SDF-1、CD44 和 BCMA,以及转录因子 Aiolos 等。

第二节 研究现状

近年来在功能性淋巴细胞亚群领域有了很多的研究进展,尤其是对 CD4⁺ T 细胞亚群的研究。其中,Th1、Th2 和 Th17 细胞是研究比较深入的亚群,可以被不同类型的病原体所诱导分化,并通过分泌不同的细胞因子组合,激活不同靶细胞,从而辅助有利于相应病原体清除的免疫应答的发生。这些 Th 细胞亚群,同时与那些与 Th 亚群细胞具有相应的细胞因子分泌特征的固有淋巴样细胞(ILC1、ILC2 和 ILC3)以及其他不同类型固有免疫细胞协作,共同构成了不同类型的整体的"免疫模块"(immune modules)效应,以特异性地清除各种不同类型的病原体。

目前,Th1 细胞产生 IFN-γ 等细胞因子,激活巨噬细胞,促使其清除细胞内感染的微生物,可称为Ⅰ型应答(typeⅠ response)。Ⅰ型应答由 Th1、ILC1、DC、IgG1/IgG2 等调理性抗体以及 NK、CTL 等参与，在 IFN - γ 作用下，通过激活巨噬细胞等效应细胞启动抗胞内病原体(胞内菌、胞内寄生虫、病毒)感染，参与移植排斥反应和抗肿瘤应答。ILC1、DC 等固有免疫细胞经病原体诱导后分泌诱导性细胞因子驱动 Th1 应答。Th2 细胞产生的细胞因子，可以募集和活化嗜酸性粒细胞(IL - 5)和肥大细胞及嗜碱性粒细胞(IL - 4)，增强黏膜表面的免疫屏障作用，清除蠕虫，可称为Ⅱ型应答(type 2 response)。Th2、ILC2、IgE 参与Ⅱ型应答，在 IL - 4、IL - 5、IL - 13 等作用下，通过嗜酸性粒细胞、嗜碱性粒细胞、肥大细胞等参与抗多细胞寄生虫和蠕虫感染，参与Ⅰ型超敏反应。ILC2 等固有免疫细胞经病原体诱导分泌诱导性细胞因子驱动 Th2 应答。Th17 细胞分泌 IL - 17 家族细胞因子，诱导局部组织上皮细胞和间质细胞产生趋化因子，并进一步募集中性粒细胞到感染局部；也可以产生 IL - 22，激活屏障部位的上皮细胞分泌抗微生物肽，有利于胞外菌的清除，可称为Ⅲ型应答(type 3 response)。Th17、ILC3、IgG2 和 IgG3 等调理性抗体参与Ⅲ型应答，在 IL - 17A、IL - 17F 和 IL - 22 等作用下，通过中性粒细胞等启动抗胞外菌和真菌感染，诱导炎症，促进局部屏障效应，参与自身免疫性病理损伤。ILC3 等固有免疫细胞经病原体诱导分泌诱导性细胞因子驱动 Th17 应答。

一、Th1、Th2 和 Th17 细胞

最早发现的 CD4$^+$ T 细胞亚群是 Th1 和 Th2 细胞，它们也由此得名。1986 年后，Mosman 和 Romagnani 等先后发现，依据细胞因子分泌的不同，可将 Th 细胞分为Ⅰ型 Th 细胞(Th1)和Ⅱ型 Th 细胞(Th2)两类。前者主要分泌 INF - γ、IL - 2 和 TNF，介导细胞免疫；后者主要分泌 IL - 4、IL - 5 和 IL - 13，介导体液免疫。后来，Glimcher L 和 Flavell R 团队分别发现，转录因子 T - bet 和 GATA - 3 分别是调控初始性 T 细胞向 Th1 或 Th2 分化的关键转录因子，可以诱导相应的关键 Th1 型细胞因子 IFN - γ 和 Th2 型细胞因子 IL - 4 的表达。到了 2003 年，Aggarwal S 等发现 IL - 23 可诱导产生一类新的 Th 细胞亚群。不同于 Th1 和 Th2，该亚群产生 IL - 17A 和 IL - 17F，并因此得名，也产生 IL - 22。Th17 促进炎症的发生，在炎症和自身免疫病理损伤中起着重要作用。2006 年，Ivanov II 等找到促进 Th17 亚群分化的关键转录因子——细胞核视磺酸相关孤儿受体 γt(retinoid related orphan receptor γt, RORγt)，IL - 6 和 TGF - β 可激活 RORγt，并诱导初始 CD4$^+$ T 细胞表达 IL - 17A 和 IL - 17F。

(一) Th1、Th2 和 Th17 细胞的分化

在初始性 CD4$^+$ T 细胞激活的早期阶段，IL - 12 和 IFN - γ 是诱导 Th1 细胞分化的重要因子。Th1 细胞可以被多种细菌(尤其是胞内菌)和病毒诱导分化。胞内菌、寄生虫及 LPS 等细菌产物刺激巨噬细胞和树突状细胞产生 IL - 12，是 IL - 12 的主要来源；IFN - γ 则来源于 NK 细胞或 ILC1 细胞。病毒感染诱导分泌的Ⅰ型干扰素，也可以诱导 Th1 细胞的分化。IL - 12 与 IL - 12 受体结合，激活激酶 Jak PTK 家族成员 Jak2 和 Tyk2，并进一步激活转录因子 STAT4，促其形成二聚体入核，STAT4 可激活 *IFNG* 基因，诱导产生 IFN - γ。IFN - γ 与相应受体结合，则激活 Jak1 和 Jak2，促进 STAT1 磷酸化。STAT1 启动 Th1 专一性转录因子 T - bet 活化。T - bet 促进 *IFNG* 基因激活，并抑制 *IL4* 基因转录，导致 Th1

分化。IFN-γ可以上调巨噬细胞和树突状细胞 IL-12、IL-12Rβ1 和 IL-12Rβ2 的表达，促进 Th1 分化。NK 细胞产生的 IL-18 也可促进 Th1 细胞增殖产生 IFN-γ。这些细胞因子及其受体以及细胞内信号分子 STAT1 敲除，可使小鼠体内不能产生 Th1 细胞群体。

IL-4 是 Th2 细胞亚群产生的关键因子。在产生免疫应答之初，给予 IL-4，则可诱导初始 CD4$^+$ T 细胞分化为 Th2 细胞亚群。嗜酸性粒细胞、嗜碱性粒细胞和肥大细胞可以被蠕虫来源的几丁质和多聚糖所激活，产生大量的 IL-4，是 IL-4 的主要来源，是 Th2 极化的重要驱动因素。活化的 ILC2 也可以分泌 IL-4，参与 Th2 细胞分化的诱导。IL-4 导致 T 细胞 IL-12Rβ 表达受阻，使得 T 细胞不能接受 IL-12 作用，Th1 分化受阻。并且可以启动 STAT6 信号通路，STAT6 激活 Th2 专一性转录因子 GATA3 表达。GATA3 不仅可以激活 IL4 基因，还可以抑制 IFNG 基因表达，促进 Th2 分化。GATA3 还可以激活 IL-5、IL-13 等其他 Th2 型细胞因子的表达，并且诱导其自身表达，从而通过细胞自我的正反馈机制稳定 Th2 细胞的分化。在 IL-2 和 IFN-γ 存在的情况下，足够的 IL-4 仍可诱导 Th2 细胞的分化。敲除 IL4 基因后，小鼠体内 Th2 细胞亚群缺失。

促炎症性细胞因子 IL-1、IL-6 和 TGF-β 是推动 Th17 分化的主要因素，在 Th17 分化早期发挥作用，IL-23 也参与对 Th17 细胞的增殖和分化表型维持。不同细菌和真菌作用于 DC，可以刺激产生细胞因子 IL-6、IL-1 和 IL-23。例如：真菌的葡聚糖即可作用于 DC 表面的凝集素样受体 Dectin-1，诱导这些细胞因子产生。在小鼠，IL-6 可以导致 STAT3 激活，与 IL-1 和 TGF-β 共同作用，导致 Th17 专一性转录因子 RORγt 激活，进一步诱导 IL21 基因转录，并抑制 IL4 和 IFNG 基因转录。IL-21 也可以自分泌方式进一步促进 Th17 分化。活化的 Th17 细胞表达 IL-23 受体，接受来自 DC 的 IL-23 作用，激活 STAT3，在 Th17 分化后期促进 Th17 扩增和稳定维持，促进 Th17 细胞分泌 IL-17 和 IL-22。IL-17 参与诱导炎症反应，IL-22 发挥屏障作用。IL-17 也可以通过上调固有免疫细胞分泌 IL-6，从而促进 Th17 的极化。与 Th1 和 Th2 不同，Th17 的分化并非某单一细胞因子作用的结果，而是多种细胞因子共同作用的结果。小鼠 Th17 表达的与其分化相关的细胞因子受体包括：IL-6R、IL-23R、IL-21R、IL-1R 和 TGF-βR。TGF-β 是来源于多种细胞的抗炎症性细胞因子，却在 IL-1 和 IL-6 等促炎症性细胞因子存在时，诱导促炎症性 Th17 亚群的分化，还有待我们思考。Th17 在黏膜组织（尤其消化道）大量存在，表明组织环境影响 Th17 分化，可能是可以提供促进其分化的细胞因子。局部微生物群也影响 Th17 分化，例如一些共生的梭菌属细菌是 Th17 的潜在诱导因素。反之，Th17 细胞在抗肠道感染和肠道炎症发生中也尤其重要。

IL-12 和 IL-23 分别是诱导 Th1 和 Th17 分化的关键细胞因子，两者共用 p40 亚基和 IL-12Rβ1。IL-12 信号优先激活 STAT4，促进 IFN-γ 产生，促进 Th1 分化；而 IL-23 优先激活 STAT3，也可以微弱地激活 STAT4，促进 Th17 分化；Th1 表达 IL-12R，Th17 优势表达 IL-23R，也低水平表达 IL-2R。p40 缺乏可以导致 Th1 和 Th17 缺陷。

（二）功能性 Th 细胞亚群间的交互调控(cross-regulation)及意义

不同功能性 CD4$^+$ T 细胞亚群有不同的功能，为了有效应对各种不同类型的病原体，通常需要以某一亚群优势应答并与其他亚群共同协调作用的方式，方可执行有效地清除。亚群间的交互调控主要是通过不同亚群细胞产生的特征性的细胞因子组合来实现的,参与对不同功能性 Th 细胞分化的正反馈和负反馈调节。通常表现为一种效应模式启动可以抑制其他亚群的分化和功能。

功能性 CD4$^+$ T 细胞亚群之间存在交互调控。Th1 型细胞因子 IFN-γ 可选择性抑制 Th2 细胞增殖,而 Th2 分泌的 IL-4 抑制 Th1 的形成。IFN-γ 通过 IFN-γR/STAT1 依赖途径上调 T-bet 表达并下调 GATA-3 表达,促进 Th1 形成,并产生 IFN-γ、IL-2、TNF 等 Th1 型细胞因子。足够量的 IL-4 则通过 IL-4R/STAT6 途径,上调 GATA-3 表达并下调 T-bet 表达,促进 Th2 形成,产生 IL-4、IL-5、IL-10 和 IL-13 等 Th2 型细胞因子。Th2 细胞也可通过分泌 IL-10,下调巨噬细胞和 DC 分泌 IL-12 和 MHCⅡ类分子表达,抑制巨噬细胞产生 NO 及 IL-1、IL-6、IL-8 和 IFN-γ 等细胞因子,发挥对 Th1 亚群的间接抑制效应。

Th1 细胞分泌的 IFN-γ 以及 Th2 细胞分泌的 IL-4 都对 Th17 分化具有潜在的抑制作用,而分别促进 Th1 或 Th2 的分化发育。当病原体诱导 IL-6 表达时,TGF-β 诱导 Th17 分化;而当缺乏病原体和 IL-6 时,TGF-β 在 IL-2 的共同作用下,优势诱导 Treg 分化。Treg 产生的 TGF-β 可以抑制 Th1 和 Th2 应答。炎症时,IL-6 诱导表达,此时 Treg 产生的 TGF-β 似乎可以通过抑制 Th1 和 Th2 分化,以利于 Th17 的分化,因为 Th17 分化可以被 Th1 和 Th2 产生的 IFN-γ 或 IL-4 所抑制。慢性抗原刺激时,T 细胞分泌的 IL-10 可以抑制 DC 和巨噬细胞产生 IL-12、IL-4 和 IL-23 ,抑制 Th1、Th2 和 Th17 的分化和维持。

Th 亚群间的交互调控的意义在于,大多功能性 Th 亚群都可以通过分泌特征性的细胞因子抑制其他亚群分化,以利于其自身分化。故当某一类型病原体激活固有免疫后,产生相应的细胞因子,调控 Th 细胞分化,引发与该固有免疫模式相应的一系列适应性免疫应答的连锁反应,并反过来放大了该固有免疫应答模式的效应。例如:某种细菌(例如分枝杆菌和李斯特菌)感染,诱导 DC 和巨噬细胞产生 IL-12,利于 Th1 细胞的产生,Th1 细胞反过来产生大量 IFN-γ,促进巨噬细胞激活,并利于这些胞内病原体的清除。细胞因子对功能性 Th 细胞不恰当的交互调控所引发的负面结果也在多种小鼠感染模型中被阐述,这些研究进一步证明了恰当的功能性 Th 亚群诱导对于病原体清除的重要性,并阐明了了不同 Th 亚群功能的精微差异对于感染结局具有显著的影响。例如,在硕大利什曼原虫感染的小鼠模型中,Th1 应答作为保护性应答模式,可激活巨噬细胞以清除原虫。C57BL/6 小鼠感染利什曼原虫,促进 Th1 细胞分化,利于利什曼原虫清除,动物得到保护;然而 BALB/c 小鼠感染则不能有效诱导 Th1 细胞分化,相反诱导 Th2 分化,不能有效激活被感染巨噬细胞,导致病原体清除失败,小鼠死亡。BALB/c 小鼠的 Th2 优势应答可以在感染早期使用抗-IL-4 抗体阻断而逆转,但在感染 1 周左右再处理却是无效的,说明细胞因子在初始性 T 细胞分化发育早期起关键作用。

(三) Th1、Th2 和 Th17 细胞的生物学作用

CD4$^+$ T 细胞不具备与 CD8$^+$ T 细胞相同的细胞毒作用,不能直接清除抗原,通常是通过分泌细胞因子、增强其他效应细胞的功能以清除抗原(图 12-2)。

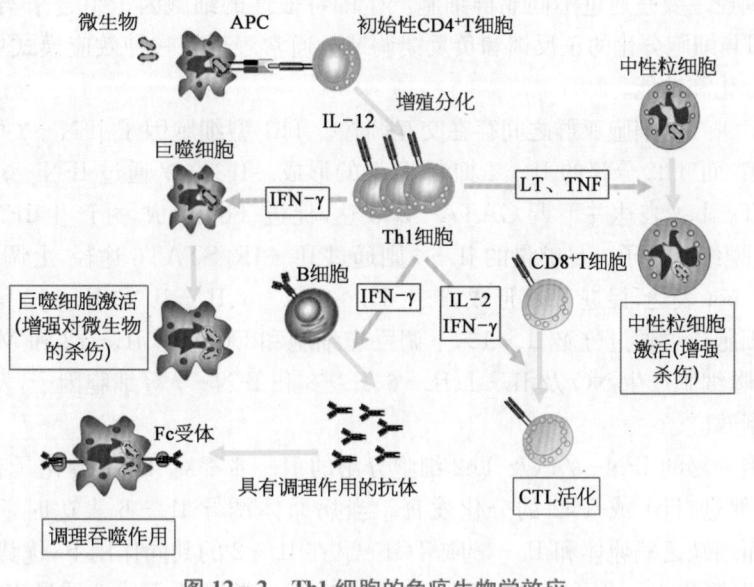

图 12-2　Th1 细胞的免疫生物学效应

目前认为，Th1 细胞分泌 IFN-γ、IL-2 和 TNF-β/α 等 Th1 型细胞因子，参与介导 I 型应答。辅助或促进巨噬细胞、Tc、NK 细胞的活化或增殖，促进 B 细胞类别转换并产生具有调理作用的抗体（如小鼠的 IgG2a 和人的 IgG3），可以帮助清除在胞内存活甚至繁殖的微生物（病毒、原虫和胞内菌）；诱导局部炎症发生，参与糖尿病、炎性肠病和类风湿关节炎等多种炎症性疾病的发生。例如：结核分枝杆菌被吞噬细胞吞噬后，逃避胞内的杀伤机制得以存活。Th1 细胞可以通过分泌 IFN-γ，促进吞噬细胞的杀伤活性，有利于对结核分枝杆菌的清除。

Th1 介导的 I 型应答所产生的细胞因子首要功能是通过激活巨噬细胞，促进对胞内微生物（胞内菌、病毒和原虫）的摄取和清除。TNF 可以促进巨噬细胞和 NK 细胞的活化，但巨噬细胞惰性强，很容易回复到"静止和垃圾收集（garbage collection）"的状态。IFN-γ 可与 CD40L 共同作用，能够促进 M1 型巨噬细胞持续处于活化状态，发挥杀伤效应。IFN-γ 也可以作用于 B 细胞，影响其类别转换，促使 B 细胞产生 IgG3 抗体。这类抗体长于促进对病毒和细菌的调理作用，并可以激活补体进一步促进调理作用。IFN-γ 可诱导 Th1 细胞表达趋化因子受体 CXCR3，并在 CXCL9、CXCL10 和 CXCL11 等趋化因子的作用下，迁移至感染部位。当 NK 细胞杀伤靶细胞进入疲劳状态时，Th1 细胞分泌的 IL-2 可以促使 NK 细胞重新恢复活力，可以促使 NK 细胞杀伤更多的靶细胞。IL-2 也是刺激 CTLs、NK 细胞和 Th1 细胞增殖的生长因子。Th1 分泌的 IL-3 和 GM-CSF 可以刺激骨髓产生单核细胞。激活的巨噬细胞也可以参与其他宿主抵抗机制，通过分泌 TNF、IL-1、趋化因子 CCL21 及短效的脂类介质（例如：前列腺素、白三烯和血小板活化因子）等促炎症性细胞因子募集单核细胞并诱导炎症发生；促其上调 MHC 分子和 B7 等共刺激分子表达，促进 T 细胞活化、分化为效应细胞，增强细胞免疫应答。病原体感染诱导的 Th1 应答有时会导致组织损伤，但多为自限性的，当感染清除后能够得到恢复。但 Th1 细胞也可介导迟发型超敏反应引起免疫病理损伤。与糖尿病、炎性肠病和类风湿关节炎等多种炎症性疾病的发生及慢性感染相关的组织损伤(例如：分枝杆菌相关的肉芽肿)有关。

　　Th2 细胞分泌 IL-4、IL-5、IL-13 和 IL-10 等 Th2 型细胞因子,参与介导Ⅱ型应答。辅助 B 细胞增殖、类别转换并产生 IgE 及其他中和性抗体,促进嗜酸性粒细胞和肥大细胞和 IgE 的功能,可以抗细胞外寄生虫(尤其是蠕虫)感染免疫,也可以诱导支气管哮喘等Ⅰ型超敏反应性疾病(图 12-3)。

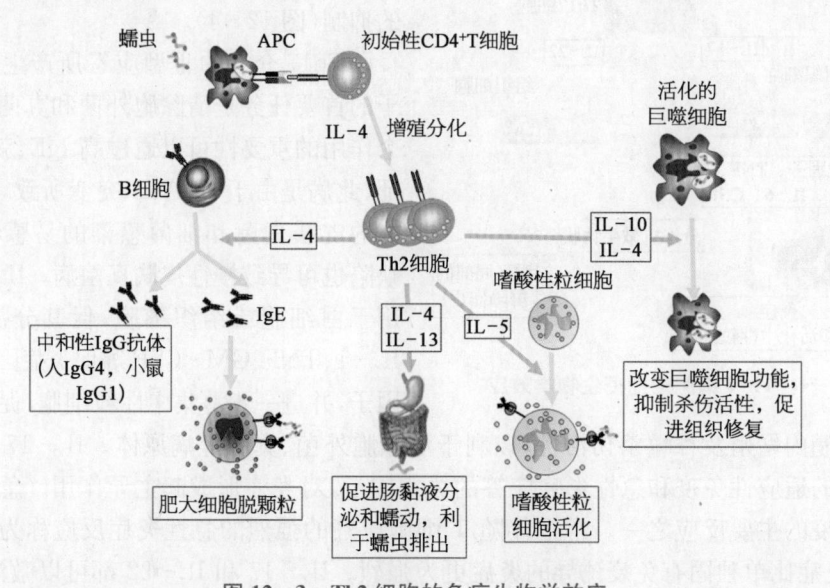

图 12-3　Th2 细胞的免疫生物学效应

　　Th2 介导的Ⅱ型应答所产生的细胞因子的首要功能是通过 IgE、肥大细胞和嗜酸性粒细胞应答,抗蠕虫等胞外多细胞寄生虫感染。蠕虫太大,无法被巨噬细胞和中性粒细胞所吞噬,比大多数细菌和病毒具有对这些吞噬细胞抗微生物活性更强的抵抗能力。因此,需要特殊的机制来抵抗蠕虫感染。Th2 细胞(或者可以产生 Th2 型细胞因子的 Tfh 细胞)产生的 IL-4 作用于 B 细胞,促使其发生类别转换,产生蠕虫特异性的 IgE 抗体发挥调理作用,促进嗜酸性粒细胞与蠕虫结合。IL-5 激活嗜酸性粒细胞,促进其释放胞浆颗粒(主要是碱性蛋白和嗜酸性粒细胞阳离子蛋白),这些蛋白可以摧毁蠕虫,是介导抗蠕虫感染的重要的抵抗性应答机制。IgE 也可激活肥大细胞,促进其脱颗粒释放胞内生物活性物质(血管活性胺以及 TNF、趋化因子和脂性介质等蛋白),诱导局部炎症反应,辅助对蠕虫的破坏。肥大细胞产生的介质也介导过敏反应中的血管改变和炎症。Th2 型细胞因子也通过促进黏液产生和肠蠕动,参与阻断微生物进入黏膜组织或促进微生物从黏膜组织中排出。因此在对体外环境屏障中发挥重要的宿主防御作用,有时也称为屏障免疫(barrier immunity)。IL-4 和 IL-13 可以诱导巨噬细胞活化,产生促进胶原蛋白纤维化的酶,促进组织修复功能,并抑制 Th1 介导的 M1 型巨噬细胞活化和胞内菌清除。Th2 型细胞因子诱导的巨噬细胞活化被称为替代的巨噬细胞(alternative macrophage activation)活化,也称为 M2 型巨噬细胞,这些巨噬细胞可以分泌生长因子促进成纤维细胞增殖、胶原蛋白合成和新血管形成(TGF-β),促进组织纤维化和瘢痕形成,参与黏膜免疫屏障。

Th17 细胞分泌 IL-17、IL-17F、IL-21、IL-22 等细胞因子,参与介导Ⅲ型应答。通过诱导白细胞或组织细胞产生促炎症因子、趋化因子和微生物肽,进一步诱导中性粒细胞募集和杀伤活性,免疫性炎症(immune inflammation)发生,来介导清除胞外菌和真菌;也介导多种病理性炎症性疾病。其增殖依赖于巨噬细胞所分泌的 IL-23,但受 Th1、Th2 型细胞因子的抑制(图 12-4)。

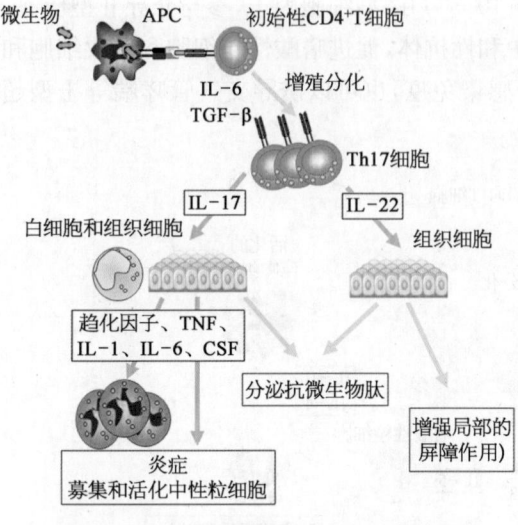

图 12-4 Th17 细胞的免疫生物学效应

Th17 介导的Ⅲ型应答所产生的细胞因子的首要任务是清除胞外菌和真菌感染。这个作用的重要性可以通过高 IgE 综合征被验证,此病是由于 STAT3 突变所致,表现为增加的皮肤真菌和细菌感染的易感性。Th17 缺陷也可导致慢性皮肤真菌病。IL-17 可作用于白细胞或组织细胞,促其分泌 IL-6、IL-1、TNF、GM-CSF 等促炎症因子和趋化因子,并进一步募集中性粒细胞,促进其中性粒细胞骨髓内增殖及吞噬杀伤活性,以利于清除胞外菌、真菌等病原体。IL-17 是连接 T 细胞介导的适应性免疫和急性炎症应答的关键因子,对炎症形成起主导作用。急性期炎症是固有免疫的主要反应之一。常把伴随 T 细胞应答的强烈的急性炎症反应称为免疫性炎症,这种炎症比单独固有免疫诱导的炎症更为强烈。IL-17 和 IL-22 都可以激活消化道、呼吸道、泌尿道和皮肤的屏障上皮细胞,产生抗微生物肽,抵抗微生物入侵。IL-22 还可以促进上皮细胞的屏障作用。Th17 细胞也可促进 B 细胞类别转换,产生 IgG2 和 IgG3 等调理性抗体。Th17 细胞介导多种病理性炎症性疾病。报道显示,Th17 应答与银屑病、IBD、类风湿关节炎和多发性硬化等疾病相关。临床上阻断 Th17 的发育和功能进行治疗,对银屑病具有显著效果,而在 IBD 和 RA 中效果不明显,在不同疾病中的效果不同,所有 Th17 在这些疾病中的作用还尚不能确定。

初始性 CD4+ T 细胞诱导抗原刺激活化后,向 Th1 细胞或 Th2 细胞分化的过程及其参与免疫应答的不同阶段存在着精细的相互调控,在感染过程中两者往往共同参与免疫病理过程。例如,变应原特异性 Th1 和 Th2 细胞通过不同机制参与哮喘性炎症的呼吸道高反应性病理过程。在细胞免疫应答中,Th1 和 Th17 细胞分别产生促进抵抗蠕虫、胞外菌和真菌感染应答的细胞因子。Th1 和 Th17 细胞也可协作,共同参与吞噬细胞介导的微生物清除效应。在 Th17 亚群发现之前,Th1 被认为是介导细胞免疫的效应细胞。目前认为,在多种感染组织中,Th17 可能是募集吞噬细胞(中性粒细胞和单核细胞)至感染局部的最重要的效应细胞。这个募集过程是由 Th17 细胞分泌 IL-17 诱导组织细胞或其他白细胞分泌的趋化因子介导的,吞噬细胞来到感染局部,则可被 Th1 细胞活化,并进一步消化清除微生物。Th1 和 Th17 也可以同时存在于不同炎症性疾病的损伤部位,它们在疾病发生发展中的相互作用仍是一个正在研究的领域。CD4+ T 细胞及其亚群在适应性免疫中发挥了普遍的调节作用。

二、Tfh 细胞

2000 年,Breitfeld D 等人在外周淋巴器官淋巴滤泡中发现 CXCR5$^+$CD4$^+$T 细胞亚群,该亚群可辅助 B 细胞产生抗体,根据其定位和功能将其命名 Tfh。2009 年,发现 Bcl-6 是小鼠体内参与 Tfh 分化的关键转录因子,自此 Tfh 被确定为是不同于其他 Th 细胞亚群的独立的细胞类群。其以定位于生发中心,高水平表达 CXCR5、PD1、ICOS 和 CD40L 等分子,分泌细胞因子 IL-21 为特征。其主要功能是辅助 B 细胞分化和抗体亲和力成熟,分泌高亲和力抗体,参与抵抗和清除各类病原体。

在外周血中,这群细胞共表达 CD45RO 和 T 细胞归巢受体 CCR7。外周免疫器官中,这群细胞不表达 CCR7,可以进入淋巴滤泡和生发中心。根据 CXCR5 表达与否,将扁桃体内的 CD4$^+$CD45RO$^+$T 细胞分为 2 个亚群,CXCR5$^+$T 细胞是活化的效应 T 细胞,产生 IL-10、IL-5、IFN-γ 和 IL-4,并更为有效地辅助 B 细胞产生 IgA 和 IgG。CXCR5$^-$T 细胞是免疫记忆性 T 细胞群体,被称为记忆性 Tfh 细胞(T$_{FHM}$)。

(一) Tfh 细胞的分化

Tfh 的分化成熟过程比其他 Th 细胞亚群更复杂,可分为 3 个阶段:启动 Tfh 分化;迁移至淋巴滤泡与 B 细胞相互作用;生发中心成熟。当外周免疫器官中的初始性 CD4$^+$T 细胞与携带抗原的 DC 相互作用时,即可启动 Tfh 分化。在小鼠,IL-6 和 IL-21 是诱导 Tfh 分化的关键细胞因子,可以激活 STAT3 和 Bcl-6。Bcl-6 可以促进 CXCR5、ICOS、PD-1 表达。CXCR5 与淋巴滤泡归巢趋化因子 CXCL13 相互作用,使得 Tfh 定位于淋巴滤泡;PD-1 促进生发中心形成;ICOS 可与 B 细胞表面相应配体 ICOSL 结合,介导 Tfh 和 B 细胞的相互作用;T 细胞内激活 ICOS 信号对于 Tfh 的分化也具有重要作用,可以诱导转录因子 Bcl-6 和 c-Maf 的表达;Tfh 细胞分泌的 IL-21 激活 B 细胞内的转录因子 STAT3,促进其增殖和分化;IL-2 也可以以相似的方式,自分泌作用其自身,促进 Tfh 的增殖和分化。Bcl-6 抑制 T-bet、GATA3 和 RORγt,从而抑制 Th1、Th2 和 Th17 的分化。有研究表明低表达 IL-2Rα 的 CD4$^+$T 细胞倾向于分化为 Tfh 细胞,IL-2-STAT5 信号通路主要通过上调 Blimp1 表达和下调 Bcl6 表达抑制 Tfh 细胞分化。

(二) Tfh 的生物学功能

目前认为,Tfh 作为首要的辅助细胞,辅助 B 细胞产生高亲和力抗体。Tfh 细胞与初始性 B 细胞形成同源相互作用(cognate interaction),识别抗原并迁移至 B 细胞滤泡,在此促进生发中心形成和应答。Tfh 也可以进一步分泌产生 Th1、Th2 和 Th17 型细胞因子,驱动初始性 B 细胞分化,并发生类别转换,产生特征性的抗体,分别参与 I、II、III 型应答,以清除不同类型的病原体。在 Tfh 细胞辅助 B 细胞类别转换过程中,B 细胞表面 CD40 和激活的 Tfh 细胞表面 CD40L 之间的相互作用,是至关重要的。遗传性缺陷 CD40L 可以导致类别转换显著被抑制,导致异常增高的血浆 IgM,称为高 IgM 综合征。患者表现为严重缺乏其他类型免疫球蛋白,导致严重的体液免疫缺陷及反复发生某些细菌的感染。

I 型应答中,Tfh 细胞分泌的 IFN-γ 可以促进 B 细胞分泌强的调理性抗体(人类的

IgG1 和 IgG3；小鼠的 IgG2a 和 IgG2b）；Ⅱ型应答中，Tfh 细胞产生 IL-4 驱使 B 细胞分泌 IgE，作用于肥大细胞和嗜碱性粒细胞，促其脱颗粒；在Ⅲ型应答中，Tfh 细胞产生的 IL-17 促进 IgG2 和 IgG3 等调理性抗体产生，直接作用于胞外病原体。Tfh 细胞产生的 TGF-β 和 IL-5 也可以促使 B 细胞类别转换，分泌 IgA，参与黏膜免疫；产生的 IL-21 促进 IgG1 和 IgG3。与 Th1、Th2 或 Th17 不同，Tfh 细胞可以清除各种不同类型的病原体的感染。通过促进生发中心成熟，辅助 B 细胞发生亲和力成熟、体细胞高频突变，类别转换，导致不同类型高亲和力抗体产生，及长寿命浆细胞和记忆性 B 细胞的产生。因此，Tfh 参与诱导 3 种类型应答，在 B 细胞分泌 3 种类型应答的特征性抗体过程中，起到了关键作用。但目前对于 Tfh 和 Th1、Th2 和 Th17 等功能亚群间的相互作用关系，如何相互协调以调节 B 细胞的类别转换这个问题还在研究中，尚不完全清楚。总之，Tfh 是一个定居于淋巴组织中，以为 B 细胞提供辅助作用为特征的一个独特的功能性 Th 细胞亚群，此辅助作用曾经被认为是 Th2 细胞的功能。

三、Th9 细胞和 Th22 细胞

Th9 细胞和 Th22 细胞是近年来发现的新的功能性 T 细胞亚群，分别以特征性分泌 IL-9 和 IL-22 为特性。Th9 细胞主要参与 Th2 细胞介导的炎症反应和抗蠕虫感染免疫；Th22 细胞作为上皮组织的免疫屏障细胞，参与皮肤的自稳调节和病理状态，在炎症和感染时发挥保护作用。

（一）Th9 细胞和 Th22 细胞的分化

2008 年，Veldhoen M 等发现，已分化为 Th2 的细胞在 TGF-β 或联合 IL-4 的作用下分化为可分泌 IL-9 的亚群，称之为 Th9 细胞。从而，也揭示了已经分化的终末亚群细胞，也可以被诱导重新塑形为新的功能亚群。2012 年，Goswami R 等报道，STAT6 和 GATA3 是 Th9 分化的关键转录因子。IL-4R 信号诱导 STAT6 磷酸化，进一步促进 GATA3 表达，对于 Th9 分化是重要的。因为，STAT6 和 GATA3 缺失后，也会导致 Th9 细胞发育缺陷，GATA3 可能通过下调 Foxp3 表达间接促进 IL-19 表达。随后发现，干扰素调节蛋白（interferon regulatory factor 4，IRF4）、PU.1 等转录因子，可能都与 Th9 的诱导分化相关，其分化机制比较复杂。体外研究发现 IL-4、TGF-β 和 IL-2 联合使用可以直接诱导初始性 $CD4^+$ T 细胞产生 IL-9，且不分泌其他 Th2 型细胞因子。IL-9 并不是 Th9 特有的细胞因子，也可少量地被 Treg、Th17 和 Th2 细胞分泌。Th1 相关的细胞因子 IFN-γ 和 IL-27 以及 Th17 相关的细胞因子 IL-21 和 IL-23 都可以抑制 Th9 的分化；而 Th2 相关细胞因子 IL-2、IL-10 和 IL-25 促进 Th9 分化和 IL-19 产生。

2009 年，Eyerich S 等人在炎症性皮肤病患者表皮浸润的 Th 细胞中鉴定出了一个新的 Th 细胞亚群。这群细胞分泌 IL-22 和 TNF-α，但不产生 IFN-γ、IL-4 和 IL-17，是独立于 Th1、Th2 和 Th17 细胞外的新的细胞群体，被命名为 Th22 细胞。从银屑病患者也分离获得了类似的稳定的 Th22 细胞。TNF-α 联合 IL-6 使用可以体外诱导初始性 $CD4^+$ T 细胞分化为 Th22 细胞。芳香烃受体（aryl hydrocarbon receptor，AhR）是调节 Th22 细胞分化的关键转录因子。AhR 激动剂 β 萘黄酮可以促进 IL-22 表达，且其表达与 AhR 表达

具有相关性。在人类,IL-23、IL-12、IL-6和TNF-α可以促进IL-22表达,而Th17诱导性细胞因子TGF-β可以通过激活转录因子c-Maf,抑制IL-22表达。Th22细胞虽低水平表达Th17专一性的转录因子RORγt,但RORγt并不诱导人类CD4$^+$ T细胞表达IL-22。IL-22也可被γδ T细胞和其他固有淋巴细胞持续产生。故Th22细胞的准确的诱导机制,还尚不完全清楚。

(二) Th9细胞和Th22细胞的生物学功能

Th9细胞被发现主要存在于Th2诱导的炎症过程中。所以,目前认为Th9主要通过诱导黏液产生、促使肥大细胞和嗜酸性粒细胞在气道组织内浸润,促进蛋白酶表达,从而介导过敏性疾病的病理损伤过程,也参与对蠕虫感染的清除和抗肿瘤免疫。IL-9可以作为哮喘致病因子,直接作用于呼吸道上皮细胞和平滑肌细胞,进而加重肺部炎症。Th9细胞可以直接释放颗粒酶B,发挥抗肿瘤效应;也可以通过分泌IL-9,促进肥大细胞的细胞毒作用和DC存活;通过分泌IL-21,促进Tc细胞增殖,促进NK和CTL分泌IFN-γ和细胞毒效应,间接促进抗肿瘤效应。IL-9可通过促进炎性细胞的增殖并分泌炎症介质而引起炎症,在自身免疫性炎症疾病的发生发展中亦发挥着重要的作用。例如:IL-9与TGF-β共同作用,促进Th17细胞分化和增殖,参与实验性自身免疫性脑脊髓炎(experimental autoimmune encephalomyelitis,EAE)和炎症性肠病(inflammatory bowel disease,IBD)等自身免疫性炎症疾病的发生。故Th9细胞参与抗蠕虫感染和抗肿瘤免疫,与肿瘤、过敏性疾病、自身免疫性疾病的发生密切相关。

Th22细胞是体内一个稳定的功能性Th亚群,分泌IL-22和TNF-α等细胞因子。IL-22是IL-10细胞因子家族成员,通过与组织细胞表达的IL-22R1和IL-10Rβ构成的异二聚体结合,启动下游JAK-STAT信号,发挥作用。Th22细胞主要分布于皮肤的表皮层,表达趋化因子受体CCR10、CCR6和CCR4,使其可归巢于皮肤。Th22细胞作为上皮组织的免疫屏障细胞,具有促进炎症和抑制炎症的双重效应,参与皮肤的自稳调节和病理状态,在机体处于炎症和感染状态时发挥重要的保护作用。Th22细胞可通过IL-22和TNF-α诱导角质细胞等上皮细胞表达防御素等抗微生物肽以及其他固有免疫分子,介导固有免疫应答,诱导皮肤炎症,抵抗胞外菌和真菌感染,在宿主抵抗肺炎克雷伯菌感染中起到重要作用。Th22细胞也可产生与组织修复和重构相关的分子(如:FGF和CCL7等)参与血管生成和纤维化过程,促进组织修复。Th22细胞也可产生IL-10和IL-13等细胞因子,抑制炎症,控制某些慢性炎症性疾病(如银屑病、哮喘等)的发展。如果Th22细胞失去控制,将使这些慢性炎症性疾病的症状发生恶化,与银屑病、变应性湿疹等慢性、过敏性炎症相关。因而,也可能是未来治疗慢性感染性疾病的靶点。

四、调节性T细胞(regulatory T lymphocyte, Treg)

20世纪70年代,已经发现体内存在具有免疫抑制功能的T细胞群体,但尚未明确其表型。20世纪80年代初,发现了CD4$^+$ T细胞中存在可抑制免疫病理损伤的细胞群体。直到1995年,Sakaguchi S等人发现CD4$^+$CD25$^+$ T细胞群体具有免疫抑制功能。CD4$^+$CD25$^+$ Treg占循环CD4$^+$ T细胞的5%~10%,胸腺中占2%~5%。Treg具有免疫调节功能,通常为免疫抑制表型。可以抑制其他淋巴细胞的活性,阻止自身免疫、抑制病理性免疫损伤。

目前,Treg 亚群可分为两类,一类是在胸腺内发育并获得抑制表型的 Treg,称为自然调节性 T 细胞(natural Treg, nTreg)或胸腺来源的 Treg(thymus derived Treg, tTreg),即 $CD4^+CD25^+$ $Foxp3^+$ nTreg。另一类是在外周由初始性 T 细胞被诱导分化而来的,称为诱导性 Treg(induced Treg, iTreg)或外周来源的 Treg(peripherally derived Treg, pTreg)。$CD4^+$ T 细胞分化而来的 iTreg 包括 $CD4^+CD25^+$ $Foxp3^+$ iTreg、Tr1 和 Th3。此外,一些 $CD8^+$ T 细胞也被发现可诱导产生免疫抑制功能,称为 $CD8^+$ 调节性 T 细胞($CD8^+$ Treg),包括:$CD8^+CD28^-$ T 细胞和 Qa-1 限制性 $CD8^+$ Treg 等。以及双阴性 Treg($CD4^-CD8^-$ Treg)。

(一) 自然调节性 T 细胞(nTreg)的分化

即 $CD4^+CD25^+$ $Foxp3^+$ nTreg。最早由日本 Sakaguchi 报道,发现切除刚出生 3～5 日小鼠的胸腺可诱发多种自身免疫病,给小鼠回输 $CD4^+CD25^+$ T 细胞,可以抑制自身免疫病的发生。从而表明 $CD4^+CD25^+$ T 细胞是胸腺内天然产生的一种潜在的具有负向调节免疫功能的细胞群体。该细胞特征性地组成性高表达 CD25(IL-2Rα)以及 CTLA-4、GITR、LAG3(淋巴细胞激活基因 3)等,可以抑制效应性 T 细胞和 B 细胞的增殖和活性。

nTreg 在胸腺内直接分化产生,是从潜在的自身反应性 αβ T 细胞发育而来,这些 T 细胞在胸腺内被能与之高亲和力结合的提呈自身肽的 MHC 分子所选择。但还不清楚,在外周,其是被参与选择的自身肽所激活,还是被其他的自身或非自身抗原所激活。Foxp3 是诱导 $CD4^+CD25^+$ T 细胞分化所必需的转录因子。研究发现,Foxp3(叉头状/翅膀状螺旋因子)基因突变的 X 连锁免疫失调综合征(immune dysregulation polyendocrinopathy enteropathy X-linked syndrome, IPEX)患者呈多种自身免疫病理症状。Foxp3 基因缺失的 scurfy 小鼠同样具有多种自身免疫病,其 $CD4^+CD25^+$ T 细胞缺失。Foxp3 特异性表达于 $CD4^+CD25^+$ T 细胞,而非 $CD4^+CD25^-$ T 细胞,给 $CD4^+CD25^-$ T 细胞导入 Foxp3,可诱导其表达 CD25,并获得免疫抑制表型。故将 $CD4^+CD25^+$ $Foxp3^+$ 作为此类调节性 T 细胞群体的鉴定标记。nTreg 组成性表达 CD25(高亲和力 IL-2R),可以接受来自其他 T 细胞分泌的 IL-2 的刺激,其分化和增殖依赖于 IL-2。后来研究发现,CD127(IL-7 受体的 α 链)在 Treg 的表达与 Foxp3 呈反比,可作为分离鉴定的细胞膜标记分子,故 $CD4^+$ $CD25^+$ $CD127^{neg/low}$ 作为 Treg 分离的膜标记分子。

(二) $CD4^+CD25^+$ $Foxp3^+$ iTreg 的分化

$CD4^+CD25^+$ $Foxp3^+$ iTreg($Foxp3^+$ iTreg),通常被称为 iTreg。不同于 nTreg,iTreg 不是在胸腺内发育成熟的,而是在外周免疫器官中,由初始性 $CD4^+$ T 细胞诱导分化产生的。在小鼠,当缺乏 IL-6 以及其他促炎症性细胞因子时,TGF-β 和 IL-2 可诱导初始性 $CD4^+$ T 细胞分化为 iTreg。经 TGF-β 诱导,iTreg 可表达转录因子 Foxp3 以及 CD25,并获得了与 nTreg 相似的免疫抑制表型。

TGF-β 似乎可以上调 Foxp3 和 RORγt。当 IL-6 存在时,TGF-β 抑制 Foxp3 表达,促进 RORγt 优势表达,并诱导 Th17 分化。故 iTreg 和 Th17 细胞之间存在交互调节(cross-regulate),TGF-β 诱导 iTreg 分化,然而与 IL-6 共同作用则诱导 Th17 分化。IL-6 的存在和缺失决定了 TGF-β 是否能够启动信号转导,并诱导免疫抑制表型。病原体存在时,可以促进固有免疫细胞分泌 IL-6,IL-6 抑制 CD4$^+$ T 细胞向 Treg 表型分化,而促进其向 Th17 分化,从而有利于病原体的清除。没有病原体时 IL-6 水平低下,则促进免疫抑制功能的 Foxp3$^+$ iTreg 分化,以阻止不希望的免疫应答。

(三) Treg 介导的免疫抑制功能

Treg 可以通过多种机制抑制其他淋巴细胞应答,其调节机制与其细胞表面表达负调节分子、分泌抑制性细胞因子以及调控 APC 作用有关。

nTreg 通过两种方式发挥作用。一是通过细胞-细胞间接触方式发挥作用。可通过高表达的 CD25 分子(高亲和力 IL-2Rα),与初始性 T 细胞竞争 IL-2,使后者失去 IL-2 信号,抑制其增殖或促其凋亡。nTreg 表达的 CTLA-4 也可以与 APC 表面 B7 分子结合,干扰 APC,使其为 T 细胞提供的共激活信号减少或缺失;CTLA-4 也可能从 APC 表面移除 B7 分子,使其失去共刺激分子,使初始性 T 细胞活化受阻;分泌颗粒酶/穿孔素等直接杀伤 Teff 和 DC;也可通过高表达的 LAG3 与 CD4 分子竞争性高亲和力结合未成熟 DC 表达的 MHC II 类分子,诱导 ITIM 介导的抑制信号而抑制 DC 成熟等。二是通过分泌 IL-10、TGF-β 和 IL-35 等具有免疫抑制活性的细胞因子发挥抑制效应。TGF-β 抑制 T 细胞增殖;IL-10 可以通过下调 APC 表面 MHC 分子和共刺激分子的表达来抑制其抗原提呈功能;IL-10 也可下调 APC 分泌促炎症性细胞因子,对抗炎症反应;IL-10 可以抑制性调节其他效应性 T 细胞(Th1 和 Th17 细胞等)的活化增殖与免疫应答效应。例如:IL-10 抑制 APC 产生 IL-12 和 IL-23,从而抑制 Th1 和 Th17 分化和表型维持。

iTreg 与 nTreg 具有很多相同的表型和功能。都可以通过分泌 TGF-β 和 IL-10 发挥作用,抑制免疫应答和炎症,并进一步促进 iTreg 的分化。iTreg 的主要功能是阻止共生微生物群诱导的炎性免疫应答,尤其是定居于肠黏膜组织的微生物。Foxp3+ iTreg 是 IL-10 的主要来源,IL-10 缺失可导致炎性肠病(inflammatory bowel disease,IBD)的发生。IBD 是一种免疫介导的肠道疾病,以慢性抗肠道微生物抗原的免疫反应为特征。在肠道内,当存在 APC 来源的视磺酸时,iTreg 更易于被诱导分化。视磺酸和 TGF-β 共同作用,诱导 iTreg 分化,抑制 Th17 分化。在黏膜相关淋巴组织内,视磺酸和 IL-6,这两类激动剂间的动态平衡调控 iTreg 和 Th17 分化。除了自身免疫病,多种临床疾病中存在的 Treg 多为 iTreg。

Treg 可以抑制多种淋巴细胞(CD8$^+$ T 细胞、CD4$^+$ CD25$^-$ T 细胞、NK 细胞、DC、B 细胞、NKT)的活性,以诱导自身耐受,抑制病理性免疫损伤,在阻止自身免疫反应中发挥重要作用。在小鼠的多种自身免疫综合征模型中,发挥免疫保护效应,如糖尿病、EAE、SLE、大肠炎症或结肠炎。Treg 作用的重要性在多种自身免疫综合征中被阐明,这些综合征都是因为缺乏 Treg 引起的。例如:在多发硬化和 II 型自身免疫性多腺体综合征(autoimmune polyglandular syndrome type 2)等患者中存在 Treg 功能的缺失。Treg 也在阻止或改善移植排斥和移植物抗宿主疾病等过程中的免疫病理损伤;还是肿瘤免疫逃逸的关键成分之一,在多种类型肿瘤患者中存在 Treg 数量的明显增多,并与患者的预后差和生存率降低密切相关。

(四) 其他调节性 T 细胞

I 型调节性 T 细胞(type 1 regulatory T cell,Tr1)是由 CD4$^+$ T 细胞分化产生的一群

不表达 Foxp3,但是具有免疫抑制表型的细胞群体。以缺乏 Foxp3,但大量的产生 IL - 10 为特征。主要是通过分泌 IL - 10 发挥免疫抑制功能,参与炎症性自身免疫反应的调控,抑制 Th1 型淋巴细胞增殖、诱导移植耐受。Tr1 被认为在肠道组织中大量存在,通过 IL - 10 依赖的方式抑制 IBD 发生。目前知道,在特定环境下(如慢性炎症),多种 Th 细胞(Th1、Th2、Th17)均可分泌 IL - 10,故 Tr1 是否是一个独立的细胞群体还有待确定。Th3 细胞,是主要以分泌 TGF - β 发挥免疫抑制作用的 Treg。通常在口服耐受和黏膜免疫中发挥作用。

$CD8^+CD28^-$ T 细胞具有无能(anergic)表型。该细胞被认为由 MHC I 类分子提呈的抗原肽激活,通过抑制 APC 激活 $CD4^+$ T 细胞的能力来维持 T 细胞耐受。可以抑制自身反应性 $CD4^+$ T 细胞活性,并可抑制同种和异种移植物排斥,在自身耐受和移植耐受维持中发挥重要作用。这些细胞已经在移植患者体内被分离到,是与自身反应性 $CD8^+$ T 细胞截然不同的一群,因为其高表达抑制性杀伤受体 CD94,并不具有细胞毒活性。Qa - 1 限制性 $CD8^+$ Treg 识别非经典 I 类分子(小鼠为 Qa - 1,人类为 HLA - G)提呈的自身抗原肽,参与自身免疫病的调控,并在外周免疫调节中发挥作用。$CD4^-CD8^-$ Treg 表达 TCRαβ,主要作用于效应性 $CD8^+$ T 细胞,可诱导抑制耐受和缓解自身免疫病。

五、调节性 B 细胞(regulatory B lymphocyte, Breg)

调节性 B 细胞(regulatory B lymphocyte, Breg)的研究与发现几乎与 Treg 是平行的,但是没有受到同等的关注。早在 1974 年 Salvin 和 Katz 等就已经发现去除 B 细胞不能抑制豚鼠的迟发型超敏反应,并提出 B 细胞可能抑制 T 细胞活化的假说。之后的十年多时间里,抑制性 B 细胞的研究进展很慢。直到 2002 年,Bhan 等首先提出了调节性 B 细胞(regulatory B cell, Breg)的概念,并发现在肠炎、EAE 和关节炎模型中 B 细胞可以通过分泌 IL - 10 抑制炎症。2007 年 Mauri C 等发现有一类具有调节作用的天然 B 细胞——$CD19^+$ $CD21^{high}CD23^{high}CD1d^{high}IgM^{high}IL - 10^+$ T2 边缘区前体(Transitional 2 - marginal zone precursor, T2 - MZP)B 细胞,可以抑制小鼠胶原诱导性的关节炎(collagen-induced arthritis, CIA)的发生。2008 年 Tedder 等发现了一类 $CD19^+$ $CD1d^{high}CD5^+IL - 10^+$ Breg 细胞,可通过分泌 IL - 10 抑制 T 细胞介导的炎症,并将其命名为 B10 细胞。随后,又发现了 Breg 细胞主要通过分泌 IL - 10 抑制 Th1、Th17、CTL 和巨噬细胞的分化激活,并诱导 $Foxp3^+$ iTreg 和 Tr1 的分化,发挥免疫抑制功能;也可以通过分泌 TGF - β 和 IL - 35 发挥抑制作用,在抗肿瘤免疫和自身免疫病中具有重要的免疫调节效应。

(一) Breg 细胞的表型

Breg 是一群具有免疫抑制/调节功能的 B 细胞。尽管多种具有调节功能的 Breg 亚群已经被描述,但其确切的细胞表型还没被确定,对其发育和功能还没有完全明了。通常把分泌 IL - 10 作为 Breg 细胞的表型特征。目前,在小鼠和人类,发现了多种 Breg 亚群,其表型、细胞因子分泌的格局各不相同。

小鼠的 Breg 细胞主要有 B10 细胞、T2 - MZP Breg 细胞(T2 - MZP Breg cell, MZ B)、边缘区 B 细胞(Mz - B)及浆母细胞等。其表型分别为 B10 细胞($CD19^+$ $CD1d^{hi}CD5^+$)、MZ

B细胞($CD19^+CD1d^{hi}CD21^{hi}CD23^{hi}CD24^{hi}$)、Mz－B细胞($CD19^+CD5^+CD21^+CD23^-$)及浆母细胞($CD138^+CD44^{hi}$)。研究最多的小鼠Breg细胞是B10细胞,以分泌IL－10为特征,约占小鼠脾脏细胞的1%～2%。在多种自身免疫病的动物模型、李斯特菌感染及正常妊娠过程中都具有重要作用。MZ B细胞是最早在小鼠脾脏内发现的一类Breg细胞,以表达CD19和分泌IL－10为特征。也表达TLR2、TLR4和TLR9,接受PAMP刺激后分泌IL－10,并在$CD4^+CD154^+$T细胞的共同激发下,从前体细胞分化为Breg亚群。Tim－1(T cell immunoglobulin and mucin-domain containing protein)被认为是IL－10分泌B细胞的一个最包容的分子标志,因为70%的IL－10分泌B细胞是Tim－1阳性的。$Tim-1^+$ B细胞涵盖了多种B细胞亚群,例如B10细胞、MZ B细胞和B1细胞,Tim－1对于B细胞的调节功能具有重要意义,Tim－1缺失的B cells表现为分泌IL－10减少,而分泌IL－6、IL－1β和IL－12增加。

人类的Breg主要有:不成熟Breg细胞(immature Breg, im B)、B10细胞、Br1(B regulatory 1)细胞、浆母细胞和GrB^+ B细胞等,表型分别为im B细胞($CD19^+CD24^{high}CD38^{high}$)、B10细胞($CD19^+CD24^{high}CD27^+$)、Br1细胞($CD19^+CD25^+CD71^+CD73^-$)、浆母细胞($CD19^+CD27^{int}CD38^+$)和$GrB^+$ B细胞($CD19^+CD38^+CD1d^+IgM^+CD147^+$)。近年来人类的$Tim-1^+$Breg细胞也被发现。

(二) Breg细胞的分化

至今,仍未找到决定Breg分化发育的类似于Foxp3的特征性关键转录因子,且Breg细胞表型的异质性,都说明了Breg细胞可能并非一个独立的细胞品系,而是免疫反应的结果。即在特定微环境的刺激下,B细胞获得了免疫调节表型以抑制局部的炎症反应。可能任何B细胞在任何发育阶段,都可以在环境刺激下分化形成Breg细胞。炎症环境被认为是诱导Breg细胞分化形成的很重要的因素,在小鼠关节炎模型中,IL－1β和IL－6等前炎症细胞因子可促进Breg细胞分化,其他诱导Th17细胞分化的炎性细胞因子IL－21和GM－CSF(与IL－15共同作用)也可促进Breg细胞分化,并且抗炎性细胞因子IL－35也被发现能促进Breg细胞分化。除此之外,BCR识别抗原以及CD40L和CD40间相互作用,对于Breg细胞分化是非常关键的。炎症诱导Breg细胞分化,作为负反馈机制,Breg细胞可抑制前炎性免疫细胞的不可控的扩增,抑制病原体诱导免疫应答引发的过度损伤,以维持免疫稳定。

(三) Breg细胞的抑制功能

Breg细胞都可以主要借助大量产生IL－10发挥效应,也可以通过分泌其他免疫调节性细胞因子TGF－β和IL－35或表达膜分子PD－L1和FasL以细胞直接接触的方式发挥作用,从而抑制前炎性免疫细胞的分化,例如分泌TNF－α的单核细胞、分泌IL－12的树突状细胞、Th17细胞、Th1细胞和$CD8^+$CTL细胞;Breg细胞也可以诱导Treg细胞的分化,如$Foxp3^+$iTreg和Tr1细胞;也可以支持iNK T细胞的体内维持,从而抑制炎症反应,抑制抗感染和抗肿瘤免疫。对多种病理性免疫应答疾病(如:持续性感染、肿瘤、SLE、EAE、MS和CIA等自身免疫病等)和慢性移植物排斥的免疫调控发挥关键作用。

第三节 发展趋势

淋巴细胞亚群数量和功能在机体免疫稳态维持失调都可能导致机体免疫稳态的打破，从而产生病理性免疫应答。近年来的研究逐渐发现了更多新的功能性淋巴细胞亚群及其参与疾病发生的机制，这些都有助于我们去更加深刻地理解淋巴细胞甚或免疫细胞的工作模式是一个动态的可塑的过程，有助于我们去揭示免疫细胞如何参与疾病的发生发展及机体的稳态维持。

一、功能性 T 细胞的可塑性和协同作用

虽然通常效应性 $CD4^+$ T 细胞亚群在分化后是内在稳定的(intrinsically stable)，其功能性表型在分化发育后通常不会再改变；而且诱导通常是单向的，在某种感染中，仅仅有一种类型应答被诱导和募集以清除病原体。但现实往往并不如此。为了有效应对病原体的不同入侵和破坏策略，效应性 T 细胞必须适应其不同策略而产生应答。适应是通过 T 细胞的可塑性(T-cell plasticity)和不同功能性 T 细胞亚群间的协同作用(cooperation)来实现的。T 细胞的可塑性通常指分化后的功能性 T 细胞亚群也可以重新编程(reprogramming)，转换细胞因子分泌表型。例如：Th17 细胞重新编程，转换为 Th1 细胞。研究发现，在体外经 IL-12(Th1 的诱导性细胞因子)刺激后，Th17 细胞的子代可以快速失去分泌 IL-17 的能力，而转而分泌 IFN-γ；而反复使用 IL-23(Th17 的诱导性细胞因子)刺激 Th17，也可以导致它的子代转换成 Th1 细胞。在两种情况下，Th17 转换为 Th1 细胞，获得性表达 Th1 相关转录因子 T-bet，并且失去了 Th17 相关转录因子 RORγt。

可塑性通常发生在具有相同抗原识别特性的同一克隆起源的细胞；而协同作用则发生在不同感染阶段，识别不同抗原的不同的克隆前体细胞。一个例子说明了效应性 T 细胞的可塑性和协同的重要性。当宿主抵抗某种特定类型的胞内菌(如沙门氏菌)感染时，这些细菌与胞外菌不同，通过进化具备了能够在非 IFN-γ 激活的巨噬细胞内存活的能力。在感染早期，沙门氏菌尚未进入细胞内，Th17 是主要的应答细胞，产生大量 IL-17，诱导中性粒细胞汇集并吞噬胞外菌；IL-22 则诱导抗微生物肽释放，并限制细菌在肠腔内大量繁殖。在此感染阶段，大多数的 T 细胞应答都表现为针对细菌鞭毛抗原表位的特异性应答。鞭毛抗原通常被认为是 TLR5 的激动剂，TLR5 途径激活固有免疫通常促进小肠内 DC 表达 IL-23，因此诱导Ⅲ型应答。在早期感染阶段，鞭毛特异性 Th1 细胞也会出现，这可能是作为可塑性的结果，由 Th17 细胞前体转换而来的。这些 Th17 来源的 Th1 细胞可以进一步激活巨噬细胞的胞内杀伤作用。为了逃避被杀伤，沙门氏菌下调鞭毛表达，并同时表达新蛋白(如 SseI 和 SseJ)，这些新蛋白可以帮助其抑制巨噬细胞的胞内杀伤功能。从而促使沙门氏菌不但可以逃脱鞭毛特异性 T 细胞对它的发现，并且至少可以暂时性地利用宿主巨噬细胞作为避难所，以保护其不受细胞外杀伤机制的破坏，利于感染的全身性播散。在全身感染阶段，T 细胞应答转换为针对那有利于病原体细胞内生存的新的抗原性物质。在经典 $CD8\alpha^+$ DC 内，一些新表达抗原通常可以激活胞浆内感受器，这些感受器可以启动 IL-12 表达，并进一步

促进 Th1 细胞分化,诱导 I 型应答。病原体可以被新表达抗原特异性的 Th1 细胞诱导激活的巨噬细胞清除。在针对沙门氏菌的抗感染免疫过程中,机体可以针对细菌在细胞外和细胞内感染阶段所需的不同类型抗原产生不同应答,包括早期胞外感染阶段的 III 型应答和后期胞内感染阶段的 I 型应答,从而使沙门氏菌失去利于其存活的场所,从而被从宿主体内清除。

二、功能性 T 细胞的精密调控机制与疾病控制

功能性 T 细胞亚群的分化,是受到微环境的严密调控的,其最终的结局是向有利于危险清除以及利于稳态维持的格局进行分化。T 细胞亚群也可能存在更多的功能类型以及存在多种连续性免疫应答活动中不同的细胞分化状态。更多新的功能性 T 细胞亚群被发现,例如:最近发现的具有免疫调节表型的 Th17 细胞,被称为 Treg17 等。各个功能性 T 细胞亚群的分化、发育、表型维持机制,以及功能性 T 细胞亚群之间存在的精密的分工和相互调节、相互转化和协同作用,可以更为准确地揭示 T 细胞精密的工作模式。对这些作用及其机制的更精确揭示,都是未来在 T 细胞亚群领域需要解决的问题。另一方面,T 细胞亚群的数量和功能失衡,也可导致机体免疫稳定的破坏,从而引发病理性免疫损伤,影响感染、自身免疫病、肿瘤等疾病的发生、发展和转归。故对这些调节机制及其与疾病发生、发展间的相互作用机制的精确解读,有利于我们可以通过人为的干预手段,去协调和干预各功能性 T 细胞亚群及其效应,使其成为疾病治疗的潜在的新的治疗策略,故 T 细胞亚群对疾病(尤其感染、自身免疫病和肿瘤)的影响和干预效应,也是本领域未来研究的方向。

三、记忆性细胞的发育、可塑性和稳态维持

现代免疫学对于记忆性细胞有一定解析,但记忆性细胞如何发育和稳态维持,还有待更深入细致的研究。记忆性细胞的生物学效应仍是目前最活跃的研究领域,是我们研发最好的疫苗时最严格需要的知识系统。

目前研究表明,记忆性细胞在免疫应答的很早期阶段即可产生(例如:3 日内),但是它们的来源细胞还存在争议。因一些研究表明,一旦初始性 T 细胞被激活,记忆性细胞即可产生;而其他研究表明,初始性 T 细胞分化更为完全后,才可以进一步转化为记忆性细胞;甚至有人提出了一个更为有趣的可能,初始性细胞激活后产生记忆性干细胞(memory stem cell),这些干细胞可以自我更新,是记忆性细胞的长期来源,并进一步分化为效应性记忆细胞(memory effector cell)。这些模型并不相互排斥,很可能记忆性细胞可以在淋巴细胞激活的不同阶段产生。T_{CM} 和 T_{EM} 间的关系也是存在争议的。它们可能是分别来源于初始性 T 细胞或者效应性 T 细胞,也可能相互转换。研究表明,事实上 T_{CM} 细胞可以由 T_{EM} 细胞转化而来,故研究者认为 T_{CM} 早于 T_{EM} 产生,由分化的早期细胞产生,而 T_{EM} 由完全分化的效应细胞产生,且 T_{EM} 可以由 T_{CM} 分化和补充。但也有最近的研究表明效应性细胞与其他细胞的相互作用经历决定了它将成为 T_{EM} 抑或 T_{CM},当效应细胞与 B 细胞相互作用,则可以优势发育为 T_{CM},而非 T_{EM}。一个最新的模型显示,可能记忆性细胞是由活化 T 细胞产生的非对称细胞(the asymmetric cell)产生,因此一些子代细胞分化为效应细胞,另一些则成为记忆性细胞。

T_{CM}和T_{EM}之间的确切差异也存在争论,这些亚型间可能还存在多样性、可塑性和形态特性的连续性。CD4$^+$记忆性T细胞可以从不同分化状态的前体细胞分化而来,其功能具有可塑性,能够改变与初始反应阶段不同的细胞因子谱系,可见效应功能在记忆细胞分化过程中是不需要维持的。

疫苗接种后,特异性抗体和记忆性细胞也可持续存在数十年之久。烈性传染病的幸存者,其保护性免疫可以维持长达 $60\sim70$ 年,甚至终身。说明了记忆性细胞可以在体内长期存在,但其稳态维持的机制还尚未完全明了。可能与几方面因素相关:记忆性细胞表达Bcl-2等抗凋亡蛋白,从而阻止抗原清除后,缺乏抗原刺激而引起的细胞凋亡;黏膜组织中大量的共生微生物群可能对记忆性细胞发挥交叉激活的效应;IL-7 和 IL-15 等细胞因子可能通过诱导抗凋亡蛋白表达,促进记忆细胞低水平增殖等机制,促进记忆细胞的长期维持;记忆细胞的表观遗传学改变也可能使得记忆细胞的表型在细胞世代间传递,这些都是值得探索和分析的。

四、B 细胞亚群与疾病

本节已经论述了不同 B 细胞亚群的特点,及其相互作用关系。目前对 B 细胞亚群的认识,尤其是功能性 B 细胞亚群的认识还不如对 T 细胞亚群认识得那么深刻。是否 B 细胞也存在如同功能性 T 细胞亚群那么丰富的功能类型,而且,不同功能类群之间也存在着可塑性和协同效应,目前还没有完全揭示。正如 Be1、Be2 和 IL-17 分泌 B 细胞的发现,以及各种具有免疫调节/免疫抑制活性的 Breg 的发现,使得我们对 B 细胞的功能认识从抗体产生的狭隘中逐渐走出。新的功能性 B 细胞亚群的发现,也可以使我们更多地发现 B 细胞亚群在免疫应答调节中的潜在作用。这些 B 细胞亚群在各种疾病(感染、肿瘤、自身免疫病和移植排斥等)中都发挥着重要的抗原清除或免疫调节的效应,与多种疾病的发生、发展和转归密切相关。尤其对于自身免疫病患者,存在着高水平的自身抗体,存在着自身耐受机制的异常。故明确揭示 B 细胞亚群在某一疾病中发挥的作用,将成为疾病发病机制研究和治疗策略研究的新趋势。除了自身免疫病,B 细胞亚群(如 Breg)在肿瘤发生中的作用和意义,也日渐成为研究的热点,将为肿瘤预防和治疗提供新靶点。

（刘　丹）

第十三章
超 敏 反 应

免疫应答活动可导致免疫保护与免疫损伤两种主要后果,这两种后果常常相互伴随,当免疫应答所致的免疫损伤表现为临床疾病状态时,即被称为超敏反应(hypersensitivity)。超敏反应的发生机制极其复杂,任何经消化道摄取、呼吸道吸入、皮肤接触或某些自身抗原性物质都可能导致免疫反应的异常增高。尽管超敏反应性疾病的免疫病理学改变及其机制一直不十分清楚,但经过一个多世纪的研究,超敏反应性疾病的发病机制研究及治疗已经取得了重大进展。因发生机制、病理学改变和临床表现的复杂性,超敏反应性疾病曾有过多种分类,目前被大多数人接受的是 1963 年 Coombs RA 和 Gell PHG 提出的 4 型分类法,即Ⅰ、Ⅱ、Ⅲ和Ⅳ型。由于Ⅰ型超敏反应性疾病发病率极高,是目前研究较为深入的超敏反应性疾病。

第一节 概 述

从获得性免疫应答的效应机制看,超敏反应发生机制主要为抗体产生的效应机制和 T 细胞产生的效应机制两类。两者均可能对机体的组织结构、功能和代谢过程产生损害。从病理学的角度分析,免疫损伤可有多种不同的损伤机制:抗体介导的活化与去活化反应;抗体介导的细胞裂解和细胞毒反应;过敏性炎症反应;免疫复合物性炎症反应;效应 T 细胞介导的细胞毒反应;迟发型超敏反应和肉芽肿形成等。不同的免疫效应机制可造成不同的免疫损伤。

超敏反应是异常的、过高的免疫应答,即机体与抗原性物质在一定条件下相互作用,产生致敏淋巴细胞或特异性抗体,若其与再次进入的抗原结合,可导致机体生理功能紊乱和组织损害的免疫病理反应。

一、超敏反应的分型

20 世纪 40 年代后由于免疫学的深入研究加速了人们对超敏反应的认识,对超敏反应的分类经历了一个逐渐完善的过程。起初人们根据变应原的不同,将超敏反应分为过敏症、血清病、传染性超敏反应、食物和药物性超敏反应。后来发现同一种抗原可引起症状完全不同的超敏反应,于是按照再次接受相同抗原刺激后发生超敏反应的时间快慢分为速发型和迟发型超敏反应。前者指接触变应原数秒至数分钟后即发生反应,后者一般在接触变应原

24～72小时后发生，如 1925 年 Zinsser H 提出结核菌素反应为迟发型超敏反应。但随着研究的深入，人们逐渐发现 2 型分类法并不能囊括全部超敏反应。1963 年 Coombs RA 和 Gell PGH 根据反应速度、发病机制和临床特点将超敏反应分为Ⅰ、Ⅱ、Ⅲ和Ⅳ型。Ⅰ型超敏反应，也叫过敏反应（anaphylactic reaction）或变态反应（allergy）；Ⅱ型超敏反应，也称细胞毒性反应（cytotoxic reaction）；Ⅲ型超敏反应，又叫免疫复合物型（immune complex type）；而将由 T 细胞介导的免疫损伤统归为Ⅳ型超敏反应，又叫迟发型超敏反应（delayed type hyper-sensitivity reaction，DTH）。

在临床疾病中，上述免疫损伤机制，可以单独存在，也可以同时并存，而且在疾病的发生、发展过程中，还可以相互转化。Ⅰ～Ⅲ型由抗体介导，可经血清被动转移，而Ⅳ型由 T 细胞介导，可经细胞被动转移。

1. Ⅰ型超敏反应　是指已致敏的机体再次接触相同抗原后在数分钟内所发生的超敏反应。导致Ⅰ型超敏反应的抗原称为变应原（allergy）。临床上常见的变应原有：药物、异种动物血清、植物花粉、尘螨、真菌孢子、动物皮屑或羽毛、昆虫或其毒液、某些酶类如枯草菌溶素、蜂毒中的磷脂酶 A2 和鱼、虾、蛋、乳、蟹、贝等食物。变应原进入机体能诱导产生特异性 IgE 类抗体，这类抗体主要分布在鼻咽、扁桃体、气管、支气管和胃肠道等处的黏膜下固有层淋巴组织中，这些部位也是变应原易于侵入和超敏反应常见的发生部位。研究表明：Ⅰ型超敏反应的发生属常染色体显性遗传，可能与 MHC-Ⅱ类基因中的某些位点有关。IgE 为亲细胞抗体，能通过其 Fc 段与肥大细胞和嗜碱性粒细胞表面的 FcεR 结合。结合于细胞表面的 IgE 比较稳定不易降解。肥大细胞和嗜碱性粒细胞是参与Ⅰ型超敏反应的主要细胞，此二类细胞来源于髓样干细胞前体，其胞浆含有嗜碱性颗粒，能介导合成和释放大致相同的活性介质；其细胞表面均具有能与 IgE Fc 段牢固结合的 FcεR。肥大细胞主要分布于皮肤、淋巴组织、子宫、膀胱、消化道黏膜下层结缔组织中的微血管周围和内脏器官的包膜中。嗜碱性粒细胞主要存在于血液中。嗜酸性粒细胞一般被认为在Ⅰ型超敏反应中具有负反馈调节作用。在Ⅰ型超敏反应发生过程中，肥大细胞和嗜碱性粒细胞脱颗粒，可释放嗜酸性粒细胞趋化因子（eosinophill chemotactic factor of anaphylaxis，ECF-A），引起嗜酸性粒细胞局部聚集。嗜酸性粒细胞通过释放组胺酶灭活组胺，释放芳基硫酸酯酶灭活血小板活化因子，同时也可直接吞噬和破坏肥大细胞和嗜碱性粒细胞脱出的颗粒，从而下调Ⅰ型超敏反应。研究发现，嗜酸性粒细胞被 IL-3、IL-5、GM-CSF 或 PAF 活化后，亦可表达高亲和力的 FcεR，引发脱颗粒，参与Ⅰ型超敏反应晚期相的形成和维持。根据Ⅰ型超敏反应的发生机制，可将其发生过程分为 3 个阶段，即致敏阶段、激发阶段和效应阶段。Ⅰ型超敏反应引起的病理变化可分为早期相反应和晚期相反应两种类型。早期相反应发生于接触变应原后数秒钟内，可持续数小时，主要由组胺引起；晚期相反应一般发生在与变应原接触后 6～12 小时内，可持续数日，主要由 LTs 和 PGD2 所致，PAF 及嗜酸性粒细胞释放的活性介质也起一定作用。

2. Ⅱ型超敏反应　是由 IgG 或 IgM 抗体与靶细胞表面相应抗原结合后，在补体、吞噬细胞和 NK 细胞参与下，引起的以细胞溶解或组织损伤为主的病理免疫反应。正常存在于血细胞表面的同种异型物质如 ABO 血型抗原、Rh 抗原和 HLA 抗原，与正常组织细胞之间具有共同抗原决定簇的外源性抗原如链球菌细胞壁的成分，均能引发Ⅱ型超敏反应。介导Ⅱ型超敏反应的抗体主要为 IgG 和 IgM，多为针对自身细胞或组织抗原的自身抗体。IgG

的 CH2 和 IgM 的 CH3 功能区均有与 Clq 结合的位点,通过激活补体达到溶解细胞或损伤组织的目的。

3. Ⅲ型超敏反应　是由免疫复合物沉积于局部或全身多处毛细血管基底膜后,通过激活补体,并在中性粒细胞、血小板、嗜碱性粒细胞等效应细胞参与下,引起的以充血水肿、局部坏死和中性粒细胞浸润为主要特征的炎性反应和组织损伤。在免疫应答过程中,免疫复合物的形成是一种常见现象,大多可被机体的免疫系统清除而不具有致病作用。但如复合物的数量、结构和机体局部解剖特性等因素造成大量复合物在组织中沉积,则引起组织损伤而出现相关的免疫复合物病。在体内,免疫复合物是否被清除不仅取决于抗原和抗体的绝对数量,而且还取决于它们的相对比例。抗原抗体的相对比例决定了复合物的性质以及在体内的分布,抗体过剩和轻度抗原过剩时复合物迅速沉积并进入局部。免疫复合物激活补体系统是Ⅲ型超敏反应引起炎症反应和组织损伤的最主要原因。

4. Ⅳ型超敏反应　是由特异性致敏效应 T 细胞介导的细胞免疫应答的一种类型。在豚鼠、大鼠和小鼠中,对绝大多数蛋白质抗原的 DTH 反应均可经 CD4[+] T 细胞被动转移。但最近证明,CD8[+] T 细胞也可被动转移 DTH 样反应。如抗病毒的 DTH 反应主要是由 CD8[+] T 细胞介导,而针对注射入体内的蛋白质或细胞外的抗原的 DTH 反应则主要由 CD4[+] T 细胞所介导。DTH 反应中的最终效应细胞是活化的单核吞噬细胞。在 T 细胞亚群及细胞因子研究的基础上,把Ⅳ型变态反应进一步分为 3 个亚型,扩展了 Gell-Coombs 变态反应分类法。

(1) Jones-Mote 反应　是一种以可溶性抗原单独注射或抗原加弗氏不完全佐剂免疫动物后所出现的皮肤 DTH 反应。24 小时反应达到高峰,红肿明显,但硬结持续时间较短,皮肤反应消退较早。其组织学改变的主要特征是皮损中有大量嗜碱性粒细胞浸润,故现亦称此反应为皮肤嗜碱性粒细胞超敏反应(cutaneous basophil hypersensitivity ivrity, CBH)。不过致敏 T 细胞仍是引起 CBH 的主要细胞,因注射抗 T 细胞血清后 CBH 被抑制,提示嗜碱性粒细胞的大量浸润可能是一种较早出现的继发反应的表现。

(2) 结核菌素反应　临床上具有诊断意义的结核菌素试验是 DTH 的原型。在被试者前臂皮内注射结核素(结核杆菌菌体脂蛋白)或结核分枝杆菌的纯化蛋白衍生物(purified protein derivative, PPD)后,如被检者曾有结核感染史但已痊愈或接种过卡介苗,则在注射后约 4 小时,中性粒细胞聚集在注射部位后毛细静脉周围,随即中性粒细胞的浸润迅速消退。约 12 小时,注射部位小静脉周围代之以 T 细胞和单核细胞浸润(各约占 50%)。这些小静脉的内皮细胞肿胀,细胞器生物合成增加,血浆大分子外漏,纤维蛋白原从血管内进入周围组织中后变成纤维蛋白。由于注射部位血管外组织间隙内纤维蛋白的沉积和 T 细胞及单核细胞的聚集而引起组织红肿和硬结。硬结为 DTH 反应的最主要特征,注射后约 18 小时出现,24~48 小时达高峰,之后红肿和硬结自行消退。对常见抗原如念珠菌抗原 DTH 反应阴性提示 T 细胞功能缺陷,因而患者对正常情况下能抵抗的微生物如分枝结核杆菌和真菌极易感。如抗原在组织中持续存在,则结核菌素反应可进展演变成肉芽肿反应。

(3) 肉芽肿　肉芽肿样超敏反应是临床上最重要的 DTH,是由于致病因子(通常为微生物如结核分枝杆菌)持续存在于 Mφ 内而又未能被清除灭活,而引起的一种特征性炎症反应。偶尔抗原抗体复合物或非免疫性物质如滑石粉等也可引起肉芽肿。肉芽肿一般需 2 周才出现反应,4 周时反应达到高峰。在 DTH 反应晚期,活化 Mφ 的细胞浆和细胞器均增加。

参与结核性肉芽肿的活化 Mφ 形态上类似皮肤上皮细胞,故称上皮样细胞,有时数个活化 Mφ 融合成有多个核的巨大细胞。若这些细胞在抗原如分枝杆菌四周融合包绕,则出现明显可触及的炎症性结节,此即肉芽肿。若将可溶性蛋白质抗原吸附在乳胶颗粒上,则因乳胶颗粒不能消化,在组织中长期存在而引起实验性肉芽肿。

血清抗体不能从一致敏的个体将 DTH 反应转移给一正常个体。DTH 的转移需要淋巴样细胞,特别是 T 细胞。人类外周血白细胞以及从它们提取的低分子量的转移因子均可使 DTH 转移成功。这些转移因子可能含有多能刺激已致敏 T 细胞介导 DTH 的物质。

急性 DTH 是细胞介导免疫的一种形式。在反应中,CD4$^+$ T 细胞识别可溶性蛋白质抗原,CD8$^+$ T 细胞识别细胞内微生物抗原,它们通过分泌细胞因子对抗原进行应答。其中 TNF-α 激活后毛细静脉的血管内皮细胞,血管内皮细胞首先将中性粒细胞,继之将淋巴细胞和单核细胞募集到组织中。TNF-α 能使聚集的单核细胞分化成 Mφ,而将抗原清除。但如抗原持续存在,Mφ 将处于慢性活化状态,并分泌更多细胞因子和生长因子,最后损伤组织被纤维组织所替代。在 DTH 早期,炎症浸润细胞中富集具有活化细胞表型特征(如 IL-2 受体 P55 表达增加)的 CD4$^+$ T 细胞和活化的 Mφ。而 DTH 晚期,上皮样 Mφ、巨大细胞、纤维母细胞和新血管数目均有所增加。

DTH 反应过程分为识别相、激活相和效应相。识别相时,CD4$^+$T 和某些 CD8$^+$ T 细胞识别存在于抗原呈递细胞(APC)表面上的外来蛋白质抗原。在皮肤 DTH 中,将抗原呈递给 CD4$^+$ T 细胞并启动 DTH 反应的 APC 可能有三类: 第一是存在于上皮中的特定的 APCs 如郎格罕细胞。它们能将抗原运输到引流淋巴结并在此与抗原特异性 T 细胞接触,活化的 T 细胞在数目和跨越内皮屏障的能力方面均有增加。第二是皮肤中的 Mφ 和单核细胞,它们一旦离开血液循环并进入 DTH 反应部位的血管外组织中就分化成活化的 Mφ。单核细胞分化成效应细胞称为巨噬细胞活化。活化过程是新的基因或原有基因转录增加的结果,表现为各种基因表达产物的增加。活化的 Mφ 能杀灭被吞噬的细菌。可溶性细胞因子特别是 IFN-γ 和脂多糖等细菌产物均能引起基因转录和 Mφ 活化。活化的 Mφ 能够分泌炎症介质引起局部炎症反应,清除微生物抗原,使 DTH 消退。最后一类 APCs 可能是后毛细静脉内皮细胞。抗原进入局部的小静脉内皮细胞在 DTH 中的作用除作为 APC 启动 T 细胞活化外,还能调节炎细胞的浸润,因此它在炎症反应中具有重要作用。人、狒狒和狗的小静脉内皮细胞表达有呈递抗原有关的 MHC Ⅱ 类分子。在豚鼠体内诱导内皮细胞表达 MHC Ⅱ 类分子是 DTH 反应中最早的表现之一。而由 CD8$^+$ T 细胞介导的对病毒抗原的 DTH 的反应中,内皮细胞呈递抗原与 MHC Ⅱ 类分子密切相关。但需指出,上述 APCs 中没有一类 APC 能单独在所有种属、所有组织启动各种抗原的 DTH 反应。激活相为 T 细胞增殖和分泌细胞因子期。一旦 T 细胞被 APCs 激活,就能通过分泌细胞因子而介导 DTH。对炎症反应的发生最为重要的细胞因子有: ① IL-2: IL-2 能引起抗原活化 T 细胞的自泌性增殖。IL-2 还能放大 CD4$^+$ T 细胞合成的 IL-2、IFN-γ、TNF-α 和淋巴毒素(lymphotoxin, LT);② IFN-γ: IFN-γ 能作用于内皮细胞和 Mφ 等 APCs,增加 MHC Ⅱ 类分子表达,提高将抗原呈递给局部 CD4$^+$ T 细胞的效率,这也是诱导 DTH 的一个重要放大机制。IFN-γ 能增强炎症处浸润巨噬细胞消灭抗原的能力。IFN-γ 是最强的激活 Mφ 的细胞因子,也是 DTH 中最重要的细胞因子;③ TNF-α 和 LT: 它们能放大小静脉内皮细胞结合和活化白细胞的能力,从而导致炎症反应。在 DTH 中,效应相可分成炎症和消退两步。炎症指的是血管内皮细胞被细胞因子激活,血管中的白细胞聚集于抗原进入的局部组织中。消退是由于外来抗原被细胞因子活化的 Mφ 所消除。

上述四型超敏反应各具特征,Ⅰ型主要由 IgE 抗体介导,由肥大细胞等释放的介质引起组织损伤,症状发生和消退在 4 个型中最快,与遗传关系也最明显。Ⅱ型由抗组织和细胞表面抗原的 IgG 或 IgM 类抗体介导,血细胞是主要靶细胞,补体活化、白细胞聚集并活化以及受体功能异常为该型反应机制。Ⅲ型由循环抗原与 IgM 或 IgG 类抗体形成的复合物介导,补体参与反应,白细胞聚集并被激活。Ⅰ～Ⅲ型均可经血清抗体转移。Ⅳ型超敏反应由 T 细胞介导,引起组织损伤的机制是 Mφ 和淋巴细胞的局部浸润、活化及细胞因子的产生。

需指出,临床实际情况是复杂的,常可见两型或三型反应同存。因大多免疫应答体液免疫和细胞免疫均参与,如移植排斥反应和结核杆菌感染时的发病机制和组织损伤绝非由单独一型超敏反应所能解释,可能以某一型为主或在疾病发展的不同阶段由不同型超敏反应所主宰。另外一种抗原在不同条件下可引起不同类型的超敏反应,典型的例子是药物如青霉素,它可引起Ⅰ型过敏性休克;结合于血细胞表面可引起Ⅱ型溶血反应;如与血清蛋白质结合可能出现Ⅲ型反应,而青霉素油膏局部应用可引起Ⅳ型超敏反应。

二、常见超敏反应性疾病

当由免疫应答所致的病理损伤表现为临床疾病状态时,即被称为超敏反应性疾病。1910 年,Meltzer SJ 在实验中发现致敏豚鼠再次接触相同抗原发生致敏性休克时,肺部的膨胀性改变与临床哮喘患者的肺脏病理改变相似。自此以后,支气管哮喘作为一种超敏反应性疾病逐渐被大家认可。随着对超敏反应机制认识的深入,越来越多的超敏反应性疾病也被人们认识。常见的超敏反应性疾病有以下几类。

1. 接触性 接触性皮炎是一种由 T 细胞介导的对环境中抗原反应的湿疹样皮肤病。引起本病的抗原主要是天然的或合成的有机化合物和金属,如镍、染料、磺胺等药物和植物等。在美国 50% 接触性皮炎由这两种抗原引起。外来半抗原物质可能与郎格罕细胞表面分子结合形成新抗原、富含 MHC 分子的郎格罕细胞将抗原加工处理并呈递给 T 细胞。病理特征为小静脉周围有淋巴细胞浸润包绕,上皮细胞有水疱和坏死,有嗜碱性粒细胞和嗜酸性粒细胞,间隙纤维蛋白沉积,皮肤和上皮水肿。急性皮损表现为红肿和水疱,重症者可有剥脱性皮炎,慢性表现为丘疹和鳞屑。

2. 移植排斥 B 细胞和 T 细胞均参与移植排斥反应,但迟发型超敏反应的一个显著临床表现是移植排斥反应。在典型的同种异体间的移植排斥反应中,受者的免疫系统首先被供体的组织抗原所致敏。克隆增殖后,T 细胞到达靶器官、识别移植的异体抗原,启动一系列变化,导致淋巴细胞和单个核细胞局部浸润等炎症反应甚至移植器官的坏死。

3. 自身免疫 引起自身免疫的主要机制有多克隆淋巴细胞的刺激,与自身抗原部分交叉反应性外来抗原的侵入以及免疫调节的异常。大多自身免疫的确切发病机制仍不明。很多器官特异性自身免疫病被认为是由自身反应性 T 细胞引起的。有些胰岛素依赖性糖尿病患者胰岛四周有淋巴细胞和 Mφ 浸润,β 细胞被破坏。将患自发性糖尿病的大鼠或小鼠的 $CD4^+$ T 细胞转移给正常鼠可引起相似损伤。实验性变态反应性脑脊髓炎(experimental allergic

encephalomyelitis，EAE)是经髓鞘碱性蛋白(myelin basic protein，MBP)免疫小鼠后由 CD4$^+$ T 细胞引起的神经性疾病。脑和脊髓神经周围有活化巨噬细胞,髓鞘被破坏,神经传导异常等,该病可经 MBP 特异的 CD4$^+$ T 细胞转移。实验性自身免疫性甲状腺炎也有类似迟发超敏反应的炎症现象。

4. 传染病　Ⅳ型超敏反应的组织损伤与感染关系密切,结核病时的肺空洞形成、干酪化和全身毒血症以及麻风病患者皮肤肉芽肿均与细胞介导的超敏反应有关。抗原持续存在引起局部迟发型超敏反应,致敏 T 细胞连续释放出淋巴因子导致大量 Mφ 聚集。天花的皮疹以及单纯疱疹的皮损主要是由于细胞毒性 T 细胞广泛损伤病毒感染的细胞迟发超敏反应引起。在念珠菌病、皮肤霉菌病、球孢子菌病、组织胞浆菌病等真菌病以及血吸虫病等寄生虫病时均已证明有细胞介导的超敏反应。

表 13-1　各型超敏反应发生机制及常见超敏反应性疾病

型　别	参与成分	简要发生机制	常见疾病举例
Ⅰ型(速发型)	IgE(IgG4)肥大细胞和嗜碱性粒细胞	IgE 以 Fc 段与肥大细胞和嗜碱性粒细胞结合,其 Fab 段与变应原特异性结合。使上述细胞活化,释放和产生生物活性介质,作用于效应器官,以功能紊乱为主	药物和血清过敏性休克、支气管哮喘、花粉症、过敏性鼻炎等
Ⅱ型(细胞毒型)	IgG、IgM、补体、巨噬细胞、NK 细胞等	抗体与细胞表面抗原结合后,通过激活补体、发挥调理作用破坏靶细胞	输血反应、新生儿溶血症、免疫性血细胞减少、膜性肾小球肾炎
Ⅱ型的特殊型(细胞刺激型)	IgG	抗体与靶细胞表面的抗原结合后刺激靶细胞的功能	甲状腺功能亢进
Ⅲ型(免疫复合物型)	IgG、IgM 和 IgA 与相应抗原形成的免疫复合物、补体、中性粒细胞、血小板	中等大小可溶性免疫复合物沉积于血管基底膜,激活补体、吸引中性粒细胞释放溶酶体酶,导致组织损伤	血清病、免疫复合物型肾小球肾炎、全身性红斑狼疮
Ⅳ型(迟发型)	T 细胞、巨噬细胞	致敏 T 细胞再次接触抗原所导致的细胞免疫效应,表现为单个核细胞浸润为主要特征的炎症	传染性超敏反应、接触性皮炎

第二节　研　究　现　状

进入 20 世纪 80 年代,伴随着分子生物学等新兴学科的发展,变态反应科学也进入了高速发展的轨道。近 20 余年来,卫生假说、Th1-Th2 失衡学说、最轻持续感染假说等一系列相关理论的提出,极大加深了我们对超敏反应性疾病的认识。

一、参与超敏反应的免疫细胞

1. 肥大细胞　肥大细胞在炎症条件下,可趋化至脾和淋巴结,并对免疫应答的形成产生影响。诱发肥大细胞脱颗粒有免疫性刺激和非免疫性刺激两种方式。肥大细胞脱颗粒过程主要包括囊泡的转运、定向、锚定、融合等一系列环节。目前研究发现,肥大细胞调节性脱颗粒的方式主要有 3 种信号转导通路:① Ca^{2+}/钙调素:钙调蛋白(calmodulin, CaM)蛋白激酶途径;② DAG/PKC 途径;③ Rho GTPase 途径。除了这 3 种主要的信号转导通路外,还存在 cAMP、cGMP 以及神经-免疫-内分泌网络等调节途径,上述转导途径之间存在着交汇点,形成了一个复杂的体系。但有些机制目前还不十分清楚,有待进一步研究。肥大细胞表达的 TLRs,是肥大细胞上重要的一种模式识别受体,在肥大细胞所介导的免疫应答中发挥着重要作用。不同来源的 TLRs 表达和功能也不相同。肥大细胞发挥作用的 TLRs 主要有 TLR2、TLR4、TLR3、TLR9。TLR2 激活后能增加 IL-4、IL-5 的分泌,调节肥大细胞对 G^+ 细菌感染的防御反应,这在加重变态反应方面有重要意义。肥大细胞释放的组胺可以通过上调血管内皮细胞上 TLR2 和 TLR4 的表达,增强内皮细胞对 G^+ 和 G^- 菌的反应。TLR4 能使肥大细胞发挥最佳的防御病原效果,主要是通过释放促炎因子,尤其是 TNF-α 来介导的。TLR4 可识别并结合 LPS,LPS 通过 TLR4 刺激肥大细胞产生 IL-1β、IL-6、IL-13 和 TNF-α 等与病原菌防御反应有关的炎症细胞因子和病毒感染时的基因表达,而不伴有肥大细胞脱颗粒。TLR3 激活后,能释放一些促炎因子(如 TNF-α、IL-6)和趋化因子(如 MIP-2、MIP-1α、RANTES),但无脱颗粒现象,在获得性免疫中起重要作用。TLR9 可以介导 CpG ODN 刺激肥大细胞分泌细胞因子 TNF-α、IL-6、MIP-1α、MIP-2、RANTES 和 IL-13,从而诱导并参与肥大细胞对细菌和病毒的免疫反应。在一定条件下,肥大细胞产生 IL-4 促进 Th2 型免疫应答,或产生 IL-12 促 Th1 分化,或产生 TGF-β 和 IL-6 有助于 Th17 发育。

2. 嗜碱性粒细胞　嗜碱性粒细胞在超敏反应性疾病的发病中起重要作用。嗜碱性粒细胞可作为效应细胞发挥促超敏反应炎症效应。变应原进入机体刺激嗜碱性粒细胞快速释放 IL-4 和 IL-13,使 Th0 分化为 Th2。已证明小鼠嗜碱性粒细胞具有抗原提呈作用,表达 MHC Ⅱ类分子、CD80 和 CD86,可处理 Ag-IgE 复合物及提呈 MHC-抗原肽片段,诱导活化 Th2 产生 IL-4。但对于人类嗜碱性粒细胞提呈抗原的证据尚少。嗜碱性粒细胞可诱导 IgE 介导的慢性超敏反应性炎症和 IgG 介导的全身性过敏性休克。嗜碱性粒细胞除参与超敏反应早期相外,还参与晚期相炎症。嗜碱性粒细胞活化存在 IgE 依赖性和非依赖性途径。嗜碱性粒细胞受到变应原-IgG 免疫复合物刺激,释放大量的血小板活化因子(platelet-activating factor, PAF),其释放水平较组胺高 30 000 倍。嗜碱性粒细胞还能增强体液免疫记忆性应答。嗜碱性粒细胞是再次免疫应答早期相的 IL-4 的主要来源,晚期相组胺的主要来源;晚期相 IL-4 主要由记忆性 Th2 细胞产生。

在 DC 的协同作用下,嗜碱性粒细胞则促进初始 $CD4^+$ T 细胞向 Th1 细胞分化,抑制超敏反应性炎症的发生。人外周血嗜碱性粒细胞通过一种未知的方式获得 IgD 的表达,然后变应原与 IgD 的交联活化嗜碱性粒细胞产生 B 细胞刺激因子,如 IL-4 和 B 细胞活化因子(B cell-activating factor, BAFF),作用于 B 细胞使之发生类别转换,产生抗原特异性抗体 IgD、IgG 和 IgA。

3. 嗜酸性粒细胞　嗜酸性粒细胞参与包括超敏反应性疾病在内的大量炎症应答过程。嗜酸性粒细胞通过细胞因子受体、免疫球蛋白和补体共同作用促进炎性细胞因子、趋化因子及脂质介质的分泌,加速炎症发展。最新研究指出,嗜酸性粒细胞可摄取和加工多种微生物和寄生虫等抗原,具有抗原提呈作用。嗜酸性粒细胞能向 $CD4^+$ T 细胞有效提呈可溶性抗原,促 T 细胞的增殖及向 Th1/Th2 分化。但目前有关嗜酸性粒细胞的抗原提呈功能仍存争论。有研究指出嗜酸性粒细胞只能促进效应 T 细胞增殖而不能促进初始 T 细胞增殖,提示嗜酸性粒细胞有可能通过血液循环到达淋巴结,活化并促进效应 T 细胞增殖。嗜酸性粒细胞在超敏反应性疾病中同淋巴细胞、巨噬细胞和肥大细胞等相互作用,对 DC 细胞、B 细胞及中性粒细胞具有调节作用。

4. 中性粒细胞　中性粒细胞在严重型哮喘中发挥作用。欧洲严重哮喘机制研究会的研究表明,重度哮喘患者与轻中度患者相比,痰液中中性粒细胞数明显增加,同时嗜酸性粒细胞产生炎症介质增多,揭示了中性粒细胞参与气道炎症的发生与发展。

5. 树突状细胞　变应原致敏后,记忆 T 细胞与 DC 相互作用,促进超敏反应炎症的发展。DC 可延长变应原从上皮到气道内腔的进程,形成毗邻上皮细胞间的紧密连接,在不破坏上皮细胞屏障功能的前提下,能够检测到吸入性变应原分子。人类 DC 可分为 2 个亚群,$CD11c^-$ 类浆细胞亚群(pDC)和 $CD11c^+$ 髓系细胞亚群(cDC)。在变应原的刺激下,哮喘患者的气道分泌物和外周血中 pDC 和 cDC 都显著增加。具备蛋白水解活性和其他生物活性的变应原通过 PAMP,诱导 DC 成熟。在与变应原作用的几小时内,通过 TLR 使 DC 活化,促趋化因子表达上调,驱使 DC 向局部淋巴结的 T 细胞区域迁移。cDC 亚群的主要作用是抗原提呈,pDC 的主要作用是抗病毒和诱导免疫耐受。DC 受变应原刺激后,从静止型转向表达黏附分子和共刺激分子的成熟型,成熟的 DC 占据 T 细胞区域形成"免疫突触",致使变应原特异性 Th 淋巴细胞活化。

6. T 细胞

(1) 调节性 T 细胞(Treg)　近年来人们对 Treg 的认识不断深入,关于 Treg 细胞与过敏性疾病的关系的研究已经引起了超敏反应学界的高度重视。Treg 细胞在维持自身内环境稳定和免疫耐受的形成过程中具有不可替代的作用。而 Treg 细胞的形成或功能的缺陷与过敏性鼻炎有着密切关系,对于其功能调控机制的研究也就自然成了呼吸道变应性疾病研究的一个重要靶点。尽管在过去的十几年间学者作出了巨大努力,但有关这些细胞从识别、分离,到作用机制和免疫生物学特性的研究,乃至到进一步的治疗策略的临床开发与应用都存在未知。有研究显示,在特应性个体中,Treg 细胞数量和/或功能存在缺陷。部分研究表明,过敏性儿童的 Treg 细胞在过敏季节数量增加。部分研究中,外周抗原特异性 $CD4^+CD25^{high}$ $Foxp3^+$Treg(Tr1 细胞)细胞在过敏性个体和健康个体中未发现显著差异。但却有研究证实 Foxp3 的表达与嗜酸性粒细胞、IgE 和 IFN-γ 的水平呈负相关,$FOXP3^+/CD4^+$ 的比率在过敏性个体中显著降低。通过细胞因子谱划分 T 细胞亚群,分别以分泌 IFN-γ、IL-4、IL-10 的抗原特异性 $CD4^+$ T 细胞代表 Th1、Th2 和 Tr1 细胞,研究显示,虽然在健康个体和过敏性个体中这 3 种细胞亚群均存在,但是比例有所不同。研究表明在健康个体中主要表现为以抗原特异性的 IgG 反应为主,Tr1 细胞作为主要细胞亚群针对环境中的一般抗原反应。在过敏性个体中是以分泌 IL-4 的 Th2 细胞反应为主。因此效应 Th2 细胞或 Tr1 细胞在外周所占的比重决定了机体免疫状态。

(2) γδT 细胞　超敏反应性炎症期间 γδ T 细胞的集聚与 CCR2/CCL2(MCP-1)途径

相关,脂类介质白三烯 B(leukotriene B)与其受体 BLT1 在 γδ T 细胞的集聚中起重要作用。γδ T 细胞活化产生细胞因子和趋化因子,促 Th2 细胞分化,参与过敏性炎症发生和调节。气道炎症期间 TNF-α 在 γδ T 细胞活化中起重要作用。体外经变应原刺激,γδ T 细胞可大量扩增并产生高水平的 IL-4,说明支气管哮喘患者的炎性肺组织内有大量 Th2 型变应原特异性的 γδ T 细胞存在。γδ T 细胞在超敏反应性气道炎症中可通过 IL-4 非依赖性途径促 IgE 产生。

(3) iNK T 细胞 2006 年首次报告指出,在哮喘患者的支气管肺泡灌洗液中大于 60% 的 $CD4^+$ T 细胞为 iNK T 细胞。但也有研究认为哮喘患者 iNK T 细胞并没有增加。至今尚不清楚为什么 iNK T 细胞在哮喘患者中出现不同的结果。然而,随着该领域研究的深入,越来越多证据表明 iNKT 可能在哮喘的病情发展与加重过程中发挥重要作用。

二、超敏反应性疾病的预防

超敏反应性疾病虽然其发生机制已十分清楚,但目前尚无预防哮喘等超敏反应性疾病的方法,其治疗方法却不尽如人意,现广泛采用非特异性治疗和特异性治疗,非特异性治疗主要使用如肥大细胞膜稳定剂、组胺拮抗剂、降低靶器官反应性的药物以及提高细胞内 cAMP 浓度的药物,这些治疗手段在控制症状方面是相对安全有效的。虽然应用方便,但这些药物多数仅能在一定时间内控制症状,远期疗效不佳,有些药物如糖皮质激素的不良反应尚无法克服。免疫抑制剂虽可抑制异常的免疫应答,也可抑制机体免疫防御能力,副作用也很多。特异性免疫疗法(specific immunotherapy, SIT)是针对变应原的特异性治疗。该疗法比主要以缓解症状为目的的非特异性治疗更具积极意义,80 多年的临床应用充分证实了其有效性和安全性,但适合这种疗法的患者为数不多(相当数量的患者查不出过敏原),且疗程较长。建立只抑制由变应原所致的异常免疫应答而不影响机体免疫功能的特异性免疫疗法,是免疫治疗学今后的发展方向。

1. 生命早期的微生物接触可起到预防作用 1989 年,Strachan D 在对生活于不同环境下的特应性疾病进行调查的基础上指出,发达国家特应性疾病和哮喘发生率的快速升高不能单一用遗传背景解释,而是基因与环境相互作用的结果。继而提出了"卫生假说"(hygiene hypothesis)以解释西方现代化生活方式呈现的逐年升高的哮喘发病趋势和传统家畜饲养的农村生活呈现的低哮喘发病率的原因。微生物可以直接影响效应物和调节免疫机制,这些作用是建立免疫耐受的关键,如果在早期生活中没有建立适当的免疫耐受性,便会增加过敏性疾病发展的风险。经典的"卫生假说"认为,生命早期细菌、病毒、寄生虫等微生物的暴露减少,导致免疫系统发育异常,进而增加了患过敏性疾病的可能性。早期经典的队列研究表明,过敏性疾病患儿和健康儿童肠道菌群组成存在显著差异,且肠道菌群紊乱先于过敏性疾病的发生。一项前瞻性研究对儿童分别于生后 5～6 日龄、1 月龄、6 月龄、12 月龄进行菌群测定,并随访受试儿童 2 岁内过敏性疾病发生情况,发现日后出现过敏性疾病的患儿,其 1 月龄时肠球菌减少,3 月龄时梭菌增高,6 月龄时金黄色葡萄球菌增高,1 年内多次测定双歧杆菌计数均偏低。这项研究表明,在过敏性疾病出现症状之前,肠道菌群紊乱已经存在,而非继发现象。并非所有微生物的暴露对过敏性疾病都有保护作用,例如,呼吸道合胞病毒、人类偏肺病毒等一些呼吸道病毒感染对哮喘无保护作用。近年来研究发现,Th2 介导的过敏性疾病和 Th1 介导的自身免疫性疾病(如 1 型糖尿病)发病率都呈上升趋势,不能完全用"Th1/Th2 平衡"学说来解释上述现象。

2. 避免变应原接触　对于特应性机体来说,变应原致敏是其发生超敏反应性疾病的基本要素,因此在致敏前或致敏后避免变应原接触对于初发和继发超敏反应性疾病的预防是有益的。出生队列研究显示,生命早期接触屋尘螨变应原的水平同致敏程度相关。儿童早期减少屋尘螨接触的试验结果显示,多数为无效或增加 IgE 抗体致敏。怀孕和婴儿早期避免接触花生的结果只能是增加花生变应原的致敏作用,婴儿阶段接触高剂量花生则是一种保护机体产生耐受的方式。儿童晚期接触变应原则会导致致敏。然而,母乳和配方乳喂养的婴儿,乳中含有的低剂量变应原会诱导免疫耐受。对于已经致敏的儿童,经单一或联合干预降低食物性和吸入性变应原接触也会诱导有意义和持续性哮喘症状的改善。成人的研究资料远不能提供可信的结果,因为一个特应性机体常常对多种变应原过敏,对全部引起超敏反应的变应原避免接触很难达到。因此通过完全避免变应原接触防治超敏反应性疾病的做法都不会成功,采用变应原特异性主动免疫方式防治超敏反应性疾病则是新的希望。

三、超敏反应性疾病的治疗

进入 20 世纪后随着科学技术的发展,免疫学家、化学家等的参与,变态反应科学在治疗领域取得了重大的进展。

1. 变应原特异性免疫治疗　过敏性鼻炎症状可通过抗组胺药物、抗白三烯药物、糖皮质激素药物等得以缓解,但这只是暂时的抑制 IgE 介导的过敏性反应。而变应原特异性免疫治疗(specific immunotherapy, SIT)是目前唯一可能通过免疫调节作用而改变疾病自然进程的"对因疗法"。SIT 由英国医生 Noon 于 1911 年首次报道用于治疗花粉过敏患者。SIT 对过敏性疾病的治疗远期疗效很显著,它不仅可抑制过敏反应的发生,还可有效改善过敏症状,并可以防止其对新的过敏原产生过敏反应,降低过敏性鼻炎患者发展成为哮喘的概率。传统上采用皮下注射途径给予变应原提取物,称为皮下免疫治疗(subcutaneous immunotherapy, SCIT)。1998 年世界卫生组织(WHO)发表了关于特异性免疫治疗的意见书,首次提出"变应原疫苗"这一概念,强调了该疗法的免疫调节作用,并对适应证和禁忌证进行阐述。

虽然 SIT 已经有 100 年历史,但过去由于缺乏高质量的研究证据,而且并非所有变应原均适用于免疫治疗,其临床应用和疗效曾备受争议,长期以来被看作是过敏性疾病的辅助治疗方法。最近 10 余年来,随着大量随机、双盲、安慰剂对照试验的开展,越来越多的循证医学证据肯定了 SIT(尤其是 SCIT)对过敏性鼻炎和哮喘的治疗效果。大量临床试验证实SCIT 对过敏性鼻炎和哮喘具有独特的治疗效果,涉及的变应原种类主要为花粉和尘螨。一般而言,SIT 可使因变应原致敏而产生 IgE 的所有患者获益。当然,变应原致敏应具有临床意义,即患者的症状主要因接触变应原而引起。EAACI(2006)和 WAO(2009)认为,SIT 作为一种改变疾病进程的"对因疗法",应该在临床上作为一线治疗尽早应用于患者,以防止受累器官黏膜发生不可逆损伤。但有待于阐明的一个关键问题是,在过敏性鼻炎和哮喘发病的极早期进行免疫治疗是否对疾病的发展具有真正的预防作用和价值。值得一提的是,在欧美多个关于特异性免疫治疗的指南文件中,对混合变应原免疫治疗的临床应用产生分歧。总体而言,欧洲(如德国、英国)主张采用单一变应原进行免疫治疗,而不推荐采用混合变应原;但在美国,混合变应原 SCIT 是比较普遍的,并且有相关指南用于指导临床实践。一般认为,虽然从技术层面上将不同种类的变应原浸液混合成一种制剂是可行的,但考虑到变应原之间潜在的酶促反应,不宜将尘螨、花粉、动物皮屑与真菌、蟑螂等变应原混合在一起,否则会导致其中一种或多种变应原有效成分降解。特异性免疫治疗总体上具有良好的安全性和耐受性,尤其是随着标准化的变应原疫苗在临床广泛应用,治疗的安全性得到明显提高。但是,如何减少和避免特异性免疫治疗的不良反应始终是医患双方都很关注的核心问题。

虽然使用高含量的天然变应原提取物对于大多数变应原来说仍然是免疫治疗的金标准,但随着基础和临床研究的深入开展,例如重组变应原、DNA 疫苗等的推广应用,SIT 的疗效及安全性将会得到进一步提高。由于传统的 SCIT 疗程较长,并且可因变应原注射偶然进入血液而发生全身不良反应,表皮免疫治疗(epicutaneous immunotherapy,EPIT)最近备受关注。最佳的免疫治疗途径需满足两个条件:大量抗原提呈细胞的存在以增强疗效和缩短疗程,以及尽可能少的血管分布以减少不良反应的发生。表皮是一种没有血管分布的多层上皮,具有天然的屏障功能,并含有大量具有抗原提呈功能的朗格罕细胞,因此 EPIT 成为目前令人感兴趣的治疗新途径。已有临床试验表明,EPIT 能够有效缓解季节性过敏性鼻炎的症状,未见全身不良反应发生,但对于其疗效和安全性还需要更深入的研究。可以推测,由于其严格控制变应原进入血液循环而具有更高的安全性,以及促进变应原积累于角质层而达到持续的疗效,EPIT 将有可能成为 21 世纪一种革命性的免疫治疗新方法。而且这种无须注射的治疗方式也将更适合应用于儿童。

尽管 SIT 在临床中的应用已近 1 个世纪,然而其作用机制仍在探索之中。一直以来人们认为,过敏性炎性反应是由 Th1/Th2 细胞反应失衡所导致,因而大量学者将免疫治疗机制研究放在了 Th1/Th2 细胞的免疫反应平衡中,研究显示成功的抗原特异性免疫治疗的确可以使免疫反应从以 Th2 细胞反应为主向 Th1 细胞反应方向偏移,而随着研究的不断深入及认识的不断加深,发现这一理解未免有些片面,在变应性炎性反应发生的整个过程中均需要外周 T 细胞的活化,因此 T 细胞的免疫耐受可减少或终止以上反应的发生。SIT 诱导外周 Treg 细胞形成免疫耐受,外周抗原特异性免疫耐受的诱导是抗原特异性免疫治疗的关键。外周 T 细胞的免疫耐受主要是诱导产生抗原特异性 Treg 细胞,从而抑制效应细胞的活化及增生,主要表现为在其遇到抗原后显示为“无能”,从而克服变态反应中的速发相和迟发相反应。外周抗原特异性免疫耐受涉及多个抑制因子,如 IL-10、TGF-β、细胞毒性 T 淋巴细胞抗原-4(CTLA-4)等。因此,抗原特异性外周 T 细胞通过 IL-10、TGF-β 等细胞因子(主要是由 Tr1 细胞自分泌产生)介导发挥免疫抑制作用。临床研究表明,在经过抗原特异性免疫治疗的个体上调了 CD4$^+$ CD25$^+$ Treg 细胞的抑制细胞增生作用,在经过花粉免疫治疗之后增加了外周血和黏膜组织中的 IL-10 和 TGF-β 的表达。对蜂毒过敏的研究可作为抗原特异性免疫治疗机制研究的经典模型,经历多次蜂虫叮咬之后,蜂毒抗原特异性 Th1 和 Th2 细胞克隆增生,同时向分泌 IL-10 的 Tr1 细胞反应转化,结果减少了 T 细胞介导的皮下迟发反应的发生,抑制抗原特异性 T 细胞的增生和 Th1 和 Th2 细胞因子的分泌。除此之外,抗原特异性免疫治疗能有效调节肥大细胞、嗜碱性粒细胞活化阈值减少 IgE 介导的组胺释放。此外,IL-10 减少肥大细胞致炎因子的释放,还下调嗜酸性细胞的功能、活化,抑制 IL-5 的产生。另外,还发现肥大细胞和嗜酸性粒细胞数量的减少,包括相应介质释放的减少,然而这些免疫学的改变往往伴随着外周血中 Tr1 细胞数量的增加和/或功能的提高,这些可以说是诱导 T 细胞免疫耐受的结果。SIT 诱导 Treg 对血清抗体的调节,哪些 Treg 细胞能调节 B 细胞作用而调节血清抗体的产生是问题的关键。对小鼠的研究显示 CD4$^+$CD25$^+$ CD69$^-$Treg 细胞可转移到生发中心,以负性调节依赖 T 细胞的抗体产生。尽管通过免疫治疗的外周 T 细胞的免疫耐受形成得到证实,而特异性免疫治疗期间 B 细胞产生抗原特异性 IgE,IgG4 抗体的能力没被抑制。研究证实健康个体中针对尘螨抗原血清中的抗体主要是特异性 IgA 和 IgG4,伴随少量的 IgG1 反应和极其少量的 IgE。在免疫治疗的早期血清中抗原特异性 IgE、IgG4 抗体的水平升高,其中 IgG4 抗体的升高尤为显著,IgE/IgG4 比率的降低可达到 10~100 倍。IL-10 对总的和抗原特异性 IgE 具有潜在的抑制作用,而同时可刺激抗原特异性 IgG4 的产生。对治疗初期的研究证实,70 日的屋尘螨抗原特异性免疫治疗没有显著降低抗原特异性 IgE 水平,然而却显著增加了大量的 IgA,IgG1 和 IgG4,这些抗体的增加同时伴随着血清中 IL-10 和 TGF-β 的增加。这些研究表明抗原特异性免疫治疗中,Treg 细胞除了有抑制效应细胞的增生及反应的能力,同时还调节血清中的抗体水平。

SIT 诱导局部组织 Treg 表达研究表明抗原特异性免疫治疗的确使外周血中免疫状态发生改变,那么在外周局部组织的反应是否也是如此呢? 有学者观察经过花粉特异性免疫治疗后鼻黏膜的 T 细胞反应,研究显示经过治疗后增加了 T 细胞的 IL-10 mRNA 的表达,然而,与在外周血中观察的结果不同的是抗原的暴露并未增加非特应性个体的局部组织中 IL-10 的表达。经过抗原特异性免疫治疗之后,局部鼻黏膜组织中的 Th1 细胞的活化及 CD4$^+$ CD25$^+$T 细胞在局部黏膜的增加得到证实,不能完全反映外周的免疫耐受状态,主要与反应的不同阶段有关,如细胞凋亡,细胞转移,细胞归巢,存活信号,这些都和抗原暴露及环境因素有关。

2. 抗 IgE 抗体防治 Ⅰ 型超敏反应性疾病　自从发现 Ⅰ 型超敏反应是由血清中 IgE 介导后,许多学者就在研究能够选择性抑制 IgE 作用以及抑制 IgE 产生的对策,研究主要聚焦于抑制 IgE 产生的机制,包括 B 细胞转换成 IgE 合成细胞的分子活动;IL-4 和 IL-13 受体信号;B 细胞和 T 细胞相互作用的表面受体以及 Th2 细胞分化的机制。其中 IL-4 拮抗剂和 IL-4 的中和抗体为 IgE 抗体产生的抑制剂,可抑制 B 细胞的增殖。同样,由于信号转导和转录激活因子-6(STAT-6)能被 IL-4 等细胞因子激活,进而调节 Th2 优势应答,促进 B 细胞分化和 IgE 的类型转换,在过敏性疾病的发病中起重要作用,因此 STAT-6 的抑制剂可选择性地阻断 IL-4 和 IL-13 的信号传导,抑制 IgE 的转换和 Th2 细胞的分化。还有些学者试图通过修饰抗原抑制 IgE 的作用,以使 B 细胞转换成 IgG 合成细胞或通过使用 IgE 衍生肽阻止抗原与 IgE 的结合。抗 IgE 抗体的研究是近些年来的热点,其研究结果相当令人振奋,目前认为,采用抗 IgE 抗体防治 Ⅰ 型超敏反应性疾病,特别是治疗中、重度过敏性哮喘为最具潜力和最有前景的方法之一。

2003 年 7 月美国 FDA 批准重组人单克隆抗 IgE 抗体 Omalizumab 用于临床,主要用于成人及青少年的中、重度过敏性哮喘,且有明确的皮肤变应原检测阳性反应、吸入性激素不能控制临床症状者。在介导 Ⅰ 型超敏反应过程中,IgE 与 FcεR 1 的结合部位位于 IgE 分子的恒定区(Cε3),Omalizumab 为一种重组人单克隆抗 IgE 抗体,其作用点也正是这一区域,它可选择性结合到游离的 IgECε3 区上，并使该区域的立体结构发生改变，从而阻止 IgE 分子结合到肥大细胞、嗜碱性粒细胞表面的 FcεR Ⅰ 上。此外，使用 Omalizumab 还可减少嗜碱性粒细胞表面 FcεR Ⅰ 的数量。其机制可能为 FcεR Ⅰ 的数量受血清 IgE 水平的正向调节，当 Omalizumab 与游离的 IgE 结合后，降低了血清游离 IgE 水平，进而降低 FcεR Ⅰ 的数量。上述机制均可抑制 IgE 的效应功能、中断引起 Ⅰ 型超敏反应的这一关键环节。由于该药的特殊作用机制，使其自然成为最有前景的治疗 Ⅰ 型超敏反应性疾病的药物之一。关于患者是否需要终身用药、剂量变化是否必须、对于 12 岁以下患者效应如何等问题尚待进一步研究。

3. 应用细胞因子抑制剂治疗　应用细胞因子抑制剂在哮喘和超敏反应性炎症的临床治疗方面已进行了尝试研究。细胞因子功能的多效性使得定向单一的细胞因子抑制剂治疗可能无效。尽管如此，应用细胞因子抑制剂治疗还可能会提供一种方式去除该细胞因子的致病作用。超敏反应性炎症发生机制的复杂性可能使个体作用难以破解。因此，治疗哮喘和超敏反应性炎症的细胞因子抑制剂的临床应用尚需克服许多障碍。

4. 针对细胞黏附和趋化作用的治疗　趋化因子受体是一种 G 蛋白偶联受体，可成为治疗的小分子靶点。针对细胞因子和趋跑因子受体的人源化阻断性抗体、可溶性受体以及突变的细胞因子正处于研究中。趋化因子参与 Th2 细胞的移行和嗜酸性粒细胞的炎症部位浸润。针对趋化因子及其受体的治疗方案可能是治疗哮喘和超敏反应性炎症的一种有效策略，也可能趋化因子的某一亚群是哮喘治疗中选择性作用于嗜酸性粒细胞的重要靶标。趋化因子（如 CCL11、CCL24、CCL26、CCL5 和 CCL13 等）通过与嗜酸性粒细胞表面 CCR3 结合，选择性募集嗜酸性粒细胞。其中一种趋化因子缺陷，都会影响嗜酸性粒细胞聚集于皮肤、气道和肠道。CXCR2 在哮喘、慢性阻塞性肺病及其纤维化中起重要作用，抑制其活性可抑制中性粒细胞引发的肺损伤。前列腺素 D2（prostaglandin D2，PGD2）可调节肥大细胞依赖性 Th2 细胞活化，所以 PGD2 拮抗剂是一种备受关注的治疗干预分子。

有研究发现，肥大细胞会被一些阳离子激活，引发免疫反应，这类阳离子被统称为"基本刺激物"，这也是一些药物引发过敏症状的主要原因。在这一过程中，肥大细胞上的蛋白质"MRGPRX2"作为受体，起到了关键作用。这种受体蛋白也存在于人类的免疫细胞中。实验发现，带有这一受体的老鼠在接受阳离子药物注射后，出现注射部位肿胀等过敏反应；而缺少这一受体的实验鼠没有表现出这些症状。研究人员下一步将进行人体试验，如证实这一成果同样适用于人类，则可尝试通过去除这种蛋白或抑制其发挥作用，开发出预防药物过敏的新方法。

第三节　发展趋势

超敏反应是临床医生面临的比较棘手的问题之一，目前我们仍未能全面深入地掌握变应性疾病的发生发展规律，变应性疾病的患病率仍不断上升。随着分子生物学等新兴学科的发展，遗传学对个体和种群差异的研究，对超敏反应科学的研究进入了新的快速发展时期。多种假说及相关理论的提出，极大地丰富了我们对变应性疾病的认识，但上述理论本身也在不断发展和完善中，需待更多的实验证据的证明、临床实践的考验及更多临床样本的收集。环境、饮食、卫生等因素在超敏反应性疾病的发病中起着重要的作用,如何有效地预防这些诱发因素是比如何有效地治疗超敏反应性疾病更有意义的待攻克的难题。

一、阐明超敏反应发生机制

超敏反应性疾病是由变应原诱导的免疫应答引起的免疫损伤。超敏反应性疾病发生、发展及转归的细胞和分子学机制十分复杂。尽管对哮喘、特应性皮炎等超敏反应性疾病的临床表型已有所了解,但还不能提供任何有关疾病持续性进展机制的认识。对疾病的病理学知识了解有限,不能为治疗提供充分的证据。临床描述的超敏反应性疾病的有关特征,并不一定同已了解的病理学机制相一致。哮喘及超敏反性炎症的细胞和分子机制远不清楚。因此,深入研究其参与分子、环境和疾病亚型之间的关系是阐明超敏反应发生机制的关键。近年的过敏性疾病流行病学调查、粪便菌群分析和临床研究显示,过敏性疾病的发生发展与早期肠道菌群的紊乱密切相关。肠道菌群通过促进免疫系统发育成熟、刺激肠道分泌 sIgA、维持和增强肠道屏障、参与免疫耐受形成等机制调节机体的免疫功能。多项研究证实,过敏性疾病患儿的肠道菌群构成和正常儿童有明显差异,生命早期肠道菌群的紊乱先于过敏性疾病的发生。综合各项研究可以看出,过敏儿童的肠道菌群多样性会降低,多种有害菌如肠杆菌、艰难梭菌等会趁机增殖,而有益菌如乳酸菌等会受到抑制。

二、肠道菌群诱导免疫耐受和超敏反应性炎症的机制

过敏性疾病的发生取决于遗传和环境两种因素,人类基因表型不可能在短时间内发生明显变异,故认为环境因素对于近年来过敏性疾病发病率增高更为重要。"Th2 细胞功能失衡"是"卫生假说"的免疫学基础。细菌和病毒感染引发的免疫可以诱导 Th1 型细胞因子的释放,胎儿及出生时免疫反应表现为 Th2 型优势,随着生后环境中抗原的刺激,免疫反应逐渐向 Th1 型转化,达到"Th1/Th2 平衡"。由于公共及个人卫生条件不断改善,"过度卫生"的环境使得婴幼儿受环境中抗原刺激的机会减少,造成机体免疫反应向 Th2 偏移,Th2 细胞分泌的 IL-4、IL-5 和 IL-13 等细胞因子增高,刺激 B 细胞产生 IgE 和嗜酸性粒细胞活化、增殖,释放各种炎性介质和细胞因子,从而导致过敏性疾病的发病率增加。生命早期抗原暴露减少,除导致"Th1/Th2 平衡"偏移外,也延缓了免疫耐受的形成,这一机制在过敏性疾病的发生发展中也起到重要作用。有研究者提出"菌群学说",认为工业化国家中抗生素使用和饮食变化引起肠道菌群紊乱,进而影响菌群介导的黏膜免疫耐受,导致变应性气道疾病的发病率增加。一项采用分子生物学方法的研究表明,出生后第 1 个月肠道菌群多样性的减少与变应性湿疹的发生有关。肠道菌群发生不正常改变、异位时,其在肠道中的竞争黏附作用和生物拮抗也会被削弱,此时有害微生物便会趁机定植产生毒素。若肠道免疫系统失去对正常菌群某些抗原的耐受,由于人体和细菌存在交叉抗原,可诱发全身性炎症反应,促进过敏反应的发生。然而,在过敏性疾病的发展过程中,整体菌群多样性的减少和特殊菌种的缺失相比,何者起更重要的作用仍需进一步研究。已有资料证明一些益生菌如乳酸杆菌、双歧杆菌可以有效缓解婴幼儿湿疹、食物过敏等症状,这些研究尚处于实验阶段,但为以后利用益生菌防治过敏疾病提供了有力支撑,总体来说,利用益生菌治疗过敏性疾病,前景是非常乐观的。

三、皮肤超敏反应疾病需解决的问题

皮肤超敏反应疾病中有许多问题还没有解决。例如，为什么口服或注射药物发生的药疹多数只有皮肤表现而没有其他器官的表现？为什么肝脏是药物代谢的重要器官。深入皮肤超敏反应疾病的研究，不仅对皮肤超敏反应疾病的诊断治疗、预防得到提高，而且将会对免疫学及超敏反应学的发展作出应有的贡献。

四、嗜碱性粒细胞作用机制

虽然经过长期进化后正常机体仅保留极低数量的嗜碱性粒细胞，但它能对多种刺激迅速做出反应，并在体内的生理与病理反应中发挥作用，但其作用及机制尚有许多未知。首先，研究嗜碱性粒细胞的起点应该在哪里？前体细胞是通过何种分子机制分化为嗜碱性粒细胞的？其次，嗜碱性粒细胞更精确的分化基因有哪些？人类嗜碱性粒细胞表达 CD203c 和 CD63 被认为是处于活化状态，而小鼠则无公认的活化标志，因此也没有针对活化标志的单克隆抗体。如能寻找嗜碱性粒细胞的特异基因与表达蛋白，无疑可寻找新的研究手段，如基因敲除小鼠及基因突变细胞系的建立等，并由此推动嗜碱性粒细胞作用机制的研究突破。在嗜碱性粒细胞的功能研究方面也有许多未知，如嗜碱性粒细胞是粒细胞诱导并调节慢性过敏反应的分子机制及在自身免疫疾病中的作用；嗜碱性粒细胞对病原微生物特别是寄生虫（蜱、螨等）感染的保护性免疫等。

五、探索根治超敏反应性疾病的有效方法

尽管超敏反应性疾病的治疗取得了一定的成果，目前仍有 5%～10% 的严重持久性哮喘和严重特应性皮炎的患者得不到适当控制。根治超敏反应性疾病的可能性是该领域研究的基本问题。因为目前用于治疗这些疾病的药物，仅仅是通过抑制炎症暂时缓解症状。然而，超敏反应性疾病的彻底治愈只有通过 SIT 可能达到。关于 SIT 尚有诸多问题需要深入研究，包括 Treg 在体内产生的分子机制；刺激特异性 Treg 增殖的变应原制剂的开发；诱导特异性 Treg 的有效佐剂的开发；SIT 体内诱导的 Treg 的寿命长短；Treg 是否具有诱导对肿瘤抗原和慢性感染因子的免疫耐受性的危害性；局部组织内定居的细胞在免疫耐受中的作用；超敏反应病自发治愈，缓解和恶化的分子机制；在利用舌下免疫治疗（sublingual immunotherapy，SLIT）和皮下免疫治疗（subcutaneous immunotherapy，SCIT）期间发生的局部组织改变；确定开始和停止治疗的时间；治疗成功的早期分子标志；高剂量和低剂量变应原 SIT 效应机制的不同和长期免疫耐受效果的维持等。目前研究正集中于 SIT 和新生物免疫修饰剂的联合使用。此联合应用策略在减少治疗剂的副作用、提高顽固性疾病的协同疗效和依据不同疾病类型灵活制订临床治疗方案等方面都可能优于单一方式治疗。值得一提的是，不能简单地将 SLIT 认为是一种替代 SCIT 的治疗方式，实际上它是另一种治疗选择。随着今后科学技术的发展、新技术新方法的应用、疫苗剂型的改进以及对免疫治疗作用机制的深入认识，预期将会产生更加安全、有效的治疗方法和更为优化的治疗策略，为临床防治变应性疾病带来新的希望。

（杨贵珍）

第十四章

自身免疫性疾病

　　自身免疫性疾病(autoimmune diseases，AID)是指由于某些原因造成机体对自身的细胞和分子发生免疫反应而导致自身组织损害所引起的疾病，表现为相应的组织损伤或功能紊乱。由于正常机体的免疫系统在发育过程中接触自身抗原后可对自身抗原无应答或微弱应答，即形成自身免疫耐受状态，从而使得免疫系统具有区别"自己"和"非己"的能力。但是即使在自身免疫耐受的情况下，体内仍可适量产生针对自身组织成分的自身反应性 T 淋巴细胞(autoreactive T lymphocyte)或自身抗体(autoantibody)，大多数自身抗体的效价较低，不足以引起自身组织的损伤，但可以协助清除衰老变性的自身成分、维持机体稳定和内环境平衡。一旦在某些因素的诱发下，自身免疫耐受状态被打破，形成持续迁延的自身免疫，属于病理性免疫应答，可引发自身免疫性疾病。

第一节　概　　述

一、自身免疫性疾病的分类和基本特征

　　1. 自身免疫性疾病的分类　　AID 分为全身性和器官特异性两类。全身性 AID 又称为系统性 AID，患者的病变可见于多种组织或器官，由针对多种组织或器官靶抗原的自身免疫反应所引起，常见的有：系统性红斑狼疮(systemic lupus erythematosus，SLE)、类风湿关节炎(rheumatoid arthritis, RA)、干燥综合征、硬皮病等。器官特异性 AID 是指患者的病变常局限于某一特定器官，由针对自身抗原的体液免疫和(或)细胞免疫应答通过效应机制引起靶器官或腺体的细胞损伤，此外，某些自身抗体也可过度刺激或抑制靶器官或腺体的正常功能而引发器官特异性 AID，常见的有：桥本甲状腺炎(Hashimoto thyroiditis)、甲状腺功能亢进、胰岛素依赖性糖尿病、强直性脊柱炎、重症肌无力、溃疡性结肠炎、多发性硬化症(multiple sclerosis，MS)、自身免疫性肝病等。

　　2. 自身免疫性疾病的基本特征　　AID 的基本特征如下：有一定遗传倾向，并与性别或年龄相关，以女性多见；多数病因不明，病程较长，易反复发展，慢性迁延，病情转归与自身免疫应答强度密切相关；患者体内可检测高效价自身抗体和/或自身反应性 T 细胞；免疫应答

作用于靶抗原所在组织细胞,可造成相应组织器官病理性损伤和功能障碍,病理特征表现为免疫炎症;同一患者可同时患一种以上的 AID,即具有重叠现象;多数 AID 可在动物试验模型中复制出相应的病理模型,并能通过病理动物的血清或淋巴细胞使疾病被动转移;大多数 AID 目前尚无根治方法,一般以对症治疗及控制病情进展为主。

所有的 AID 患者体内均存在针对自身抗原的自身抗体和/或自身反应性 T/B 细胞:① 自身抗体虽然是 AID 的重要标志,但是也存在于健康个体的血清中,其出现频率和滴度随着年龄增长而升高,如抗核抗体、抗线粒体抗体等。其中,有些自身抗体的产生不依赖于外源性抗原刺激,效价低,不足以引起组织损伤,但可协助清除衰老蜕变的自身成分,即为天然抗体,多为 IgM 类,与自身抗原亲和力低,具有广泛交叉反应性;有些自身抗体受抗原刺激而产生,可直接导致疾病,称为病理性自身抗体,如抗甲状腺球蛋白抗体和抗乙酰胆碱受体抗体等,多为 IgG 类,与自身抗原亲和力高,特异性强;② 针对自身抗原的自身反应性 T/B 细胞并未在胚胎期被完全清除,仍存在于健康人或动物体内。自身反应性 T 细胞可在器官特异性 AID 组织中分离,将其转输给健康受者,可引起相应疾病并在其病变器官分离同样的自身反应性 T 细胞。自身反应性 B 细胞可分泌 IgM 类自身抗体,参与某些自身免疫性疾病的发生。

二、自身免疫性疾病的病理损伤机制

自身免疫性疾病可通过Ⅱ、Ⅲ和Ⅳ型超敏反应对机体组织造成损伤,主要包括由自身抗体和自身反应性 T 细胞介导的自身组织病理损伤。根据不同的自身免疫病或者不同的病理过程,针对自身抗原发生的免疫应答常可通过一种或几种方式共同作用导致细胞破坏或功能损伤,继而引发自身免疫性疾病。

(一) 自身抗体介导的病理损伤

1. 自身抗体直接介导的细胞破坏　针对自身细胞膜表面或细胞外基质抗原的自身抗体与靶抗原结合后,通过Ⅱ型超敏反应导致自身细胞破坏,其病理损伤机制为:① 激活补体,溶解细胞;② 补体活化过程中产生的裂解片段通过调理吞噬作用,促进吞噬细胞破坏自身细胞;③ 通过补体裂解片段趋化中性粒细胞和单核细胞至反应局部,释放炎症介质和酶类。例如,某些药物可吸附于红细胞膜表面或改变红细胞膜抗原性,可刺激机体产生抗红细胞的自身抗体,该抗体与自身红细胞结合,激活补体系统,引起红细胞溶破,导致药物相关的溶血性贫血等(图 14-1);抗肾小球基底膜Ⅳ型胶原的自身抗体能够通过Ⅱ型超敏反应引起肺出血-肾炎综合征。

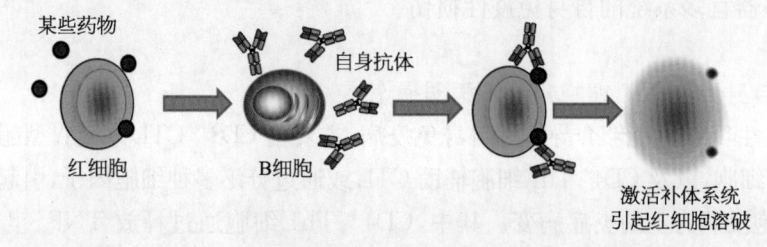

某些药物

自身抗体

红细胞

B细胞

激活补体系统
引起红细胞溶破

图 14-1　自身抗体介导的自身免疫性溶血性贫血

2. 自身抗体介导细胞功能紊乱　① 某些自身抗体与细胞膜表面的特异性受体结合,可模拟其相应配体的作用,刺激靶细胞功能亢进。如 Graves 病患者血清中含有抗促甲状腺激素(thyroid stimulating hormone, TSH)受体的自身抗体,能模拟甲状腺激素的作用,通过 TSH 受体刺激甲状腺滤泡分泌过量甲状腺素,导致甲亢(图 14 - 2);某些低血糖患者体内含有抗胰岛素受体的自身抗体,能够通过胰岛 B 细胞表面的胰岛素受体,模拟胰岛素的效应,产生低血糖;② 自身抗体与受体发生直接结合,可竞争性阻断天然配体与受体的结合,从而出现相应病症。如重症肌无力症患者体内存在的抗乙酰胆碱受体的抗体能与神经肌肉接头部位的乙酰胆碱受体结合,使神经元所释放的乙酰胆碱不能与乙酰胆碱受体结合,并促进乙酰胆碱受体的内化和降解,从而阻断神经冲动作用,表现为骨骼肌无力的症状。

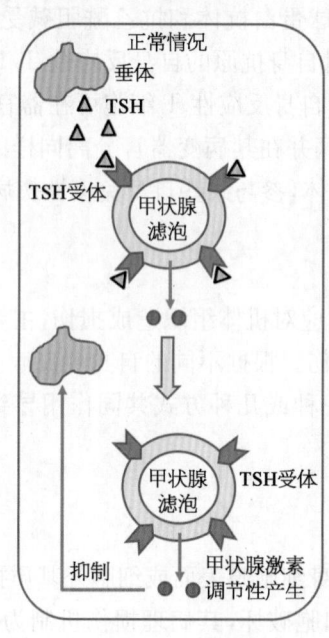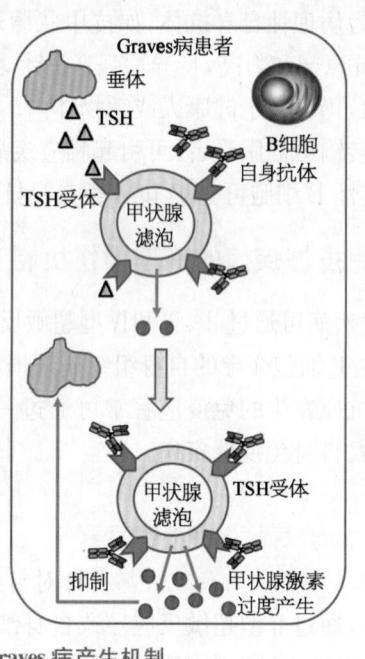

图 14 - 2　Graves 病产生机制

3. 自身抗体与抗原形成免疫复合物介导组织损伤　自身抗体与相应的抗原结合形成抗原抗体免疫复合物,随着血流沉积于全身或局部血管壁基底膜、滑液囊或组织间隙,激活补体系统,进而引起局部组织损伤。如系统性红斑狼疮患者体内持续产生针对自身细胞核抗原的自身抗体,这些 IgG 类自身抗体可以与相应抗原形成大量循环免疫复合物沉积在肾小球、关节、皮肤、脑等部位的小血管壁,激活补体系统,造肾小球肾炎、关节炎、皮肤红斑、多部位脉管炎等多器官多系统的自身免疫性损伤。

(二) 由自身反应性 T 细胞介导的病理损伤

自身反应性 T 细胞能够介导多种自身免疫病,主要由 CD8$^+$ CTL 通过Ⅳ型超敏反应直接攻击局部自身细胞,以及 CD4$^+$ Th1 细胞辅助 CTL 或通过分泌多种细胞因子,引起淋巴细胞和单核/巨噬细胞浸润为主的炎症病变。其中,CD4$^+$ Th1 细胞通过释放 TNF - β 使血管内皮细胞表达黏附分子,并促进内皮细胞分泌 IL - 8、MCP - 1 等炎症因子,增加炎性细胞在局部器官浸润,直接或间接引起组织损伤;CD8$^+$ CTL 可通过 TCR 特异性地识别靶细胞表面的相应 MHC I/自身抗原肽复合物,直接杀死局部自身细胞。例如,在胰岛素依赖性糖尿病患者的胰岛组织中,CD8$^+$ CTL 可对胰岛 β 细胞进行特异性持续杀伤,导致胰岛素的分泌明显减少。

三、自身免疫性疾病的防治原则

治疗自身免疫性疾病的理想方法是重新恢复免疫系统对自身抗原的耐受,因此,其治疗原则是:去除引起免疫耐受异常的因素,抑制机体针对自身抗原的免疫应答和重建对自身抗原的特异性免疫耐受。但目前临床干预措施缺少根治性疗法,仅限于缓解或减轻自身免疫性疾病的临床症状。

(一) 去除引起免疫耐受异常的因素

1. 预防和控制感染　应用疫苗或抗生素控制多种微生物的感染,尤其是长期感染,可降低某些自身免疫性疾病的发生。

2. 谨慎使用药物　对容易引发自身免疫性疾病的药物,需谨慎使用,一旦出现自身免疫性疾病的症状,应立即停药。

(二) 抑制机体针对自身抗原的免疫应答

1. 应用免疫抑制剂　免疫抑制剂的种类繁多,作用机制多样,是目前治疗自身免疫性疾病最为有效的药物之一。常用的免疫抑制剂主要有五类:① 甾体类和非甾体类抗炎药(non-steroidal anti-inflammatory drugs, NSAIDs),包括糖皮质激素类、阿司匹林、对乙酰氨基酚、吲哚美辛等;② 微生物代谢产物,如环孢菌素和他克莫司等;③ 抗代谢物,如硫唑嘌呤和氨甲蝶呤等;④ 烷化剂类,如环磷酰胺和氮芥等;⑤ 多克隆和单克隆抗淋巴细胞抗体,如抗淋巴细胞球蛋白和 OKT3 等。其中,强的松和可的松等糖皮质激素,作为临床上最常用的甾体类抗炎药物,能通过多种机制抑制炎症反应,迅速缓解自身免疫性疾病的临床症状;非甾体类抗炎药能通过抑制炎症因子产生起到消炎止痛作用,从而减轻自身免疫性疾病的症状。真菌代谢产物环孢素 A(cyclosporin A, CsA)和 FK‐506 对多种自身免疫病有效。CsA 可降低 T 细胞的活化和增殖,多用于治疗有自身反应性 T 细胞介导的自身免疫性疾病如早期胰岛素依赖性糖尿病、系统性红斑狼疮、重症肌无力症、类风湿关节炎、银屑病、多发性肌炎等有治疗效果。FK‐506 的作用与环孢素 A 极为相似,具有极强的免疫抑制作用,其免疫抑制作用是 CsA 的 10～100 倍,且毒副反应比 CsA 小。FK‐506 在临床上多用于器官移植和难治性银屑病,其疗效较 CsA 更好。

2. 应用抗细胞因子及其受体的抗体或阻断剂　目前的研究发现肿瘤坏死因子(TNF‐α)拮抗剂已成为治疗风湿性疾病最有力的武器之一,TNF‐α 单抗治疗可迅速有效地抑制炎症反应,停止甚至修复损伤的关节。可溶性 TNF‐α 受体、TNF 受体/Fc 融合蛋白和 IL‐1 受体拮抗蛋白 IL‐1Ra,可治疗类风湿关节炎和强直性脊柱炎等,疗效肯定,耐受性好。

(三) 重建对自身抗原的特异性免疫耐受

最为理想的治疗自身免疫性疾病是重新恢复自身免疫耐受。但是由于自身免疫耐受异常诱因复杂,耐受机制还不清楚,很难重新建立自身免疫耐受。有研究发现口服自身抗原能够通过肠相关淋巴组织诱导免疫耐受,预防或抑制自身免疫性疾病的发生。目前的临床实验正尝试口服Ⅱ胶原,防治类风湿关节炎;口服自身抗原治疗多发性硬化和眼葡萄膜炎;口服重组胰岛素,防治糖尿病等。此外,用灭活的自身反应性 T 细胞作为疫苗免疫机体,即 T 细胞疫苗(T cell vaccination),可诱生针对其 TCR 独特型的调节性 T 细胞,抑制自身免疫反应的发生。用抗 MHCⅡ类分子与抗 CD4 单克隆抗体,可使体内自身反应性 T 细胞克隆数量明显下降,用于治疗 EAE 或类风湿关节炎等;还可将各类毒素或放射性物质与自身抗原偶联,从而选择性杀伤自身反应性免疫细胞。

(四) 其他

临床上常采用替代疗法控制某些因重要生理活性物质减少引起的自身免疫性疾病,如用胰岛素控制Ⅰ型糖尿病患者的血糖,给予甲状腺素治疗自身免疫性甲状腺炎患者等。其他的对症治疗包括采用胸腺切除术治疗伴有胸腺病变的重症肌无力患者;脾脏切除术治疗自身免疫性溶血性贫血、自身免疫性血小板紫癜和自身免疫性中性粒细胞减少症;采用仪器通过血浆置换降低自身免疫患者血浆中的自身抗体和免疫复合物的含量,治疗毒性弥漫性甲状腺肿、SLE、类风湿关节炎、肺肾出血性综合征等,可在一定程度上缓解病情。

第二节 研究现状

目前,绝大多数 AID 的发病机制尚未完全明确,可能是在遗传易感的基础上,随着时间的推移,受环境及免疫调节紊乱等因素影响的一个复杂过程。综合当前国内外研究现状,AID 的致病因素大体存在以下几个方面。

一、遗传因素

机体针对自身抗原能否产生应答及应答的强度受遗传控制,在诸多遗传因素中,尤以 MHC 的作用最为重要。目前,对 HLA 与 AID 关联的研究较为深入,已发现,特定 HLA 基因型阳性个体,其患某些 AID 的危险大于该基因型阴性个体。HLA 与 AID 易感性关联的机制尚未被阐明,此现象的可能机制是:不同型别 HLA 等位基因所编码的产物(HLA 分子),其抗原结合槽与特定抗原肽结合的能力(或亲合力)存在差异,① 当胸腺内某些自身抗原肽表达极低或与 HLA 抗原结合槽的亲和力极低,从而使得某些自身反应性 T 细胞克隆在胸腺的发育过程中难以识别和结合相应自身抗原肽- HLA 复合物,从而使其阴性选择受阻,自身反应性 T 细胞克隆得以存活,中枢耐受机制发生障碍,如 HLA - DQβ 是胰岛素依赖型糖尿病的易感基因,正常人群其编码的 DQβ 链第 57 位氨基酸残基为天(门)冬氨酸,可在抗原结合槽末端形成盐桥,而患者的 DQβ 链第 57 位氨基酸残基为丝氨酸、丙氨酸或缬氨酸,缺乏盐桥形成;② 某些型别的 HLA 分子能够更有效地提呈特定与自身抗原肽相似的致病性抗原,故易患相应自身免疫病,如 HLA - B27 基因型阳性个体能够较强地提呈与自身抗原相似的病毒抗原,在病毒感染后诱导自身反应性 CTL 活化,造成强直性脊柱炎。通过大样本群体调查,目前已发现 HLA 与多种自身免疫性疾病的发生密切相关(表 14-1)。

表 14-1　与 HLA 密切相关的多种自身免疫性疾病

HLA 基因型	相关联的疾病
HLA-DR2	多发性硬化症、肺出血-肾炎综合征
HLA-DR3	突眼性甲状腺肿、重症肌无力、系统性红斑狼疮、胰岛素依赖型糖尿病
HLA-DR4	类风湿关节炎、I 型糖尿病、寻常型天疱疮
HLA-DR5	桥本甲状腺炎
HLA-B27	强直性脊柱炎,急性前葡萄膜炎
HLA-DQβ	胰岛素依赖型糖尿病

　　大量研究表明,几乎所有自身免疫性疾病的发生有遗传基础,如存在遗传史或家族史、具有易感基因或易感位点、存在染色体异常、存在特殊的表观遗传标记等。近年来随着全基因组关联分析(genome-wide association study, GWAS)研究及生物信息学的迅速发展,研究人员可在全基因组水平对 AID 进行遗传关联研究,找出和 AID 有关联的位点,从而了解疾病的遗传学机制。目前,已经对炎症性肠病、SLE、RA、银屑病等多种 AID 进行了 GWAS 研究,鉴定出大量与人类 AID 关联的遗传变异,从而能够一次性对疾病进行轮廓性概览,并提示多基因相互作用也参与 AID 的发病。例如,HLA-B27 阳性患者人群中,内质网氨基肽酶 1(endoplasmic reticulum aminopeptidase 1, ERAP1)基因多态性与强直性脊柱炎密切相关。内质网中 ERAP1 可有效剪切抗原肽,使其适合 HLA-I 类分子提呈,ERAP1 基因多态性可影响抗原肽 N 端的修剪和 HLA-B27 分子的稳定表达,其变异可与 HLA-B27 相互作用共同参与 AS 的发病。此外,ERAP1 基因多态性也与银屑病、多发性硬化和克罗恩病等具有关联作用。也有研究发现某些 AID 具有独有的易感基因,如肿瘤坏死因子超家族成员 OX40 配体(tumor necrosis factor superfamily member OX40L, TNFSF4)和整合素 αM(integrin-αM, ITGAM)基因只与 SLE 相关联,与其他 AID 无高度相关性。因此,GWAS 及相关技术的发展为让我们找到了许多从前未曾发现的基因以及染色体区域,为深入挖掘 AID 发病的遗传机制提供了更多的线索。

　　但是通过 GWAS 分析找到的基因组易感位点往往较为庞大,且其中很多序列变异仅具有统计意义上的关联性,而没有因果性。因此在 GWAS 分析后,可进行精细化定位(fine-mapping),从而进一步缩小易感位点范围,排除掉仅有关联性,而没有因果性的序列变异。这种精细化定位的研究需要在大样本中进行严格的质控、并设计和使用新的分析方法。精细定位到何种程度将直接影响 GWAS 的发现在基础研究和临床转化中的应用价值。最近的研究发现,在炎症性肠病中,运用 6 万多个个体中的高密度基因型,通过新的精细化定位算法,对近 100 个 GWAS 位点进行了精细化定位,产生了更为精准的炎症性肠病候选基因列表,也为炎症性肠病绘制了超高精度的遗传学图谱,多个位点甚至可以把致病变异锁定到单碱基精度,从而为了解炎症性肠病的发病机制打下了更为坚实的基础,也为临床药物的研发提供了新靶点。

AID 是一种多因素参与的复杂疾病,遗传背景只能决定个体对疾病的易感性或遗传倾向,以往研究发现,有些被证明具有遗传性的疾病并不能完全用精确的遗传学观点解释,这就说明基因组中除了传统的 DNA 序列遗传信息之外,其他因素(如表观遗传信息)的调控在自身免疫病发生中也起着不可忽视的作用。有证据表明,表观遗传学是连接环境与基因的桥梁,因为环境的影响,表观遗传学的动态平衡被打破,导致特定细胞的异常基因表达,从而打破自身免疫耐受,这些修饰后的细胞在有遗传易感性的个体中促使了自身免疫病的发生。表观遗传学机制被认为是目前对 AID 遗传机制研究的最新前沿,其调节机制包括染色质重塑、DNA 甲基化、组蛋白修饰(甲基化、乙酰化、磷酸化、泛素化及 SUMO 化等)和非编码 RNA 的调节作用,其中任何一个环节发生异常都可能影响到 AID 的发生。目前已经发现,SLE 患者的淋巴细胞表现为 DNA 低甲基化,与 SLE 发生有关的甲基化敏感基因,包括穿孔素、CD70(TNFSF7)、CD11a(ITGAL)和 CD40L 的启动子区的低甲基化导致了转录激活,进而引起异常的过度表达,组蛋白 H3 乙酰化与 AID 活动性呈负相关,在活动性 SLE 的 $CD4^+$ T 细胞中,H3 及 H4 的乙酰化下降。研究发现类风湿关节炎滑膜成纤维细胞表现为整体 DNA 低甲基化,特别是由 DNA 甲基转移酶(DNA methyltransferase, DNMT)表达降低引起的 LINE - 1 启动子 CpG 岛的低甲基化。类风湿关节炎患者组蛋白的低乙酰化可上调 HIF - 1α 和血管内皮生长因子,从而促进滑膜细胞和血管再生。1 型糖尿病患者,同型半胱氨酸代谢改变,产生增多,甲硫氨酸会被 DNMT 催化成 S - 腺苷甲硫氨酸,增强了 DNMT 的活性,从而导致整体 DNA 低甲基化。多发性硬化的病变中枢神经白质的 CpG 岛的甲基化下降。随着高通量技术的发展加快了基因组中注释和未注释基因的发现,非编码 RNA 成为表观遗传学调控机制研究的另一个国际热点,其中微小 RNA(microRNA, miRNA)参与自身免疫病的研究已取得了一些重要进展,而长链非编码 RNA(Long non-coding RNA, lncRNA)在自身免疫病中的作用还有待深入研究。在 SLE 患者中,miR - 146a 表达不足导致其调节的多个靶蛋白的异常累积,活化信号的级联放大,从而引起 SLE 患者体内干扰素通路的异常激活。研究发现 lncRNA PRINS 在银屑病患者中表达上调,与银屑病的易感性相关,目前已成为银屑病检测和治疗的潜在靶点。另有研究显示类风湿关节炎患者,其 lncRNA Hotair 的表达下调,可通过促进 MMP - 2、MMP - 13 的表达水平,影响巨噬细胞的活化及迁移。检测患者体内的 AID 相关的非编码 RNA,将有助于探讨 AID 发病的遗传机制以及辅助诊断、病情判断、疗效观察或预后。表观遗传学可为 AID 的研究提供新的视角,将为 AID 的治疗提供精确靶点。

二、抗原因素

机体对自身抗原发生自身免疫反应而导致对自身组织损害时可引起自身免疫病。自身抗原的出现可能存在以下原因。

(一) 隐蔽抗原的释放

机体内的脑部、眼球、睾丸、甲状腺有一些在解剖位置上与免疫系统处于相对隔绝部位的组织或细胞,其中的某些抗原成分,在正常情况下不与免疫系统发生接触,又被称为隐蔽抗原(secluded antigen)或隔离抗原(sequestered antigen)。隐蔽抗原在胚胎期未曾与免疫系统发生接触,因此针对这些抗原的自身反应性淋巴细胞克隆未被删除或失活,仍在外周存在。正常情况下,隐蔽抗原不进入血液循环或淋巴液,而自身反应性淋巴细胞也不进入免疫隔绝部位。但是在手术、外伤或感染时,生理性屏障破坏,免疫隔绝部位的自身抗原可释放入血液或淋巴液中,获得与自身反应淋巴细胞接触并发生免疫应答的机会,引起自身免疫性疾病。如交感性眼炎(sympathetic ophthalmia)就是一侧眼球损伤后,释放的隔离抗原刺激机体产生特异性的CTL,可对另一侧的眼球也发动攻击,产生炎症(图 14 - 3)。

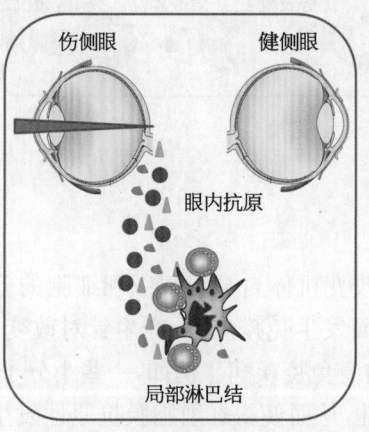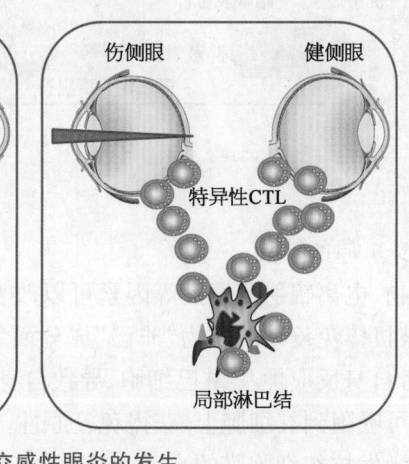

图 14 - 3　交感性眼炎的发生

（二）表位扩展

抗原表位是抗原与 T/B 细胞抗原受体(TCR/BCR)或抗体特异性结合的最小结构和功能单位。一个抗原可能有多个表位,包括优势表位(dominant epitope)和隐蔽表位。其中优势表位又称为原发表位(primary epitope),指一个抗原分子的众多表位中首先激发免疫应答的表位。隐蔽表位又称继发表位(secondary epitope),指在一个抗原分子的众多表位中能够后续刺激免疫应答的表位,多隐藏于抗原内部或密度较低。很多情况下,针对某一抗原优势表位的免疫应答不足以清除该抗原,如果未能及时清除抗原,机体的免疫系统在对该抗原进行持续性免疫应答的过程中,可继续针对隐蔽表位发生免疫应答,即该抗原中产生机体免疫应答的表位数不断增加,这种现象被称为表位扩展(epitope spreading)(图 14 - 4)。在淋巴细胞发育过程中,针对自身抗原隐蔽表位的免疫细胞克隆可能逃逸在骨髓或胸腺中的阴性选择,成为自身反应性淋巴细胞克隆,存在于外周正常淋巴细胞库中。在自身免疫性疾病的发生发展中,自身抗原的优势表位激活相应的淋巴细胞后,免疫系统不断损伤自身组织,自身抗原中的隐蔽表位会相继激活识别这些表位的淋巴细胞,表位扩展使得隐蔽的自身抗原不断受到新的免疫攻击,针对这些隐蔽表位的免疫应答会使疾病不断加重和迁延不愈。在系统性红斑狼疮、胰岛素依赖型糖尿病、类风湿关节炎和多发性硬化症等疾病均可观察到表位扩展现象,例如,在系统性红斑狼疮患者体内首先出现针对组蛋白 H1 的免疫应答,继而出现针对 DNA 的免疫应答。

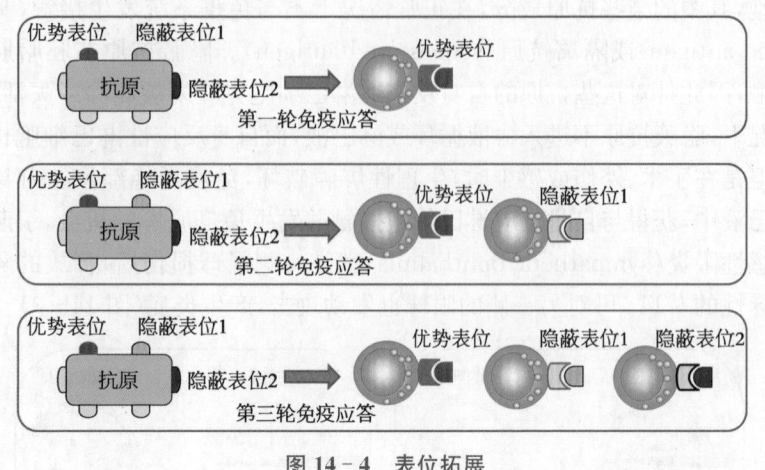

图 14 - 4 表位拓展

（三）自身抗原的改变

创伤、药物、电离辐射及感染等因素可以改变机体自身的组织和细胞的分子结构，改变的自身抗原被机体免疫系统视为"非己"成分而发生免疫应答，产生针对改变的自身抗原的自身抗体或者自身反应性 T 淋巴细胞，导致自身免疫疾病。例如，一些小分子药物如头孢菌素、青霉素等可吸附到红细胞上，获得免疫原性，从而使得红细胞膜抗原性发生改变，产生抗红细胞抗体，激发抗红细胞膜的自身免疫应答，导致药物相关的溶血性贫血；在感染过程中自身 IgG 分子发生变性从而刺激机体产生针对该 IgG 的抗体（主要为 IgM），即类风湿因子（rheumatoid factor，RF），可见于多种自身免疫性疾病，如 RA 等。此外，自身抗原量的改变，如甲状腺受损时，原来正常血清中存在的微量甲状腺球蛋白水平会出现升高，当其浓度超过低带耐受限度时，则能破坏 Th 细胞耐受，辅助 B 细胞产生抗甲状腺球蛋白抗体，最终引起自身免疫性甲状腺炎症。

（四）分子模拟

某些致病微生物或外源性蛋白具有与宿主正常细胞或细胞外基质相似的抗原决定簇，能激发机体产生针对微生物抗原和外源性蛋白的免疫应答，这些抗体和致敏淋巴细胞也能与含有相同或类似表位的人体自身成分发生交叉反应，即"分子模拟（molecular mimicry）"。分子模拟所诱导的异常自身免疫应答，可造成炎症和组织破坏，引发多种自身免疫病。如 A型溶血性链球菌某些型别的胞壁 M 蛋白抗原与人肾小球基底膜、心肌间质和心瓣膜或其他结缔组织有相似表位，该菌感染机体后所产生的特异性抗体也能与人的肾脏和心脏部位的相似抗原表位发生反应，引发急性肾小球肾炎和风湿性心脏病；大肠杆菌 O14 感染，可诱导机体产生针对结肠黏膜相似抗原决定簇的免疫应答，导致溃疡性结肠炎；EB 病毒等编码蛋白与脊椎动物中枢神经系统少突细胞和周围神经系统雪旺细胞合成的髓鞘碱性蛋白（myelin basic protein，MBP）有很高的相似性，因此 EB 病毒感染后可诱发中枢神经系统的 MS。

三、自身免疫耐受异常

自身免疫耐受是指免疫系统对自身抗原的特异性免疫无反应状态，是机体维持免疫自稳的重要机制。自身免疫耐受主要是通过中枢耐受和外周耐受两大机制来维持。任何因素导致自身耐受被打破，免疫系统就会对自身抗原出现应答的状态，从而发生自身免疫应答，甚至引起自身免疫性疾病。这种自身免疫耐受异常可发生在免疫应答的各个阶段，主要机制如下。

（一）中枢耐受异常

正常个体内，能识别自身抗原的 T 细胞和 B 细胞克隆即自身反应性 T 淋巴细胞和 B 淋巴细胞克隆在中枢免疫器官（胸腺或骨髓）内通过识别基质细胞所提呈的自身抗原肽-MHC 分子而发生凋亡，即通过阴性选择的机制被清除或处于无反应性状态而形成的自身耐受。一旦中枢耐受发生异常可导致自身免疫病。例如，起源于胸腺的自身免疫调控因子 AIRE（autoimmune regulator，AIRE）能介导 T 细胞的阴性选择，如 AIRE 表达异常或发生突变，则 T 细胞在胸腺内不能有效完成阴性选择，从而导致自身反应性 T 细胞进入外周并诱发自身免疫反应。研究人员在 *AIRE* 基因敲除小鼠中观察发现，缺失 Aire 可引起自身免疫性多发性内分泌病-念珠菌病-外胚层营养不良综合征（autoimmune polyendocrinopathy-candidiasis-ectodermal dystrophy，APECED）引起的特征性器官衰竭。

（二）免疫忽视被打破

在正常情况下，虽然外周组织特异性自身抗原应答的 T 及 B 细胞克隆，在胸腺或骨髓中并不能被完全清除，它们离开胸腺后进入外周淋巴免疫系统，可与相应组织特异性抗原并存，但并不引起自身免疫疾病的发生。如此类 T 细胞克隆对组织特异自身抗原具有低亲和力，或这种组织特异自身抗原浓度低，虽然由成熟 APC 提呈，但由于缺乏第一活化信号，并不能激活 T 细胞，从而出现免疫忽视现象。而一旦发生某些微生物感染或多克隆刺激剂刺激后，免疫忽视可被打破，导致自身免疫病。某些微生物的成分或超抗原，如某些革兰阴性细胞的菌体成分、某些病毒（如巨细胞病毒、EB 病毒、HIV）等，均可非特异性地直接激活多种 T 细胞或者 B 细胞克隆。此外，EB 病毒的主要壳膜糖蛋白 gp350/220 的分子结构与 B 细胞表面的补体 C3d 受体 CR2（CD21）极为相似，可通过交叉识别与 B 细胞表面 CR2 结合，进而活化包括自身反应性 B 细胞在内的多克隆 B 细胞，可产生多种自身抗体包括抗 T 细胞抗体，抗 B 细胞抗体，抗核抗体和类风湿因子等，引起自身免疫病。

（三）免疫调节紊乱

免疫调节存在于免疫应答过程中的多个环节，可通过精细而复杂的多种调节机制使得免疫应答以最恰当的形式控制在适当强度之内，以维持自身生理动态平衡与相对稳定，从而避免由免疫应答导致的组织损伤。正常情况下，体内自身反应性 T 细胞、B 细胞即使可启动免疫应答，也会通过精密的免疫调控机制，不至于造成组织损伤。若免疫调控功能紊乱，则可使自身免疫应答的启动、强度、持续时间等失控，造成自身免疫性疾病。如感染等外源性刺激或免疫系统的内源性异常，免疫调节途径发生异常，也导致免疫失衡，发展为自身免疫病。

目前认为,机体通过网络化的调节模式进行免疫调节有赖于体内多系统、多细胞和多分子相互协调,共同调节。免疫调节包括正向和负向调节,其中负向调节机制发挥主导作用。过强的免疫应答可导致免疫失衡,甚至造成对自身组织的损伤,而机体如能适时启动负向调节机制,则有利于恢复免疫自稳。免疫调节紊乱机制可能是:① T 细胞亚群功能失调:目前的研究发现 T 细胞功能亚群在体内构成了复杂的细胞调节网络,不同病原微生物感染或组织损伤等因素能够改变微环境中的细胞因子组成,从而引起各亚群的比例和功能失衡,可促进或拮抗自身免疫性疾病的发生、发展。其中,Th1 细胞功能增强参与器官特异性自身免疫性疾病(如多发性硬化症、Ⅰ 型胰岛素依赖性糖尿病、实验性自身免疫性脑脊髓炎和天疱疮)的发生;Th2 细胞功能增强参与系统性自身免疫性疾病(如类风湿关节炎和 SLE)的发生;Th17细胞是体内重要的致炎效应细胞,其在自身免疫性疾病的病灶局部的浸润程度与疾病的严重程度正相关;调节性 T 细胞在体内发挥重要的免疫负向调节作用,在自身免疫性疾病的动物模型中可观察到调节性 T 细胞的数量和功能下降;② MHCⅡ类抗原表达异常:多数情况下,正常的组织器官仅表达 MHCⅠ类抗原,而不表达 MHCⅡ类抗原,因此,某些器官特异的自身抗原虽然能表达在体细胞表面(如胰岛 β 细胞、甲状腺细胞等),但由于不表达 MHCⅡ类抗原而不引起免疫应答。当某些因素导致组织细胞异常表达 MHCⅡ类抗原时,可将自身抗原提呈给 Th 细胞,启动自身免疫反应。目前的研究发现,Graves 病、Ⅰ 型糖尿病、原发性胆管硬化、风湿性心脏病等自身免疫性疾病的细胞中均存在异常表达的 MHCⅡ分子;③ 细胞因子产生失调:异常自身免疫应答与细胞因子产生失调密切相关。如 IFN - γ 可诱导胰岛 β 细胞 MHCⅡ分子异常表达,从而介导效应性 T 细胞识别并杀伤胰岛 β 细胞,引起自身免疫性胰岛细胞损伤;类风湿关节炎患者可产生大量炎性细胞因子(TNF - α 和 GM - CSF 等),强烈激活 Mφ,介导慢性炎症和持续自身免疫应答;④ 共刺激分子表达异常:多种病原微生物产物能直接刺激天然免疫细胞产生细胞因子,导致抗原提呈细胞的共刺激分子 CD40、CD86 等异常表达,从而打破自身反应性 T 细胞的外周耐受,诱发自身免疫性疾病。

(四) 活化诱导的自身反应性淋巴细胞死亡障碍

正常情况下,少数外周组织特异性自身抗原应答的 T 细胞及 B 细胞克隆可逃避中枢器官的阴性选择进入外周,但在其识别相应的自身抗原被活化后,可通过活化诱导的细胞死亡(activation-induced cell death,AICD)机制被清除。该过程与 Fas 及其配体 FasL 介导的细胞凋亡有关,并受到严密调控,当调控异常时,出现活化诱导的自身反应性淋巴细胞死亡障碍时,效应性自身反应性淋巴细胞逃避 AICD,未能及时清除而长期存在,从而破坏自身耐受,诱发自身免疫病。如 MRL/Lpr 或 gld 小鼠,其 Fas 或 FasL 基因突变,均可发生自身免疫性疾病;而临床上也观察到 AICD 障碍的患者易患自身免疫性疾病,其中 Fas 基因突变的患者可观察到类似于 SLE 患者的表现。

四、参与 AID 的其他因素

(一) 性别与内分泌因素

临床上发现自身免疫病的发生常与内分泌激素的分泌和调节紊乱密切相关,其中多种自身免疫性疾病的发生有明显性别差异,提示性激素在自身免疫病的发病机制中起重要作用。有些疾病表现为女性的发病率较高,例如女性和男性相比,患慢性甲状腺炎的比率约为50：1,患干燥综合征的比率约为 10：1,患类风湿关节炎的比率约为 4：1,患多发性硬化和系统性红斑狼疮的比率约比 10~20：1;而有些则是男性多发,如患强直性脊柱炎的男性约为女性的 3 倍。此外,系统性红斑狼疮患者体内的雌激素水平普遍升高,育龄期女性系统性红斑狼疮的发生率远远高于老年女性,且有研究发现,给系统性红斑狼疮实验小鼠注射雌激素则会加重其病情。类风湿关节炎患者在妊娠时病情可出现缓解的现象,而分娩后往往会病情加重。自身免疫性甲状腺疾病患者在分娩后则容易发生甲状腺功能低下的症状。最近,研究人员通过全基因组 RNA 测序(whole-genome RNA-sequencing, RNA‐seq)发现在全基因组水平,由转录因子 VGLL3 调节的炎症通路促进了女性多种自身免疫性疾病(包括狼疮、干燥综合征和硬皮病)的发生。

（二）环境因素

自身免疫病的发生还常常与日晒、寒冷、潮湿、吸烟、饮食、化妆品、晶体硅、微生物等环境因素有关。如紫外线的照射可以使皮肤的胸腺嘧啶二聚体增加,使自身 DNA 成为自身免疫应答的靶抗原,从而诱发系统性红斑狼疮,此外,紫外线还能激活角质细胞产生 TNF‐α、IL‐1β 等炎性细胞因子,活化皮肤内的浆细胞样树突状细胞产生 IFN‐α,启动自身免疫应答;食物中的碘摄入过多与自身免疫性甲状腺疾病的发生密切相关。研究人员通过对小鼠的研究发现髓系细胞中的生物钟基因 Bmal1,调节着介导自身免疫性疾病的天然免疫和适应性免疫,从而提示保持良好的生物节律有利于人体健康以适应环境的日常变化,而打破生物节律(比如熬夜等)可能引发自身免疫性疾病,如多发性硬化症等。

我们的皮肤、口腔、肠道等诸多部位都存在着大量的微生物,其中绝大部分人体微生物分布在胃肠道,约占人体微生物总重量的 80％以上。"人类微生物组学计划"是继"人类基因组计划"之后开始的又一重大国际基因组测序计划,微生物组学(microbiome)已成为研究疾病特别是慢性疾病病因的一大热点。得益于高通量测序技术的飞速发展,人们发现,人体微生物组能从人体内环境层面反映人体健康状况,目前的研究已能系统深入地解析微生物组与宿主/环境的紧密联系。通过微生物 rRNA 基因测序、宏基因组学和宏转录组学研究等方法,结合"微生物组关联分析(microbiome/metagenome-wide association studies, MWAS)"的核心策略,能精准解码菌群组成谱、功能谱和表达谱,挖掘关键生物标记物,进而阐明"菌群-宿主-环境"之间复杂的互作机制。相关技术已经应用于 AID,并取得了一些进展,例如,肠道微生物与人体多种疾病息息相关,肠道正常菌群多样性降低,则容易发生炎症性肠病;口腔正常菌群成分的改变与 RA 和炎症性肠病等的发生密切相关;皮肤菌群的失衡则与银屑病和湿疹等皮肤病的发生有关。这些结果都表明,微生物群落的动态平衡在自身免疫性疾病的发生发展中起到了决定性的作用。

第三节 发 展 趋 势

自身免疫性疾病已成为继癌症和心血管疾病后的第三类最为常见的疾病,近年来,其发生率呈上升趋势。但是由于自身免疫性疾病范围较广，加之发病机制多样、临床症状复杂，彻底剖析自身免疫性疾病的致病机制和根治自身免疫性疾病依然离我们还有很大距离。同时，如何实现研究成果的临床转化也是我们面临的巨大挑战。正因为如此，以下三个方面的发展可能会对自身免疫性疾病的未来诊断、治疗和研究产生至关重要的影响：① 对自身免疫性疾病的病理机制进行深层次理解：未来几年的自身免疫性疾病中的免疫细胞新亚群的发现、表观遗传学和代谢组学研究等将为预后判断、预防和开发新的治疗方法提供很有价值的线索；② 自身免疫性疾病发生发展可能性的早期预测：通过开发全新的多元检测筛查技术如芯片技术和组学技术，将可用微量的样品一次性进行数百种抗体的检测，从而实现患者自身抗体谱的早期筛查，以便于对早期疾病进行预后判断。此外，不断发现的敏感而特异的自身免疫性疾病实验室标志物也将有助于特定疾病的早期诊断和防治；③ 新的治疗策略的临床应用：基于自身免疫性疾病发病进程不同环节的特异性生物学治疗成为热点，在新型免疫抑制剂及抗炎药物研发、细胞治疗、生物制剂、RNA 干扰等方面取得的创新性进展将可能应用于临床，从而开辟自身免疫性疾病治疗的新纪元。总之，随着免疫学、分子生物学、细胞生物学、生物信息学、循证检验医学的多学科的飞速发展和交叉融合，未来有望实现自身免疫性疾病的精准诊断与治疗。

系统性红斑狼疮、类风湿关节炎以及原发性干燥综合征，都是复杂的自身免疫疾病，病因与发病机制尚未明确。系统性红斑狼疮死亡率高，是公认的难治病。类风湿关节炎，易造成肢体残疾，严重影响患者生活质量，对家庭和社会造成严重的经济负担。原发性干燥综合征，是一种常见病，因症状不被重视，易被漏诊或误诊。这些自身免疫性疾病，目前尚无根治的手段，主要利用激素、免疫抑制剂或者生物制剂等控制和缓解病情恶化，早期诊断和早期治疗对改善预后有积极意义。从基因层面开展自身免疫疾病的机制研究，进而探索基因水平的诊断方法，寻找基因水平的干预有效靶点，这是近年来中外风湿免疫专家所关注的研究焦点。人类基因组中存在大量的单核苷酸多态性位点（SNP），尽管一些位点只是遗传标签，对表型没有贡献，但是也有一些位点与表型与疾病的发生、发展与转归紧密相关，是功能性位点，在疾病遗传学研究中，探寻这些功能性的疾病易感位点和易感基因，并阐述了其中的分子机制，能为疾病的诊断和干预治疗提供有效方法和靶点。

（张　悦）

第十五章
抗感染免疫

免疫学的形成和发展起源于对感染现象的观察与免疫干预的实践。抗感染免疫则是研究免疫系统对感染因子的识别、应答、相互作用机制及影响因素，探索控制感染性疾病的手段及策略。疫苗的发明及抗生素的应用极大地降低了感染性疾病的发病率和死亡率，也使得抗感染免疫的研究领域一度进展缓慢，但随着一些缺乏疫苗的致死性疾病（如埃博拉病毒、HIV、西尼罗病毒）所引发的公共卫生事件的出现，以及乙型肝炎、结核病等重大传染性疾病的控制难度增大，使抗感染免疫的研究之路任重道远。

第一节　抗感染免疫概述

感染的发生是病原体的致病力与宿主抵抗力相互作用的过程。其中病原体对宿主侵袭、免疫逃逸、在宿主内生长、增殖，破坏正常组织结构和生理功能；宿主应对病原体则启动多种免疫防御机制以消除病原体及其毒性产物，恢复机体内环境的稳定。根据病原体致病力和宿主抵抗力之间相互斗争中的此消彼长，感染可表现为隐性感染、显性感染和潜伏感染等不同结局。

一、宿主的免疫力

抗感染免疫是机体免疫系统识别和清除病原体的免疫应答，包括固有免疫和适应性免疫。固有免疫是抗感染的第一道防线，通过其屏障结构、固有免疫分子对病原体的抑制杀灭、炎症细胞因子分泌等效应，在感染早期和局部有效控制病原体数量，避免播散；同时巨噬细胞和树突状细胞作为 APC，将抗原提呈给 T 淋巴细胞启动适应性免疫；另外巨噬细胞对病原体的识别可产生不同类型的细胞因子，调节适应性免疫中 Th1、Th2、Th17、Treg 亚群的分化。

适应性免疫的激活起始于 APC 对 Th0 细胞的提呈作用，Th0 在不同细胞因子作用下分化为不同的 Th 亚群产生多种细胞因子和趋化因子，执行效应。Th 细胞可通过表面共刺激分子辅助 B 淋巴细胞识别抗原分泌抗体及发生类别转换；诱导效应性 CTL 分化和杀伤靶细胞；Treg 产生的 IL-10 和 TGF-β 对感染诱导的炎症 T 细胞起负调控作用。Th 细胞除对适应性免疫的激活和效应起到非常重要的作用外,其产生的细胞因子对固有免疫细胞也具有效应功能,如 Th1 产生的 IL-2 和 IFN-γ 可激活巨噬细胞和中性粒细胞,MCP-1 可募集巨噬细胞;Th2 产生的 IL-4、IL-5 可激活嗜酸性粒细胞介导抗寄生虫免疫。

(一) 抗病毒免疫

病毒具有体积微小、无完整细胞结构、核酸类型单一、专性细胞内寄生的生物学特点。其致病作用部分来自病毒对宿主细胞的直接损害,更多则来自感染后的免疫损伤,其引发免疫缺陷或自身免疫病以及致癌作用也可划入病毒致病作用。为克服这些危害,人体在与病毒的共同进化中形成多种针对性的免疫效应机制。

1. 针对病毒的固有免疫 机体固有免疫构成了抗病毒感染的第一道防线。其中干扰素和自然杀伤细胞最为重要。

干扰素:干扰素是针对病毒的最早期的免疫应答效应物。干扰素分为两型,Ⅰ型干扰素(IFN-α、IFN-β)在抗病毒免疫中更具重要意义。干扰素的抗病毒机制由细胞膜上的干扰素受体介导,干扰素与干扰素受体结合后,经受体介导引发一系列信号转导,使细胞合成多种抗病毒蛋白,由抗病毒蛋白阻止病毒的合成而发挥抗病毒作用。抗病毒蛋白主要有 $2'-5'$ 腺嘌呤核苷合成酶(2-5A 合成酶)和蛋白激酶等,这些酶通过降解 mRNA、抑制多肽链的延伸等阻断病毒蛋白的生物合成。如:① 2-5A 合成酶:是一种依赖双链 RNA(dsRNA)的酶,被激活后使 ATP 多聚化,形成 2-5A,2-5A 再激活 RNA 酶 L 或 F,活化的 RNA 酶则可切断病毒 mRNA;② 蛋白激酶:也是依赖 dsRNA 的酶,它可磷酸化蛋白合成起始因子的 α 亚基(elF-2a),从而抑制病毒蛋白质合成。

NK 细胞:是病毒感染早期承担抗病毒作用的主要效应细胞,因为其激活方式远较 $CD8^+$ T 细胞来得迅速。NK 细胞可通过"丧失自我"或"诱导自我"的机制识别受病毒感染的靶细胞,进而释放细胞毒物质及细胞因子杀伤靶细胞,这一杀伤效应通常在病毒感染 4 小时后即可出现。NK 细胞的杀伤过程不受 MHC 限制,不依赖抗体,对靶细胞的杀伤也无特异性,NK 细胞的作用迅速,在机体抗病毒感染早期发挥重要作用。在病毒特异性抗体出现后,NK 细胞还可通过 IgG Fc 受体介导 ADCC 作用杀伤靶细胞。同时 NK 细胞所分泌的细胞因子(如 IFN-γ)在后续的抗病毒免疫机制中也发挥着重要作用。

补体:补体激活后形成的攻膜复合体可直接作用于有包膜病毒,而活化过程中产生的 C3b 能够对中性粒细胞与巨噬细胞的吞噬病毒产生调理作用。

2. 针对病毒的适应性免疫 机体对细胞内病毒的清除,主要依靠 Tc 和 Th 释放的细胞因子在病毒感染的局部发挥作用。由于病毒胞内寄生的特点决定了体液免疫在抗病毒感染中的局限性,抗体对游离病毒的中和作用对机体具有保护作用。体液免疫虽然难以达到彻底清除病毒的目的,但可以保护宿主抵抗同种病毒的二次感染。

抗体:抗病毒抗体中有一部分属于中和抗体(neutralizing antibody),可阻止病毒吸附穿入,从而阻断病毒的复制周期,其作用机制为:① 与病毒表面抗原结合,改变病毒表面蛋白质构型,阻止其吸附易感细胞;② 与病毒表面抗原结合形成免疫复合物,通过调理作用清除病毒;③ 与有包膜病毒表面抗原结合,激活补体,使病毒裂解;④ 与感染细胞表面表达的病毒抗原结合,通过 ADCC 作用或通过激活补体,使靶细胞裂解。无此作用的非中和抗体一般不产生保护作用,但具有诊断价值。

CD4$^+$ T 细胞:Th1 细胞是最早接受 DC 提呈病毒抗原的适应性免疫细胞,也是协助 Tc 活化的重要辅助细胞。在抗病毒适应性免疫中至关重要,这一点可以在 HIV 感染后的发病进程中得到体现。

CD8$^+$ T 细胞:经病毒抗原激活的 Tc 是清除细胞内病毒的主要细胞,其可通过细胞毒作用机制清除病毒感染靶细胞。

(二) 抗细菌免疫

补体系统和吞噬细胞是早期抗胞外菌感染的有效成分,其中胞外菌细胞壁成分可通过激活补体溶解细菌,补体的活化片段具有趋化和介导炎症作用。中性粒细胞和巨噬细胞则可吞噬、杀灭胞外菌;NK 细胞和 γδ T 细胞可通过释放细胞毒物质直接杀灭感染胞内菌的靶细胞。

在胞外菌感染中,适应性免疫主要形成阻挡侵袭的抗体阻断作用、毒素的抗体中和作用、补体经典途径的激活作用等。受胞外菌激活 Th2 细胞可辅助形成特异性抗体,而受细菌超抗原激活的 T 细胞可造成较严重的免疫损伤。在胞内感染中,CD4$^+$ T 细胞介导的迟发型超敏反应性炎症机制成为最主要的免疫防御机制,但该机制也是形成严重免疫损伤的主要原因。

1. 抗胞外菌的免疫效应机制　针对胞外菌的免疫效应机制也可分为固有免疫与适应性免疫两部分。

(1) 针对胞外菌的固有免疫效应机制　首推补体系统,吞噬细胞的吞噬杀灭也功不可没,抗体的参与也发挥一定作用。

补体:是参与早期抗胞外菌感染的效应分子,在抗体产生前,可被病原体激活。通过细菌胞壁的特殊结构(如:革兰阳性菌的肽聚糖、革兰阴性菌 LPS)激活补体替代途径;表达有甘露糖残基的细菌还能与血清中的 MBL 结合,激活补体 MBL 途径。激活的结果导致膜攻击复合体形成及细菌的溶解;激活过程中产生的 C3b,还能调理吞噬细胞对细菌的吞噬效应;其他的补体活性片段(C3a、C5a 等)也可定向吸引和活化免疫细胞,介导炎症反应。

吞噬细胞:是清除胞外菌的主要细胞。侵入体内的胞外菌,若毒力低、数量少,将很快被中性粒细胞和单核/巨噬细胞吞噬、杀死。尤其中性粒细胞对控制胞外菌生长更为重要。这些吞噬细胞在吞噬和杀灭病原体的过程中,其活化后分泌的细胞因子在抵抗胞外菌感染过程中也起到一定作用。例如:LPS 能刺激巨噬细胞、血管内皮细胞等产生 TNF - α、IL - 1、IL - 6 及趋化因子,定向趋化和活化炎性细胞,诱发局部急性炎症。这种防御机制可以清除病菌,但同时常常导致感染邻近正常组织的病理性损伤。另外,细胞因子也可引起发热和刺激急性期蛋白的合成。巨噬细胞分泌的 IL - 12,更能诱导 Th1 极化以及 Tc 和 NK 细胞的活化,从而在固有免疫和适应性免疫应答间架起重要联系。

B1 细胞:由 B1 细胞自发产生的天然抗体,可直接识别类似分子模式的胞外菌细胞壁组分。而胞外菌的糖脂、荚膜多糖等 TI - Ag 也可诱导 B1 细胞形成广谱抗菌抗体。

(2) 针对胞外菌的适应性免疫效应机制　特异性抗体的中和作用是针对胞外菌的主要适应性免疫效应机制。

抗体:针对胞外菌的特异抗体作用表现为:① 抗体对细菌外毒素的直接中和作用,外毒素被其刺激产生的相应抗体(抗毒素)结合后形成抗原抗体复合物,最终经吞噬细胞吞噬清除；② 分泌型 IgA(sIgA)可阻挡胞外菌定植，sIgA 抗体存在于各种分泌液，可防止相应病原菌定植；乳液中 sIgA 可将相关抗体传递给乳儿；③ 通过调理作用促进吞噬细胞对细菌的吞噬，IgG 通过 FcγR 与中性粒细胞、单核细胞、巨噬细胞这些吞噬细胞结合，促其对细菌的吞噬；IgM 和 IgG 与细菌形成的免疫复合物均可活化补体，并与补体活化过程中形成的补体片段 C3b 和 ic3b 结合，通过 C3b 和 ic3b 与吞噬细胞上的 CR1 和 CR3 的结合作用，而进一步促进吞噬作用；④ IgM 和 IgG 可激活补体经典途径，形成 MAC 直接杀伤细菌，奈瑟菌对之最敏感。

$CD4^+$ T 细胞：Th2 细胞是促进 B 细胞活化和抗体分泌的主要辅助 T 细胞，在特异性抗体的形成中起重要作用。同时，Th2 细胞分泌的细胞因子还可促进巨噬细胞的吞噬和杀伤，吸引和活化中性粒细胞，引起局部炎症反应，以利于细菌的清除。

2. **抗胞外菌的免疫效应机制**　抗胞内菌的免疫效应机制也可分为固有免疫与适应性免疫。细胞免疫在其中居于重要位置。

（1）针对胞内菌的固有免疫效应机制　以吞噬细胞和固有淋巴细胞为主。

吞噬细胞：中性粒细胞产生的防御素是控制胞内菌早期感染的主要因素，吞噬细胞内呼吸爆发过程的激活则是杀灭胞内菌的重要机制。此外吞噬溶酶体的特定表面蛋白和内质网、高尔基体上的酶类也参与了杀灭过程。

NK、γδ T 细胞：NK 与 γδ T 细胞都可因细胞杀伤受体介导的细胞毒作用直接杀灭受胞内菌感染的靶细胞。同时两者活化后分泌的 IFN-γ 对激活吞噬细胞的呼吸爆发过程也极为重要。实验显示 T 细胞和 B 细胞均缺失的 SCID 小鼠，至少能在一段时间内控制单核细胞增生性李斯特菌的感染，从而表明 NK 细胞在抗胞内菌免疫中的重要意义。

（2）针对胞内菌的适应性免疫效应机制　T 细胞无疑是抗胞内菌适应性免疫的主要效应机制，但抗体的存在依然有价值。

$CD4^+$ T 细胞：Th1 细胞对胞内菌感染的免疫效应作用既表现为对 Tc 细胞毒作用的促进与维持，也表现为对巨噬细胞的"超活化"作用（即激发巨噬细胞内的 ROI、RNI 的杀灭作用）。前者由 IL-2 介导，后者由 IFN-γ 介导。$CD8^+$ T 细胞：经抗原激活的 Tc 是清除胞内菌感染靶细胞的主要免疫效应因素。

抗体：针对胞内菌的中和性抗体在阻断胞内菌与宿主细胞结合上的作用不容小觑，这是终止体内病原菌再传播的一种主要免疫效应。

（三）抗真菌免疫

真菌多为自养型真核生物，可在土壤自然条件下完成生命循环。致病性真菌通常是在特定条件下（屏障受损、免疫缺陷状态等）才引起人类感染。真菌感染的致病作用与其侵袭力（真菌黏附素、真菌侵袭性酶类）有关，也和其引起的免疫损伤有关。

固有免疫的作用：在抗真菌感染中固有免疫起着关键性作用。其中皮肤黏膜的屏障作用是机体抵抗真菌感染的有效机制，吞噬细胞是参与抗真菌感染的主要细胞。NK 细胞、肥大细胞、γδ T 细胞以及补体系统也起到重要作用。

适应性免疫的作用：细胞免疫尤其是 Th1 应答可以有效杀灭真菌，对宿主具有保护作用；而体液免疫的作用尚不确定。

（四）抗寄生虫免疫

固有免疫的作用：补体系统对胞外原虫起到重要作用。对于个体较大的蠕虫固有免疫作用甚微，但在限制蠕虫感染性幼虫的数量方面可以起到一定作用。

适应性免疫的作用：细胞免疫是对抗胞内原虫的主要防御机制，尤其 Th1 应答具有保护性作用；机体对抗蠕虫感染的主要机制是以 IgE 和嗜酸性粒细胞介导的 ADCC 作用为主；嗜酸性粒细胞浸润形成的肉芽肿有利于限制蠕虫幼虫的移行和发育。

二、病原体的致病作用及免疫逃逸机制

引起人类感染的病原体主要有病毒、细菌、真菌和寄生虫。病原体对宿主的致病作用包括侵袭力和毒性作用，其致病性的强弱程度则以毒力来衡量。病原体主要通过机械损伤、营养竞争、毒性作用、免疫损伤、致癌致畸等机制，造成对宿主的直接或间接病理损伤。

（一）病毒的致病作用及免疫逃逸机制

1. 致病作用　病毒具有严格的胞内寄生性，其致病作用体现在两个方面：一是病毒对于宿主的侵袭能力，二是病毒对宿主细胞的危害性作用。病毒一般以病毒吸附蛋白与宿主细胞表面病毒受体相结合作为致病作用的起始，如人 HIV-1 的刺突 gp120 与人 T 细胞的 CD4 分子结合成为 HIV 感染的开端。病毒对宿主细胞的损伤作用也可以分为直接与间接两方面。

（1）直接损伤作用有　① 溶细胞作用，病毒进入宿主机体可在细胞内繁殖，通过病毒复制干扰宿主细胞的蛋白合成，可导致宿主细胞直接溶解死亡；② 致宿主细胞增生、转化，病毒产生的调节蛋白可使宿主原癌基因活化并高表达，导致宿主细胞转化；③ 细胞凋亡，病毒可启动宿主细胞的程序化死亡，引起宿主细胞凋亡；④ 细胞基因组 DNA 改变，病毒感染细胞后，可将其核酸整合于宿主细胞基因组内，使宿主细胞遗传性状发生改变；⑤ 细胞膜改变，病毒感染宿主细胞引起细胞融合或编码病毒蛋白使宿主细胞膜出现新抗原。

（2）间接损伤作用　指病毒与机体免疫系统相互作用所造成的损害：① 细胞毒损伤，感染病毒的宿主细胞受到自身免疫系统的攻击而引起免疫损伤；② 病毒免疫复合物损伤，病毒抗原与抗体形成的免疫复合物引起Ⅲ型超敏反应；③ 继发免疫缺陷，病毒感染后可导致免疫系统功能暂时或永久性的缺失。

2. 病毒的逃逸策略与机制　病毒采取的免疫逃逸策略种类多样，可针对抗病毒免疫效应机制的多个环节，具体如下。

（1）逃逸识别策略　① 抗原调变，病毒抗原调变发生频率极高，典型的例子是流感病毒的抗原转换（antigenic drift）。流感病毒包膜的血凝素和神经氨酸酶极易突变而形成新的病毒亚型，机体对原病毒亚型所产生的特异性免疫不能识别和抵抗新亚型感染。因此，每当流感病毒抗原变异出现一种新亚型，便可在人群中引起一次世界性大流行。同样，HIV 病毒的包膜糖蛋白 gp120 亦极易突变，成为 HIV 持续性感染的原因之一；乙肝病毒前 C 区启动子基因突变后，HBeAg 不表达，可致使 T 细胞失去攻击靶标；② 阻止 MHC 分子表达，人类腺病毒能通过下调 MHCⅠ类分子的表达，干扰 CD8$^+$ T 细胞的抗原识别，从而逃逸 Tc 的免疫清除。腺病毒下调 MHCⅠ类分子的机制是其能够合成一种整合膜蛋白，可与内质网中的

MHC Ⅰ 类分子结合，并阻止该分子转位到细胞膜表面。巨细胞病毒可产生与 MHC Ⅰ 类分子交联的蛋白，阻止 TCR 与 MHC Ⅰ 类分子结合；巨细胞病毒还可产生一种与 Ii 链竞争结合 MHC Ⅱ 类分子的蛋白，干扰 MHC Ⅱ 类分子的荷肽过程。疱疹病毒可以形成某种干扰肽与 TAP 结合，导致 MHC Ⅰ 类分子不能表达。HIV 的 nef 基因编码蛋白可将宿主细胞的网格蛋白与 MHC Ⅰ 类、Ⅱ 类分子连接，导致 MHC 分子内化降解。人乳头瘤病毒、HIV 都可形成阻止内体酸化的蛋白，阻断抗原肽的形成；③ 干扰 DC 成熟，HTLV‐1、HSV‐1、牛痘病毒可阻断未成熟 DC 分化为成熟 DC；痘病毒、麻疹病毒可促进 DC 凋亡；巨细胞病毒可诱导 DC 维持免疫耐受。

（2）逃逸杀灭策略　① 进入免疫赦免区，HSV‐1 可长期潜伏在三叉神经节和颈上神经节中，躲避机体免疫细胞的攻击；② 阻断干扰素作用，EBV 表达一种干扰素合成必须的生长因子受体，竞争结合生长因子，导致巨噬细胞不能合成干扰素。牛痘病毒、HCV 都可以合成对抗干扰素诱生的抗病毒蛋白的蛋白。HSV‐8、腺病毒可产生模拟宿主转录因子的蛋白，竞争抑制干扰素激活的信号转导通路；③ 抑制 NK 激活，巨细胞病毒可合成与 NK 细胞杀伤抑制性受体结合的模拟 MHC Ⅰ 类分子模拟物，阻止 NK 激活；④ 阻止抗体形成与效应，麻疹病毒可合成一种抑制 B 细胞活化的蛋白。HSV‐1 在宿主细胞表面表达病毒诱导的 FcγR，结合抗病毒抗体，封阻 ADCC 与补体激活。

（3）免疫抑制策略　主要表现为病毒源性细胞因子的合成，如痘病毒可合成趋化性细胞因子类似物，结合趋化因子受体，阻断免疫细胞的趋化效应。EBV 可合成 IL‐12 类似物，竞争性抑制宿主 IL‐12 活性，麻疹病毒亦可合成阻断 IL‐12 合成的蛋白，IL‐12 则是 Th1 细胞分化的关键因子。

（二）细菌的致病作用及免疫逃逸机制

1. 致病作用　细菌的致病力主要包括侵袭力和毒素作用。

侵袭力：侵袭力（invasiveness）即致病菌突破宿主皮肤黏膜屏障，进入机体内定植、繁殖和扩散的能力。包括黏附素（革兰阴性菌的菌毛和革兰阳性菌的磷壁酸）对宿主上皮细胞的黏附作用；荚膜的抗吞噬和抗杀伤作用；以及细菌释放到胞外的侵袭性酶类物质对细胞和组织的溶解破坏作用。这些侵袭性物质可协助致病菌抗吞噬或向四周扩散。

毒素作用：细菌可通过产生毒性物质对宿主细胞造成直接损伤或引起炎症反应。毒性物质主要包括外毒素和内毒素。在细菌代谢过程中合成、分泌至菌体外的毒性蛋白为外毒素。外毒素毒性强，不同细菌的外毒素作用机制不一。内毒素是革兰阴性菌胞壁中的脂多糖（LPS）。脂质 A 是内毒素的主要毒性组分，不同细菌 LPS 的脂质 A 结构相同，故感染时引起的毒性作用相似，如发热、白细胞数增多，严重时引起内毒素血症、内毒素休克、DIC 等。

2. 胞外菌的逃逸策略与机制　胞外菌的免疫逃逸策略集中于杀灭逃逸，表现为：① 抑制补体作用，肺炎链球菌荚膜中的唾液酸可抑制补体旁路途径激活；A 族溶血性链球菌 M 蛋白能结合 H 因子，抑制补体旁路途径激活；明尼苏达沙门菌分泌 porin 蛋白可竞争结合 C1q，阻断补体经典途径激活；铜绿假单胞菌分泌的弹性蛋白酶能灭活 C3a、C5a 等，使之丧失趋化与炎症介质作用；鼠疫耶尔森菌产生的胞浆素原活化因子能降解 C3b 与 C5a，阻止调理与趋化作用；② 抗吞噬作用，白喉杆菌外毒素能麻痹吞噬细胞，阻止其趋化移动；肺炎链球菌荚膜、链球菌 M 蛋白、伤寒杆菌 Vi 抗原等均能抵抗吞噬细胞摄入；金黄色葡萄球菌分泌的凝固酶，可使宿主血浆中的纤维蛋白原转变为纤维蛋白，包绕菌体，抵抗吞噬。福氏志贺菌可诱导吞噬细胞凋亡；致病性葡萄球菌产生的杀白细胞素可损伤吞噬细胞；③ 灭活抗体作用，淋病奈瑟菌、脑膜炎奈瑟菌、流感嗜血杆菌、溶脲脲原体等能产生 IgA 蛋白酶，在铰链区切断 sIgA。虽然 sIgA Fab 段仍可以结合细菌，但由于其失去了 Fc 段，也就失去了与补体和吞噬细胞的结合能力；而 sIgA Fab 段与细菌表位的结合，又遮蔽了可激活补体旁路途径和 MBL 途径的分子结构，并阻止特异性 IgG 对表位的识别，从而多机制阻碍对细菌的清除。金黄色葡萄球菌产生的 A 蛋白(SPA)能与吞噬细胞竞争结合 IgG Fc 段，使其不能发挥调理作用；④ 抗原变异，介导黏附的淋球菌菌毛可发生高频变异，菌毛抗原的频繁转换不仅逃避特异性抗体的抑制黏附效应，还可使具有高毒力(即高黏附力)的菌株成为优势菌株，难以清除。回归热螺旋体在感染过程中，其外膜蛋白抗原的不断变异导致临床典型的回归热型，如不加干预，此种回归热将反复发作，直至体内拥有所有突变型的特异性抗体为止。

　　3. 胞内菌的逃逸策略与机制　　胞内菌采取的免疫逃逸策略通常也以逃逸杀灭为主：① 抗杀灭作用，许多胞内菌为避免吞噬溶酶体的杀灭作用进化形成了相应的逃逸机制。普氏立克次体通过产生磷脂酶 A 破坏吞噬体膜而进入胞质进行增殖；李斯特菌能产生特殊的溶素(listeriolysin)分解吞噬体膜进入胞质，以免被溶酶体中各种杀菌物质破坏；嗜肺军团菌通过与 CR1/CR3 结合进入吞噬细胞，可不引起呼吸爆发，避免 ROI 的杀伤；沙门菌能产生超氧化物歧化酶(SOD)等，清除 O_2^-，避免被杀伤；嗜肺军团菌、伤寒沙门菌能阻止溶酶体与吞噬体融合，致使溶酶体中杀菌物质不能进入吞噬体而避免被杀伤。结核分枝杆菌则既能通过抑制吞噬体酸化，阻止吞噬体与溶酶体融合，也能产生 SOD 降解 O_2^-。此外，许多胞内菌还以侵入非吞噬细胞的方式逃逸吞噬杀灭；② 抗识别作用，针对 T 细胞需要经 APC 提呈方可完成抗原识别的免疫机制，胞内菌在此环节上亦形成相应逃逸机制。李斯特菌被巨噬细胞吞噬后，可抑制巨噬细胞加工抗原，阻止 CD4$^+$ T 细胞的识别。而在针对中和抗体的阻断作用上，胞内菌采取了宿主细胞间直接转移的策略，如李斯特菌可诱导宿主细胞形成伪足样结构的囊泡，使邻近细胞摄入这个含有细菌的伪足样囊泡，再经磷脂酶作用分解囊泡，完成细胞间的胞内菌转移，逃逸胞外转移时，可能发生的抗体中和作用。

　　(三) 真菌的致病作用及免疫逃逸机制

　　1. 致病作用　　致病性真菌感染机体后，可在局部大量繁殖，通过机械性刺激和代谢产物引起局部炎症和病变。有些真菌可产生毒素，引起多种中毒症状或具有致癌作用，导致癌症发生。如黄曲霉毒素具有潜在的致肝癌作用，有些真菌孢子或菌丝经吸入、食入或接触后，还可引起机体产生超敏反应。

　　2. 真菌的免疫逃逸策略　　真菌采取的免疫逃逸策略因其类型及侵袭阶段而异：某些真菌可分泌阻断 B 细胞增殖、分化的抑制因子，从而抑制抗体产生，阻止补体结合；分泌抑制共刺激分子表达的抑制因子；诱导免疫偏离；激活 Treg 等。

　　(四) 寄生虫的致病作用及免疫逃逸机制

　　1. 致病作用　　寄生虫对宿主的危害主要通过与宿主竞争营养物质、直接机械性损伤、分泌物、代谢物的化学损伤以及免疫性损伤引起宿主机体的病理变化。如蛔虫引起的肠梗阻；血吸虫毛蚴分泌物所致化学损伤造成的肉芽肿；疟原虫引起的溶血性损伤；某些寄生虫童虫移行所致的超敏反应等，均是寄生虫致病作用的表现。

2. 原虫的逃逸策略与机制　原虫采取的免疫逃逸策略与病毒相似：① 抗原调变，布氏锥虫和东非锥虫可发生程序性抗原突变，其编码主要表面抗原的可变表面糖蛋白（VSG）基因数量多达上百种，其基因的转换不受免疫压力影响，其自发的抗原转换，可逃避抗体的识别与攻击；② 逃逸吞噬，刚地弓形虫可阻止巨噬细胞吞噬体与溶酶体的融合。克氏锥虫可在吞噬体与溶酶体前，裂解吞噬体逸入胞质。硕大利什曼原虫可抑制溶酶体内的呼吸爆发；③ 阻止补体效应，非洲锥虫可以产生一层厚衣壳抵抗补体的攻击。硕大利什曼原虫无鞭毛体也可通过表达一种修饰型的表面磷酸脂多糖（lipophosphoglycan, LPG）抑制补体攻膜复合体的插入；④ 免疫抑制，恶性疟原虫可诱导 T 细胞分泌 IL-10，以降低 MHC Ⅱ 类分子的表达。并可经红细胞介导阻止巨噬细胞活化与 DC 成熟。硕大利什曼原虫可形成封阻 CR3、FcγR 的蛋白，以阻止巨噬细胞产生 IL-12。

蠕虫为多细胞无脊椎动物，借助肌肉的伸缩而蠕动，蠕虫在宿主体内生长成熟，在生活史周期中常有穿越组织器官的移行活动。蠕虫的免疫逃逸主要有逃逸抗识别作用、阻止补体效应、分泌诱导耐受的抗原物质及抑制因子等。

三、病原体感染与宿主免疫系统相互作用的结局

人体的免疫系统是抵御病原体侵犯最重要的保卫系统，当细菌等病原体入侵宿主后，宿主的免疫系统即可产生免疫应答而最终消除病原体。但是，也有许多致病生物能在具有免疫能力的宿主体内长期存活。在长期共进化过程中，这些病原体在哺乳动物体内形成慢性感染，具有逃避宿主免疫反应的能力。

病原体和宿主相互作用根据两者作用特点及力量的强弱结局会存在很大差异，多数情况表现为病原体可以被清除但机体不能获得牢固的免疫力，临床表现为反复感染或慢性感染；少数可表现为完全清除并获得牢固的免疫力，除此而外还可表现出一些其他与抗感染免疫相关的后果。

1. 隐性感染　宿主具有较强的抵抗力，或病原体致病性较弱，数量不多，感染后对人体的损伤较轻，不出现明显的临床症状。

2. 显性感染　宿主的抵抗力较弱，或侵入的病原体侵袭力较强，数量较多，以致机体组织细胞受到不同程度的损伤，并出现一系列临床症状。

3. 潜伏感染　是指病原体以隐伏状态寄生于宿主细胞内的一种感染，这一感染状态通常发生在显性或隐性感染之后，潜伏感染的病原体在一定条件下可被激活，重新引起临床感染。

4. 过度炎症反应及免疫耗竭　病原体感染机体通常可通过多种途径诱导炎症反应，以清除入侵的病原体。炎症对机体来说是双刃剑，适度的炎症反应对于病原体的清除是有利的，但有时病原体的成分会诱导免疫细胞大量产生和过度分泌炎症因子如 TNF、IL-1、IL-6、IFN-γ 等，称为细胞因子风暴，可致患者多器官衰竭而死亡。机体抗感染诱导的炎症反应应该处于促炎-抗炎自稳状态，如这一平衡被打破，可以表现为全身性炎症反应综合征（systemic inflammatory response syndrome, SIRS）。

第二节　抗感染免疫研究现状

人们对免疫的最初认识来源于感染,近年来对免疫的研究也愈发促进对感染的认识,本节仅就目前与抗感染免疫相关研究热点作一介绍。

一、模式识别受体

机体固有免疫系统可以通过一类模式识别受体(pattern-recognition receptor,PRR)识别病原体相关分子模式(pathogen associated molecule pattern,PAMP),进而启动固有免疫实现细胞吞噬、炎症细胞因子及趋化因子的合成和分泌,上调抗原提呈细胞表面共刺激分子的表达,诱导 T 淋巴细胞或 B 淋巴细胞向效应 T 细胞或 B 细胞分化,最终激活适应性免疫。

作为固有免疫最主要的组成成分,单核/巨噬细胞的作用长期一直被认为是非识别性的,直至 20 世纪 90 年代伴随多种天然免疫识别分子的发现和研究,提出了“分子模式识别作用”这一概念。从而确立了固有免疫应答也具有识别性分子这样一个事实,揭示了固有免疫识别的分子基础。分子模式(molecular pattern)在早期是指细胞在病理因素作用下,于细胞膜上形成的特定分子结构。随后逐渐引申为由病原体或病变细胞上可供识别的一种固定的病理性分子,即病原体相关分子模式(PAMP)与损伤相关分子模式(damage-associated molecular pattern,DAMP)。模式识别受体(PRR)主要指免疫细胞膜上识别分子模式的相应受体,除此而外还包括分泌型和胞浆型两类。

感染免疫起始于固有免疫对病原体的识别,病原体相关分子模式的提出,意味着在病原体上存在着某些与宿主进化差异较大、组成相对单一、可被共同识别的保守性分子结构。就大多数病原体而言,这样的结构通常是:① 糖类,如细菌的肽聚糖、甘露糖、阿拉伯甘露聚糖等;② 脂类,如细菌的脂多糖、糖脂、类脂、脂磷壁酸等;③ 核酸,如细菌与病毒的非甲基化寡核苷酸 DNA、单链 RNA、双链 RNA 等。

(一) 重要的膜型 PRR

1. Toll 样受体(Toll-like receptor,TLR)　TLR 是因其胞外段与果蝇蛋白 Toll 同源而得名,为一类跨膜受体,通过识别并结合相应 PAMP,可启动激活信号转导途径,并诱导某些免疫效应分子(包括炎性细胞因子)表达。其中 TLR1、TLR2、TLR4、TLR5、TLR6、TLR10、TLR11、TLR12 表达于细胞膜上,主要识别胞外 PAMP,其余 TLR3、TLR7、TLR8、TLR9、TLR13 表达于胞质内体膜,识别胞质 PAMP。

2. C 型凝集素受体(C-type lectin receptors,CLR)　CLR 种类很多,如 DC - SIGN、甘露糖受体(mannose receptor,MR)等。主要表达于树突状细胞、巨噬细胞表面,能识别结核分枝杆菌、克雷伯菌、酵母菌和卡氏肺孢菌等病原体细胞壁糖蛋白和糖脂分子末端的甘露糖和岩藻糖残基,介导树突状细胞、巨噬细胞对病原体的识别和抗原提呈作用。

3. 清道夫受体(scavenger receptor,SR)　可识别乙酰化低密度脂蛋白、G^- 菌脂多糖(LPS)及 G^+ 菌磷壁酸等阴离子聚合体的受体,还可识别由细胞膜内侧面翻转到胞膜外侧面的磷脂酰丝氨酸(凋亡细胞重要表面标志),可有效地清除循环中的细菌和受损细胞。

(二) 重要的胞浆型 PRR

1. NLRs(NOD-like receptors)　此类受体共同特点是具有 3 个特征性结构域:① LRR:位于 C-末端富含亮氨酸的重复结构域(leucine-rich repeat,LRR),与配体识别相关;② NACHT 结构域:位于 NLR 分子中央,对于 NLR 的寡聚体化和活化非常重要;③ 效应结构域:位于 NLR 分子的 N 端,并以此将 NLR 分为 5 个亚家族。分别是 NLRA、NLRB、NLRC、NLRP 和带有其他 NLR 效应结构域(X)的 MLRX 亚家族。5 种 N 端结构域分别将 NLR 分子的 NACHT 和下游衔接蛋白与效应分子连接起来以执行功能。其中带有 CARD 效应结构域的 NLRC 亚家族和带有 PYD 效应结构域的 NLRP 亚家族研究得较多。目前已发现的 NLR 家族成员有 23 种之多。静息状态下,LRR 折叠靠近 NACHT 结构域处于自身抑制状态,当 LRR 识别相应的 PAMP 时其构象发生改变,暴露 NACHT 结构域,致效应结构域 CARD 或 PYD 通过同型募集并活化,激活下游 caspase-1,剪切 pro-IL-1β、pro-IL-18,释放 IL-1β、IL-18。

2. RLR(RIG-I like receptor)　包括 3 个结构域,位于 N 端的 2 个重复 caspase 活化和募集结构域负责下游信号传递,中间部分为解螺旋酶结构域 I 至 VI,C 端的 RNA 结合结构域可识别单链或双链 RNA。RLR 是识别胞浆中病毒 RNA 的主要受体,在抗病毒固有免疫反应中起着非常重要的作用。

3. ALRs(AIM2-like receptors)　能够感受 DNA 病毒或细菌感染时释放到胞浆的双链 DNA。黑素瘤缺乏因子 2(absent in melanoma2,AIM2)属 PYHIN 蛋白家族成员,分子结构中包含 1 个 HIN200 结构域和 1 个 Pyrin 结构域,HIN200 结构域能够识别 dsDNA,促使 AIM2 寡聚化,激活 Pyrin 结构域则介导招募 ASC,进而激活 caspase1,活化的 caspase1在 IL-1β 和 IL-18 的成熟中具有重要作用。人 IFI16 蛋白及小鼠的同源蛋白 p204 同属于 PYHIN 蛋白家族成员,故 AIM2、IFI16 和 p204 共同组成 ALR 家族,通过 HIN 结构域结合 dsDNA。ALR 家族的识别不需要 DNA 的序列特异性,仅通过静电作用和 DNA 骨架相互作用。

(三) 重要的分泌型 PRR

1. 甘露聚糖结合凝集素(MBL)　主要在肝脏中合成,作为急性期反应成分分泌入血清,可识别并结合革兰阳性菌/阴性菌、酵母菌及某些病毒、寄生虫表面的甘露糖组分,通过 MBL 途径激活补体或通过调理作用促进巨噬细胞的吞噬作用,使病原体最终被清除。

2. C 反应蛋白　也是肝脏合成的急性期蛋白,可识别并结合细菌细胞壁磷脂酰胆碱,发挥激活补体、调理作用、并参与急性期炎症反应。

表 15-1　主要模式识别受体与其相应的病原相关分子模式

模式识别受体(PRR)	病原相关模式分子(PAMP)
膜型 PRR	
TLRs	
TLR1/ TLR2/ TLR6	G+ 菌肽聚糖、磷壁酸、细菌及支原体的脂蛋白、酵母菌的酵母多糖
TLR3(胞内器室膜上)	病毒双链 RNA

(续表)

模式识别受体(PRR)	病原相关模式分子(PAMP)
TLR4 与 CD14	G⁻菌脂多糖、热休克蛋白(HSP)
TLR5	G⁻菌的鞭毛蛋白
TLR7/ TLR8(胞内器室膜上)	病毒或非病毒性单链 RNA
TLR9(胞内器室膜上)	细菌或病毒非甲基化 CpG DNA
CLR	
DC - SIGN	病原体的甘露糖、岩藻糖,如结核分枝杆菌、幽门螺杆菌、HIV - 1、麻疹病毒等
甘露糖受体(MR)	细菌甘露糖、岩藻糖
清道夫受体(SR)	G⁻菌脂多糖、G⁺菌磷壁酸
胞浆型 PRR	
NLRs	
NLRC4	细菌鞭毛素
NLRP3	结核分枝杆菌、李斯特菌、白色念珠菌、甲型流感病毒、疱疹病毒等细菌病毒
NOD	细菌细胞壁肽聚糖
RLR	
RIG - 1	病毒的 RNA
ALR	
AIM2	病毒或细菌的双链 DNA
分泌型 PRR	
甘露聚糖结合凝集素(MBL)	病原体表面甘露糖、岩藻糖
C -反应蛋白(CRP)	细菌胞壁磷酰胆碱
脂多糖结合蛋白(LBP)	G⁻菌脂多糖

模式识别受体作为免疫治疗新靶点的探索也不断在尝试,如 TLRs 抑制剂和激动剂已进入研发之列,NLR、NOD 激动剂对抗生素无反应的感染动物模型有效,有望解决临床难治性感染。

二、炎性复合体(inflammasome)

也称炎性小体,主要由核苷酸结合寡聚化结构域样受体(NLRs)家族部分成员(NLRP1、NLRP3、NAIP5、NLRC4、NLRC5)、细胞质 DNA 传感器黑色素瘤缺乏因子- 2(absent in melanoma 2,AIM - 2)或炎性半胱氨酸天冬氨酸酶-1(caspase - 1)组成,有些炎性小体结构中还需接头分子——凋亡相关斑点样蛋白(apoptosis-associated speck-like protein containing a CARD,ASC)衔接以组装成具有功能的蛋白复合体,分子量约 700 kD,从进化角度看,炎性小体是多细胞动物共有的一类古老的抗菌防御机制。目前研究得最多且相对透彻的是 NLRP3 炎性小体。炎性小体是 caspase - 1 的活化平台,caspase - 1 除具有活化 IL - 1β、IL - 18 功能外,还可介导细胞焦亡(pyroptosis)的发生。2001 年 Cookson 首次使用"pyroptosis"一词,其以细胞膜快速崩解、炎性胞内容物释放为特征,是新发现的依赖 caspase - 1 的程序性细胞死亡(programmed cell death，PCD)模式。焦亡过程中大量促炎因子和炎性细胞内容物的释放，给邻近细胞以炎性刺激，从而快速启动固有免疫应答，调控机体炎性反应。因此，焦亡与各种炎症性疾病、感染性疾病关系密切。已证实，多种病原菌如李斯特菌、铜绿假单胞菌、嗜肺军团菌、伤寒沙门菌等皆可诱导细胞发生焦亡。有研究证明焦亡是针对胞内病原菌有效的固有免疫防御机制。细胞膜快速崩解可暴露侵入的病原菌，经邻近中性粒细胞吞噬后通过 ROS 途径清除。另有研究者认为低水平的 caspase - 1 可控制侵入胞内的病原菌生长，保护细胞存活；值得注意的是当 caspase - 1 过度活化超过某界限，诱发过度的焦亡，将对机体造成严重损伤，如脓毒症、炎症性肠炎等疾病。目前针对炎性小体的调控以改善感染或非感染性炎症性疾病也是研究热点之一。

三、自噬(autophagy)

自噬是将细胞质中丧失功能的蛋白质和细胞器经双层膜结构包裹形成自噬体，运送至溶酶体进行降解的一种方式，对维持细胞内环境稳态起着重要作用。自噬功能障碍与肿瘤、神经退行性疾病、病原体感染和衰老均有一定关系。细胞自噬主要有三种形式：微自噬、巨自噬和分子伴侣介导的自噬。巨自噬主要包括对细胞器(线粒体的自噬，mitophagy)和对病原体的自噬(异源自噬，xenophagy)两类。与感染相关的异源自噬是通过异源吞噬靶向清除侵入机体的胞外菌、病毒，以及定植于细胞质、吞噬体或含病原体空泡内的细菌、寄生虫，也是机体清除胞内病原体的有效机制。另一方面，有些病原体在进化中形成了独特的机制，可以通过干预自噬引发免疫逃逸，即通过调控或阻碍自噬介导的病原体向溶酶体的转运，以防止最终被溶酶体降解而利于病原体的存活和增殖，如结核分枝杆菌、李斯特菌等。基于病原体逃逸自噬的机制，目前从药理学角度研究增强自噬作用可能成为某些感染性疾病的治疗新策略。

自噬在将入侵的病原体降解的同时也能将病原体的抗原提呈到 MHC 分子上，供 T 淋巴细胞识别，从而激活适应性免疫应答。对结核分枝杆菌的研究提示，自噬依赖性的适应性免疫应答可能有益于疫苗的开发。

四、线粒体

线粒体是真核细胞重要的细胞器，在细胞生命周期中参与了很多关键进程，如 ATP 的供给、Ca^{2+} 动态平衡的维持、活性氧簇(reactive oxygen species，ROS)的产生与清除、细胞凋亡等。随着线粒体抗病毒信号蛋白(mitochondria antiviral signaling protein，MAVS)、干扰素刺激分子(stimulator of interferon genes，STING)等线粒体相关蛋白的发现提示，线粒体在抗感染免疫尤其是固有免疫信号传导系统中扮演着至关重要的角色。病原体感染宿主后会活化 MAVS 使其构象改变，形成 MAVS - STING 复合物，进而募集下游相关分子，通过级联反应最终活化 NF - κB 和 IRF3 等相关信号通路，诱导 I 型干扰素和其他相关因子的表达。

某些病原体在长期进化中形成靶向破坏线粒体的致病机制，当线粒体损伤或功能紊乱后，细胞核基因编码定位于线粒体的分子伴侣 HSP60 等表达会上调，以使发生错误折叠的蛋白质形成正确构象并促进新生蛋白质的正确折叠，这一过程即线粒体未折叠蛋白反应

(mitochondrial unfolded protein response，UPR^{mt})。UPR^{mt}可能通过诱导炎症通路及作为致线粒体损伤感染的感受器诱生固有免疫应答清除感染。

近年来有证据表明,病原体感染所诱导线粒体应激引起线粒体 DNA(mitochondria DNA，mtDNA)的释放在抗病毒防御和抗菌免疫中起到至关重要的作用。mtDNA 类似细菌的环状基因组,含大量非甲基化的 CpG 基序。mtDNA 作为一种 DAMPs 能够通过 TLR9 - NF - κB、NLRP3 - caspase - 1 诱导炎症反应。同时 mtDNA 通过激活 c GAS - STING - IRF3 信号通路在抗感染免疫中发挥重要作用。

鉴于线粒体在抗感染免疫中所起到的作用,以线粒体的组成或机制为靶向可能为研究病原体逃逸宿主免疫的机制和新型免疫治疗策略提供新思路。

第三节　抗感染免疫发展趋势

抗感染免疫研究的范畴广泛而复杂,任何固有免疫和适应性免疫新进展对抗感染免疫的发展均有推动作用,其中感染与超敏反应、与肿瘤的关系,新型疫苗的研发,干扰素的临床应用,固有免疫抗感染机制,抗感染免疫与医学转化等都是未来发展的方向。

一、探索抗感染免疫的调控机制,寻求感染性疾病治疗新策略

病原体感染宿主,机体免疫系统会产生不同程度的炎症反应:适度的炎症反应、过度炎症反应,或是无反应状态。炎症反应状态的差异决定了感染后临床表现和结局的差异,如隐性感染、显性感染、慢性持续性感染,甚至是自身免疫性疾病或肿瘤的发生。临床表现的差异所涉及的机制包括固有免疫和适应性免疫的多种层面,固有免疫细胞的炎症反应状态、T 细胞亚群的分化均可以决定感染的走向。因此免疫调节无疑是重要机制,适度的炎症反应是感染清除的有效机制,促炎和抗炎之间的平衡尤为重要。其中负调控成分如调节性 T 细胞、B 细胞,调节性细胞因子 IL - 10、TGF - β,共抑制分子 PD - 1、CTLA4 等,均可以减少感染中的炎症反应,避免过度炎症反应所致的病理损伤。如持续性或慢性病感染中 T 细胞通常高表达 CTLA - 4 ,故阻断 CTLA - 4 可为抗感染治疗提供新的方法。

病原体感染宿主,细菌的细胞壁成分、病毒的组分、病原体超抗原等均可诱导细胞因子的产生,严重时可表现为细胞因子风暴,造成致死后果。目前在临床上已经尝试应用抗细胞因子的治疗策略,但有时这一策略并不能改善患者的状态,甚至会加重病情。随后对脓毒血症的研究发现其早期致死原因的确是由于 Th1 型细胞因子介导的细胞因子风暴所致急性器官衰竭,但晚期则以免疫细胞凋亡及 Th2 型细胞因子导致的低炎症反应为主,表现为免疫抑制,代偿性抗炎症反应综合征,可由原发/继发感染造成死亡。故应根据感染性疾病的进程,选择恰当的介入时间及对靶点的精准调控尤为重要。随着对感染性疾病发病机制的深入了解,寻求更有效的新型靶点是抗感染免疫研究的趋势之一。

二、疫苗的研发

疫苗是人类目前控制传染性疾病非常重要的武器,预防接种不仅保护个体免受病原体

感染,也限制了病原体在群体中的传播。随着微生物组学、基因组学和蛋白质组学的研究与先进技术的发展,促进了候选疫苗的筛选、鉴定及效果评估,反向疫苗学的策略及相关技术及成果的结合显著缩短了疫苗的研发时间。目前除关注经典具有良好免疫原性的病原体成分之外,开始关注非肽类抗原及固有免疫对疫苗研究的影响,不断找寻和鉴定可诱导保护性免疫的病原体成分。

HIV 疫苗的研发历程足以说明目前疫苗研究所面临的困境,也为今后疫苗研发起到借鉴作用。HIV 疫苗经历了从以产生抗体为主要目标,到以细胞免疫产生为主要方向,再到抗体和细胞免疫并重的艰辛历程。历经 30 年两代疫苗的失败后,一、二代联合 HIV 疫苗(痘病毒 ALVAC 和 gp120)在试验中显示的保护效果也仅仅只有 31%,仍无法用于临床预防。HIV 疫苗研发困境既有病毒自身的原因,也有思维认识及现有技术手段局限等因素,只有另辟蹊径,运用颠覆性科研思维才有可能攻克这一瓶颈。

三、干扰素的临床应用

干扰素 γ(IFN-γ)属于 Ⅱ 型干扰素,是一种具有抗肿瘤、抗病毒、免疫调节等生物学功能的细胞因子,已经应用于医学研究和临床多种疾病的治疗。近年来,IFN-γ 在抗感染和治疗自身免疫病方面有了更广泛的应用。IFN-γ 在治疗丙型肝炎、真菌感染性疾病、治疗结核病、抗原虫感染、自身免疫疾病(如系统性红斑狼疮、多发性硬化症)等方面取得了较好的疗效。目前,采用基因重组技术已经可以大量生产 IFN-γ。随着研究与应用进展的不断深入,IFN-γ 与疾病之间的关系,机制的阐明也将日益明确,这必将有助于扩展 IFN-γ 在临床上进一步应用,特别是在抗病毒和其他疾病的免疫调节与治疗上,并随着剂量效应关系的明确,有望使 IFN-γ 在高效低毒下对多种疾病的治疗发挥很好的疗效。

（姜　昕）

第十六章
肿 瘤 免 疫

肿瘤是正常细胞发生非可控性生长、分裂和增殖而导致的一类严重危害人类健康的重大疾病。由于化学致癌物、放射线、病毒感染、慢性炎症、遗传因素等多种因素的影响，正常细胞可能发生恶性转化，形成肿瘤。机体免疫系统能够有效识别和清除恶性转化细胞尤其是肿瘤细胞等，而肿瘤细胞亦可通过诱导和产生各种因素逃避免疫监视（immune surveillance）。肿瘤的发生发展实际上是机体免疫系统与肿瘤相互斗争的结果。肿瘤免疫学（tumor immunology）主要是研究肿瘤的免疫原性、机体对肿瘤的免疫应答和效应机制，阐明机体免疫功能与肿瘤发生发展的关系，探索肿瘤诊断、治疗和预防方法的科学。

第一节 概 述

一、肿瘤抗原

肿瘤抗原是指肿瘤发生发展过程中所出现的新抗原（neoantigen），或者肿瘤细胞异常或过度表达的抗原物质的总称。尽管人们很早以前就猜想肿瘤细胞可能存在与正常细胞不同的抗原物质，但直到 20 世纪 50 年代人们才最终确证了肿瘤抗原的存在。通过检测肿瘤抗原成分或利用这种抗原成分诱导机体产生抗肿瘤免疫反应对于肿瘤的诊断与治疗具有重要意义。目前所发现的肿瘤抗原已广泛应用于肿瘤的诊断和防治，而且新型肿瘤抗原的发现和应用也是肿瘤研究领域的重要研究方向。

肿瘤抗原的种类

1. 根据肿瘤抗原的特异性分类 目前已发现的肿瘤抗原有数千种，其分类尚无统一标准。从宏观上看，根据肿瘤抗原的特异性可分为肿瘤特异性抗原（tumor specific antigen，TSA）和肿瘤相关抗原（tumor-associated antigen，TAA）两大类。

（1）肿瘤特异性抗原 肿瘤特异性抗原是肿瘤细胞所特有的，只在肿瘤细胞表达而不在正常细胞表达的一类抗原。肿瘤特异性抗原根据其特异性的差异又可分为肿瘤高特异性抗原和肿瘤低特异性抗原。肿瘤高特异性抗原是指仅在一种肿瘤细胞表达的抗原，通常由物理化学因素所诱导产生,如化学致癌物、X 射线等;肿瘤低特异性抗原是指不仅在一种肿瘤细胞表达的抗原,通常由病毒诱导产生。肿瘤特异性抗原在 1957 年首先由 Prehn 和 Main 通过化学致癌剂诱发的肉瘤在同系小鼠中移植与排斥的经典试验所发现(图 16 - 1),所以肿瘤特异性抗原又称为肿瘤特异性移植抗原(tumor specific transplantation antigen, TSTA)或肿瘤排斥抗原(tumor antigen,TRA)。

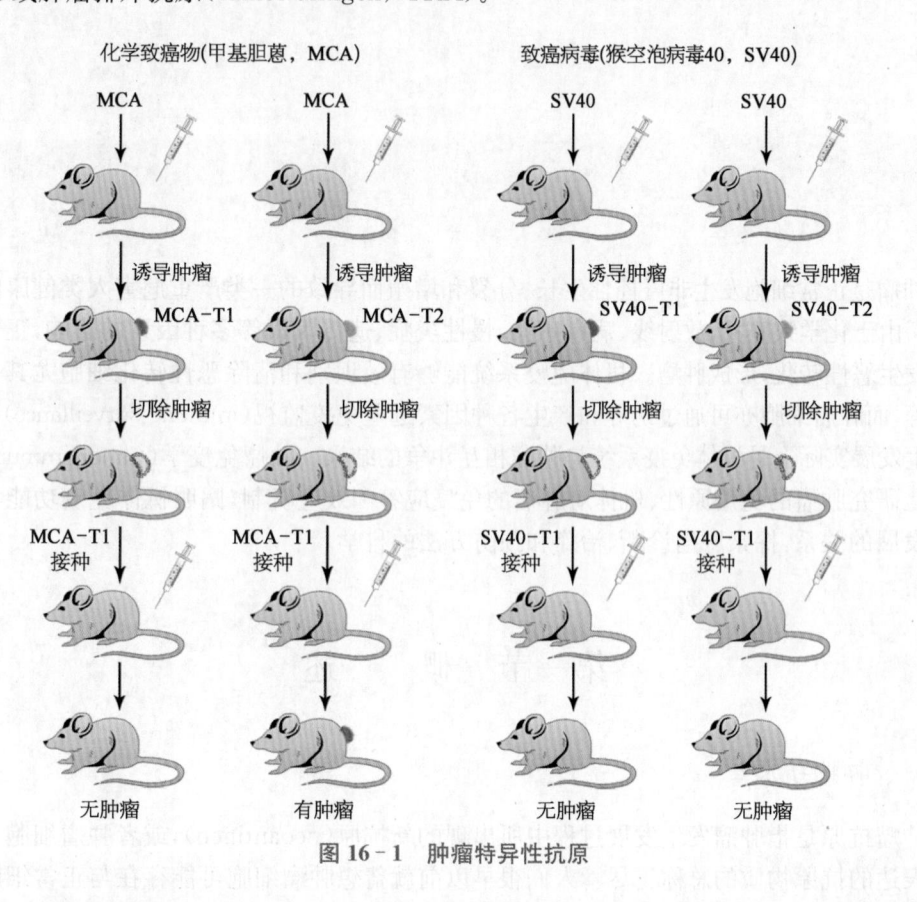

图 16 - 1 肿瘤特异性抗原

(2) 肿瘤相关抗原 肿瘤相关抗原是在肿瘤细胞和正常细胞均可表达,但在肿瘤细胞中的表达明显高于正常细胞的一类抗原。此类抗原并非肿瘤细胞所特有,只是数量上较正常细胞为多,胚胎抗原、组织特异性分化抗原和过量或异常表达的抗原均属此类。

2. 根据肿瘤抗原的来源分类 细胞内蛋白酶体可以将正常和异常表达蛋白降解成短肽,抗原提呈细胞表面的 MHC - I 类分子可以将这些短肽提呈给 $CD8^+$ T 细胞。突变基因产物或异常表达的肿瘤细胞蛋白来源的短肽也可通过 MHC - I 类或 II 类分子提呈给 $CD8^+$ 或 $CD4^+$ T 细胞(图 16 - 2)。根据肿瘤抗原的来源和其产生的机制可分为 5 类。

(1) 正常沉默基因重新表达 肿瘤细胞分裂失去控制,这就使得一些正常沉默基因(normally silent genes)可以重新表达。这些基因往往与胚胎早期发育有关,其编码产物在正常情况下仅出现在胚胎组织中,在胚胎发育后期逐渐减少,胎儿出生后逐渐消失或仅有极微量留存。然而,在细胞发生恶性转化后,这些基因又被重新表达并形成抗原物质,此类抗原被称为癌胚抗原(oncofetal antigen)。癌胚抗原可出现在细胞质、细胞膜表面或分泌到血

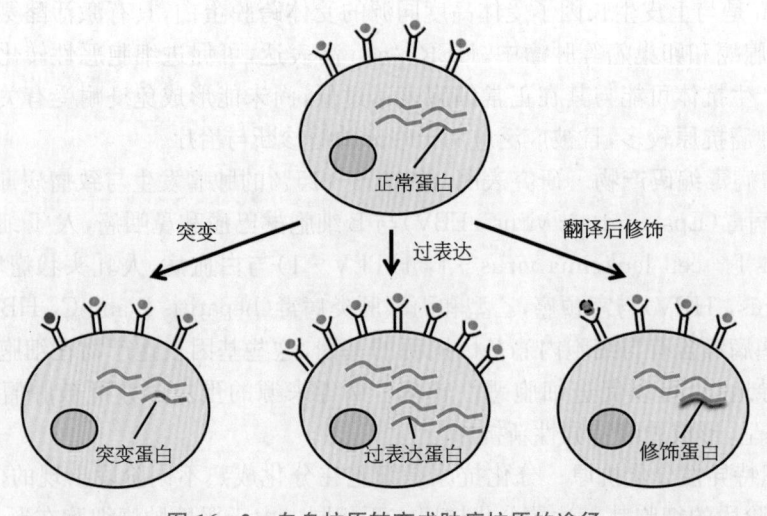

图 16-2 自身抗原转变成肿瘤抗原的途径

液中,其含量往往与细胞的恶性程度呈正相关。由于机体正常组织在炎症时也可出现低水平胚胎抗原表达,因此,胚胎抗原属于肿瘤相关抗原。胚胎抗原在肿瘤诊断和预后判断中起重要作用,如肝癌细胞产生的甲胎蛋白(alpha-fetoprotein,AFP)和肠癌细胞产生的癌胚抗原(carcinoembryonic antigen,CEA)在临床上常被用作肝癌和肠癌的诊断、治疗效应、预后和复发判断的重要辅助指标。

此外,一些蛋白在机体出生后仅在睾丸或卵巢等生殖细胞中表达,由于这类生殖细胞不表达 MHC-Ⅰ类分子,因此,正常条件下不会被 CD8$^+$ T 细胞识别。但在细胞癌变后,这类蛋白可在其他组织中异常表达,故此类抗原亦称为肿瘤睾丸抗原(cancer testis antigen,CTA)。目前已经从黑色素瘤、肺癌和乳腺癌等肿瘤中发现了多种此类蛋白,如 MAGE、BAGE、GAGE 等。

(2)基因突变、癌基因或抑癌基因产物 基因突变包括点突变、DNA 碱基对缺失、染色体易位、病毒基因的插入等而导致的癌基因或抑癌基因结构与功能的改变。多种理化因素和病毒感染均可诱导基因突变,从而促进肿瘤的发生和发展。基因突变产生的新抗原肽,或者由基因突变引起的蛋白表达异常升高,均可以作为肿瘤抗原被 T 细胞识别。

Ras 原癌基因是一个重要的突变基因,Ras 基因突变后产生持续信号激活 MAPK 通路,促进细胞分裂,目前已经发现约 40% 的人类肠癌和 90% 胰腺癌中有 Ras 基因的突变。体外实验表明,突变的 Ras 基因所编码的抗原肽可以诱导 T 细胞发生增殖。此外,抑癌基因 p53 也是在多种肿瘤中均发生突变的热点基因。在正常情况下,p53 蛋白可诱导存在 DNA 损伤的细胞发生细胞周期阻滞或凋亡,而 p53 突变后其抑癌功能往往缺失,使存在 DNA 损伤的细胞得以继续分裂增殖。p53 突变后其突变抗原可以通过 HLA-A2 提呈给 CD8$^+$ T 细胞,因而胞内突变抗原也可以是重要的肿瘤免疫治疗靶点。

有些蛋白在正常细胞中有表达,但在细胞癌变后其表达明显增加,如正常人黑色素细胞表达的 MART,在人类黑色素瘤细胞中高表达。过度表达的肿瘤抗原中某些抗原肽经 MHC-Ⅰ类分子提呈后可被机体 CD8$^+$ T 细胞所识别,同时患者体内可检测出相应抗体。

如 HER2/neu 是与上皮生长因子受体高度同源的受体跨膜蛋白,具有激活酪氨酸激酶的作用,在人类乳腺癌和卵巢癌等肿瘤中,HER2/neu 高表达,可促进细胞恶性转化。过表达肿瘤抗原能够产生抗体可能与其在正常细胞表达过低,尚未能形成免疫耐受有关。目前发现的异常表达肿瘤抗原较多,且被广泛应用于临床肿瘤诊断与治疗。

(3) 致瘤病毒编码产物　研究表明,约 $10\%\sim15\%$ 的肿瘤发生与致瘤病毒的感染密切相关,如 EB 病毒(Epstein Barr virus, EBV)与 B 细胞淋巴瘤和鼻咽癌,人 T 细胞白血病病毒-1(human T - cell leukemia virus - 1, HTLV - 1)与白血病,人乳头状瘤病毒(human papilloma virus, HPV)与宫颈癌,乙型和丙型肝炎病毒(hepatitis B and C, HBV, HCV)与肝癌等。一些病毒含有与细胞内癌基因同源的基因,这些基因表达产物在细胞分裂与程序死亡中占主导地位,可以促进细胞恶性转化。病毒来源的蛋白肽亦可被肿瘤细胞表面的 MHC 分子提呈,形成肿瘤特异性新抗原。

(4) 组织特异性分化抗原　分化抗原是细胞在分化成熟不同阶段出现的抗原,不同来源、不同分化阶段的细胞其表达的分化抗原亦不相同。由于恶性肿瘤细胞在形态、代谢和功能等方面都与未分化胚胎细胞类似,因此,肿瘤细胞表面可大量表达组织特异性分化抗原。如 B 细胞淋巴瘤表达 B 细胞分化抗原 CD19 和 CD20,参与 B 细胞的增殖与分化,CD19 和 CD20 已成为 B 细胞淋巴瘤的重要治疗靶点。前列腺癌表达前列腺特异性抗原 PSA,用于前列腺癌诊断,其诊断特异性达 $90\%\sim97\%$,被认为是最有价值的前列腺癌的肿瘤标志物,被广泛应用于前列腺癌的筛选、诊断及治疗后的监测。

(5) 糖基化异常产物　肿瘤细胞内代谢的无序控制往往导致细胞膜结构改变,表达过量或结构异常的糖脂(神经节苷脂、血型抗原)或糖蛋白(黏蛋白),如人脑肿瘤和黑色素瘤中的神经节苷脂 GM2 和 GD2,卵巢癌中的糖蛋白 CA - 125 和 CA - 129,这些异常抗原的出现与肿瘤的侵袭和转移密切相关。应用相关单抗检测其含量,可以作为肿瘤诊断和预后判断的重要指标,此类抗原亦可作为肿瘤免疫治疗的作用靶点。

二、机体抗肿瘤免疫反应

正常细胞在各种理化因素、环境因素和遗传因素等多因素作用下发生恶性转化,机体免疫系统能够识别和摧毁新生的恶性转化细胞,即肿瘤免疫监视(tumor immunosurveillance)。同时,由于恶性转化的肿瘤细胞具有遗传不稳定性,机体免疫系统能够杀灭肿瘤细胞,也能够诱导肿瘤细胞发生改变,在免疫系统这种达尔文选择压力(Darwinian selective pressure)作用下,导致肿瘤细胞发生免疫逃逸,这一过程为肿瘤免疫编辑(tumor immunoediting)。因此,肿瘤的发生发展是肿瘤细胞与机体免疫系统相互作用的结果,机体免疫系统对肿瘤的免疫反应包括细胞免疫和体液免疫。细胞免疫包括适应性免疫效应细胞和固有免疫细胞参与的抗肿瘤免疫反应,体液免疫主要是抗体及其他免疫效应分子参与的抗肿瘤免疫反应。

(一) 细胞免疫

1. T 细胞介导的适应性免疫反应　参与这一反应的 T 细胞主要是 αβ T 细胞,包括 CD8[+] T 细胞和 CD4[+] Th 细胞等。

(1) CD8[+] T 细胞的抗肿瘤反应(图 16 - 3)　CD8[+] T 细胞是抗肿瘤反应的主要效应细

胞。肿瘤抗原或肿瘤细胞衰老、死亡后被树突状细胞(dentric cells，DC)等抗原提呈细胞(antigen-presenting cell，APC)摄取，肿瘤抗原被加工后通过 APC 表面的 MHC Ⅰ类或 MHC Ⅱ类分子提呈给 CD8$^+$ T 或 CD4$^+$ T 细胞。APC 表面如果有 B7 等共刺激分子表达，则可提供第二信号促进 CD8$^+$ T 细胞活化和增殖，活化增殖的 CD8$^+$ T 细胞(cytotoxic T lymphocyte，CTL)可以特异性识别和杀伤肿瘤细胞。APC 也可通过活化 CD4$^+$ T 细胞，由 CD4$^+$ T 提供第二信号促进 CD8$^+$ T 细胞分化成 CTL。肿瘤细胞表面如果有共刺激分子，亦可直接将肿瘤抗原提呈给 CD8$^+$ T 细胞，促进 CD8$^+$ T 细胞分化为 CTL。

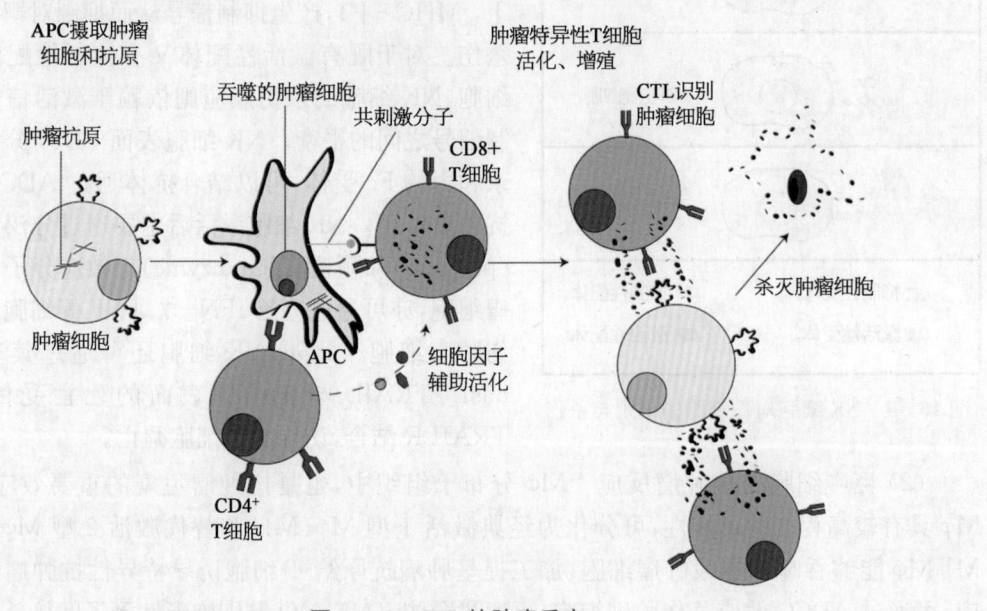

图 16-3　CTL 抗肿瘤反应

(2) CD4$^+$ Th 细胞的抗肿瘤反应　抗原提呈细胞将摄取、加工的 MHC Ⅱ类分子/肿瘤抗原肽复合物提呈给 CD4$^+$ T 细胞，使得 CD4$^+$ T 活化和增殖。活化 CD4$^+$ Th 细胞产生多种细胞因子和趋化因子间接参与抗肿瘤免疫反应。如 IL-2 等能够辅助激活 CD8$^+$ CTL、NK 细胞和巨噬细胞，增强免疫效应细胞的肿瘤识别与杀伤能力；IFN-γ、TNF 作用于肿瘤细胞，促进 MHC Ⅰ类分子表达，增强肿瘤细胞对 CTL 的敏感性；或通过激活细胞内信号分子如 STAT1 诱导细胞凋亡，亦可激活巨噬细胞，增强其对肿瘤的杀伤效应；IL-4 等可促进 B 细胞增殖、分化和产生抗体，通过体液免疫杀伤肿瘤细胞。此外，有些 CD4$^+$ T 细胞可通过识别肿瘤细胞表面 MHC Ⅱ类/抗原肽复合物，直接杀伤肿瘤细胞。

2. 固有免疫细胞介导的免疫反应　参与这一反应的固有免疫细胞包括 NK 细胞、巨噬细胞、DC、NK T 细胞和 γδ T 细胞等。

(1) NK 细胞的抗肿瘤反应(图 16-4)　在人类，NK 细胞被定义为 CD3$^-$ CD56$^+$/CD16$^+$ 的大颗粒淋巴细胞，占外周血单核细胞(PBMC)的 10%～15%。NK 细胞杀伤肿瘤细胞依赖于受体与配体的识别和结合。NK 细胞表面有两类主要的受体：① 激活性受体，如 NKG2D、NKp30、NKp44、NKp46 等。激活性受体通过识别和结合靶细胞表面相应配体，如 NKG2D 识别和结合 MICA/B(major histocompatibility complex class Ⅰ - related chain A

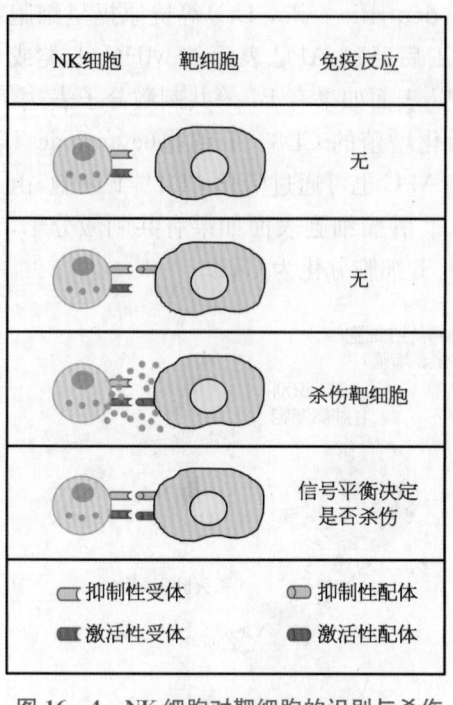

图 16-4 NK 细胞对靶细胞的识别与杀伤

and B)或 ULBP 蛋白(UL16-binding proteins),产生激活信号从而杀伤靶细胞;② 抑制性受体,如 KIR(killer cell immunoglobulin-like receptors)2DL1、KIR2DL2/3、KIR3DL1 等。抑制性受体通过识别和结合靶细胞表面相应配体,如 KIR2DL1、KIR2DL2/3、KIR3DL1 识别和结合主要组织相容性复合物 I(major histocompatibility complex class I,MHC-I),产生抑制信号从而抑制对靶细胞的杀伤。对于既有激活性配体又有抑制性配体的靶细胞,NK 细胞的杀伤效应则依赖于激活信号与抑制信号之间的平衡。NK 细胞表面 CD16 分子是低亲和力的 Fc 受体,可以结合抗体通过 ADCC 发挥抗肿瘤作用。NK 细胞激活后主要通过分泌穿孔素(perforin)和颗粒酶(Granzyme)等效应分子杀伤肿瘤细胞,亦可通过分泌 IFN-γ、TNF 等细胞因子杀伤肿瘤细胞。此外,NK 细胞还可通过其表面的 FasL、TRAIL 与靶细胞表面的死亡受体 Fas、TRAILR 结合,诱导肿瘤细胞凋亡。

(2)巨噬细胞的抗肿瘤反应　Mφ 分布于组织中,也是抗肿瘤免疫的重要效应细胞。Mφ 具有较高程度的可塑性,可分化为经典激活 1 型 Mφ(M1)和替代激活 2 型 Mφ(M2)。M1 Mφ 能够吞噬和摧毁肿瘤细胞,加工提呈肿瘤抗原给 T 细胞诱导特异性抗肿瘤免疫反应;可通过 ADCC 效应杀伤肿瘤细胞;可通过分泌 TNF、NO 等细胞毒性因子间接杀伤肿瘤细胞;还可通过分泌 IL-1、IL-12 等细胞因子刺激 T 细胞增殖分化、增强 NK 细胞活性而杀伤肿瘤细胞。M2 Mφ 可促进血管增生,抑制抗肿瘤免疫反应从而促进肿瘤生长。

(二)体液免疫

1. 抗体的抗肿瘤反应　肿瘤细胞表达的肿瘤抗原可以激活 B 细胞,CD4+ Th 细胞产生的细胞因子也可以辅助激活 B 细胞,激活的 B 细胞进一步分化发育成浆细胞,浆细胞可以产生抗体发挥抗肿瘤作用(图 16-5)。抗体主要通过如下机制发挥抗肿瘤作用:① 激活补体通过

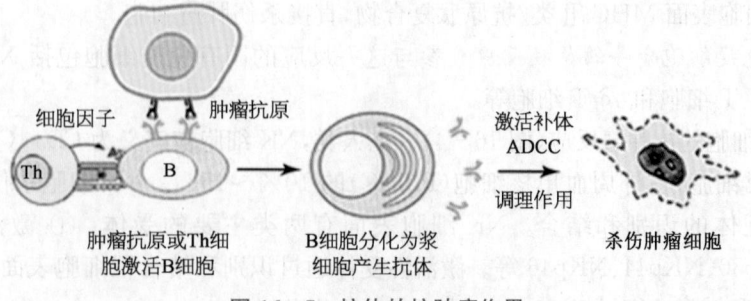

图 16-5　抗体的抗肿瘤作用

CDC 作用杀伤肿瘤细胞;② 抗体的 Fab 段特异结合肿瘤细胞表面抗原,Fc 段与 Mφ、NK 细胞和中性粒细胞等 Fc 受体结合,通过 ADCC 效应杀伤肿瘤细胞;③ 抗体的调理作用。

2. 其他免疫效应分子的抗肿瘤反应　补体分子被激活后可通过 CDC 效应杀伤肿瘤细胞,还可通过与吞噬细胞表面补体受体结合,进而增强吞噬细胞的抗肿瘤作用。肿瘤坏死因子、干扰素等细胞因子以及多种酶类也具有非特异性的肿瘤细胞杀伤作用,可参与机体的抗肿瘤免疫反应。

三、肿瘤免疫逃逸

机体免疫系统能够识别恶性转化细胞,产生抗肿瘤免疫反应,从而有效阻止肿瘤的发生发展。但由于肿瘤细胞基因组的不稳定性,在免疫压力选择作用下,肿瘤细胞往往发生突变,有些突变肿瘤细胞能够逃避机体免疫系统的识别与杀伤,随着这种突变细胞的逐渐增多和累积,肿瘤能够逃避免疫监视,得以快速增长,并发生转移。肿瘤的免疫逃逸机制因素较多且较复杂(图 16-6),至今尚未完全弄清,主要包括肿瘤细胞相关的因素和机体免疫系统相关的因素。

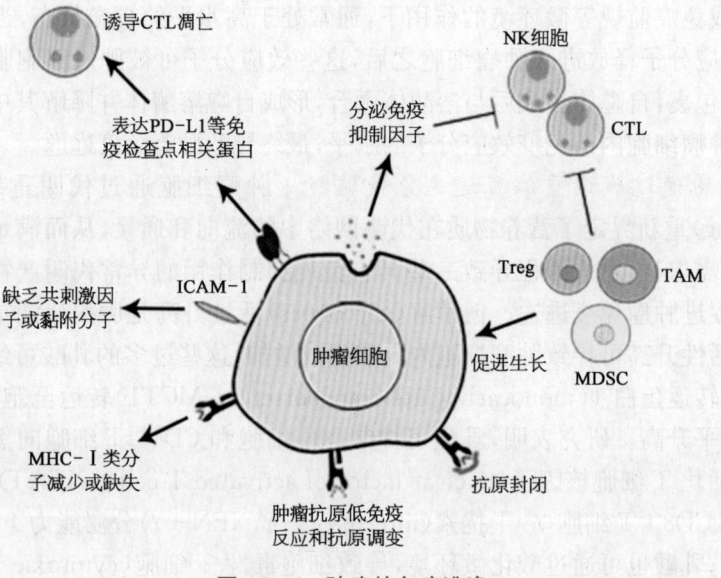

图 16-6　肿瘤的免疫逃逸

(一) 肿瘤细胞相关的因素

正常细胞发生恶性转化后能够诱导机体抗肿瘤免疫反应,使得大多数恶性转化细胞能够被机体免疫系统清除,但有些突变肿瘤细胞不仅不能产生抗肿瘤反应,而且能够抵抗机体免疫系统的清除。

1. 肿瘤抗原低免疫反应和抗原调变　在肿瘤发生时,肿瘤细胞不产生肿瘤抗原或产生的肿瘤抗原过弱,不能刺激机体产生足够有效的抗肿瘤免疫反应而清除肿瘤细胞。抗原调变(antigenic modulation)是指在机体抗肿瘤免疫压力作用下,肿瘤细胞表面的肿瘤抗原减少或丢失,从而使肿瘤细胞不能为免疫系统所识别。

2. 抗原封闭　肿瘤细胞表面的肿瘤抗原被多糖物质覆盖或封闭,使机体免疫系统不能识别和清除肿瘤细胞。

3. MHC Ⅰ类分子减少或缺乏　肿瘤细胞表面 MHC Ⅰ类分子缺乏或减少,使得肿瘤细胞不能有效提呈肿瘤抗原或提呈的肿瘤抗原过少,不能刺激机体产生抗肿瘤免疫反应。

4. 肿瘤细胞表面缺乏共刺激因子或黏附分子　即便肿瘤细胞能够产生免疫原性较强的肿瘤抗原,但如果缺乏 CD80 和 CD86 等共刺激因子或 ICAM1 等黏附分子,不能为 T 细胞活化提供有效共刺激第二信号,则无法诱导产生有效的抗肿瘤免疫反应。

5. 肿瘤细胞分泌免疫抑制因子　肿瘤细胞可以分泌一些免疫抑制因子如 TGF - β、IL - 10 等,免疫抑制因子能够促进肿瘤细胞生长,抑制机体抗肿瘤免疫反应。

6. 肿瘤细胞释放可溶性肿瘤抗原或可溶性分子　肿瘤细胞产生的可溶性肿瘤抗原可以结合抗体,阻断抗体的抗肿瘤反应。如可溶性 NKG2D 配体可以阻断 NK 细胞表面主要激活受体 NKG2D 对肿瘤细胞的识别,使肿瘤细胞逃避 NK 细胞杀伤;可溶性 FasL 可以与免疫效应细胞表面 Fas 结合,诱导免疫效应细胞凋亡。

7. 肿瘤细胞通过自噬机制降解免疫效应分子　一般情况下,实体肿瘤细胞由于处于低氧、营养缺乏或免疫监视等微环境的作用下,通常处于高水平的自噬状态,当免疫效应细胞将颗粒酶等效应分子释放进入肿瘤细胞之后,这些效应分子可被肿瘤细胞胞浆内的自噬小体随机地进行包裹,自噬体形成后与溶酶体融合,形成自噬溶酶体并降解其中的免疫效应分子,从而降低肿瘤细胞内部免疫效应分子的水平,最终导致肿瘤免疫逃逸。

8. 肿瘤细胞通过代谢重编程逃逸免疫监视　肿瘤细胞通过代谢重编程(metabolic reprogramming)重新界定了营养物质在代谢网络中的流向和通量,从而满足其对能量和物质合成代谢的需求,代谢重编程导致一些具有免疫抑制作用的异常代谢产物在肿瘤微环境中积累,从而促进肿瘤免疫逃逸。糖酵解(glycolysis)活性升高是肿瘤代谢重编程最常见的表型,糖酵解活性升高可导致肿瘤细胞内乳酸生成增加,这些过多的乳酸可经肿瘤细胞细胞膜上的单羧酸转运蛋白 1(monocarboylate transporter 1, MCT1)转运至胞外,使肿瘤微环境中的乳酸水平升高。研究表明,乳酸可抑制 NK 细胞和 $CD8^+$ T 细胞向黑色素瘤内部的浸润,并下调活化 T 细胞核因子(nuclear factor of activated T cells, NFAT)的转录活性,导致 NK 细胞和 $CD8^+$ T 细胞 γ - 干扰素(interferon - γ, IFN - γ)分泌能力下降,从而促进黑色素瘤的进展;乳酸也可通过酸化微环境,导致细胞毒性 T 细胞(cytotoxic T cells, CTLs)胞浆中的乳酸不能排除,进而抑制 CTLs 的增殖和活化,降低其抗肿瘤活性;乳酸还可以影响肿瘤相关树突状细胞(tumor-associated dendritic cells, TADCs)的分化及抗原递呈功能,抑制单核细胞向肿瘤微环境的浸润,以及促进巨噬细胞向 M2 型极化等。

(二) 机体免疫系统相关的因素

1. 免疫抑制　肿瘤微环境(tumor microenvironment, TME)是一个由肿瘤细胞和诸多非肿瘤细胞共同编织起来的复杂网络,操控着肿瘤细胞的增殖、迁移和转移。肿瘤微环境各种细胞复杂交互作用的最终结果往往是帮助肿瘤细胞逃逸免疫监视,促进肿瘤的进展。在肿瘤细胞直接或间接作用下,诱导机体产生免疫抑制细胞亚群,这些免疫抑制细胞主要包括调节性 T 细胞(regulatory T cell, Treg)、髓源性抑制细胞(myeloid-derived suppressor cell,

MDSC)、肿瘤相关巨噬细胞(tumor-associated macrophage，TAM)和肿瘤相关成纤维细胞(cancer-associated fibroblast，CAF)等,这些免疫抑制细胞可以分泌免疫抑制因子,促进肿瘤生长和转移,抑制免疫效应细胞的抗肿瘤免疫反应。此外,也有关于其他类型免疫抑制细胞亚群的报道,如：调节性 NK 细胞,调节性树突状细胞等。

（1）调节性 T 细胞的免疫抑制作用　Treg 是一个异质性的群体,肿瘤微环境中报道最多的是 $CD4^+$ $CD25^+$ $Foxp3^+$ Treg,在肺癌、肝癌、乳腺癌、卵巢癌、淋巴瘤等人类肿瘤中均存在该细胞亚群。Treg 的来源主要有 4 条途径：① 肿瘤微环境产生的趋化因子将骨髓、胸腺、淋巴结和外周血中自然产生的 Treg 招募至肿瘤局部；② 肿瘤微环境产生的 VEGF、$TGF-\beta$、IL-10 细胞因子诱导树突状细胞发生分化,这些分化和功能异常的树突状细胞可诱导 Treg 产生；③ 分化和功能异常的树突状细胞对天然产生的 Treg 进行扩增；④ 肿瘤微环境产生的 $TGF-\beta$、COX-2、CD70、Galectin-1、IDO 等免疫抑制分子将 $CD4^+$ $CD25^+$ T 细胞转化为 $CD4^+CD25^+Foxp3^+$ Treg。

Treg 能够通过多种机制抑制效应 T 细胞、NK 细胞等免疫效应细胞的功能,也可抑制树突状细胞的功能,其主要机制包括 5 个方面：① 通过分泌 IL-10、$TGF-\beta$、IL-35 等细胞因子,抑制 T 细胞、NK 细胞等效应细胞的增殖和功能；② 以细胞-细胞间直接接触的方式,通过其表面的膜结合型 $TGF-\beta$ 抑制免疫效应细胞的功能；③ 通过颗粒酶、穿孔素直接诱导效应细胞凋亡；④ 通过干扰代谢影响效应细胞功能,例如竞争肿瘤微环境中的 IL-2,表达 CD39、CD73 等上调肿瘤微环境中腺苷水平等；⑤ 通过影响树突状细胞的功能而抑制 T 细胞的活化及诱导 Treg 产生。

由于 Treg 具有很强的免疫抑制作用,靶向 Treg 的肿瘤免疫治疗给肿瘤患者带来了新的希望。早期的治疗策略是在肿瘤患者体内剔除 Treg,但随后的临床应用结果显示剔除 Treg 的临床疗效非常有限,短期内剔除 Treg 能够在一定程度上改善患者的免疫功能,但患者体内的 Treg 水平很快就会恢复。因此,后来的学者提出应当将完全剔除 Treg 的治疗策略转变为控制 Treg 产生和功能。目前报道的靶向 Treg 的肿瘤免疫治疗策略主要有两大类：① 采用 CD25 单克隆抗体、IL-2/白喉毒素融合蛋白、紫杉醇等特异性或非特异性地清除 Treg；② 通过抑制 Treg 向肿瘤局部的趋化和募集、抑制 Treg 功能、控制 Treg 分化等控制 Treg 的数目和功能。

（2）肿瘤相关巨噬细胞的免疫抑制作用　肿瘤相关巨噬细胞(tumor-associated macrophage，TAM)是指浸润到肿瘤局部的巨噬细胞。著名的"巨噬细胞平衡假说"指出肿瘤相关巨噬细胞具有杀伤肿瘤和促进肿瘤生长的双重作用,尽管巨噬细胞在肿瘤发展的早期可对肿瘤细胞有一定的抑制作用,但在晚期肿瘤患者体内,肿瘤微环境中巨噬细胞的存在与预后不良显著相关。

巨噬细胞起源于 $CD34^+$ 骨髓造血干细胞,在骨髓中发育为前单核细胞及单核细胞并释放进入血流,经循环系统移行至全身各组织器官,发育成熟为组织定居巨噬细胞。组织定居的巨噬细胞在不同组织微环境的影响下可进一步分化为具有不同表型和功能的巨噬细胞,通常分为 M1 和 M2 两型。

M1 型巨噬细胞又名经典活化 M1 型巨噬细胞(classically activated macrophage),由 $IFN-\gamma$、LPS、TNF、GM-CSF 等诱导产生；M2 型巨噬细胞又名替代活化的巨噬细胞

(alternatively activated macrophage)，由 IL－4、IL－13、IL－10、CSF－1、IL－1R 配体、糖皮质激素、免疫复合物等诱导产生。

M1 型巨噬细胞表达高水平的 MHC－Ⅱ 和 B7 分子，具有很强的抗原提呈能力，可分泌多种细胞因子和趋化因子，介导肿瘤细胞的杀伤。而 M2 型巨噬细胞抗原提呈能力低下，具有 IL－10^{high} IL－12^{low} 的表型，并且表达甘露糖受体、半乳糖受体和清道夫受体，具有抑制炎症反应、促进伤口愈合、血管生成和组织修复等功能。

大量研究表明，肿瘤微环境诱导分化的 TAM 大多具有 M2 型巨噬细胞的表型和功能。在许多肿瘤组织中，TAM 不仅不能清除肿瘤细胞，反而对机体免疫应答反应具有抑制作用，起到了促进肿瘤发生发展的作用。TAM 对肿瘤的促进作用主要有 4 个方面：① 通过分泌 EGF、PDGF、TGF－β、HGF、bFGF 等细胞因子促进肿瘤细胞增殖和存活；② 通过高表达多种基质金属蛋白酶、蛋白水解酶、纤溶酶等降解细胞外基质，或者通过促进肿瘤细胞上皮间质转化(epithelial-mesenchymal transition, EMT)，从而促进肿瘤转移；③ 通过释放 TGF－β、VEGF、PDGF 等因子促进血管生成；④ 通过分泌趋化因子优先趋化 Th2、Treg 等免疫抑制细胞；⑤ 通过降低抗原递呈功能或分泌 IL－10 等免疫抑制因子抑制机体免疫功能。

TAM 对肿瘤的发生发展具有多方面的促进作用，因此靶向 TAM 也是治疗肿瘤的良好策略。目前，靶向 TAM 的策略主要有 5 种：① 通过曲贝替定(trabectedin)等药物选择性剔除 TAM；② 利用趋化因子受体拮抗剂、趋化因子抗体等阻断 TAM 在肿瘤局部的募集；③ 通过靶向 TAM 极化和活化，促使 M2 型巨噬细胞转变为 M1 型巨噬细胞；④ 应用抗血管新生药物、抗体、制剂等抑制 TAM 的促血管生成和组织修复能力；⑤ 通过靶向 COX－2、IL－1、TNF 等 TAM 的效应分子，抑制 TAM 的免疫抑制功能。

（3）髓源抑制细胞的免疫抑制作用　在荷瘤小鼠或肿瘤患者外周血及肿瘤组织中存在的骨髓来源的具有强免疫抑制功能的细胞群，称为髓源抑制细胞(myeloid-derived suppressor cell, MDSC)，该群细胞来源于骨髓祖细胞和未成熟骨髓细胞。在正常情况下，这群细胞可分化为树突状细胞、巨噬细胞和粒细胞，但在肿瘤、炎症、创伤、感染等病理情况下，这群免疫抑制细胞可在体内大量扩增。

小鼠体内的 MDSC 表现为 GR1$^+$/CD11b$^+$，根据 GR1 两个不同表位 LY6G 和 LY6C 的表达水平差异，MDSC 可分为两个亚群：粒细胞样 MDSC(G－MDSC)和单核细胞样 MDSC(M－MDSC)。G－MDSC 具有 CD11b$^+$/LY6G$^+$/LY6C^{low} 的表型；M－MDSC 具有 CD11b$^+$/LY6G$^-$/LY6C^{high} 的表型。在大多数实验肿瘤动物模型中，G－MDSC 相对于 M－MDSC 具有更强的扩增能力，因而 G－MDSC 是肿瘤组织中主要的 MDSC 类型。M－MDSC 可在体外诱导分化为成熟的树突状细胞和巨噬细胞，而 G－MDSC 不能进一步分化。

在肿瘤组织中，MDSC 的扩增和募集主要依赖于 COX－2、PGE、SCF、M－SCF、IL－6、GM－CSF 和 VEGF 等，这些因子通过 STAT3 信号通路调控 MDSC 的扩增和募集。进一步研究表明，STAT3 可通过上调 S100A8 和 S100A9 促进 DMSC 的扩增和募集，S100A8 和 S100A9 属于 S100 钙结合蛋白家族，在炎症反应中具有重要的调控作用。调节 MDSC 活化的因子主要包括 IFN－γ、TGF－β、IL－4 和 IL－13，主要通过激活 STAT1、STAT6 和 NK－κB 通路激活 MDSC。

MDSC 对肿瘤发展的促进作用主要有以下 5 个方面：① 通过表达高水平的 ARG1 抑制

$CD4^+$ 和 $CD8^+$ T 细胞活化和增殖；② 通过募集或诱导 Treg 产生和扩增抑制免疫效应细胞功能；③ 通过分泌 IL-10 来降低巨噬细胞 IL-12 的分泌水平，而 IL-12 是一种可激活 NK 细胞的细胞因子，从而实现对 NK 细胞激活的抑制；④ 通过其胞膜表面的膜结合型 TGF-β 下调 NK 细胞表面 NKG2D 的表达，降低 NK 细胞对肿瘤细胞的识别和杀伤能力；⑤ 通过增加干细胞相关基因的表达，增强肿瘤细胞的干细胞特性。

靶向 MDSC 的肿瘤免疫治疗策略主要包括：① 采用全反式维甲酸（ATRA）诱导 MDSC 分化，降低体内 MDSC 的数量；② 通过靶向 VEGF、S100A8、S100A9 等抑制 MDSC 的募集和扩增；③ 通过阻断或抑制 ARG1、iNOS、ROS 等 MDSC 效应分子的作用，抑制 MDSC 的免疫抑制功能；④ 应用 GR1 抗体、吉西他滨（gemcitabine）、阿霉素（doxorubicin）等特异性剔除 MDSC。

2. 免疫缺陷　机体免疫功能状态也是肿瘤细胞发生免疫逃逸的关键因素。如果机体有免疫缺陷疾病，或长期服用免疫抑制药物，或有 HIV 感染等导致免疫功能低下的状况，机体免疫系统对肿瘤的免疫监视能力下降，肿瘤细胞不能诱导产生有效的抗肿瘤免疫反应。

3. 炎症　炎症反应在肿瘤起始、促进、恶性转化、侵袭和转移等各个发展阶段都具有决定性作用，炎症可以损害机体免疫监视能力，许多肿瘤浸润免疫细胞也能够促进肿瘤生长和转移。慢性感染与炎症是已知的影响肿瘤形成和进展的最重要的表观遗传与环境因素。如长期酗酒导致的肝脏和胰腺炎症与肝癌、胰腺癌发生有显著相关性，炎症性肠病增加肠癌发生的风险，幽门螺杆菌感染与胃癌和 MALT 淋巴瘤发生相关，长期的石棉和二氧化硅暴露与持续的肺部炎症和肺癌发生相关。

第二节　研 究 现 状

一、肿瘤免疫诊断

肿瘤抗原、抗肿瘤抗体和肿瘤其他生物标志物的检测已成为肿瘤诊断的重要辅助指标。如血清 CEA(carcino embryonic antigen)水平增高与肠癌、胰腺癌、胃癌、乳腺癌等多种肿瘤相关；AFP(alpha fetal protein)水平的高低与原发性肝癌密切相关，AFP 增高有助于肝癌诊断；CA125、CA199、PSA(prostate specific antigen)水平增高与卵巢癌、胰腺癌和前列腺癌相关；血清细胞角蛋白 19 片段(CYFRA21-1)抗原和鳞癌抗原(SCC)水平增高与肺癌相关。免疫细胞也可能发生恶性转化，导致白血病、淋巴瘤和骨髓瘤等肿瘤的发生，因此通过检测淋巴细胞表面标志物有助于这些肿瘤的诊断。此外，肿瘤生物标志物除用于辅助诊断外，也常用来作为肿瘤的治疗反应和肿瘤复发的监测指标。

肿瘤转移(tumor node metastasis, TNM)分期是目前国际上最常用的分期系统，它反映了肿瘤的发展阶段，但这种分期不能提供重要信息反映肿瘤的预后结果，也不能预测肿瘤的治疗反应。由于机体免疫系统控制着肿瘤的发生与发展，因此，肿瘤的免疫分期能够较好地预测治疗反应，较准确地反映肿瘤的预后结果。目前，肿瘤的免疫评分(immunoscoring)已被作为一种新的可能的肿瘤分类方法在各国开展。

二、肿瘤免疫逃逸机制

机体免疫系统具有免疫监视功能,当体内出现恶变细胞时,免疫系统能够识别并通过免疫机制特异地清除这些"非己"细胞。肿瘤作为异己成分,却常能在免疫系统重重壁垒中逃避各种攻击而发展壮大,主要原因是其已经进化出多种免疫逃逸机制。

肿瘤免疫逃逸的机制主要与肿瘤细胞自身的修饰变化和肿瘤免疫微环境的改变有关。前者包括肿瘤的免疫选择、肿瘤细胞漏逸、肿瘤抗原的封闭覆盖及被识别为自体抗原、肿瘤细胞发动 Fas/FasL 系统反击、肿瘤自噬体增加、肿瘤低氧代谢、受体表达异常以及上皮-间质转化的发生。通过上述修饰和变化机制,肿瘤细胞自身可增强逃避免疫监视及攻击的能力。作为高度异质性结构,肿瘤细胞与包括免疫细胞、免疫因子在内的多种细胞和因子相互作用,形成复杂的肿瘤免疫微环境。其中免疫细胞、免疫因子的组成和功能也因肿瘤的存在而发生动态改变,免疫细胞常常因此获得免疫抑制性。非但无法清除肿瘤,反而使肿瘤细胞逃避机体的免疫监控和杀伤。调节性 T 细胞(Treg)抑制自然杀伤细胞(NK)和效应 T 细胞的杀伤能力;细胞毒性 T 细胞(CTL)具有低效的识别、杀伤肿瘤细胞作用;辅助性 T 细胞 17(Th17)可能与炎性反应相关肿瘤的发展关联密切。调节性 B 细胞(Breg)可杀伤 T 细胞介导其凋亡。肿瘤干细胞(CSC)与肿瘤细胞发生上皮-间质转化之间相互促进,可能协同参与肿瘤免疫逃逸。肿瘤相关巨噬细胞(TAM)可增加 CSC 数量,抑制效应 T 细胞对肿瘤细胞的杀伤功能以及募集 Treg。骨髓源性细胞(MDSC)可抑制 T 细胞受体信号转导、诱导 T 细胞凋亡、抑制 NK 细胞功能,诱导 Treg 向肿瘤浸润。树突状细胞(DC)受到肿瘤编辑而具有免疫抑制效应,并促进肿瘤血管生成。肿瘤免疫微环境中的多种细胞因子也可发挥免疫抑制作用,其中主要调控因子 TGF - β 可抑制多种免疫细胞增殖分化。趋化因子 CCL22 可吸引 Treg 向肿瘤聚集。细胞程序性死亡配体-1(PD - L1)导致肿瘤抗原特异性 T 细胞凋亡和免疫无能。吲哚胺- 2,3 -双加氧酶(IDO)促进 CD8$^+$ T 细胞凋亡、抑制 NK 细胞功能、调控 Treg 的招募和巨噬细胞极化等。

三、肿瘤免疫治疗

近年来,随着免疫学技术的发展,免疫治疗已成为临床治疗疾病的重要手段之一。肿瘤免疫治疗是通过激发和提高机体免疫功能而控制肿瘤的一种治疗方法,有望成为继手术、放疗和化疗后第四种常规的肿瘤治疗手段,目前已有多种免疫治疗试剂进入临床应用(表 16 - 1)。肿瘤免疫治疗包括主动免疫治疗和被动免疫治疗两大类。主动免疫治疗是通过刺激机体内在的免疫反应增强机体抗肿瘤免疫的一种免疫治疗;被动免疫治疗是通过给予外源性抗体或其他免疫成分提高机体的抗肿瘤免疫反应的一种免疫治疗。

表 16 - 1　临床常用肿瘤免疫治疗试剂

准入年度	试 剂 名	商 品 名	产 品 特 征
1986	α-干扰素(Interferon - α)	Intron - A Roferon	重组蛋白细胞因子
1990	卡介苗 BCG(Bacillus Calmette Guerin)	Tice®	减毒的牛型结核杆菌活株

（续表）

准入年度	试　剂　名	商　品　名	产　品　特　征
1990	左旋咪唑（Levamisole）	Ergamisol	合成的化学物质
1992	白介素-2（Interleukin-2 aldesleukin）	Proleukin	重组蛋白细胞因子
1992	莫拉司亭（GM-CSF sargramostim）	Leukine	重组蛋白细胞因子
1997	美罗华（Rituximab）	Rituxan	抗 CD20 鼠-人嵌合单抗
1998	曲妥珠单抗（Trastuzumab）	Herceptin	抗 Her2 人源性单抗
1999	地尼白介素-2（Denileukin diftitox）	Ontak	偶联白喉毒素的 IL-2
2000	吉妥单抗（Gemtuzumab ozogamicin）	Mylotarg	偶联毒素的抗 CD33 人源化单抗
2001	阿来珠单抗（Alemtuzumab）	Campath	抗 CD52 人源化单抗
2002	90 钇替伊莫单抗（90-yttrium ibritumomab Tiuxetan）	Zevalin	用螯合剂偶联 90 钇放射性同位素的抗 CD20 鼠源性单抗
2003	托西莫单抗（131-iodine tositumomab）	Bexxar	碘 131 偶联的抗 CD20 鼠源性单抗
2004	贝伐单抗（Bevacizumab）	Avastin	抗血管内皮生长因子的人源化单抗
2004	西妥昔单抗（Cetuximab）	Erbitux	抗表皮生长因子受体的鼠-人嵌合单抗
2006	帕尼单抗（Panitumumab）	Vectibix	抗表皮生长因子受体的全人单抗
2009	奥法木单抗（Ofatumumab）	Arzerra	抗 CD20 的全人单抗
2010	Sipuleucel-T	Provenge	GM-CSF 和前列腺酸性磷酸酶融合蛋白培养的外周血单核细胞
2011	易普利姆玛（Ipilimumab）	Yervoy	抗 CTLA-4 的全人单抗
2014	派姆单抗（Pembrolizumab）	Keytruda	抗 PD-1 的全人单抗
2014	博纳吐单抗（blinatumomab）	Blincyto	抗 CD19/CD3 单抗
2015	Nivolumab	Opdivo	抗 PD-1 单抗
2015	Talimogene laherparepvec	Imlygic	病毒疫苗
2016	Atezolizumab	Tecentriq	抗 PD-L1 单抗
2017	Avelumab	Bavencio	抗 PD-L1 单抗
2017	Durvalumab	Imfinzi	抗 PD-L1 单抗
2017	Tisagenlecleucel	Kymriah	CD19 CAR-T 细胞
2017	Axicabtagene ciloleucel	Yescarta	CD19 CAR-T 细胞
2018	Cemiplimab-rwlc	Libtayo	抗 PD-1 单抗

1. 主动免疫治疗 包括非特异性主动免疫治疗和特异性主动免疫治疗两大类。

(1) 非特异性主动免疫治疗 通过给予细胞因子、共刺激分子或非特异性刺激因子非特异性的激发机体免疫系统,增强机体的抗肿瘤免疫反应。细胞因子具有广泛的抗肿瘤活性,目前常用的细胞因子有 IL-2、IL-4、IL-12、IL-15、GM-CSF、IFN-γ 和 TNF 等。常用的非特异性刺激因子有卡介苗(BCG)、CpG 寡聚脱氧核苷酸(ODN)、短小棒状杆菌(PV)和左旋咪唑(LMS)等。

IL-2 作为可促进 T 细胞、NK 细胞增殖和功能的细胞因子,已被用于转移性黑色素瘤的治疗,约 15%～20% 的黑色素瘤患者在接受高剂量 IL-2 治疗后肿瘤发生消退。此外,IL-12 在小鼠肿瘤模型中也展现出了良好的应用前景,IL-12 可激活并增强 NK 细胞对 HER2/neu$^+$乳腺癌细胞的杀伤效应,因此,IL-12 也是具有潜在临床免疫治疗疗效的细胞因子。

GM-CSF 被用于靶向肿瘤分化的治疗策略,该策略试图通过促进肿瘤细胞分化成熟,从而降低其自我更新和增殖分裂能力。研究表明,GM-CSF 可促进小鼠髓细胞白血病分化并降低其自我更新能力。

IFN 可通过抑制增殖或激活 NK 细胞、巨噬细胞等免疫细胞来发挥抗癌作用。IFN-α 和 IFN-β 用于治疗黑色素瘤和肾细胞癌有效率约为 10%～15%,用于治疗卡波西氏肉瘤约有 20% 的有效率,淋巴瘤患者对 IFN-α 和 IFN-β 治疗的反应率约为 40%,而多毛细胞白血病(hairy cell leukemia)患者的反应率高达 80%～90%。

(2) 特异性主动免疫治疗 通过给予肿瘤疫苗或抗独特型抗体疫苗特异性激发机体的抗肿瘤免疫反应。肿瘤疫苗可以是灭活的自体肿瘤细胞、提取的肿瘤抗原、人工合成的肿瘤抗原肽,也可以是病毒抗原、DNA 疫苗或 APC 疫苗。由于 DC 具有很强的抗原处理与提呈能力,用已知的肿瘤抗原、肿瘤细胞、肿瘤组织裂解物等预先在体外致敏患者的 DC,然后将激活的 DC 给予患者,诱导机体产生特异性抗肿瘤免疫反应已成为肿瘤免疫治疗方法。2010 年 4 月美国 FDA 批准的 Sipuleucel-T(Provenge)即是用 GM-CSF 与前列腺酸性磷酸酶(prostatic acid phosphatase)融合蛋白体外致敏和激活 DC,用于治疗难治性前列腺癌。Sipuleucel-T 是首个被 FDA 批准的治疗性肿瘤疫苗。此外,由于病毒感染与多种肿瘤的发生密切相关,利用病毒疫苗进行肿瘤预防近年来得到了迅速发展并取得了良好效果,HPV 疫苗作为首个预防性疫苗于 2006 年被批准用于宫颈癌预防。

2. 被动免疫治疗 主要包括抗肿瘤抗体和过继细胞治疗两大类。

(1) 抗肿瘤抗体 随着人源化基因工程抗体的出现,抗肿瘤抗体免疫治疗近年来得到了较快发展。

1) 单克隆抗体 目前已有多种抗肿瘤单克隆抗体被批准用于肿瘤治疗(表 17-1)。人表皮生长因子受体 2(human epidermal growth factor receptor, HER2)在部分乳腺癌细胞中高表达。研究发现,抗 HER2 单克隆抗体赫赛汀(Herceptin)用于治疗 HER2 高表达的乳腺癌患者具有一定的疗效,并于 1998 年被美国 FDA 批准进入临床应用。之后,多种抗肿瘤抗体被相继批准用于肿瘤治疗,如抗 CD20、EGFR、VEGF 单克隆抗体等。

此外,肿瘤微环境中存在诸多促进炎症的细胞因子和代谢产物,如 CSF-1、IL-6、TNF、VEGF 等,这些细胞因子和代谢产物对肿瘤的发生发展也具有促进作用。因此,采用单克隆抗体中和肿瘤微环境中的这些细胞因子或代谢产物也展现出了一定的疗效。研究表明,中和 TNF 的抗体与 NF-κB 抑制剂联合治疗可抑制实验肿瘤模型小鼠结肠癌和腺癌的发生;针对趋化因子受体 CXCR4 的中和抗体,可防止慢性粒细胞淋巴瘤和急性髓系白血病细胞进入组织器官,从而增强化疗药物的疗效。

免疫检查点是免疫细胞中存在的具有调控免疫应答持久性和强度的信号通路分子。在正常情况下,免疫检查点是免疫系统的负调控者,通过调控机体免疫应答的持久性和强度来维持免疫耐受,从而防止自身免疫的发生。免疫检查点既可以是刺激性的,也可以是抑制性的。刺激性免疫检查点分子(stimulatory checkpoint molecules)主要包括 CD27、CD28、CD40、CD122、CD137、OX40、GITR、ICOS 等;抑制性免疫检查点(inhibitory checkpoint molecules)主要包括 CTLA-4、PD-1、A2AR、B7-H3、B7-H4、BTLA、IDO、KIR、Lag-3、TIM-3 和 VISTA 等。针对这些免疫检查点开发抗体药物,可以特异性地靶向干预肿瘤免疫,解除免疫抑制,在一定程度上更好实现免疫治疗效果。目前,对于 CTLA-4 和 PD-1 的研究最为广泛,James P. Allison 和 Tasuku Honjo 两位学者因研究 CTLA-4 和 PD-1 两个免疫检测点在抑制消极免疫调节的机制,并探究了相关新癌症疗法而获得 2018 年诺贝尔生理奖或医学奖。

CTLA-4 是在活化的 T 细胞表面表达的一个免疫检查点受体。CTLA-4 是 CD28 的同源蛋白,但 CTLA-4 与共刺激分子 CD80/CD86 的亲和力较 CD28 更高,因而 CTLA-4 可通过竞争树突状细胞表面的共刺激分子 CD80/CD86,从而抑制 T 细胞激活所需的共刺激信号并提高 TCR 的激活的阈值。未成熟的 T 细胞或静息的 T 细胞均不表达 CTLA-4,但在活化的 T 细胞表面 CTLA-4 的表达通常发生上调。CTLA-4 的表达上调原本是为了防止过度的 T 细胞免疫应答,但在肿瘤组织中,CTLA-4 可大幅降低 T 细胞对肿瘤细胞的免疫应答反应。早在 20 世纪 90 年代,研究者们就已在小鼠模型中发现靶向 CD28 会降低小鼠的抗肿瘤免疫反应,而靶向 CTLA-4 则可降低肿瘤组织中 Treg 与 CD4$^+$、CD8$^+$ T 细胞的比例,从而大幅增加 T 细胞的抗肿瘤效应。靶向 CTLA-4 策略的另一个优势在于 CTLA-4 位于 T 细胞表面,使得治疗可以不依赖于肿瘤特异性抗原,理论上这种治疗策略可以应用于多种类型肿瘤的免疫治疗。靶向 CTLA-4 的治疗在黑色素瘤、肾细胞癌和卵巢癌的治疗中都展现出了一定的疗效,2011 年,美国 FDA 批准了首个 CTLA-4 抗体用于黑色素瘤治疗。

T 细胞的另一个免疫检查点受体是程序性死亡受体-1(programmed cell death protein 1, PD-1),与 CTLA-4 类似,PD-1 仅在活化的 T 细胞表面表达,其配体是位于包括肿瘤细胞在内的多种细胞表面的 PD-L1 和 PD-L2 蛋白。PD-L1 在表皮细胞、内皮细胞和免疫细胞中均有表达,而 PD-L2 仅在少数抗原递呈细胞表面表达。靶向 PD-L1 的单克隆抗体在多种肿瘤中均展现出一定的疗效,如黑色素瘤、肾细胞癌、霍奇金淋巴瘤等。2014 年,首个靶向 PD-1 的单克隆抗体(pembrolizumab)获美国 FDA 批准用于治疗不可切除或转移的黑色素瘤。随后,nivolumab、atezolizumab、avelumab 和 durvalumab 也相继获得 FDA 批准,用于治疗晚期黑色素瘤、尿路上皮癌和默克尔细胞癌(Merkel cell carcinoma)等。

2) 偶联抗体　以抗体为载体,以效应分子为弹头,将抗体与某些效应分子相偶联,例如毒素、化疗药物、放射性同位素、酶或细胞因子等。这些偶联抗体既有抗体的肿瘤抗原特异识别能力，又有效应分子的抗肿瘤作用，能够将效应分子富集到肿瘤部位，产生更好的抗肿瘤效应。如将放射性同位素与抗 CD20 单抗偶联用于治疗 B 细胞淋巴瘤就是典型代表。

（2）过继免疫治疗　过继免疫治疗是指将体外培养的免疫效应细胞移植到患者体内，通过效应细胞识别和摧毁肿瘤细胞。典型的过继免疫治疗流程包括：免疫效应细胞的分离、体外扩增。

1）LAK 细胞　LAK 细胞（Lymphokine activated killer cells）是 PBMC 在体外用高剂量 IL-2 培养，然后与高剂量 IL-2 一起输入患者体内。LAK 细胞能够杀伤某些肿瘤细胞，但由于高剂量 IL-2 会引起血管渗漏和严重低血压，从而限制了 LAK 细胞的临床应用。

2）CIK 细胞　CIK 细胞（Cytokine-induced killer cells）是体外扩增的具有 T 细胞和 NK 细胞特性的一类异质细胞，具有广谱的无 MHC 限制的抗肿瘤活性，主要是 $CD3^+$ $CD56^+$ 细胞，还有少量典型 T 细胞（$CD3^+CD56^-$）和 NK 细胞（$CD3^-CD56^+$）。CIK 细胞是 PBMC 细胞、骨髓细胞或脐带血单核细胞在体外用 CD3 抗体和 IFN-γ、IL-2 等细胞因子刺激诱导产生。由于 CIK 细胞培养简单，生产容易，目前在临床上应用较多，但其实际疗效还有待进一步评价。将患者肿瘤细胞致敏的 DC 与 CIK 共培养，可以提高 CIK 的抗肿瘤效应。

3）T 细胞　肿瘤浸润 T 淋巴细胞（tumor infiltrating lymphocyte，TIL）在体外扩增后输入患者体内能够产生较强的抗肿瘤免疫反应。外周血 T 细胞体外扩增后经过适当修饰，如肿瘤抗原特异性 TCR、嵌合性抗原受体（chimeric antigen receptors，CAR）和共刺激分子等，可以增强 T 细胞对肿瘤细胞的特异性识别与杀伤，具有良好的抗肿瘤效应。目前，过继 T 细胞移植已成为一种较好的肿瘤治疗新方法。

嵌合抗原受体（chimeric antigen receptor，CAR）是指由单克隆抗体的抗原识别域与受体信号转导域融合而成的人工受体。CAR 的基本原理是通过基因工程技术将识别肿瘤抗原单克隆抗体的单链可变区（single-chain variable fragment，scFv）和淋巴细胞免疫受体酪氨酸活化基序（immunoreceptor tyrosine-based activation motif，ITAM，通常是 CD3ζ、CD3-ε 或 FcεRIγ）融合，将该融合蛋白表达于 T 细胞表面，即为 CAR-T 细胞。Eshhar 的研究小组于 1989 年首次将 CAR 表达于 T 细胞表面，重定向（redirecting）T 细胞的免疫应答。CAR-T 细胞能够以抗原依赖、非 MHC 限制的方式识别并特异性地杀伤肿瘤细胞，从而克服肿瘤细胞对宿主内源性淋巴细胞的免疫逃逸。以 CD19 为靶点的 CAR-T 细胞过继免疫治疗已成功应用于急性淋巴细胞白血病（acute lymphoblastic leukemia，ALL）的治疗，完全缓解率高达 90%，靶向 CD20、CD30 的 CAR-T 细胞也展现出了令人可喜的疗效。2017 年 8 月，FDA 首次批准 CAR-T 细胞药物用于 ALL 的治疗。

然而，CAR-T 过继免疫治疗也存在着诸多挑战。除非 CAR-T 细胞的靶点是 100% 的肿瘤特异性抗原，否则 CAR-T 细胞在体内就存在脱靶的风险。这种脱靶的例子也确实存在于以 CD19 或 CD20 为靶点的 CAR-T 治疗过程中，由于正常 B 细胞也表达 CD19 和 CD20，因而 CAR-T 细胞也同样会清除正常的 B 细胞并引起副作用。CAR-T 疗法也可能引起过度的免疫反应，导致更严重的全身炎症反应综合征（systemic inflammatory response syndrome，SIRS）。尽管研究者对于 CAR-T 疗法还存在一些忧虑，但研发 CAR-T 疗法的步伐仍在不断地迈进，目前为止，FDA 已批准两款 CAR-T 细胞药物用于治疗急性 B 系淋巴瘤白血病及非霍奇金淋巴瘤，分别是 KYMRIAH 和 YESCARTA。

4）NK 细胞 NK 细胞是一类具有细胞毒性的淋巴细胞，发挥着机体免疫监视的重要作用。NK 细胞具有较强的肿瘤细胞识别与杀伤能力，且无 MHC 限制。大量研究表明，同种异体 NK 细胞移植能够产生明显的抗肿瘤效应，且不会产生移植物抗宿主反应（GVHD），是目前最有希望的肿瘤免疫治疗新方法之一。由于 NK 细胞仅占外周血单个核细胞（PBMC）的很小部分，且未成熟的 NK 细胞抗肿瘤能力非常有限，为满足巨大的临床需要，NK 细胞需要在体外进行大规模扩增和激活。NK 细胞体外扩增的方法也较多，但效果参差不齐，目前临床上应用较多的是用膜固定 IL-15 或膜固定 IL-21 与 CD137L 表达的人工抗原提呈细胞或基因工程细胞作为饲养细胞进行扩增。目前，NK 细胞过继免疫治疗的策略大致可分为 5 类（图 16-7）。

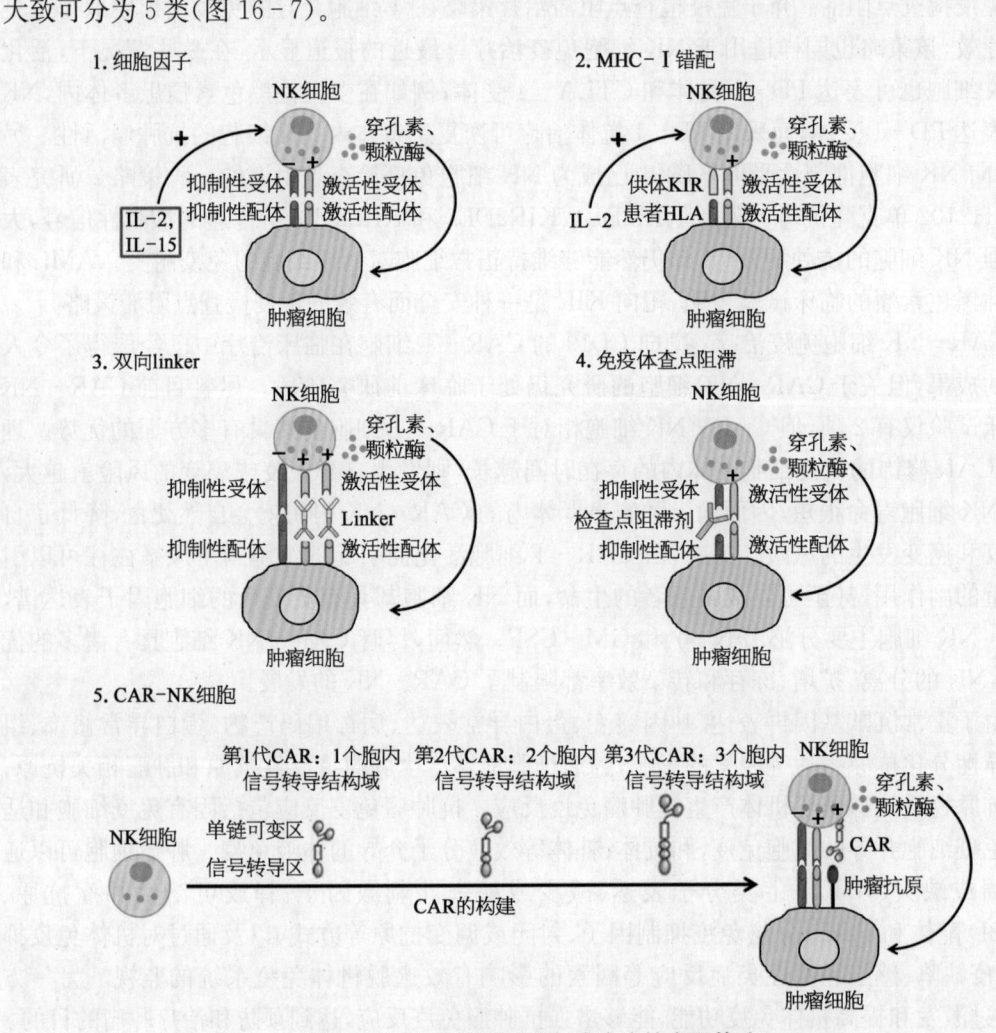

图 16-7 NK 细胞过继免疫治疗的主要策略

自体 NK 细胞移植：自体 NK 细胞移植是指将肿瘤患者自身的 NK 细胞经体外扩增后回输给肿瘤患者，但自体移植的 NK 细胞几乎不能有效杀伤患者体内的肿瘤细胞。因此，自体 NK 细胞移植需要与 IL-2 等具有免疫刺激作用的细胞因子联合治疗，但其临床疗效仍然非常有限，并且细胞因子的剂量也难以控制。

异体 NK 细胞移植：异体 NK 细胞移植是指将健康捐献者来源的 NK 细胞经体外扩增后，以 HLA 错配（HLA - mismatch）的方式输注给肿瘤患者。HLA 错配可减少肿瘤细胞产生的抑制性信号，因而在 AML 患者中具有较好的反应率。

双特异性抗体（bispecific antibody）：不同于传统的抗体通过 ADCC 激活 NK 细胞，双特异性抗体可同时识别肿瘤抗原和 NK 细胞激活性受体。通过将 NK 细胞激活性受体与肿瘤抗原连接起来，增强 NK 细胞对肿瘤细胞的识别。当然，双特异性抗体也可以是由识别肿瘤抗原和结合 CD16 分子的抗体 Fv 段构成，将诸如 CD19、CD20、CD30、EGFR 或 HER2 等肿瘤抗原与 NK 细胞表面的 CD16 分子连接，触发 ADCC 作用，从而发挥抗肿瘤作用。

免疫检查点阻滞：介于免疫检查点阻滞治疗策略在 T 细胞介导的免疫治疗中取得了良好的疗效，该策略也同样适用于 NK 细胞免疫治疗。最近的报道显示，在一些情况下，活化的 NK 细胞也可表达 PD-1 受体和 CTLA-4 受体，例如在多发性黑色素瘤患者体内，NK 细胞表达 PD-1 受体，而采用 PD-1 抗体治疗可恢复患者体内 NK 细胞的抗肿瘤活性。另外，靶向 NK 细胞抑制性受体 KIR 也已成为 NK 细胞免疫检查点阻滞的一种策略。研究表明，IPH2102 单克隆抗体可阻断 KIR2DL1、KIR2DL2 和 KIR2DL3 所传递的抑制性信号，大幅增强 NK 细胞的抗肿瘤效应，却仍然能够维持正常细胞对 NK 细胞的免疫耐受。AML 和多发性黑色素瘤的临床试验表明，靶向 KIR 是一种安全而有效的免疫检查点阻滞策略。

CAR-NK 细胞免疫治疗：靶向 CD19 的 CAR-T 细胞在临床治疗中已经取得了令人瞩目的成果，但关于 CAR-NK 细胞的研究仍处于临床前研究阶段。尽管目前 CAR-NK 的临床试验仅有 2 项，但 CAR-NK 细胞相对于 CAR-T 细胞仍然具有多方面的优势。理论上，CAR 修饰的免疫细胞在体内的存在时间越长，则发生自身免疫或癌变的风险就越大，由于 NK 细胞寿命很短，因而输入肿瘤患者体内的 CAR-NK 很快就会自然死亡，降低了自身免疫和癌变发生的风险。另外，由 CAR-T 细胞活化而引起的细胞因子风暴往往可以引起严重的副作用，甚至可以威胁患者的生命，而 NK 细胞却具有更安全的细胞因子表达谱，CAR-NK 细胞主要分泌 IFN-γ 和 GM-CSF。然而，尽管 CAR-NK 细胞具有诸多的优势，但 NK 的分离、扩增、冻存和转染效率都限制了 CAR-NK 的发展。

由于正常沉默基因再表达、基因突变、蛋白异常表达、病毒编码产物、蛋白异常修饰、组织特异性分化抗原表达等因素的影响，肿瘤细胞能够产生肿瘤特异性抗原和肿瘤相关抗原，这些抗原物质能够诱导机体产生抗肿瘤免疫反应。抗肿瘤免疫反应包括固有免疫细胞和适应性免疫细胞介导的细胞免疫，和抗体、补体等效应分子介导的体液免疫。肿瘤细胞可以通过下调或缺失 MHC-Ⅰ 类分子表达、减少或缺失共刺激因子、释放可溶性肿瘤抗原、NKG2D 配体和 FasL、分泌免疫抑制因子、封闭或调变抗原等方式，以及通过对机体免疫抑制、免疫缺陷、感染和慢性炎症反应等因素的影响有效逃脱机体免疫系统的监视。另一方面，通过激发和提高机体免疫功能，能够增强抗肿瘤免疫反应，达到预防和治疗肿瘤的目的。

免疫治疗在临床上展现了良好的应用前景和应用价值。近年来，以免疫检查点治疗、过继性免疫治疗、肿瘤疫苗等为代表的免疫治疗迅速发展并已取得良好的临床效果，但是，免疫治疗尚存许多问题与不足之处，许多针对免疫检查点的药物还处于早期研究阶段，其中有些药物临床效果不佳，单克隆抗体易产生耐药性，CAR-T 的免疫原性较强且可能发生细胞因子释放综合征（CRS）、肿瘤裂解综合征（TLS）等毒副反应，缺乏统一的预示疾病转归的临床检测指标,且由于患者个体的差异性,同种药物对不同患者的疗效不同,另外,由于肿瘤异质性和遗传不稳定性等因素存在,树突状疫苗治疗也表现出了一些局限性,此外,由于肿瘤微环境及肿瘤相关信号转导通路的复杂性,单一的免疫治疗往往难以取得令人满意的临床效果。因此,免疫治疗与手术、放疗、化疗及其他治疗手段相结合是今后免疫治疗的主要发展趋势,相信随着人们对免疫治疗的进一步了解,免疫治疗的临床应用将会更加广阔。

第三节 发展趋势

一、免疫评分

免疫学评分是应用免疫组化量化结合数字影像分析测定肿瘤和浸润边缘的细胞毒性 T 细胞(CD8+)和总 T 细胞(CD3+)的分布密度,并换算成患者的免疫学评分,是针对患者体内免疫反应状态进行免疫评价的一种新方法。与传统的淋巴血管浸润、pTN 分期、MSI 状态、肿瘤分化相比,基于标准免疫组化法和数字影像分析的免疫学评分,重复性高,具有相对更高的预后值。免疫学评分越高,复发风险越低。在结肠癌的研究中显示免疫学评分可更有效、精准预测结肠癌的进展风险,并预测风险实施针对性术后辅助治疗,帮助患者获得更好疗效,使得疾病有更好的转归。研究表明免疫学评分为肿瘤患者复发风险评估提供了准确可靠指标,可作为肿瘤分类的一个新的组成参数,基于免疫学评分的复发风险分类,可用来改善个体化治疗策略,调整个体化治疗方案,防止过度治疗和不恰当治疗。免疫学评分,代表着实体瘤适应性免疫应答评估的重大突破,可能代表了一种新的肿瘤分类系统。一旦各类肿瘤免疫学的临床实用性得到足够验证,可通过预测免疫治疗的有效性,指导更为有效的肿瘤个性化精准治疗,使得免疫评分将在临床得到广泛应用。但是,目前免疫评分只是在部分肿瘤中进行了证实,可以预期,各类肿瘤的免疫评分的研究将成为热点和未来的研究趋势,此外,免疫评分的临床实用性研究也将是趋势之一。

二、肿瘤新抗原

(一)肿瘤新抗原的鉴定与筛选

肿瘤新抗原即肿瘤特异性抗原,是体细胞因外界因素诱发或自发突变而产生的具有免疫原性的新生抗原。肿瘤新抗原仅表达在肿瘤细胞中,且具有免疫原性,可成为精准免疫治疗的潜在特异性靶点。随着癌症基因组图谱(The Cancer Genome Atlas,TCGA)和国际癌症基因组联盟(International Cancer Genome Consortium,ICGC)等肿瘤基因组计划的实施,极大推动了肿瘤突变谱鉴定及肿瘤新抗原(neoantigen)的研究与发展。肿瘤新抗原的筛选和免疫原性鉴定目前主要是应用基因组和转录组测序鉴定肿瘤样本中的突变及其转录水平,再结合计算机软件预测肿瘤突变肽与 MHC 分子的亲和力或应用质谱鉴定与 MHC 分子结合的表位肽,并通过分子生物学手段获得这些突变肽/表位肽,再利用体外和体内免疫学实验鉴定并筛选肿瘤新抗原。肿瘤新抗原来自体细胞突变,在肿瘤中十分普遍,且个体间有很强的异质性。并不是所有的体细胞突变最终都能在蛋白质水平展现,此外,即使体细胞突变通过翻译最终体现在蛋白水平上,但是否有免疫原性和 MHC 亲和性等因素也影响体细胞突变最终是否能成为新抗原。一个体细胞突变是否可以成为一个新抗原通常取决于以下因素:① 体细胞突变是否体现在蛋白质水平上,若是同义突变则没有实际意义;② 突变表达的蛋白是否可加工成具有免疫原性的抗原多肽;③ 多肽与患者自身 MHC 分子具有较高的亲和力;④ 突变肽/MHC 复合体是否被 TCR 识别。

因此,如何鉴定和筛选有临床意义的肿瘤新抗原,是一个繁重而长期的工作,将是肿瘤免疫领域的一个重要研究热点和研究趋势。

(二) 肿瘤新抗原疫苗

基于肿瘤新抗原为靶点开发的疫苗部分疗效已被证实,其机制可能是注射肿瘤新抗原疫苗后激活患者免疫系统,从而实现其疗效。临床前以及早期临床研究初步表明,基于肿瘤新抗原制备的疫苗在恶性乳腺癌、结肠癌、肉瘤等肿瘤中可以激活 $CD8^+$ 和 $CD4^+$ T 细胞来治疗肿瘤。目前新抗原疫苗主要包括合成多肽疫苗、RNA 疫苗以及树突细胞疫苗,且均表现出较好的安全性。但是,肿瘤新抗原研究目前尚未有公认的标准流程与参数,不同类型肿瘤抗原、不同患者个体具有异质性,在肿瘤发生、发展与转归过程中,随着肿瘤细胞的进化肿瘤抗原也会发生变化,造成肿瘤新抗原疫苗开发受到较多因素影响,大部分新抗原及相关疫苗还处在研究和临床前实验阶段,还有许多问题需要解决、优化和完善。肿瘤新抗原疫苗制备仍处于探索阶段,但由于肿瘤新抗原疫苗的开发可为临床免疫治疗提供更多的选择,甚至为患者提供针对性的免疫治疗,使其在临床应用和市场方面有非常高的预期,因此,有效的新抗原的疫苗的研究开发是未来重要的研究方向。此外,前期研究表明,肿瘤新抗原疫苗与其他免疫治疗(如 PD - 1 等免疫抑制靶点单抗或 CAR - T 等)、放疗或化疗联合治疗能给患者带来更好的疗效,有望成为今后治疗恶性肿瘤的有效方式之一。肿瘤新抗原与其他治疗策略的联合应用这个领域正处于研究阶段,还有许多基础理论和应用瓶颈需要解决,但由于其较好的临床预期,引起学者们广泛关注,将成为肿瘤免疫治疗中的重要研究方向。

三、肿瘤免疫代谢机制

肿瘤细胞代谢相对于正常细胞具有较高的异质性。为了维持其快速的生长和增殖,肿瘤细胞必须拥有相较于正常细胞更高的代谢速率,代谢改变是肿瘤的重要特征之一。肿瘤细胞的代谢方式是复杂多样的,肿瘤细胞不仅通过有氧糖酵解为自身生长提供能量,也可以通过丝氨酸代谢等途径为细胞复制提供生物大分子,同时也会大量利用谷氨酰胺、脂类物质等促进自身增殖,它会根据自身所处环境的变化而选择适合自己的代谢方式来满足自身增殖,这种通过改变肿瘤代谢方式的适应性也称为代谢重编程。肿瘤微环境(tumor microenvironment,TME)会诱发肿瘤细胞代谢发生重编程,影响与调控肿瘤代谢,形成有别于正常细胞的代谢新机制;同时,肿瘤细胞代谢对肿瘤微环境也产生多方面的影响,肿瘤代谢与 TME 的相互作用是促进肿瘤免疫逃逸的重要原因之一。越来越多的研究发现,TME 中的营养物质以及细胞分泌的代谢产物均可影响周围细胞的命运。如肿瘤细胞通过消耗微环境中的葡萄糖、分泌乳酸酸化微环境、高表达细胞膜组分胆固醇、分泌神经节苷脂以及快速吸收利用胞外氨基酸等方式抑制免疫细胞发挥功能进行免疫逃逸。针对这些代谢产物相关的代谢途径实施靶向肿瘤免疫治疗已在多种实体瘤中表现出良好的治疗效果。如氨基酸代谢与肿瘤的产生、致癌基因的异常表达都有密切关系,尤其是谷氨酰胺代谢。谷氨酰胺是人体内最为丰富的非必需氨基酸,而在特定情况下则是肿瘤细胞的必需氨基酸。因此,通过靶向谷氨酰胺代谢,可有效抑制肿瘤的生长。目前,已开发出靶向于谷氨酰胺,抑制谷氨酰胺摄入和抑制关键酶阻断谷氨酰胺代谢两类的药物。但是靶向肿瘤代谢所导致的代谢改变势必会影响抗肿瘤的免疫细胞功能及活性,如何找到肿瘤细胞特有的代谢通路、代谢产物以及代谢酶作为靶点进行特异性阻断,并在抑制肿瘤与维持免疫细胞活性之间找到平衡的治疗方法是目前通过靶向代谢进行抗肿瘤免疫治疗亟待解决的问题,因此,探索有别于正常细胞的肿瘤代谢新途径、新机制,寻找更好的特异性靶向于肿瘤代谢的靶点,是肿瘤代谢研究的主要方向,已成为近年来肿瘤免疫的研究热点。

四、肿瘤免疫治疗方法

肿瘤免疫治疗因其具有特异性高、疗效明显等优点而备受学者们的关注。近年来,以单克隆抗体、肿瘤疫苗、细胞免疫为代表的肿瘤免疫治疗迅速发展并在临床上取得令人欣喜的疗效。

抗体药物疗法因其良好的治疗效果获得了临床工作者的广泛认可,然而作用靶点单一及常面临抗药性问题在一定程度上影响了传统单抗疗法的进一步拓展,因此探讨不同肿瘤代谢新机制,研究靶向阻断多个信号转导的多特异性抗体肿瘤免疫新疗法将在临床应用上显示出更大的优势,是靶向抗体治疗的一个发展趋势。最新研究发现,肿瘤细胞或免疫细胞中高度表达的共抑制因子(免疫检查点)是介导肿瘤免疫逃逸的重要因素之一,2018 年的诺贝尔生理学奖或医学奖就授予了在该领域有突出贡献的 James Allison 与 Tasuku Honjo,针对这些免疫检查点开发显著区别传统抗体药物的新一代抗肿瘤抗体——靶向免疫检查点蛋白的共抑制因子拮抗剂是抗体药物的热点,将在未来很长一段时间受学者们的关注并开展大量研究。

肿瘤疫苗是近年主动特异性免疫治疗研究热点之一,树突状细胞(dendritic cell, DC)疫苗因其独特的抗原提呈作用成为肿瘤疫苗关注的重点。目前已经研发出某些特定肿瘤的 DC 疫苗,并形成初步的免疫治疗新方法,但是,该疗法不足以将晚期肿瘤治愈,尽管如此,因肿瘤疫苗可通过主动激活患者自身的免疫系统从而实现控制或清除肿瘤,甚至具有疫苗的预防作用而备受关注,可以预期,肿瘤疫苗是肿瘤免疫治疗的一个重要方向,根据肿瘤免疫特性,制备相应肿瘤疫苗,探讨治疗新方法是肿瘤免疫治疗的趋势之一。

细胞免疫治疗研究主要聚焦固有免疫细胞和特异性 T 细胞。DC 和 CIK 细胞是肿瘤免疫治疗的 2 种重要固有免疫细胞。DC - CIK 细胞免疫疗法通过提高和重建患者的免疫功能,持久有针对性地杀伤肿瘤细胞,对大多数的实体肿瘤具有效应且不良反应少。但如何最有效地培养出 DC - CIK 细胞,明确 DC - CIK 回输应用剂量,建立 DC - CIK 细胞免疫治疗临床最佳路径;如何根据患者的肿瘤类型和临床分期寻找联合应用的最好组合,探讨经济实用的免疫监测指标和临床疗效评价体系是今后 DC - CIK 疗法研究的方向。

肿瘤抗原特异性 T 细胞一直是肿瘤免疫治疗的焦点。目前针对 T 细胞的肿瘤免疫治疗主要聚焦于免疫检查点抑制剂疗法和 T 细胞过继疗法。T 细胞过继疗法包括 TIL 治疗、

TCR-T 细胞疗法和 CAR-T 细胞疗法等。其中 CAR-T 细胞疗法在治疗血液恶性肿瘤领域中取得的确切疗效，在临床上获得广泛认可与应用。但是 CAR-T 细胞疗法还有许多方面有待研究，如细胞因子释放综合征、严重神经毒性、脱靶效应、体内持续时间短、复发率高等问题。同时，CAR-T 细胞治疗主要疗效体现在血液恶性肿瘤，在实体瘤方面面临一系列的挑战，如何根据 CAR-T 细胞疗法作用机制，开展实体瘤治疗研究将会受到持续关注。

　　肿瘤免疫治疗不只涉及肿瘤细胞、免疫细胞，还涉及肿瘤微环境中诸多分子、细胞间的互作，如何构建同时靶向肿瘤和改善微环境，实现立体化治疗，从而获得更好疗效的治疗新方法，仍需要进一步的探索，也将是肿瘤免疫疗法的一个研究热点和趋势。

（姚　超）

第十七章
中医药免疫

　　中国古代早已认识到疾病的发生、发展，与机体的防御能力即免疫力，具有密切的关系。中医学中"免疫"一词，最早见于明代李氏著的《免疫类方》："疫，疫疬之鬼，民皆疾也。"但是，有关免疫的论述却在先秦文献中屡见记载，中医学有关免疫的思想与传染病的发生、发展密切相关。两千多年前的《黄帝内经》中对传染病已有论述，《素问·遗篇刺法论》曰："五疫之至，皆相染易，无问大小，症状相似"，这显然是指急性传染性很强的一类疾病。中医学认为"免疫"是"免除瘟疫"之意，指对传染病的再次感染具有抵抗力，这与近代医学开始对免疫学的认识基本是一致的。

　　汉代名医张仲景是治疗传染病的先驱，也是免疫学思想的实践者。东汉建安纪年，南阳流行大疫，张仲景家族 200 余人死于传染病者有 2/3，张仲景把此类传染病归于伤寒病一类，以"扶正祛邪"为总则，用汗、吐、下、和、温、清、消、补等法，开创了麻桂之汗法、承气之下法、柴胡之和法、白虎之清法、四逆之温法、炙甘草汤之补法、桃仁承气汤之消法、瓜蒂散之吐法等，调整人体的阴阳达到平衡，进而提高机体的免疫功能和抗病能力。"华佗夹脊穴"，是华佗用于治病的一种医术，最早见于晋代葛洪所著的《肘后备急方》一书，近代对"华佗夹脊穴"的研究表明，这种传统的治疗方法可以调整机体免疫功能，增强巨噬细胞的吞噬功能，抑制炎症反应，调节机体的免疫功能，从而提高自身保护的能力。

　　晋代医家葛洪着重研究了传染病，尤其对结核、天花、狂犬病、黄疸病等进行了详细的阐述和记载。《肘后备急方》曰："永徽四年，此疮从西东流，遍于海中……以建武中于南阳击虏所得，仍呼为虏疮。""虏疮"，即天花，这是世界上详细记载天花的最早的文献，比阿拉伯医学家苗撒斯认识天花要早 500 多年。葛洪还对江南当时流行的"射工毒虫"引起的疾病进行记载，曰："江南有射工毒虫……若得此病毒，仍以为屑，渐服之。夏月在水中者，则不可用。"这种用于预防疾病发生的方法与后世疫苗的应用十分相似。对于狂犬病，《肘后备急方》曰："凡犬咬人，七日一发，过三七日不发则脱也，要过百日乃为大免耳。"葛氏记载了用狂犬脑髓干粉涂敷于被咬伤者伤口来防治狂犬病的发作，文曰："疗剔犬咬人方，乃杀所咬犬，取脑敷之，后不复发。"这种通过人工获得性主动免疫来治疗和预防传染病的方法蕴含着当今的免疫思想，直到 19 世纪，法国科学家 Louis Pasteur 证明，狂犬脑中含有抗狂犬病物质。

　　隋代巢元方的《诸病源候论》，明确提出传染病是"人感乖戾之气而生病者，多相染易"，这种"乖戾之气"是传染病流行的原因。《诸病源候论》中记载："漆有毒，人有禀性畏漆，但见漆便中其毒,喜而痒,然后胸臂腂腩悉瘙痒……其有重者,遍身作疮……亦有性自耐者,终日浇煮,竟不为害也。"记载了漆过敏现象及抗过敏有个体差异,并指出这种过敏反应对机体不但无保护作用,反而是有害的,甚至导致死亡。这就是后来 20 世纪初西方发现的过敏现象,即变态反应,而对这种过敏现象,早在公元 7 世纪,巢氏就已经描述和记载了,比西方要早十几个世纪。

宋朝真宗时代,天花盛行,峨眉山人为丞相王旦的儿子王素接种人痘成功,其后各相授受,以湖广人为最,这是中国有文字记载的人痘接种法成功的首例。明代时期,种痘法已有了比较可靠的记载。在明代万全《痘疹心法》书中有"终身只作一发,后有其气不复传染焉"的记载,可见古代医家已意识到患天花后可获得终身免疫力。李时珍的《本草纲目》记载了用水牛虱预防天花的方法。1721 年英国驻土耳其大使夫人从土耳其将此法传至英国,在英国进行人体实验把接种人痘者移居到天花流行区,结果证明接种者均获得了免疫力,此后,人痘法在英国很快得到了发展,无疑为后来英国科学家 Edward Jenner 牛痘疫苗的发明和法国科学家 Louis Pasteur 减毒疫苗的发明都提供了宝贵的经验。

在中国传统医药学的发展历史中,尽管"免疫"一词的出现比西方要晚,其含义也与现代免疫概念不尽相同。但是,早在中国汉代,民间医生就已经研究传染病的防治方法,并总结出许多实用的预防和诊治传染病的方法。这些理论和实践经验的总结,是中国古代医药学对人类免疫学发展的重要贡献。现今免疫学已成为重要的医学基础学科之一,免疫学的飞速发展及其在中医药研究中的应用,已经对中医药的发展产生了重大影响。最近的研究表明,中医药免疫治疗方法在艾滋病、恶性肿瘤、遗传性疾病、血液病等疾病的防治方面取得令人惊喜的效果,可以相信,传统中医学在理论与实践上与现代免疫学的有机结合,一定能为世界医学的新发展作出重大的有意义的贡献。

第一节 概 述

中医学运用阴阳五行学说、气血津液学说、脏腑经络学说等基本理论,系统阐述人体的组织结构、生理功能,以及疾病的发生发展和变化规律,并指导着临床诊断和治疗。中医学中虽然没有现代免疫学的理论,但类似免疫的概念却处处反映在阴阳盛衰、五行转变、精气血津液失常、脏腑经络失调等基本理论之中。

一、阴阳学说与免疫

阴阳,是对自然界相互关联的某些事物或现象对立双方属性的概括。所谓"阴阳者,一分为二也"(《类经·阴阳类》)。一般地说,凡是运动的、外向的、上升的、弥散的、温热的、明亮的、兴奋的都属于阳;静止的、内守的、下降的、凝聚的、寒冷的、晦暗的、抑制的都属于阴。阴阳学说,是研究阴阳的内涵及其运动变化规律,并用以阐释宇宙间万事万物的发生、发展、变化的一种古代哲学理论。阴阳学说认为,世界本身是阴阳二气对立统一的结果,阴阳二气的相互作用,促成了事物的发生并推动着事物的发展和变化。阴阳学说作为中医学特有的思维方法,广泛用来阐释人体的生命活动、疾病的发生原因和病理变化,并指导着疾病的诊断和防治,是中医学理论体系中的重要组成部分。阴阳学说与免疫的相互关系可以从阴阳属性、对立制约、互根互用、阴阳消长、阴阳转化等五个方面进行阐述。

阴阳学说认为,宇宙间的任何事物都可以概括为阴和阳两类,事物内部又可分为阴和阳两个方面,即阳中有阴,阴中有阳。就物质和功能而言,一般认为物质属阴,功能属阳。从这一角度分析,机体的免疫系统(免疫器官与组织、免疫细胞、免疫分子)应属阴,而免疫功能(免疫防御、免疫自稳、免疫监视)应属阳(如图 17 - 1);T 细胞、B 细胞等免疫细胞相对其发挥的免疫功能而言属阴,其发挥的免疫功能则属阳;免疫功能总体上虽属阳,但其中的免疫抑制功能应属阳中之阴等。

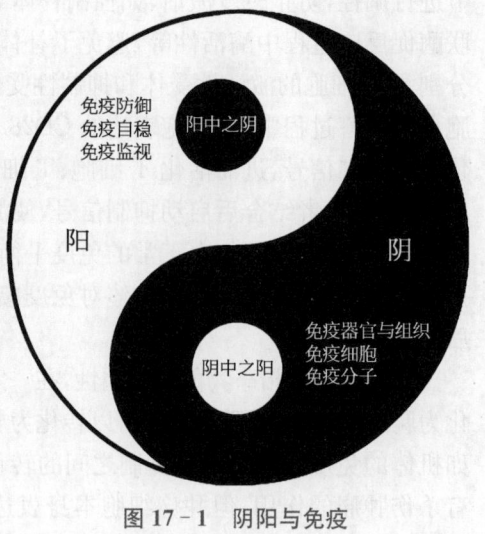

免疫防御
免疫自稳
免疫监视

阳中之阴

阳

阴

阴中之阳

免疫器官与组织
免疫细胞
免疫分子

图 17 - 1　阴阳与免疫

阴阳对立制约是指属性相反的阴阳双方在一个统一体中的相互斗争、相互制约和相互排斥。阴阳之间的对立制约,维持了阴阳之间的动态平衡,促进了事物的发生发展和变化。机体的某些免疫细胞、免疫分子以及免疫功能之间也存在对立制约关系,如：免疫排斥与免疫耐受、免疫应答与免疫抑制、Th1 细胞与 Th2 细胞、促进免疫效应的免疫分子与抑制免疫效应的免疫分子、杀伤细胞活化受体与杀伤细胞抑制受体、免疫受体酪氨酸活化基序与免疫受体酪氨酸抑制基序等均相互制约,只有达到一个动态的平衡状态,才能发挥正常的免疫功能,一旦"制约太过"或"制约不及"导致对立制约关系失调,则预示着疾病的发生。

阴阳的互根互用是指一切事物或现象中相互对立的阴阳两个方面,具有相互依存、互为根本、相互资生的关系,任何一方均不能脱离另一方面单独存在,双方共处于一个对立统一体中,都必须以对方的存在作为自己存在的基础和前提。阴阳双方缺一不可,无阳则阴无以生,无阴则阳无以化。阴阳互根关系受到破坏,就会导致"阴阳离决,精气乃绝",如果互用关系失常,就会出现"阴损及阳"或"阳损及阴"的病理变化。机体在免疫应答过程中,发生的固有免疫和适应性免疫、细胞免疫和体液免疫之间也存在互根为用的关系。如抗原与抗体的关系,没有抗原,就没有抗体,抗体的产生是以抗原为前提;树突状细胞和巨噬细胞在吞噬病原微生物等抗原的同时,还能加工抗原提呈给淋巴细胞,从而启动适应性免疫应答;而适应性免疫应答产生的抗体可通过调理作用、抗体依赖性细胞介导的细胞毒作用等方式促进巨噬细胞、NK 细胞等固有免疫细胞发挥作用,T 细胞分泌的某些细胞因子能促进参与固有免疫应答细胞的成熟和杀伤功能。T 细胞和 B 细胞之间也存在互相依存、互相为用的关系,如在 B 细胞对胸腺依赖性抗原的应答过程中需要 T 细胞和 B 细胞相互作用才能完成。一方面 B 细胞可作为抗原提呈细胞活化 T 细胞,另一方面活化的 T 细胞为 B 细胞活化提供第二信号,并分泌 IL - 4 等多种细胞因子,协助 B 细胞进一步活化并开始增殖分化。

阴阳消长是指对立互根的阴阳双方不是一成不变的,而是处于不断的增长和消减的变化之中,阴阳双方在彼此消长的运动过程中保持着动态平衡。如果某些因素破坏了阴阳的相对平衡,造成一方偏盛或偏衰,就会发生病理变化。机体的免疫功能也处于一个动态的平衡,否则就可导致免疫失调,其至发生疾病。例如补体系统激活后,在保证机体有效启用调理作用、炎症反应和介导细胞毒性清除病原体的同时,机体可通过对补体激活途径的关键环节进行调控,防止过度激活,如控制补体活化启动;使补体活性片段发生自发性衰变;控制级联酶促反应过程中酶活性等,避免了补体对自身组织和细胞的损伤。又如,CD28 和 CD152 分别是 T 细胞的激活性受体和抑制性受体,初始 T 细胞表达 CD28 而不表达 CD152。在细胞免疫应答过程中,T 细胞表达的 CD28 与抗原提呈细胞表面的配体 B7 结合可为 T 细胞活化提供第二信号,进而活化 T 细胞;T 细胞活化后可诱导性表达 CD152,CD152 与 B7 的亲和力较强,两者结合后启动抑制信号,使激活的 T 细胞停止增殖,从而对 T 细胞应答产生负反馈调节,使其保持一个正常的免疫平衡状态。抗体与免疫应答反应之间也具有消长关系,抗体是免疫应答的产物,而抗体对免疫应答又有反馈调节作用,抗体产生之后又可以抑制其后的抗体产生。

阴阳转化是指事物的总体属性,在一定条件下向其相反的方向转化,即属阴的事物可以转化为属阳的事物,属阳的事物可以转化为属阴的事物。机体许多免疫现象也体现了阴阳转化,如机体的免疫应答与免疫抑制之间的转化。抗体在一定条件下可转化为抗原。TNF - α 具有杀伤肿瘤的作用,但肿瘤细胞本身表达 TNF - α 则可以抵抗凋亡,利于自身存活。IL - 2 可以介导炎症反应,在一定条件下又可以抑制免疫反应性疾病。再如,临床上用来预防破伤风的抗毒素,一方面作为抗体能中和破伤风外毒素的毒性,发挥治疗和预防破伤风的作用;另一方面对人的机体来讲,它又是一种抗原物质,可能引起过敏反应。因此,在注射这些异种动物免疫血清(包括抗毒素、抗菌血清、抗病毒血清)时,也要考虑到它们的抗原性,以避免过敏反应的发生。机体的免疫防御功能可以防御和清除病原体或其他有害物质以保护机体不发生疾病,但若免疫防御功能过强或持续时间过长,在清除病原体等有害物质的同时,也会引起机体组织损伤或功能异常而发生局部或全身性疾病。

人体是极为复杂的阴阳对立统一体,人体正常的生命活动是阴阳消长平衡的结果,阴阳失调是一切疾病发生的基本原因。免疫系统具有免疫防御、免疫稳定和免疫监视的功能,能使机体免疫功能处于动态平衡之中,这与中医学中阴阳对立制约、消长平衡理论相类似。若免疫系统的动态平衡遭到破坏,则会发生超敏反应、自身免疫病、肿瘤等疾病。免疫性疾病的发生涉及多个环节,与神经内分泌调节网络紊乱有关,单纯的免疫抑制剂或免疫增强剂很难扭转病情,因此必须立足于整体。中医临床治疗疾病时所使用的调整阴阳的治疗原则也蕴含着免疫学思想,如"损其偏盛"类似免疫抑制疗法,"补其偏衰"则类似免疫增强疗法。一般情况下中医药对免疫功能的病理改变则具有双向调节作用,充分体现了"调和阴阳,以平为期"的指导思想。

二、五行学说与免疫

五行学说属于中国古代哲学范畴,是研究"木、火、土、金、水"五行的概念、特性、生克制化乘侮规律,并用以阐释宇宙万物的发生、发展、变化及相互关系的一种古代哲学思想,五行学说的基本内容包括五行相生与相克、五行制化与胜复、五行相乘与相侮。其中,五行相生相克是指五行之间存在着动态有序的递相资生和递相制约的关系;五行制化指五行之间相互资生又相互制约的关系,五行胜复是指五行中一行亢盛,则引起其克制它的一行的报复性制约,从而使五行之间复归于协调和稳定,五行的制化和胜复是五行系统中的自我调节机制,由于五行之间存在着相生、相克与制化胜复的关系,从而维持五行结构系统的平衡与稳定,促进事物的生生不息。五行的相乘相侮是五行之间异常的生克变化,即"倍克"与"反克",主要用于阐释人体的病理变化。五行的生克制化关系促使五行趋于一种动态平衡的稳态,五行中任何一行的偏盛、偏衰都会受到其他四行的制约或者补充,即使人体出现了五行的偏盛、偏衰,只要还在五行的自我调控范围内,就不会导致疾病的发生,也就是说,当邪气(危险因素)存在的时候,只要处于人体自身调节能力范围之内时,就不会引起疾病。这和西医学中固有免疫应答及适应性免疫应答相类似,当细菌、病毒侵袭人体时,人体会产生免疫应答清除这些致病因素。由于在引起病理性改变之前,这些病原体就会被消灭以及细胞因子失衡状态会被及时纠正,所以,人体无法感觉到病理症状。当超出了自身调节的范围时,就会出现"相乘、相侮"的五行关系,从而导致疾病的发生。西医学免疫学中,当病原体侵袭能力过强或者免疫系统处于功能低下状态时,机体的免疫功能无法及时清除这些病原体,就会导致病原体大量繁殖,超出了机体的清除能力,导致病理性体征出现。免疫系统的失衡往往导致自身免疫性疾病的发生。细胞因子之间存在彼此的相生相克关联。如 NK 细胞分泌了 TNF-α/IFN-γ 激活未成熟的 DC 使其发育成成熟 DC,DC 把抗原提成给 Th1,Th1 被激活,激活了的 Th1 分泌 IL-2,IL-2 又进一步的激活 NK 细胞。辅助性 T 细胞和抑制性 T 细胞对 B 细胞的分化增殖和抗体的产生发挥增强或抑制作用,这两种细胞功能保持平衡,则生成抗体的水平正常,若两者功能失调,则导致抗体产生过多或不足。也有学者认为,神经内分泌免疫调节网络与五行生克的调节系统有许多相似之处。参与免疫应答的免疫细胞又由不同的功能亚群所组成,在免疫反应中各类免疫细胞及其亚群、各类免疫分子、各有其独特的功能,但相互调节,彼此协调,相生相克,在神经内分泌调节下保证机体对抗原刺激产生最适度的免疫反应。由此可见,在理论框架方面,传统中医学和现代免疫学对疾病本质的认识是相同的。

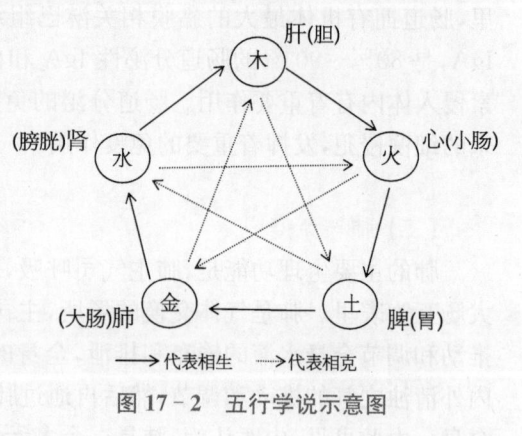

图 17-2　五行学说示意图

三、脏象学说与免疫

中医学以生理功能特点的不同为主要依据将人体内脏分为五脏与六腑,五脏共同的生理特点是化生和储藏精气,并且藏而不泄,满而不实;而六腑共同的生理特点是受盛和传化水谷,并且泄而不藏,实而不满。中医学的五脏并非指解剖学上的心、肝、脾、肺、肾的概念,而是以五脏为中心的整体系统论,是把人体所有有形和无形的功能系统进行了高度的综合,分别纳入心、肝、脾、肺、肾中,在中医理论中,人体以心、肝、脾、肺、肾五脏为中心通过经络有规律地循行和交会,把五脏、六腑、五官、九窍、四肢百骸联络起来,组成五大功能系统。五脏系统各有其特定的功能特点和活动规律,通过气血、津液的作用,构成五脏调控系统,系统内部及系统间相互资生、制约,维持动态平衡,协调有序,因此,中医学的五脏被认为是人体的五个功能子系统,不单是一个解剖单位,更重要的是生理病理的功能单位,所以,中医脏腑学说与现代免疫学的关系不是简单的对号入座,而是以五脏为中心,涉及西医学多个系统、多个层次、多个方面的复杂联系。中医学将人体看成是一个以五脏为中心的、能自我控制调节的有机整体,西医学则认为人体神经、内分泌、免疫三大系统发挥着整体调控作用,机体的免疫功能通过神经内分泌免疫网络进行调节,因此,中医学的五脏系统与免疫系统必然有着密切的内在联系。

(一) 心与免疫

中医学认为,心主血脉和心藏神,为五脏六腑之大主,心与小肠通过手少阴心经与手太阳小肠经相互属络,互为表里。心主血脉,指心气推动和调控血液在脉道中运行,流注全身,发挥营养和滋润作用;心藏神,指心有统帅全身脏腑、经络、形体、官窍的生理活动和主司意识、思维、情志等精神活动的作用。人体五脏六腑、形体官窍所具有的生理活动,都是在心的主宰协调下进行的。现代研究认为,中医学心的功能,不仅包括解剖学的心的功能,还包括了西医学脑的部分功能,涉及神经系统、心血管系统、内分泌系统的功能。心与脑是通过经络相联系,而西医学研究表明脑不仅是自主神经系统和内分泌系统的高级调节中枢,也是精神情志活动和免疫的调控中心,是神经内分泌免疫网络的重要环节。动物下丘脑被破坏后,网状内皮系统功能低下,抗体产生能力降低,胸腺、脾脏淋巴结的细胞数量减少,淋巴细胞有丝分裂减弱。尾状核的破坏也可引起外周淋巴细胞减少,尤以 T 细胞为甚。心与小肠相表里,肠道拥有机体最大的黏膜相关淋巴组织,它含有 T 淋巴细胞和 B 淋巴细胞,主要分泌 IgA,是 $80\%\sim90\%$ 的肠道分泌性 IgA 和血 sIgA 的主要来源。肠黏膜屏障对防止致病因素侵入体内有着重要作用。肠道分泌的免疫球蛋白 IgA,可防止人体免受从胃肠道途径而来的细菌侵犯,发挥着重要的免疫作用。

(二) 肺与免疫

肺的主要生理功能是,肺主气司呼吸,主行水,朝百脉,主治节,外合皮毛,开窍于鼻,与大肠互为表里。肺是气体交换的场所,主司一身之气的生成和运行,肺气通过宣发和肃降,推动和调节全身水液的输布和排泄,全身的血液都通过百脉流经于肺,经肺的呼吸,进行体内外清浊之气的推动和调节,然后再通过肺气宣降作用,将富有清气的血液通过百脉输送到全身。由此可见,中医认为,肺是一个多元性的功能单位,肺主皮毛,皮毛包括皮肤、黏膜、肌肉、汗腺、毛发等组织,皮毛是抵抗外邪入侵的第一道防线,是机体和外界环境间的免疫屏障,屏障作用的强弱,在一定程度上取决于肺敷布卫气的功能,肺气虚,则宣发卫气的功能下降,屏障失固,外邪易侵而发病。临床上肺气虚导致反复上呼吸道感染的患者屡见不鲜,研究表明,此类患者的淋巴细胞转化率、血清免疫球蛋白 IgA、IgG、IgM 均明显低于健康人,其中以呼吸道黏膜上皮细胞分泌的 sIgA 的降低最为显著,当使用补益肺气的中药后,机体免疫功能有所提高。肺开窍于鼻,人体鼻相关淋巴组织淋巴细胞分布于鼻咽和软腭鳞状上皮之下,可直接接触空气和食物中的抗原,包括扁桃体和弥散的淋巴组织,是保护消化道和呼吸道入口的重要防线。近年来发现,肺不仅是气体交换的场所,也具有免疫、内分泌等重要的生理功能。肺实质中分布多种固有免疫细胞,肺泡巨噬细胞是肺部最主要的固有免疫细胞,广泛存在于肺泡、间质、血管床及气道,在维持肺脏的自稳态和抗病原体免疫中起到了很重要的作用。肺内 DC 可通过摄取抗原后迁移到淋巴结进而诱导 T 细胞产生应答。肺脏还是前列腺素 E 或 F 生物合成、释放和灭活的主要场所，前列腺素 E 和 F 相互拮抗，起双向调节作用。肺脏也是一些激素如缓激肽、甲状腺素、皮质激素等代谢的场所，肺脏还可以通过这些激素，对免疫发挥调节作用。手太阴肺经与手阳明大肠经相互属络，现代研究表明，肺肠组织均来源于胚胎原始消化管的内胚层，拥有共同的黏膜免疫系统。黏膜免疫系统是全身免疫系统的重要组成部分，由局部的黏膜相关淋巴组织及弥散淋巴组织组成。覆盖在胃肠道、呼吸道及泌尿生殖道等处的黏膜能分泌大量 sIgA，是黏膜免疫应答的主要场所，通过黏膜淋巴细胞的归巢，分散在身体各处的黏膜就建立了共同的黏膜防御机制。

（三）脾与免疫

脾主运化，统摄血液，足太阴脾经与足阳明胃经相互属络，相为表里。脾主运化指脾具有把饮食水谷转化为水谷精微和津液，并把水谷精微和津液吸收、转输到全身各脏腑的生理功能。脾主统血，是脾气具有统摄、控制血液在脉中正常运行而不逸出脉外的功能。脾与胃相表里，两者纳运结合、升降相因、燥湿相济，共同完成对饮食水谷的受纳、消化、吸收和输布。脾胃为后天之本，后天水谷之精的充养是生命活动的重要保证，是人体正气之源，故脾胃功能的强弱，决定着人体正气的盛衰和抵御疾病的能力。中医学的脾脏作为一个多元性的功能单位，包括解剖学的脾脏、胰脏，涉及消化、内分泌、神经、血液等多个系统的功能。脾脏是成熟淋巴细胞定居的场所，是淋巴细胞接受抗原刺激并发生免疫应答的重要部位，可合成并分泌重要的生物活性物质，如补体成分和细胞因子等，还具有滤过或清除"非己"及衰老或损伤细胞等功能。现代学者运用免疫学方法和手段对"脾虚证"进行了大量的研究，发现脾虚证的发生涉及免疫学中非特异性免疫、体液免疫、细胞免疫、分子免疫以及免疫遗传等各方面，脾虚时外周血中 T 细胞和辅助性 T 细胞百分数明显低于正常，而抑制性 T 细胞百分数变化不大或相对增加，$CD4^+/CD8^+$ 比值异常，红细胞 C3b 受体水平下降，唾液中 sIgA 含量均低于正常人，自然杀伤细胞活性以及巨噬细胞吞噬能力及嗜酸性粒细胞等细胞功能低下或数量减少，而补脾药物如人参、黄芪、白术等均有增强单核吞噬系统功能的作用。脾与胃相表里，胃黏膜固有层的浆细胞产生并分泌 sIgA，可防止细菌在黏膜表面的黏附及生长，并可中和细菌毒素，阻止病毒的复制和扩散。浅表性胃炎脾胃湿热证患者的胃黏膜组织中 sIgA 水平下降，即是典型例证。由于脾胃与免疫功能密切相关，所以，历代医家都十分强调脾胃对病邪的抵抗力，提出"四季脾旺不受邪""百病皆由脾胃衰而生""内伤脾胃，百病由生"等观点。

（四）肝与免疫

肝在五行中属木，喜条达而恶抑郁，肝的主要生理功能是主疏泄和主藏血，胆附于肝，足厥阴肝经与足少阳胆经相互属络，肝与胆互为表里。肝主疏泄，是指肝具有疏通、畅达全身气机，进而促进气血津液的运行输布、脾胃之气的升降、胆汁的分泌排泄以及情志的舒畅等作用。肝主藏血，指肝脏具有贮藏血液、调节血量和防止出血的功能。现代研究认为，中医学的肝脏，包括解剖学的肝脏及内分泌系统、消化系统、血液循环系统、免疫系统等部分功能。现代研究表明，胚胎期肝脏主要行使造血功能，个体出生后，肝脏内存有胎肝时期残留的造血/淋巴干细胞,后者在肝内可定向分化为 NK 细胞、NK T 细胞等固有免疫细胞,形成独特的肝脏免疫微环境。肝脏的生理病理与大脑皮质的兴奋和抑制及自主神经,特别是交感神经的功能等多种因素密切相关,肝郁气滞、肝阳上亢、肝风内动、肝火上炎等肝功能失常均表现为神经内分泌功能紊乱。肝郁证患者情感精神异常,去甲肾上腺素、肾上腺素、5-羟色胺和多巴胺等中枢神经递质、肾上腺组织结构、免疫系统多项指标发生改变,自主神经功能紊乱,交感神经功能偏于亢进,以致引起消化、内分泌、代谢和水电解质平衡的紊乱,血流变学异常,血黏度增高,脂质过氧化增强,激素分泌反馈机制紊乱,免疫功能降低。肝阳上亢证表现为自主神经功能紊乱,外周交感-肾上腺髓质功能偏于亢进,肾素-血管紧张素水平偏高。肝火证、肝胆湿热证患者机体均处于应激状态,炎症介质释放增加。肝火证以内源性内分泌失调,功能代谢偏于亢进为主,而肝胆湿热证以外源性炎症反应、脂质过氧化、自由基损伤为主。肝气虚患者乳酸脱氢酶及其同功酶活性降低,血浆总蛋白减少,部分凝血酶时间延长,细胞免疫反应低下等。肝内巨噬细胞和大颗粒淋巴细胞对外来微生物等侵袭有抵抗能力,还能监视细胞突变和早期肿瘤细胞以及阻止肿瘤细胞经血液通过肝脏转移等。胆居六腑之首,与肝相连,西医学研究证明,胆汁中的 IgA 和 IgG 可直接作用于细菌,阻止其与黏膜的黏附,抑制细菌的生长;还可凝集颗粒性抗原物质,加速纤毛的清除作用;与细菌毒素或酶等产物结合,使其失活,并协助蛋白分解酶破坏细菌;促进巨噬细胞的吞噬作用;与溶菌酶、补体协同增强杀菌能力等。可见肝胆的抗病御邪作用与免疫系统密切相关,并有一定的物质基础。

(五) 肾与免疫

中医学认为,肾为"先天之本",藏先天之精,主生长、发育、生殖、与脏腑气化,具有调节全身水液代谢及摄纳肺所吸入的自然界清气、保持呼吸深度的功能,现代研究认为,中医学肾的功能不仅包括解剖学的肾脏,还包括神经、内分泌、免疫、生殖、造血等多个系统的功能。也有研究认为,中医肾的功能还包括胸腺的功能,而胸腺是 T 细胞分化、成熟的场所,其产生的多种细胞因子和胸腺肽类分子对外周免疫器官和免疫细胞也有调节作用。《素问·阴阳应象大论》曰:"肾生骨髓。"中医学认为肾藏精,精化髓,髓充养于骨,故肾主骨生髓,其包括现代免疫系统骨髓的功能,而骨髓是各种血细胞和免疫细胞的来源,也是 B 细胞发育、分化、成熟的场所,是发生再次体液免疫应答和产生抗体的主要部位。肾中所藏先天之精气,禀受于父母,是胚胎发育的原始物质,决定着人体先天禀赋的强弱,即抗病能力的强弱,而西医学的天然免疫功能对病原体的抵抗力,也是在人体发育和进化中形成的与生俱有的免疫能力,这与具有遗传特性的肾中先天之精气的抗病力十分相似。中医的"肾"不仅包括西医学肾脏的概念,也在很大程度上与下丘脑-垂体-靶腺(肾上腺皮质、甲状腺、性腺、胸腺)轴系统的功能相关,研究发现,肾阳虚患者有下丘脑-垂体-肾上腺皮质、甲状腺、性腺轴不同环节及不同程度的功能紊乱,同时伴有免疫功能低下,推论肾阳虚主要发病环节为下丘脑的调节功能紊乱,也有研究表明肾阳虚患者都有免疫功能低下的表现。

四、气血津液学说与免疫

气血津液是构成和维持人体生命活动的基本物质,既是人体脏腑经络、形体官窍生理活动的产物,又是它们进行生理活动的物质基础,因此,无论在生理还是病理情况下,气血津液与脏腑经络、形体官窍之间,始终存在着相互依赖、相互影响的密切关系。气血津液学说是研究人体气、血、津、液的生成、运行以及生理功能的理论,是中医学理论的重要组成部分,与现代免疫学具有非常密切的关系,气血津液充盈,正气充足,脏腑功能协调,则免疫功能多为正常。

(一) 气与免疫

气是体内活性很强运行不息的极精微物质,是构成和维持人体生命活动的基本物质之一。人体之气,由先天之精和水谷之精所化之气,加之吸入的自然界清气,经过脾胃、肺、肾等脏腑生理功能的综合作用而生成,分布于全身,无处不到,推动和调控各脏腑经络形体官窍的生理活动,推动和调控血、津液、精的运行、输布和代谢,维系着人体的生命活动。人体之气,与邪气相对而言,称为正气,中医学认为,正气具有防御、抗邪、调节、康复等作用,《素问·刺法论》就已经提出"正气存内,邪不可干",当正气充盛,机体足以抵抗邪气,不易发生疾病。反之,"邪之所凑,其气必虚",当正气不足,邪气乘虚而入,往往会引起机体阴阳失调,从而产生疾病。免疫力则是西医学的概念,是机体识别和消除外来入侵异物(病毒、细菌等),处理衰老、损伤、死亡、变性的自身细胞以及识别和处理体内突变细胞和病毒感染细胞的能力,维持自身生理平衡与稳定的功能,它的强弱对疾病的发生、发展起着重要的作用。中医的正气与现代免疫概念近似,因此,当代医学家多主张将中医的"正气"类推为西医学的"免疫",正气实质相当于免疫系统的生理屏障、免疫细胞和免疫分子等抗病因子。正气与免疫系统的防御、自稳、监视三大功能有着内在联系,其中防御功能与正气抗御外邪的作用相似。自稳功能与正气调节阴阳,运行精气血津液,协调五脏,消除内邪,维持机体内环境平衡的作用相似。免疫监视功能与正气协调脏腑经络气血、不致形成痰积血瘀相似。正气包括了元气、宗气、营气、卫气等体内一切具有抵抗邪气的气,以先天之精化生者为元气,人体之气行于脉外为卫气,行于脉中为营气,水谷之精与自然界清气相聚于胸中者为宗气。元气,主要由肾藏的先天之精所化生,是人体在长期进化过程中建立起的一系列天然防御功能,五脏六腑经络之气赖于元气的资助,如果元气衰少,会影响到人体的生长发育,出现免疫器官发育障碍,病邪容易入侵机体,这种先天性的抗邪能力或防御功能,与西医学的先天性免疫即非特异性免疫相一致。宗气是由肺从自然界吸入的清气与脾胃运化的水谷之精所化生的水谷之气相互结合形成,与肺脾胃的功能密切相关。宗气积于胸中,走息道以行呼吸,灌心脉以行气血,说明宗气的强弱与肺、心有密切关系,而宗气的走向和胸腺的位置密切相关。很多传染性疾病是通过呼吸系统感染的,而机体的免疫作用又是通过循环系统运行的,表明心和肺在免疫方面发挥着重要作用。从宗气的走行上可以发现宗气与胸腺有着密切的关系,而胸腺是淋巴上皮器官,位于胸骨后,是 T 细胞分化、发育、成熟的场所。营气是行于脉中而具有营养作用的气,来源于脾胃运化的水谷精微中的精华部分,是血液的重要组成部分,营气为脏腑组织提供了生理活动的物质基础,发挥营养全身的功能,营气相当于人体免疫系统中的某一种介质,遍布全身发挥着监督作用。卫气来源于脾胃运化的水谷精微中的剽悍滑利部分,是行于脉外而具有卫护人体避免外邪入侵的作用。卫气的这种功能相当于现代免疫学所说的免疫防御功能,有学者认为,循环于血液-淋巴液体系中的免疫细胞及免疫活性物质是"卫气"的物质基础,也有研究者认为,"卫气"防御功能与皮肤黏膜非特异性免疫作用以及黏膜表面的免疫分子 sIgA 等相关,"卫气"监督功能与 γ/δT 细胞相关,"卫气"自稳功能与肠上皮细胞及其表面分子有关。"卫气"虚弱人群在 HLADR4 抗原上的阳性率明显高于对照人群,导致异常免疫应答,使得对外感病邪抵抗能力减弱,卫虚外感患者免疫球蛋白 IgG、IgM 水平较正常人明显下降。如上所述,正气的盛衰强弱是决定人体健康与否的重要因素。具体而言,正气又以元气、卫气为主。

(二) 血与免疫

中医学认为,血是脉道中运行的富有营养的红色液态物质,主要由营气和津液所组成,是构成和维持人体生命活动的基本物质之一,也是机体精神活动的主要物质基础。血沿脉管运行于全身,内至脏腑外达肢节,具有滋润和濡养作用。中医与西医学所述的血液实质基本相同,血为全身各脏腑组织的功能活动提供营养,免疫器官、免疫细胞和免疫分子的生长发育均依靠血的营养,可以说,血是免疫器官的重要构成部分。血盛则形盛,血衰则形衰。血虚患者体内的免疫细胞数量较健康人低,还会出现细胞免疫功能低下,体液免疫功能亢进的倾向,不利于机体清除衰老、受损及死亡的细胞,因此,认为血在免疫功能稳定方面发挥了重要的作用。在免疫系统中,参与免疫功能的多种免疫细胞,包括淋巴细胞、单核/巨噬细胞、粒细胞、抗原提呈细胞、红细胞、血小板等存在于血液之中,而多种免疫分子,包括抗体、补体、细胞因子、膜免疫分子等与血液又密不可分。因此,血是免疫系统的重要组成部分。

(三) 津液与免疫

中医学中的津液,是机体一切正常水液的总称,包括各脏腑形体官窍的内在液体及其正常的分泌物,具有滋润、濡养、化生血液的作用。中医十分重视津液在人体的抗病作用,早在《黄帝内经》中就有认识,《素问·评热病论》曰:"汗者,精气也",认为,判断邪正斗争情况和分析其预后,可从汗、无汗和汗出后的表现判断,而汗液为津液所化。津液所包括的内容非常广泛,机体内除了藏于脏腑中的精和运行于脉管内的血之外,其他所有正常的液体都属于津液,类似于西医学中的体液,在某种程度上,可以认为存在于体液中的一切免疫分子都是津液的一部分,其包括各脏腑组织的内在体液及其正常的分泌物,如胃液、肠液、涕、泪、唾等。西医学研究表明,在这些分泌液中存在着大量不同种类的免疫分子,是机体免疫系统的重要组成部分,如呼吸道和消化道分泌液中的 IgA、IgE、IgG,组织液中的补体,唾液、泪液、尿液中的溶菌酶等,这些物质在机体免疫应答中发挥着重要作用。疾病的发生与津液的抗病能力密切相关,从免疫学角度研究津液的抗病作用及机制,有助于了解津液抗病的实质以及认识疾病的发生发展,进而指导临床。

五、经络学说与免疫

经络是经脉和络脉的总称,是运行全身气血,联络脏腑形体官窍,沟通上下内外,感应传导信息的通路系统,是人体结构的重要组成部分。中医经络学说是研究人体经络系统的概念、构成、循行分布、生理功能、病理变化及其与脏腑形体官窍、精气血神之间相互联系的基础理论,是中医学理论体系的重要组成部分。人体的经络系统由经脉、络脉及其连属部分组成。经脉是经络系统的主干,主要有正经、经别和奇经三大类,正经有十二条,又称为"十二正经"或"十二经脉",包括手三阴经、足三阴经、手三阳经、足三阳经,是气血运行的主要通道。经别又称"十二经别",是十二经脉别出的重要分支,分别起于四肢肘膝以上部位,具有加强十二经脉中相为表里的两条经脉的联系和补充十二正经的作用。奇经有八条,称"奇经八脉",具有统率、联络和调节十二经脉中气血的作用。络脉是经脉的小分肢,有别络、浮络、孙络之分,别络具有加强十二经脉相为表里的两经之间在体表的联系,并能通达某些正经所没有到达的部位。孙络是络脉的分支,是最细小的络脉,分布全身难以计数。"浮而常见"的浮络是循行于人体浅表部位,分布广泛,起着沟通经脉,疏达肌表的作用。经络的连属部分对内连属各个脏腑,对外连于筋肉、皮肤而称为经筋和皮部。而经筋和皮部分别是十二经脉之气"结、聚、散络"于筋肉关节的体系和十二经脉功能活动反应于体表的部位。由此可见,以十二经脉为主体的经络系统,在人体内所发挥的作用是多方位、多层次的,具有沟通联系、感应传导及运输、调节等基本生理功能。经络学说的形成始于《内经》,将经络循行路线概括为营血循行和卫气循行两大体系,与西医学对比分析,营血循行体系相当于西医学的血液循环系统,卫气循行体系类似于西医学的免疫系统,而经络则是免疫细胞、免疫分子的循行网络,是免疫系统调节整体以适应内外环境变化的途径。针灸作用于人体经络系统可调节阴阳气血津液的平衡,并且有促进气血运行、调节五脏安和、增强抗病能力的作用。

经络学说和免疫系统在维持人体正常生命活动和疾病防治中都具有重要的作用,过去的许多研究表明,经络是客观存在的,但至今尚没有形成明确结论。经络似乎与神经、血管、淋巴管、肌肉、结缔组织等结构都有一定的关系,但又不能简单地归结于以上任何一种,而是和以上各种组织都有一定的关系,其中任何一种结构均不能完全取代经络。日本的滕田六郎等对下肢淋巴管与血管进行 X 线造影观察,发现造影剂在淋巴管与静脉管腔中所走行的路线与下肢用碘酒所划的肝、胆、肾、脾等的经络路线十分接近。其后进一步发现,经络主线常是由动脉、静脉、淋巴管以及神经干 4 种组织中的 3 条管或由包围着神经干的结缔组织所组成。龚氏等通过 X 线显微照相技术观察电泳显穴法,发现大部分经脉是在淋巴管引流丛处,或淋巴束上。"十二经之海"冲脉的分布区正是全身绝大部分淋巴管的汇集之处,"阳脉之海"督脉、"阴脉之海"任脉和另一奇经带脉亦与淋巴收集丛有关。一些经脉如肺经、心经、胃经、脾经、膀胱经,几乎与分布在该处或深或浅的淋巴管完全一致。研究者注入少量碳素墨水到少商穴所显示的淋巴管线路与肺经的主干相一致,二间穴至商阳穴所显示的淋巴管线路与肺经的支脉相一致。如果用绘图墨水注入三条阴经的近趾端穴位,可以看到所显示的淋巴管循下肢阴经而走到三阴交穴处有交会。另外,十二经循行起于胸中,回注胸中,而淋巴循环的中枢胸腺及胸导管等恰恰位于胸骨后,表明经络与血管淋巴管密切相关。现代研究表明,经络与神经系统,特别是中枢神经、周围神经、自主神经均有联系,其中与中枢神经系统的关系尤为密切,而神经递质则起到了关键性的作用,同时针刺可影响内分泌激素的释放,故有学者提出经络-神经-内分泌-免疫网络,在这个网络体系中,腧穴是信息的反应点和接收点,经络系统主要输送和传布信息,神经系统则是其输转信息的中心和枢纽,内分泌系统具有整合信息、交换物质的功能,而免疫系统则是针灸作用的效应组织、器官和信息反馈的调节系统,这一网络是针灸对免疫产生作用的重要体系和具体途径,在针灸调节免疫的作用中具有十分重要的作用。综上表明,经络与免疫系统的联系具有形态学上的基础。

感应传导是指经络系统具有感应及传导针灸或其他刺激等各种信息的作用。经络的感应传导作用，是通过运行于经络之中的经气对信息的感受负载作用而实现的。如对经穴刺激引起的感应及传导，通常称为"得气"，即局部有酸、麻、胀的感觉及沿经脉走向传导，就是经络感应传导作用的体现。感应传导是重要的经络现象，具有可阻滞性、双向性、趋病性等特点。感应传导的趋病性，可以理解为中性粒细胞、淋巴细胞、单核/巨噬细胞等多种免疫活性细胞具有趋病性的特点。感应传导过程中出现的酸、麻、胀、痒、水流感、蚁行感、虫样蠕动感等各种循经感觉，确切机制尚不清楚，但有研究发现，P 物质参与了针刺效应的产生过程，认为在经穴部位给予针灸刺激时，引起局部含 P 物质的神经末梢分泌 P 物质，通过毛细淋巴管吸收进入淋巴管，引起淋巴管发达平滑肌的节律性收缩运动，感觉神经的敏感性升高，使得这种运动的信息传至大脑皮质产生循经感传现象。P 物质是调节机体免疫和内分泌的重要因子，P 物质可以影响淋巴细胞的增殖和细胞因子的合成，参与免疫调节。同时，P 物质经淋巴管进入淋巴结后，激活全身免疫系统，产生一系列针灸效应。肥大细胞是穴区组织的特征成分之一，无论其数量的变化，还是其脱颗粒的发生，均与经络现象及针灸疗效密切相关。研究发现，肥大细胞所释放的多种生物活性物质，可能是肥大细胞参与机体神经体液调节、针刺效应和循经感传等作用的物质基础。

第二节 研究现状

一、中药与免疫

中药是中医的重要组成部分，中药是在中医理论指导下认识和应用的药物，是我国传统药物的总称，是中医用以预防、诊断和治疗疾病的药类物质。其主要来源于天然药物及其加工品，包括植物药、动物药、矿物药及部分化学、生物制品药。中药的使用已有上千年的历史，多采用复方的形式，以中医理论为基础，在辨证审因决定治法之后，选择适宜的药物，按照君、臣、佐、使的组方原则，酌定用量用法及剂型，通过合理的配伍组方形成药物组合体，即"以药有个性之长"来实现"方有合群之妙"，既可治疗复杂的疾病，提高疗效，又可降低毒副作用。现代研究表明，中药单味药和复方具有免疫促进和免疫抑制的双向免疫调节作用，可使机体过高或过低的免疫反应恢复正常，在协调机体整体平衡、增强机体抗病能力方面具有独特疗效。这种双向免疫调节作用，体现了中医所强调的"整体观"与"阴阳平衡"理论。

(一) 单味药与免疫

1. 单味药的免疫促进作用

(1) 单味药对免疫器官的促进作用　免疫器官包括中枢免疫器官和外周免疫器官，免疫器官的发育和状态直接影响到机体免疫能力的高低。研究发现，中药具有保护免疫器官、提高免疫力的作用。对免疫器官有保护作用的中药，多具有补气养血、补肾温阳、滋阴填髓的作用，可通过扶正祛邪提高机体免疫力。如，单味药黄芪(图 17-3)具有补气升阳、益卫固表的作用,当归(图 17-3)可补血活血调经,研究表明,使用环磷酰胺抑制了小鼠骨髓造血功能,用当归灌胃治疗后可升高外周血中白细胞、红细胞、血小板数量,增加骨髓造血组织面积,却不增加血清造血生长因子和骨髓有核细胞的数量。进一步将黄芪、当归按(1∶1、1∶2.5、1∶5)比例配伍后对小鼠进行灌胃治疗,结果显示,两者配伍后不仅使得外周血白细胞、红细胞、血小板数量升高,还增加了造血生长因子的数量、骨髓有核细胞数量和骨髓造血组织面积,降低脾指数,表明黄芪配伍当归后对促进造血具有协同增效作用,与中医"气为血之帅,血为气之母,气血相生"理论相符合。何首乌(图 17-3)具有补益精血的作用,黄芪和何首乌均可抑制环磷酰胺所致的胸腺细胞凋亡,并且两药联用效果更显著,正如前文所提及的中医"精血学说"与免疫密切相关。三七(图 17-3)具有散瘀止血、消肿止痛、补虚强壮等作用,三七的有效活性成分人参皂苷-Rh2、人参皂苷-Rg3 可阻止黑色素瘤小鼠脾脏、胸腺萎缩,保护黑色素瘤小鼠的免疫器官并增强免疫功能,提高黑色素瘤小鼠的免疫应答反应。牡丹皮(图 17-3)具有清热凉血、活血化瘀的作用,研究发现,其可刺激大量的 B 细胞活化、增殖,使脾脏基质细胞大量增生,从而使免疫器官重量增加。冬虫夏草(图 17-3)具有补肾益肺、止咳化痰的功效,其可改善免疫抑制小鼠的体重、胸腺指数和脾脏指数,增加白细胞、中性粒细胞、淋巴细胞、红细胞、血红蛋白、血小板的数量,提高 IL-2、IL-6、TNF-α 及 IFN-γ 含量。肉苁蓉具有益精血、补肾阳的作用,研究发现,肉苁蓉(图 17-3)能对抗化疗药物 5-氟尿嘧啶所致白细胞、血小板、骨髓有核细胞和骨髓 DNA 的下降,同时,还可提高化疗肝癌小鼠脾脏和胸腺指数及脾脏淋巴细胞增殖能力。白术(图 17-3)为菊科植物白术的干燥根茎,具有健脾益气、燥湿利水、止汗、安胎的功效。白术水煎剂能显著对抗环磷酰胺造成的小鼠外周血白细胞总数的下降及小鼠胸腺的萎缩,但对脾脏的作用却不明显。

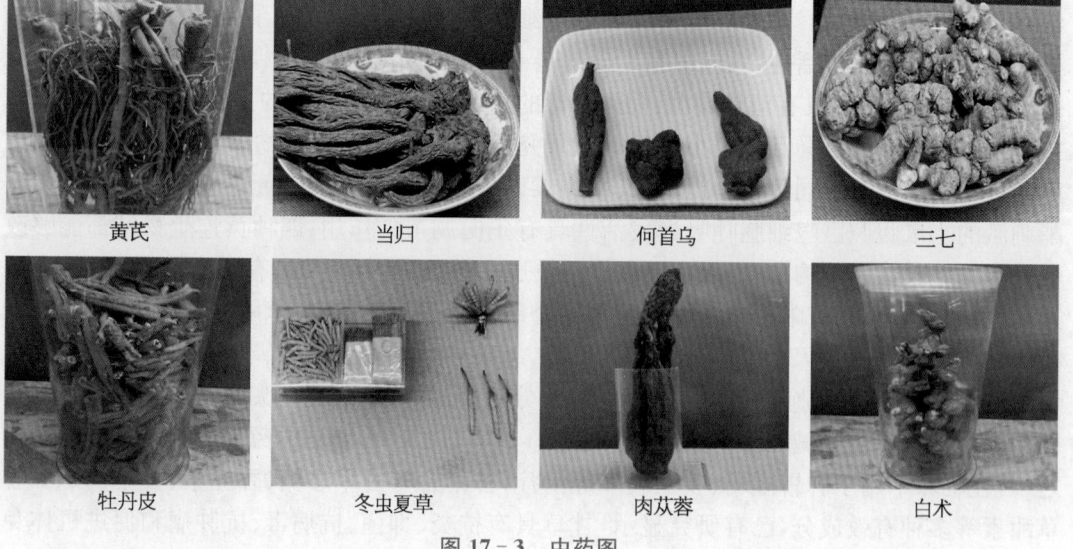

黄芪　　　　　　　当归　　　　　　　何首乌　　　　　　　三七

牡丹皮　　　　　　冬虫夏草　　　　　肉苁蓉　　　　　　　白术

图 17-3　中药图

(2) 单味药对免疫细胞的促进作用　固有免疫细胞不表达特异性抗原识别受体,但可通过模式识别受体或有限多样性抗原识别受体,对病原体及其感染细胞或衰老损伤和畸变细胞表面某些共有特定表位分子进行识别结合,产生非特异性抗感染、抗肿瘤等免疫保护作用,同时参与适应性免疫应答的启动和效应过程,在机体免疫调节中起着重要作用。研究表明,许多中药在调节固有免疫细胞中发挥着很大的作用,如,茯苓(图17-4)是药食两用的传统中药,具有利水渗湿、和胃健脾、宁心安神等功效,其药性缓和、补而不峻、利而不猛,既能扶正,又能祛邪,茯苓酸性多糖为茯苓的主要成分,含量达80%以上。用氢化可的松皮下注射液造成免疫功能低下小鼠模型,用茯苓酸多糖对模型小鼠进行灌胃治疗,结果显示,小鼠腹腔巨噬细胞的吞噬率随着茯苓酸性多糖浓度的增加而提高,同时,免疫功能低下小鼠的细胞免疫因子 IL-2、TNF-α、INF-γ 的含量也显著提高。杜仲(图17-4)具有补肝肾、强筋骨的作用,杜仲叶多糖、杜仲叶醇提取物在一定程度上可提高环磷酰胺免疫抑制小鼠腹腔巨噬细胞的廓清能力、吞噬速度及血清中溶血素的含量,提高小鼠机体免疫能力。现代药理研究表明,补益类中药多有增强机体免疫细胞活性的功效,如五味子(图17-4)具有收敛固涩、益气生津、补肾宁心的功能,临床上常用醋五味子,与生五味子相比,醋制五味子可提高小鼠腹腔巨噬细胞的吞噬功能、脾脏指数及胸腺指数,具有提高免疫力、增强其补益的作用。女贞子(图17-4)具有滋补肝肾、明目乌发的功能,女贞子水煎液增强二硝基氟苯诱导的小鼠迟发型变态反应,增强小鼠碳廓清能力,增强刀豆蛋白 A 诱导的小鼠脾淋巴细胞增殖能力,升高小鼠血清溶血素含量,增强抗体生成细胞的能力,并且高剂量组能明显增强小鼠腹腔巨噬细胞吞噬鸡红细胞功能,但对 NK 细胞活性增强无显著性作用。《神农本草经》中,将灵芝列为有效无毒的"上药",灵芝(图17-4)含有多糖、三萜、甾醇和小分子蛋白等多种有效成分,具有广泛的药理作用,毒性极低,临床用于治疗多种疾病,其中灵芝多糖能浓度依赖性地诱发小鼠腹腔巨噬细胞 IL-1α 和 TNF-α 的表达,增强巨噬细胞培养上清中 IL-1α 和 TNF-α 的活性。从灵芝水提取物中分离得到的含岩藻糖的多糖肽组分,体外作用于人脐血单核细胞,培养 7 日后,用流式细胞仪进行细胞表型分析,表明,CD14+ CD26+ 单核/巨噬细胞、CD83+ CD1a+ DC 和 CD16+ CD56+ NK 细胞较对照组分别增加了 2.9、2.3 和 1.5 倍,并且 NK 细胞的细胞毒活性(效应细胞：靶细胞=20：1)提高了 31.7%,而 B 细胞则无明显变化。黄连(图17-4)具有清热燥湿、泻火解毒的功效,生物碱是黄连的主要活性成分,主要包括小檗碱、黄连碱、巴马汀和表小檗碱等。研究发现,这 4 种黄连生物碱对小鼠腹腔巨噬细胞的吞噬功能都有不同程度的提高,其中小檗碱效果最好;小檗碱、黄连碱和巴马汀对佛波酯刺激的小鼠腹腔巨噬细胞呼吸爆发活性具有正向调节的作用;四种黄连生物碱都能够改变巨噬细胞膜蛋白的构象,但以小檗碱作用最强。附子(图17-4)具有回阳救逆、补火助阳、逐风寒湿的作用,测定附子中 3 种单酯型生物碱苯甲酰乌头原碱、苯甲酰中乌头原碱、苯甲酰次乌头原碱对 RAW264.7 巨噬细胞的影响,结果显示,附子中 3 种乌头原碱可抑制脂多糖诱导的 RAW264.7 细胞中 TNF-α、IL-6 的分泌量,并且苯甲酰乌头原碱的有效抗炎剂量低于苯甲酰中乌头原碱和苯甲酰次乌头原碱。甘草(图17-4)是中药中应用最广泛的药物之一,在临床中用于脾胃虚弱、咳嗽痰多等治疗,甘草含有甘草多糖、香豆素、甘草黄酮和甘草甜素等多种有效成分,已有研究显示,甘草具有抗炎、抑菌、抗病毒、抗肿瘤和促进机体免疫等多种功效。当甘草提取物浓度为 100 微克/毫升时,与对照组相比,小鼠腹腔巨噬细胞的代谢活力和吞噬能力及 NK 细胞杀伤活力提高,表明甘草提取物可通过提高小鼠的非特异性免疫而提高机体的免疫力。也有研究表明,黄芪可通过上调 IL-17D 的表达,从而增强 NK 细胞的肺脏募集能力,促进肺脏抗肿瘤免疫效应。

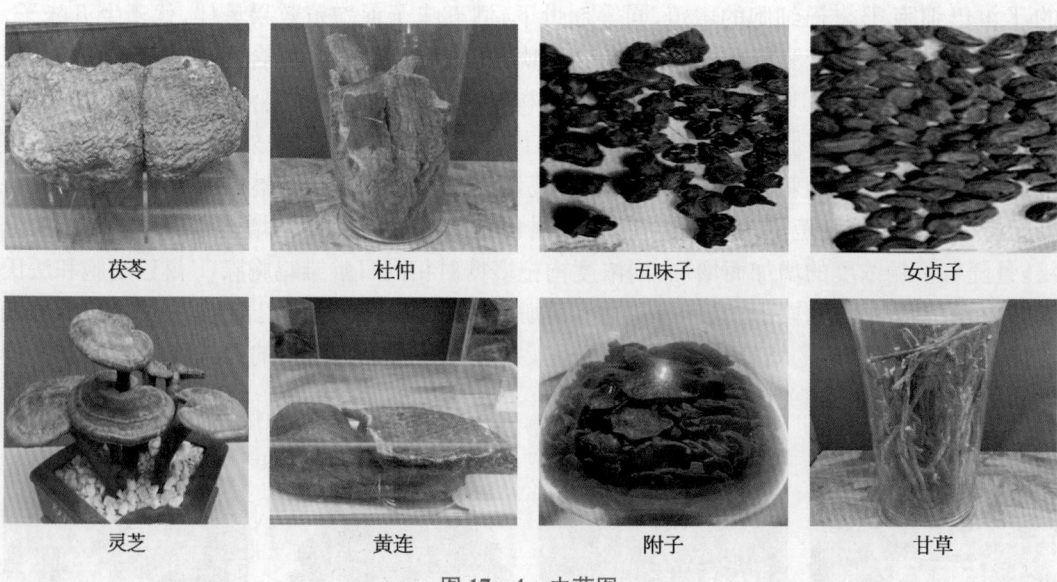

茯苓　　　　　杜仲　　　　　五味子　　　　　女贞子

灵芝　　　　　黄连　　　　　附子　　　　　甘草

图 17-4　中药图

适应性免疫应答是指体内抗原特异性 T/B 淋巴细胞接受抗原刺激后,自身活化、增殖、分化为效应细胞,产生一系列生物学效应的全过程。成熟 T 细胞不但介导适应性细胞免疫应答,而且在胸腺依赖性抗原诱导的体液免疫应答中亦发挥重要的辅助作用,T 细胞缺陷既影响机体细胞免疫应答,也影响体液免疫应答,可导致对多种病原微生物甚至条件致病微生物的易感性、抗肿瘤效应减弱等病理现象。B 淋巴细胞通过产生抗体介导体液免疫,可提呈抗原并发挥重要的免疫调节作用,很多中药都可通过提高 T 细胞、B 细胞数量及功能,发挥免疫调节作用。中药葛根(图 17-5)始载于唐代《神农本草经》列为中品,《本草纲目》记载其"性凉、气平、味甘",具清热、降火、排毒诸功效,葛根素是从葛根中提取的一种异黄酮类化合物,随机选取抗卵巢抗体阳性的卵巢早衰患者 40 例,采用葛根素-安宫黄体酮序贯治疗,治疗后患者的 $CD8^+$ T 细胞数明显增加;而 $CD3^+$、$CD4^+$ T 淋巴细胞,$CD4^+/CD8^+$ 比值,$CD19^+$ B 淋巴细胞数明显减少或降低。表明,葛根素-安宫黄体酮序贯疗法可能通过调节 $CD3^+$、$CD4^+$、$CD8^+$ T 淋巴细胞功能来调节机体免疫功能,并通过抑制 $CD19^+$ B 淋巴细胞的增殖及抗核抗体、抗卵巢抗体等的分泌,来消除卵巢早衰的免疫性损伤,从而实现卵巢的自我修复和功能恢复。口服白术水煎剂后注射免疫口蹄疫疫苗可增强动物的免疫反应,进一步研究发现,口服白术挥发油和白术内酯Ⅰ对口蹄疫疫苗无免疫增强作用,而口服白术多糖可显著提高小鼠血清的抗口蹄疫病毒特异性抗体水平,促进 T 淋巴细胞、B 淋巴细胞的增殖,提高 Th1 和 Th2 型免疫应答,增强小鼠肠道黏膜免疫水平,表明白术水煎剂的口服佐剂作用主要是由白术多糖所引起。金银花(图 17-5)具有清热解毒、疏散风热的作用,用金银花水煎剂治疗感染大肠杆菌小鼠的实验结果显示,金银花水煎液治疗组小鼠 IL-10、IFN-γ 表达与 IFN-γ/IL-4 比值有升高趋势,IL-4 表达和 IFN-γ/IL-10 比值有下降趋势,使得 Th1/Th2 平衡向 Th1 方向漂移,说明金银花能增强小鼠免疫功能,并且该实验表明 Th1/Th2 向 Th1 方向漂移,主要是以降低 IL-4 浓度为主的 Th1 漂移。研究发现,生五味子、醋五味子、酒五味子均能不同程度地促进未活化脾淋巴细胞及刀豆蛋白 A 和脂多糖诱导的 T 淋巴细胞、B 淋巴细胞的增殖,同等剂量下,酒五味子促增殖效果最佳,优于生五味子、醋五味子,表明五味子酒制后对小鼠淋巴细胞增殖作用显著增强,符合"入补药熟用"传统理论。枸杞子(图 17-5)具有补益肝肾的作用,枸杞多糖是枸杞的主要活性物质,将不同浓度的枸杞多糖分别加入到用植物血凝素刺激的体外培养的雏鸡胸腺、外周血、脾脏淋巴细胞中,以及用细菌脂多糖刺激的体外培养的雏鸡法氏囊、外周血、脾脏淋巴细胞中,结果显示,枸杞多糖在一定浓度范围内时,均能刺激 T 淋巴细胞、B 淋巴细胞的增殖和促进 IL-2 的分泌,且随着多糖浓度的增加而增加;同浓度枸杞多糖对相同日龄雏鸡胸腺 T 淋巴细胞和法氏囊 B 淋巴细胞的促进作用均高于外周血和脾脏的 T 淋巴细胞、B 淋巴细胞,表明枸杞多糖能够促进雏鸡淋巴细胞的增殖和 IL-2 的分泌,并且对淋巴细胞增殖的促进作用有一定的量效、时效关系和组织相关性。

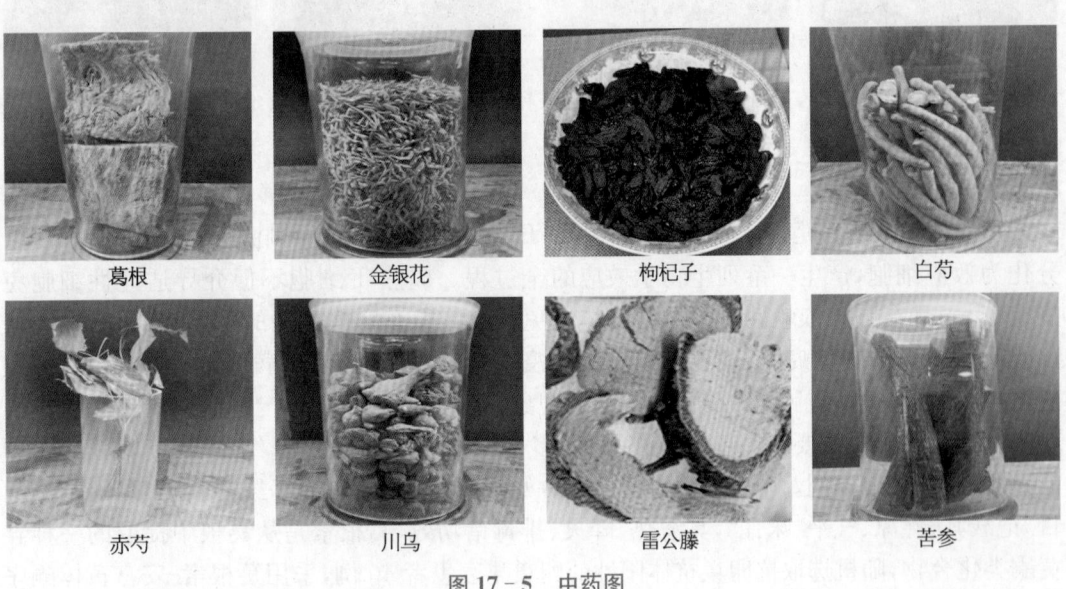

| 葛根 | 金银花 | 枸杞子 | 白芍 |
| 赤芍 | 川乌 | 雷公藤 | 苦参 |

图 17-5　中药图

(3) 单味药对细胞因子的促进作用　细胞因子是由免疫细胞及组织细胞分泌的在细胞间发挥作用的一类小分子可溶性多肽蛋白,通过结合相应受体影响自身及其他细胞的行为,在免疫细胞的发育分化、免疫应答及其免疫调节中扮演重要的角色,目前已发现的人细胞因子有 200 多种。研究表明,许多中药可通过双向调节细胞因子的分泌,进而调控机体的免疫系统功能。如,芍药为临床常用中药,有白芍、赤芍之分,两者各具不同的功效。白芍(图 17-5)为毛茛科植物芍药(*Paeonia lactiflora Pall*)的干燥根,具有养血敛阴、柔肝止痛的作用,赤芍(图 17-5)为毛茛科植物芍药(*P. lactiflora Pall*)或川赤芍(*P. veitchii Lynch*)的干燥根,具有清热凉血、散瘀止痛的作用。有研究探讨白芍和赤芍补血作用的特点及机制,发现白芍对环磷酰胺致血虚小鼠模型的补血作用略优于赤芍,其机制可能为白芍在免疫应答起始阶段或效应阶段,使正性调控因子 IL-3 的表达增加而负性调控因子 TNF-α 的表达减少,从而促进早期造血干细胞的增殖、发育以及调节机体的免疫功能来改善血虚状态;而赤芍仅通过影响 IL-3 来促进早期造血干细胞的增殖与发育。炎症为机体受到有害刺激时所产生的一种抗损伤的防御性病理反应,其临床特征为局部的红、肿、热、痛和机体功能障碍,与中医的"热"证所伴有的高热、汗出、舌红苔黄、肌肤生疮发热等症候相似。中药可通过影响分子信号转导进而调节细胞因子的合成和释放来发挥其抗炎作用,如,白芍可通过 TLR4/MyD88/NF-κB 信号通路,抑制脂多糖脓毒症模型小鼠血清中炎症因子 TNF-α、IL-1β、高迁移率族蛋白 B1 的合成与释放,促进抗炎因子 IL-4、IL-10 的表达,进而发挥其抗炎作用。川乌(图 17-5)与白芍相配伍具有协同作用,可提高镇痛、抗炎、免疫调节的作用,其抗炎机制可能与提高风寒湿痹证大鼠血浆中前列腺素 E2、血清中 NO 的释放有关;免疫调节机制可能是抑制 IgG 产生和增加细胞因子 IL-1β、TNF-α、IL-6 表达来加强免疫作用;镇痛机制是可能增加中枢镇痛物质 5-羟色胺、多巴胺、去甲肾上腺素、5-羟吲哚乙酸的合成。

2. 单味药的免疫抑制作用

(1) 单味药对免疫器官的抑制作用 很多中药具有抑制免疫器官的作用,如,雷公藤为卫矛科植物雷公藤根的木质部,有清热解毒、祛风除湿、通经活络之功效,临床上常用于类风湿关节炎、肾炎及皮肤病等多种疾病的治疗。雷公藤甲素是从雷公藤(图 17-5)中分离出的环氧化二萜内酯化合物,具有免疫抑制、抗炎、抗感染及抗肿瘤等多种生物活性,连续 28 日给予 Wistar 大鼠雷公藤甲素 0.5 毫克/千克和 1.0 毫克/千克以及环孢素 A 20 毫克/千克(阳性对照)灌胃,观察其免疫毒性,组织病理学检查发现,雷公藤甲素 1.0 毫克/千克使胸腺皮髓质淋巴细胞数量轻度减少,并且与溶媒对照组相比,雷公藤甲素 0.5 毫克/千克和 1.0 毫克/千克组和环孢素 A 组大鼠血清中 T 细胞依赖抗体应答水平均受到了显著抑制,基因芯片检测结果显示雷公藤甲素 1.0 毫克/千克能够引起大鼠胸腺基因表达谱的显著性改变,其主要机制可能是下调免疫毒性相关基因的表达,进而抑制淋巴细胞的增殖。但将雷公藤多苷与黄芪总皂苷进行配伍后发现,雷公藤多苷组胸腺脾脏体指数与对照组比较则无显著性差异,并且配伍组的抗炎镇痛作用要优于两者单独使用的效果,表明黄芪总皂苷可消除雷公藤多苷毒性作用,并且可发挥两者的协同作用而增进疗效。苦参(图 17-5)为豆科植物苦参的干燥根,有清热燥湿、杀虫、利尿之功效,苦参碱作用于肝癌细胞实体瘤小鼠模型,发现其能抑制肿瘤生长,但治疗后小鼠的脾脏和胸腺质量减轻,其中以脾脏变化更为明显,病理切片显示胸腺皮质变薄,提示苦参碱的抗肿瘤活性不是通过提高机体的免疫功能来实现的,而是与其能够抑制肿瘤细胞的分裂和增殖、直接杀伤肿瘤细胞和(或)诱导肿瘤细胞凋亡有关。麻黄(图 17-6)是常用的一味中药,为麻黄科植物草麻黄、木贼麻黄及中麻黄的干燥草质茎,有发汗散寒、宣肺平喘、利水消肿等功效,多用于风寒感冒、胸闷喘咳、风水浮肿、支气管哮喘。有人研究麻黄中不同分离成分的免疫抑制作用,发现麻黄醇提物可减轻二硝基氯苯所致的小鼠耳廓肿胀,可使脾脏重量、胸腺脏器系数下降,而麻黄水提取物对脾脏重量没有影响,但可使得胸腺萎缩,其导致的毒性低于麻黄醇提物,其原因可能与麻黄水提物在浓煎时部分麻黄碱挥发有关。

(2) 单味药对免疫细胞的抑制作用 中药具有抑制免疫细胞的作用,且多以清热解毒、祛风的药物为主。姜黄素是一种从姜黄属姜黄、郁金、莪术等中药的根茎中提取的天然多酚类化合物,具有较好的抗肝损伤和肝纤维化作用。不同病因的慢性肝病患者肝组织内巨噬细胞及单核细胞来源的巨噬细胞明显增多,且与肝脏的炎症程度和纤维化程度相关,而单核趋化蛋白 1 介导的单核细胞浸润在肝损伤和纤维化中发挥中心调控作用,研究发现,姜黄素

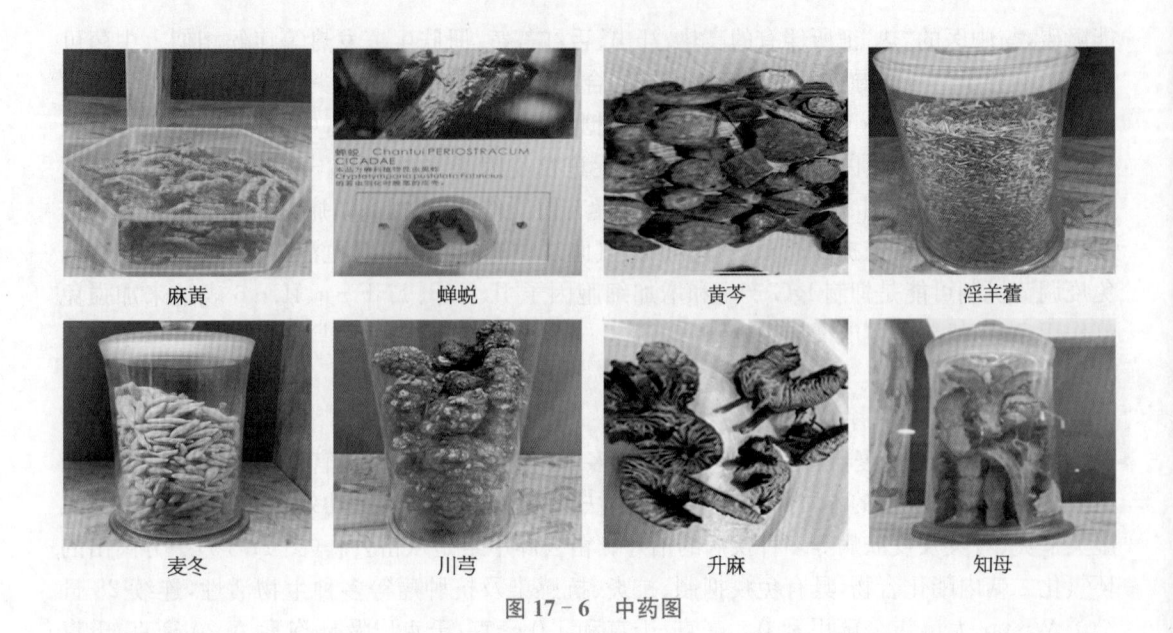

麻黄　　　　　　　蝉蜕　　　　　　　黄芩　　　　　　　淫羊藿

麦冬　　　　　　　川芎　　　　　　　升麻　　　　　　　知母

图 17－6　中药图

可通过抑制肝组织内单核趋化蛋白 1 表达,进一步抑制巨噬细胞肝脏浸润,发挥抗急性肝损伤和肝纤维化的作用。也有研究发现,姜黄素能有效抑制乳腺癌诱导的巨噬细胞 CD163 和 F4/80 的表达以及 MMP－9 的分泌,减弱共培养巨噬细胞的体外迁移能力。体内实验显示,姜黄素虽不能明显抑制乳腺癌原位生长,但是可以明显延长小鼠荷瘤生存期,降低移植瘤中巨噬细胞的比例,表明姜黄素能干预乳腺癌细胞诱导的巨噬细胞极化,发挥抗瘤效应。糖尿病肾病是一种严重的糖尿病微血管并发症,已成为导致终末期肾病的主要原因,研究表明巨噬细胞在糖尿病肾病的发展中起关键作用,因此抑制免疫及炎症反应,特别是针对性地抑制巨噬细胞的功能可能对阻止糖尿病肾病有更好的疗效。白芍总苷是从传统中药白芍中提取的有效成分,其药理作用主要有抗炎、抗氧化与免疫调节等,白芍总苷可通抑制肾组织内巨噬细胞浸润、增殖及 STAT3 激活,从而改善糖尿病大鼠早期肾损害。蝉蜕(图 17－6)为蝉科昆虫黑蚱的若虫羽化时脱落的皮壳,有散风除热、利咽、透疹、退翳、解痉的功效。蝉蜕提取物可诱导活动期系统性红斑狼疮患者淋巴细胞凋亡,并且随着蝉蜕提取物浓度增大和作用时间的延长,凋亡细胞增多,呈现剂量依赖效应。黄芩(图 17－6)为唇形科草本植物黄芩的根,具有抗菌、抗病毒、抗氧化、抗炎等多种生物学活性,通过超高压方法得到了以黄芩苷元为主要成分的黄芩甲醇提取物,发现其可明显抑制刀豆蛋白 A 诱导的小鼠脾淋巴细胞增殖及脂多糖诱导的腹腔巨噬细胞合成 IL－1β;灌胃给药后可明显抑制佐剂性关节炎模型大鼠原发性及继发性足肿胀,并可抑制脾淋巴细胞增殖、IL－1β 合成,表明以黄芩苷元为主要成分的黄芩甲醇提取物可通过抑制免疫细胞的功能及促炎因子的产生发挥抗炎作用。苦参具有清热燥湿、杀虫、利尿的功效,用于治疗热痢、便血、黄疸、尿闭、赤白带下、湿疹湿疮等。苦参可抑制人肺成纤维细胞的嗜酸性粒细胞趋化因子-1 和小鼠记忆性 Th2 类细胞因子的分泌。用苦参素干预银屑病和接触性皮炎模型小鼠后,结果显示苦参素可显著延缓疾病的进展,抑制病理性 CD4$^+$ T 细胞分化和全部的炎症反应,机制是苦参素可以直接抑制 JAK/STAT 信号和 T 细胞受体通路。淫羊藿(图 17－6)具有补肾阳、强筋骨、祛风湿的功效。淫羊藿苷是淫羊藿的主要有效成分,能明显抑制刀豆蛋白 A 诱导的小鼠 T 淋巴细胞早期活化和增殖,可能是由于淫羊藿苷能阻断活化信号的传递,或者降低 CD69 在活化的 T 细胞表面的表达。

(3) 单味药对细胞因子的抑制作用 中药可促进正性调控因子及抑制负性调控因子的表达来调节机体免疫反应。麦冬具有养阴生津、润肺清心等功效,现代药理研究表明,麦冬(图 17-6)提取物具有抗炎作用,为比较麦冬不同提取部位的抗炎作用,逐级提取了麦冬的二氯甲烷部位、正丁醇部位以及萃取后的水部位,以脂多糖诱导的 RAW264.7 巨噬细胞的 NO 生成量和 TNF-α 的表达作为炎症反应模型进行研究,结果显示,麦冬各提取物组都能明显抑制脂多糖诱导的 RAW264.7 巨噬细胞 NO 的分泌以及 TNF-α 的表达,并呈现出良好的剂量依赖性。与其他组相比,其中水提取部位对 NO 分泌的抑制作用最突出,正丁醇提取部位对 TNF-α 表达的抑制作用最突出。川芎(图 17-6)具有活血行气、祛风止痛的功效,用于治疗血瘀气滞痛症、风湿痹痛。类风湿关节炎患者血中的 IL-12 水平明显高于健康人,用川芎嗪治疗后可明显抑制患者 IL-12 的表达,使类风湿关节炎病情缓解。升麻(图 17-6)有清热解毒、透疹、升阳举陷的功效,研究发现升麻提取物可以显著抑制抗 IgE 诱导的皮肤过敏反应,可能的机制是抑制肥大细胞组胺的释放及 IL-4、IL-5 和 TNF 的表达。知母(图 17-6)为百合科植物知母的根茎,具有清热泻火、滋阴润燥、止渴除烦等功效。知母皂苷 B-Ⅱ 为知母的提取物,研究表明其可在转录和蛋白水平上减少脂多糖刺激的 BV2 神经小胶质细胞炎性因子 IL-1β、IL-6 的生成,且呈现剂量依赖性,这种抗炎作用可能是通过抑制 NF-κB 和 MAPK 信号通路实现的。白花蛇舌草总黄酮为白花蛇舌草的提取物,具有抗肿瘤、免疫调节、抗炎及抗菌等作用,有研究用白花蛇舌草总黄酮每日60 毫克/千克给溃疡性结肠炎小鼠灌胃,结果发现白花蛇舌草总黄酮有明显的抗小鼠溃疡性结肠炎的作用,其机制可能与抑制 NF-κB p65 的激活,从而减少促炎因子 IL-8、TNF-α 的表达,增加抗炎因子 IL-10 的表达有关。

(二) 中药复方与免疫

1. 中药复方的免疫促进作用

(1) 中药复方对免疫器官的促进作用 中药复方具有保护免疫器官的作用,玉屏风散是中医扶正经典名方之一,出自《丹溪心法》。由黄芪、白术、防风组成,具有益气固表、止汗功能,常用于表虚自汗、易感风邪所致病证。玉屏风散方中多糖成分可通过影响肠道黏膜免疫系统,激活全身黏膜系统,进而影响呼吸道黏膜免疫,同时作用于全身特异性和非特异性免疫反应。也有研究发现,玉屏风散煎剂与玉屏风散发酵液均能有效改善由环磷酰胺所导致的小鼠脾和胸腺萎缩,以及脾抗体细胞形成数的减少,但玉屏风散发酵液对抗环磷酰胺所致的脾指数下降作用显著强于玉屏风散煎剂。将白术、莪术油与连翘三味药组成复方双术油,结果表明,其可提高肉瘤 S180 及 H22 肝癌荷瘤小鼠的胸腺指数、脾指数和体重。四君子汤为补气的基础方,用四君子汤作用于大黄脾虚模型小鼠,结果显示,四君子汤治疗组的体温、体重增长及脾脏指数、胸腺指数均显著高于脾虚模型组,并且四君子汤治疗组小鼠脾脏、胸腺萎缩现象得到改善,病理结果显示脾脏淋巴细胞聚集、中央动脉闭塞得到明显改善,红髓区巨核细胞明显增多;胸腺淋巴细胞数量亦较脾虚模型组增多。复方阿胶浆(阿胶、党参、人参、熟地、山楂)可提升移植性 Lewis 肺癌小鼠胸腺重量指数;复方阿胶浆联合环磷酰胺组与对照组及环磷酰胺组比较,脾淋巴细胞增殖功能有明显提高,表明复方阿胶浆具有保护移植性肿瘤小鼠免疫器官及免疫功能的作用,可对抗化疗药物导致的免疫损伤。复方野菊花抗感软胶囊是由广藿香油、莪术油、野菊花提取物组成的中药复方制剂,具有解表化浊、清热解毒的功效。实验研究证明复方野菊花抗感软胶囊可提高免疫抑制小鼠的碳粒廓清指数,恢复血清中巨噬细胞的吞噬功能,修复其胸腺、脾脏等免疫器官,通过调整机体抗病力从而达到预防流感的目的。

(2) 中药复方对免疫细胞的促进作用　六味地黄丸始出于宋代医家钱乙《小儿药证直诀》,六味地黄丸由"三补"的熟地黄、山药、山茱萸和"三泻"的泽泻、茯苓、牡丹皮组成,方中的药物以 8∶4∶4∶3∶3∶3 的质量比例进行配伍,具有滋阴补肾的功效,对肾阴不足所致虚证均有良好的疗效。研究发现,六味地黄汤剂能明显增强小鼠胸腺及脾脏重量,增强小鼠腹腔巨噬细胞的吞噬能力,提高小鼠免疫功能,但在原方基础上减去泽泻、茯苓,上述作用明显减弱,表明泽泻、茯苓能够协同诸药,发挥免疫增强的复方整体效应。六味地黄丸不同工艺提取物对小鼠碳粒廓清指数 K 及吞噬指数 α 的影响也不同。研究发现补益类复方如四君子汤、四物汤、十全大补汤、六味地黄汤、参附汤、补阳还五汤均能显著增强小鼠腹腔巨噬细胞的吞噬功能。

原发性肝癌是临床常见的肿瘤之一,中医学对肝癌的认识见于"臌胀""黄疸""积聚""胁痛""肝积"等病证中,有学者认为,肝癌患者除有正气亏虚外,津液代谢障碍在其发生中起着重要作用。当以扶正祛邪、攻补兼施为治则,用保元汤合逍遥散加减方及肝动脉栓塞化疗治疗 78 例中晚期原发性肝癌,与单纯的肝动脉栓塞化疗组相比,化疗加中药组的患者治疗后 $CD3^+$、$CD4^+$ T 淋巴细胞计数均升高,$CD8^+$ T 淋巴细胞计数降低,$CD4^+/CD8^+$ 值升高,以消化道症状、发热、骨髓抑制和疲乏无力为主的不良反应降低,患者近期生存率延长。轮状病毒感染是引起婴幼儿腹泻最常见的原因,中医认为脾虚湿盛是小儿腹泻的基本病机,葛根黄芩黄连汤是治疗轮状病毒肠炎的经典方剂,选择轮状病毒肠炎患儿 120 例为研究对象,对照组采用西药常规治疗,观察组联合应用中药葛根黄芩黄连汤灌肠,结果发现,观察组血清 T 细胞亚群 $CD4^+$、$CD4^+/CD8^+$ 明显高于对照组,$CD8^+$ 明显低于对照组,血清免疫球蛋白 IgA、IgM、IgG 含量均明显高于对照组,表明葛根黄芩黄连汤有助于迅速缓解轮状病毒肠炎患儿临床症状,改善免疫功能,提高治疗效果。免疫系统的衰老是老年个体感染性疾病、癌症、自身免疫性疾病发生率、病死率增高的主要原因,中医认为,气是构成和维持人体生命活动的最基本物质,补中益气汤作为传统的补气代表方,具有补中益气、升阳举陷的作用。补中益气汤含药血清可以通过提高脾 T 淋巴细胞的增殖、IL-2 和 IFN-γ 的分泌水平、增加 CD28 分子的表达量,对细胞免疫起到正向调节作用,进而发挥抗老化的作用。复方"自身清"由生黄芪、生地、生白术、生甘草等组成,可以培复阴津阳气,清解内犯热毒,其能有效地上调活动性 SLE 患者 $CD4^+CD25^+$ Treg 细胞水平,重建 SLE 患者机体的自身免疫耐受,从而减少自身免疫反应,达到治疗效果。补肾益气方由菟丝子、桑寄生、杜仲、党参、白芍、白术、黄芩、苏梗共 8 味药组成,具有补肾健脾、益气养血、固胎元的作用。在既往的研究中,补肾益气方对不明原因的复发性流产患者具有良好的治疗作用,机制可能是其对复发性流产患者蜕膜局部及外周血中 Treg 细胞、Th17 细胞的平衡有调节作用,可以上调 Treg 的比例,增加抗炎性细胞因子 IL-10、IL-4 的表达，而降低 TNF-α、IFN-γ、IL-17 的表达，促进形成耐受型的免疫微环境。

（3）中药复方对细胞因子的促进作用　研究发现，耗竭的 CD8$^+$ T 细胞分泌 IL-2、IFN-γ、TNF 的量减少，PD-1 表达水平增高，补肾健脾方常用于调节晚期肿瘤、慢性病毒性肝炎、艾滋病患者的免疫功能，其应用于慢性乙型病毒性肝炎能增强 T 细胞分泌 IL-2、IFN-γ 的水平，上调 T 细胞上 CD4 分子的表达，作用机制可能是改善慢性乙型病毒性肝炎患者 T 细胞的耗竭状态，恢复 T 细胞的功能，促进机体生成更多的 Th1 细胞因子以介导细胞免疫应答。补肾健脾方治疗 T 细胞耗竭的模型小鼠后，CD4$^+$ T 细胞上 PD-1 明显降低，T 细胞分泌 IL-2 和 IFN-γ 的能力显著增强，对卡介苗攻击的免疫保护能力增高，可能是通过下调 T 细胞耗竭信号上游分子 PD-1 的表达，阻止耗竭的 T 细胞免疫抑制信号的传递，恢复 T 细胞的功能状态。因此，补肾健脾方有希望成为有效逆转肺结核患者 T 细胞耗竭的中药方剂。阿尔茨海默病是一种常见的神经系统原发性退行性变性疾病，发病机制尚未完全阐明，但可以肯定的是，免疫炎症反应是其中一个重要的环节。此疾病属中医本虚标实之证，髓海不足型是阿尔茨海默病常见中医证型，治则当补肾养神、益精填髓、益智醒脑。益智醒脑方是治疗阿尔茨海默病的有效方剂，联合西医治疗效果有助于缓解临床症状，提高治疗效果，研究表明，该复方可以提高患者脑脊液中抗炎因子 IL-4、IL-10 的含量，降低炎症因子 TNF-α、IL-6 的表达，进而抑制患者炎症症状。同时，可提高脑脊液中神经递质多巴胺、5-羟色胺、去甲肾上腺素的表达水平，与临床疗效、炎性因子调节有良好的一致性。山仙颗粒是以"扶正培本、活血化瘀"为基本治疗法则，研制而成的纯中药抗肿瘤复方制剂，研究表明其能明显抑制 Lewis 肺癌荷瘤小鼠肿瘤组织的生长，并具有提高小鼠脾脏指数、增强 T 淋巴细胞活性、使外周血中的 Th1 型细胞因子 IFN-γ、TNF-β 上调，而 Th2 型细胞因子 IL-10 表达下调，提示山仙颗粒的抗肿瘤作用可能与调节 CD4$^+$ T 淋巴细胞含量、CD4$^+$/CD8$^+$、Th1/Th2 比值，恢复肿瘤患者免疫功能稳态，提高机体免疫力、加强免疫监视功能有关。温阳活血通络方是在当归四逆汤基础上加减而成，其功效为温经散寒、温阳通脉、养血活血，研究表明该复方能够改善硬皮病小鼠皮肤与肺组织的病理学变化，且可能通过下调血清及皮肤组织中 TGF-β1 与人单核细胞趋化蛋白-1 来发挥治疗作用。

2. 中药复方的免疫抑制作用

（1）中药复方对免疫器官的抑制作用　中药复方对免疫器官抑制作用的研究较少，有研究者以扶正透毒祛毒为治疗原则，拟定加味青蒿鳖甲汤治疗急性白血病缓解期患者，选取35 例急性白血病缓解期患者随机分为治疗组和对照组，两组均按常规化疗方案巩固维持治疗，治疗组加服加味青蒿鳖甲汤煎剂，观察治疗前后患者骨髓细胞增殖周期的变化，结果显示：治疗组 G0/G1（％）明显上升，S（％）、G2/M（％）、PI（％）、SPF（％）明显下降，表明加味青蒿鳖甲汤对急性白血病缓解期患者的骨髓细胞增殖具有一定的抑制作用。

（2）中药复方对免疫细胞的抑制作用　黄连解毒汤含药血清的作用靶点非常广泛，贯穿单核/巨噬细胞发育过程的始终，这与黄连解毒汤经典的抗炎作用相符。体内研究发现，在高脂诱导的 ApoE$^{-/-}$ 小鼠中，黄连解毒汤能降低小鼠外周血炎症性单核细胞亚群比例，可能进一步降低动脉粥样硬化斑块内巨噬细胞的来源；在体外实验中用 5％黄连解毒汤含药血清对原代骨髓衍生的巨噬细胞和泡沫细胞分化进行干预，与对照组相比，药物组可显著增加

CD206$^+$M2型骨髓衍生的巨噬细胞的比例,上调巨噬细胞M2亚型基因Arg1的表达,抑制M1亚型基因Nos2的表达,表明黄连解毒汤体内、体外均可调节单核/巨噬细胞的分化功能,在减缓、抑制高脂血症引发的动脉粥样硬化发生、发展的过程中发挥重要的治疗作用。复方女贞益母黄芪汤是根据多年临床经验所拟定的一首中药方剂,主要由女贞子、益母草、黄芪、墨旱莲、红条紫草、生地黄、白花蛇舌草、丹参、忍冬藤等9味中药组成,研究发现复方女贞益母黄芪汤能显著降低小鼠血清中IgG、IgM、IgA、循环免疫复合物的含量,升高补体C3的含量,明显抑制鸡红细胞诱发的小鼠迟发型变态反应和腹腔巨噬细胞的吞噬功能,使吞噬百分率和吞噬指数减少,但各剂量组对小鼠的胸腺和脾脏指数均无明显影响。藤龙补中汤是以解毒健脾为治法的中药复方,由藤梨根、龙葵、蛇莓、白术、茯苓、薏苡仁、半枝莲、槲寄生组成,藤龙补中汤可以降低晚期大肠癌患者Tregs细胞数量,以及Tregs细胞相关细胞因子IL-10、TGF-β的水平,提示藤龙补中汤可以通过抑制Tregs细胞改善大肠癌患者免疫功能状态。健脾补肾方以黄芪、紫河车、至灵菌丝等为主药,功能是扶正托毒,该复方可通过下调慢性乙型肝炎患者外周血中Tregs细胞水平,上调IFN-γ水平,促进患者体内Th9/Treg失衡的恢复,并能够提高ALT复常率及HBV-DNA转阴率,提高核苷酸类似物治疗乙型肝炎的疗效。

(3) 中药复方对细胞因子的抑制作用　二妙散出自《丹溪心法》,由黄柏、苍术两味药组成,有清湿燥湿等功效,与类风湿关节炎大鼠模型组比较,二妙散可显著抑制类风湿关节炎大鼠骨关节组织的病理学改变,降低血清中IgM和IgG的含量,抑制血清和关节组织中炎症因子IL-6、IL-1β和TNF-α的活性。香附四物汤出自清代梁廉夫《不知医必要》,由四物汤加香附、木香、延胡索组成,具有补气行气之功,主治经脉气血凝滞而痛胀者,是行气化瘀代表方之一。香附四物汤可以显著降低气滞血瘀证雌性大鼠血浆中IL-6的水平;提高雌二醇E$_2$、孕酮P的含量;显著增加前列腺素E$_2$释放;显著提高NO的水平;增加下丘脑组织中β内啡肽的表达,提示香附四物汤对气滞血瘀证雌性大鼠的血液、神经、内分泌、免疫系统相关生物学指标具有明确的调控作用。中药复方可降低炎症因子的表达,从而发挥抗炎的作用,将青蒿(后下)、鳖甲(先煎)、水牛角(先煎)、生地黄、牡丹皮、玄参、秦艽按2:3:4:3:2:3:2比例组成清养透解合剂,选取42例系统性红斑狼疮患者,随机分为治疗组、对照组,两组均采用口服泼尼松片治疗,在此基础上治疗组加用清养透解合剂,对照组加用安慰剂,结果显示:与对照组比较,治疗组IL-4降低,IFN-γ/IL-4升高,差异有统计学意义,并且治疗组不良反应例数少于对照组,表明清养透解合剂联合泼尼松片能改善Th1/Th2细胞群失衡,减轻激素、免疫抑制剂的毒副作用。葛根芩连汤可改善自发性2型糖尿病小鼠胰岛素抵抗,且其抗2型糖尿病胰岛素抵抗作用可能与其改善血浆中脂多糖、TNF-α、IL-6等炎症因子,以及调节肠道菌群结构有关。黄连解毒汤主要成分黄连素、汉黄芩素能显著抑制脂多糖诱导的小鼠巨噬细胞中TNF-α、IL-6的表达以及COX-2的表达。杏苏散、桑杏汤为中医治疗秋燥的经典名方,其中杏苏散轻宣凉燥、理肺化痰,用于治疗外感凉燥症;桑杏汤清宣温燥,润肺止咳,用于治疗外感温燥证,研究发现杏苏散、桑杏汤均能显著降低PM2.5致Wistar大鼠肺损伤组织中高迁移率蛋白-1、TNF-α、IL-6的表达水平,对肺组织具有一定的保护作用,两者有望成为中医防治雾霾伤肺的有效方剂。龙胆泻肝汤源于汪昂《医方集解》,为中医经典名方,其主要功效为"泻肝胆实火,清三焦湿热,尤以清下焦湿热见长"。

用疏肝泻火经方龙胆泻肝汤治疗多囊卵巢综合征高雄激素血症模型大鼠,与模型组相比,龙胆泻肝汤高、低剂量组可明显降低卵巢质量及体积、血清中促黄体生成素/卵泡刺激素、睾酮、空腹血糖、空腹胰岛素水平及炎症因子 IL-2、IL-4、IL-6、IL-10 的表达水平,提高 JAK2、STAT3 的表达量,表明龙胆泻肝汤对多囊卵巢综合征大鼠具有明显的疗效,主要是通过降低激素水平和抑制炎症反应来实现的,且其机制可能与 JAK2/STAT3 通路相关。加味竹叶石膏汤有清热除湿、养阴通络、消肿止痛的功效,是治疗湿热蕴结之痛风性关节炎的有效良方。用低中高浓度的加味竹叶石膏汤治疗 C57BL/6 腹膜炎模型小鼠和痛风性关节炎模型小鼠,模型组小鼠血清 IL-1β、Caspase-1 水平明显高于正常组,IL-1 是主要由单核/巨噬细胞产生的一种促炎细胞因子,Caspase-1 又称为 IL-1 转化酶,可加工前体 IL-1,产生成熟的 IL-1 并分泌于细胞外,与模型组比较,加味竹叶石膏汤高、中、低剂量组均明显降低小鼠血清中 IL-1β、Caspase-1 水平,减轻炎症细胞浸润,改善小鼠关节炎症状。乌头汤能够降低胶原诱导的类风湿关节炎大鼠血清中 IL-6、IL-15、IFN-γ 和 GM-CSF 等炎性细胞因子的活性,且随着乌头汤浓度的增高,细胞因子的血清含量呈现下降趋势,推测乌头汤能直接或间接的缓解炎症,对类风湿关节炎有一定治疗作用。

二、针灸与免疫

(一) 针刺与免疫

许多研究表明针刺对免疫功能有调节作用,经络通过脑与淋巴管的相互位置关系,使经络与免疫系统的联系在形态学上有了客观基础。国内外学者研究证明,针刺对免疫功能的调节作用,是在中枢神经系统各级水平的参与下,通过整合神经-内分泌-免疫系统的介导而实现的,具有整体性和双向性等特点,研究表明针灸能改变机体的特异和非特异性免疫功能,对免疫细胞和免疫分子均有明显的影响,在防治变态反应性疾病、抗感染、抗炎和抗肿瘤等方面发挥了积极的作用。针灸对机体的调整为"损有余而补不足",从而"归于平复",即达到中医学的"阴平阳秘",这与西医学的免疫调节作用有许多相似之处。

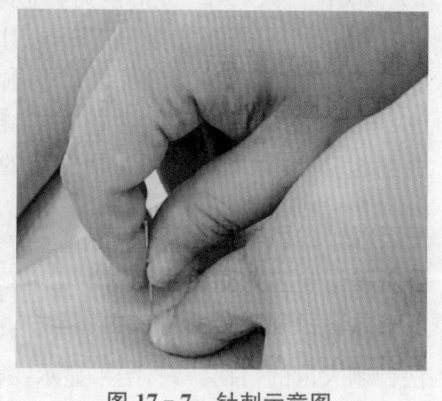

图 17-7　针刺示意图

1. 针刺对免疫器官的调节作用　用电针针刺肝癌 H_{22} 荷瘤小鼠的"大椎穴",结果显示电针治疗能提高脾脏指数、增强荷瘤小鼠脾淋巴细胞增殖能力,针刺调节肿瘤免疫抑制效应与其下调荷瘤小鼠脾淋巴细胞 Foxp3、Stat5a、Stat5b 的表达,胸腺 Foxp3 的表达有关。而 Foxp3 作为 $CD4^+CD25^+$ Treg 细胞发育和功能维持的主要调节基因,能增强 Treg 细胞的免疫抑制功能,下调机体抗肿瘤免疫应答。Stat5 的活化对转录因子 Foxp3 的表达与调控起到关键作用。针刺"足三里"穴能够调节机体的免疫系统功能,不同的针刺深度对健康大鼠免疫系统功能的影响也不同,与刺入"足三里"穴皮下层相比,刺入肌肉层深层可提高健康大鼠胸腺指数及淋巴细胞增殖能力,增强大鼠机体免疫能力,但对于机体外周血细胞无明显影响。用电针刺激焦虑模型大鼠的"内关"穴和"神门"穴,隔日 1 次,每次留针 15 分钟,持续 15 日。结果显示,模型组大鼠胸腺组织形态发生重度萎缩,胸腺小叶结构不清,胸腺皮髓界限不清,淋巴细胞排列疏松,胸腺小体体积明显增大。而电针组胸腺轻度萎缩,胸腺小叶结构存在,皮髓分界清楚,皮质区淋巴细胞稠密,髓质区增宽。表明电针不仅可缓解大鼠的焦虑情绪,还可通过干预胸腺心钠肽的合成和分泌及利钠肽受体 A 的表达,改善由于慢性应激所致的胸腺受损。用电针针刺血管性痴呆小鼠模型的"百会"穴、"肾俞"穴、"膈俞"穴,与模型组相比,造模初期,电针组的脾脏指数均高于模型组,即电针可以激发和加强模型动物尚不强烈的免疫反应;至造模中期,电针组脾脏指数反而低于模型组,也就是说,当模型动物的免疫反应激增时,电针又反过来抑制其亢进,起到了调节作用;至 30 日时,电针组的脾脏指数虽不及假手术组高,但明显高于模型组,即当模型动物的免疫功能降低时,电针又起到了加强作用。表明电针对模型动物的脾脏指数有双向调节作用。

2. 针刺对免疫细胞的调节作用 随着年龄的增长,机体的免疫功能下降,癌症、自身免疫性疾病的发病率增高。针灸调节免疫作用的机制主要在于扶正固本,"足三里"穴是足阳明经合穴,针刺该穴,可以疏通脾胃气机,脾胃健运,则气血生化有源。"关元"穴属任脉,任脉为阴脉之海,能调节人体一身阴经气血,针刺该穴,可调节人体阴血的运行。有研究针刺老年大鼠双侧"足三里"穴和"关元"穴,通过碳粒廓清法和图像分析仪技术,观察针刺对老年大鼠肝脏内的巨噬细胞在数量、形态和功能上的影响,结果显示,针刺能使老年大鼠肝内巨噬细胞在数量上增多,体积增大,吞噬功能增强,表明针刺"足三里"穴、"关元"穴能增强老年大鼠肝脏内巨噬细胞的功能。用慢性不可预见性中等强度应激造成小鼠抑郁症模型,并从造模成功开始针刺小鼠的"百会"穴和"神庭"穴,结果显示,巨噬细胞分泌 $IL-1\beta$、$IL-6$、$TNF-\alpha$ 的能力在造模的中后期明显提高,针刺治疗后,在改变行为学指标的同时,对巨噬细胞分泌 $TNF-\alpha$、$IL-1\beta$、$IL-6$ 有下调作用。也有研究表明,针刺肉瘤小鼠骨髓抑制模型的"大椎"穴、"膈俞"穴、"肾俞"穴、"足三里"穴可以提高模型组血清中 $GM-CSF$ 和 $G-CSF$ 的含量,诱导粒细胞前体和巨噬细胞前体细胞呈集落生长,刺激造血细胞分化,以利于髓系造血细胞的增殖、分化和成熟,从而缓解化疗后的骨髓抑制,提升外周血白细胞。

放、化疗是恶性肿瘤治疗的重要手段,但其免疫抑制作用很难避免,其中 NK 细胞活性的下降难以通过药物或其他方法进行改善,而 NK 细胞活性直接影响患者的功能状态,导致放化疗难以继续。用免疫抑制剂环磷酰胺制备大鼠免疫低下的模型,采用随经平补平泻手法针刺大鼠的"百会"穴,结果显示,大鼠脾脏中 NK 细胞活性在针刺后明显增强。采用常规化疗及配合电针针刺肿瘤患者"足三里"穴、"三阴交"穴 1 个月后,T 细胞亚群、NK 细胞活性、白细胞计数及体液免疫测值非但未下降,反而还有不同程度的改善,表明电针疗法可以对抗化疗药物不良反应,提高化疗患者的免疫功能。

手术和麻醉可引起机体的创伤应激反应及免疫功能抑制,而机体的免疫状态是影响围术期患者预后的重要因素。研究选用"内关"穴、"合谷"穴、"足三里"穴分别在术前、术中、术后的不同时间段给予脊柱手术患者行针刺治疗,结果表明,与术中、术后针刺组相比,术前针刺组的免疫指标 T 细胞亚群、NK 细胞、免疫球蛋白均得到改善,且胃泌素浓度较高,术后 24 小时内恶心呕吐发生率降低,且肛门排气时间明显提前。表明术前针刺可改善脊柱手术患者术后免疫功能和胃肠功能,效果优于术中及术后针刺。临床研究表明,焦虑障碍患者存在多个层面免疫功能的紊乱,特别是 T 细胞免疫功能的紊乱引起学者们的关注,研究用电针刺激"内关"穴及"神门"穴,观察针刺对焦虑模型大鼠血浆 $CD4^+$、$CD8^+$ T 淋巴细胞含量及胸腺细胞 $CD4^+$、$CD8^+$ 表达水平的影响,探讨针刺治疗焦虑障碍的部分免疫调节机制。结果表明,模型组大鼠 T 细胞水平的改变,在外周血和胸腺中并不完全一致,胸腺髓质中 $CD4^+$、$CD8^+$ T 淋巴细胞表达均显著降低,而外周血中 $CD4^+$ T 淋巴细胞浓度明显下降,$CD8^+$ T 淋巴细胞浓度明显升高。经针刺治疗后,焦虑模型大鼠胸腺细胞过低的 $CD4^+$ 和 $CD8^+$ 表达明显提高,并趋于正常。外周血中 $CD4^+$ T 淋巴细胞浓度明显提高,$CD8^+$ T 淋巴细胞浓度明显下降,$CD4^+$/$CD8^+$ 比值有降低趋势,提示针刺可上调焦虑大鼠过低的成熟胸腺细胞水平,对焦虑大鼠胸腺 T 细胞的发育成熟起到良性调节作用,可通过干预外周血中归巢和再循环的 $CD4^+$、$CD8^+$ T 淋巴细胞水平,从而发挥其调节焦虑障碍小鼠 T 细胞亚群的作用。Treg 细胞是 $CD4^+$ T 细胞的一个亚群,具有低反应性与免疫抑制性两大功能特征,有研究采用电针和艾灸 H_{22} 肝癌细胞移植性实体瘤模型小鼠的"大椎"穴后,磁珠分离 $CD4^+CD25^+$ Treg 细胞,结果显示,模型组 $CD4^+CD25^+$ Treg 细胞水平比正常对照组明显增高;电针治疗组 $CD4^+CD25^+$ Treg 细胞水平与肿瘤对照组比较均明显降低。表明针刺治疗能下调荷瘤小鼠 $CD4^+CD25^+$ Treg 细胞,这可能是针刺具有抑瘤作用的机制之一。

3. 针刺对细胞因子的调节作用 针刺在改善化疗后骨髓抑制、提高机体免疫功能方面有显著的疗效,肿瘤患者属正气亏虚之体,在此基础上,又受到化疗不良反应的损害,化学药物使人体脏腑功能受损,气血阴阳亏虚,而在脏腑损伤之中尤以脾、胃、肾更为多见。中医认为脾胃为"后天之本""气血生化之源",肾为"先天之本",肾藏精,主骨生髓,精髓化血。根据"虚则补之""劳则温之"的治疗原则,选取"大椎""膈俞""肾俞""足三里"穴,共奏振奋阳气、健脾和胃、调补气血、补肾益精之效。故研究选用以上穴位,作为针刺治疗环磷酰胺化疗肉瘤小鼠的治疗穴位,通过对模型小鼠进行针刺治疗,提高了脾脏指数、血清中 IL-7 和 IL-8 的含量,进而可以促进多种细胞因子的产生和各种免疫细胞的成熟,增强机体细胞免疫和体液免疫功能,以缓解机体因化疗造成的免疫功能损伤。在对"足三里"穴治疗相关疾病的古代文献研究中发现,其具有治疗癫痫病症的作用,且在治疗处方上多以配伍选穴为主。现代研究也表明,针刺"足三里"穴可激活大脑边缘系统的某些脑区,大鼠海马组织中 IgG1、IgG2a 的含量较造模前均明显升高,IgG1、IgG2 水平的变化说明癫痫发病过程中,由 Th1、Th2 细胞所介导的细胞免疫和体液免疫分别参与了机体的免疫应答。而针刺大鼠的"足三里"穴后,IgG1、IgG2 的表达较模型空白组有所下降,并趋于正常水平,从而提示针刺可通过调控免疫应答过程中 IgG1、IgG2 的含量,来维持 Th1/Th2 间的平衡,起到保护脑组织,抑制癫痫的作用。重症肌无力是一种以部分或全身骨骼肌无力和极易疲劳为主要临床表现的自身免疫性疾病,大量的研究证明:IL-12 和 IL-18 在重症肌无力的发病过程中具有重要的作用,并与病情严重程度密切相关。重症肌无力属于中医"痿证"的范畴,患者以脾气虚弱、肾阳不足为主要病机,中医认为重症肌无力患者以虚证居多,其病因多由起居失常、劳逸失衡、饮食不节和七情内伤所致,其病位主要在脾肾二脏,其病机主要为脾胃虚弱致气血化生乏源,或肾阳不足至精血亏虚,以致筋肉失于濡养,久之导致机体颓痿无力。根据重症肌无力患者脾气虚弱、肾阳不足的主要病机,故采用"温阳补气"针法进行治疗,取手阳明经穴之"手三里",取足阳明经穴之"足三里",坚持了"治痿独取阳明"的治疗原则;同时,脾为"后天之本""气血生化之源",肾为"先天之本",藏命门之火,取"脾俞""肾俞"两穴,通过温补"先天之本",健运"后天之本",以调节脾肾二脏之虚弱不足,达到了温阳补髓、益气养血、濡润宗筋、补气助力、壮肌治痿的治疗目的。研究用"温阳补气"针法治疗实验性自身免疫性重症肌无力模型大鼠,发现可以直接降低模型大鼠血清中 IL-12 和 IL-18 的表达水平,继而抑制 IFN-γ 的生成表达,从而达到治疗模型大鼠重症肌无力的作用,且其治疗效果与溴吡斯的明相近。临床研究发现,针刺"背俞"穴联合香丹注射液穴位注射治疗血热型银屑病的疗效更好,且不良反应少,可能与其下调 Th1 细胞因子 IL-2、TNF-α、IFN-γ 水平,上调 Th2 细胞因子 IL-4、IL-10 水平,使 Th1/Th2 保持平衡有关。NF-κB 在调控炎症相关基因表达中具有关键作用,因此 NF-κB 信号通路被认为是典型的炎症信号转导通路。在炎症相关的疾病中 NF-κB 自身被激活且持续表达,有研究表明针刺"百会"穴、"风池"穴可能通过 NF-κB 信号通路,调控炎性细胞因子(IL-1β、IL-4、IL-6 和 TNF-α)的表达水平,从而抑制了神经性皮炎的慢性炎症的级联放大,为临床治疗该病提供有效的针灸处方。针刺在改善化疗后骨髓抑制、提高机体免疫功能方面有显著的疗效。

(二) 艾灸与免疫

艾灸作为针灸疗法的重要组成部分,有 2 000 多年的历史,是中医传统的治疗方法之一。《灵枢·官能》说"针所不为,灸之所宜"。《医学入门·针灸》载有"凡病药之不及,针之不到,必须灸之"。而早在《灵枢·经脉》中就记载"灸则强食生肉"。认为灸法可以增进食欲、促进机体的生长。《本草纲目》记载:"艾,外用灸百病,壮元阳,通经脉,行气补血。"目前认为艾灸具有温经散寒、疏通经络、扶阳固脱、升阳举陷、和防病保健的作用,被认为在健康条件下可以增强免疫力,在疾病状态下可以抑制异常的免疫反应,能够用于多种感染性疾病的预防和多系统炎性疾病的治疗。艾灸起效的因素可能有以下 3 点:① 艾灸燃烧生成物本身的药理作用;② 艾灸燃烧产生的物理作用、光热效应;③ 经络穴位自身的调控作用。现代研究表明,艾灸能够影响不同的免疫器官、免疫细胞、免疫因子等,进而调节机体的免疫系统功能。

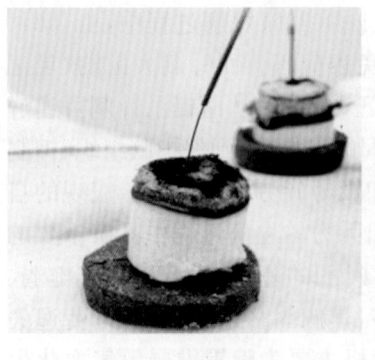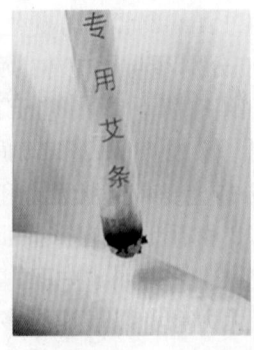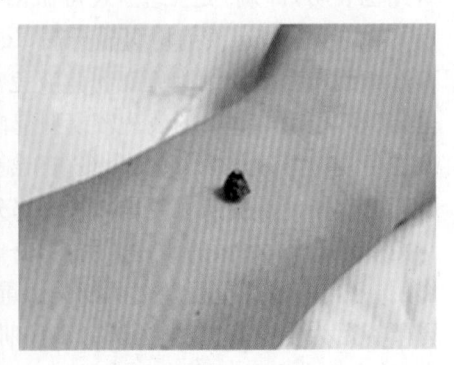

图 17-8　艾灸示意图

1. 艾灸对免疫器官的调节作用　脾脏、胸腺是人体重要的免疫器官,随着年龄的增加,这些免疫器官都发生了不同程度的萎缩,而艾灸能使这些萎缩的免疫器官得到不同程度的恢复。唐氏等发现艾灸"肾俞"等穴位对免疫功能低下小鼠的胸腺和脾脏有保护作用，对老龄小鼠脾淋巴细胞的增殖反应有一定增强作用，可改善老化的机体免疫功能。艾灸"肝俞"穴、"脾俞"穴、"肾俞"穴能提高慢性疲劳大鼠脾脏指数、脾淋巴细胞增殖转化能力、血清 IL-2 和 TNF-α 水平，从而提高了免疫功能，这也可能是艾灸治疗慢性疲劳综合征的机制之一。

2. 艾灸对免疫细胞的调节作用　　NK 细胞来源于骨髓淋巴干细胞，可直接杀伤肿瘤和病毒感染的靶细胞，在机体免疫监视和早期抗感染过程中具有重要作用。研究发现，艾灸移植瘤小鼠"神阙"穴可增强 NK 细胞杀伤活性，提高血清 IL-2、IL-12 水平，进而抑制肿瘤生长。有研究对恶性肿瘤患者的"神阙""足三里"穴以艾条温和灸，每穴艾灸 15 分钟，每日 1 次，14 日为 1 个疗程，结果发现艾灸可升高恶性肿瘤患体内者 NK 细胞数目并对恶性肿瘤患者的躯体功能、总健康状况、疲乏、恶心呕吐、食欲下降、腹泻方面有改善，提高了恶性肿瘤患者生活质量。研究发现，对衰老人群进行隔药饼灸能提高衰老人群 NK 细胞活性，增加免疫细胞杀伤功能。艾灸作为传统疗法治疗痛经，特别是原发性痛经疗效肯定，且简便易行，无毒副作用，有着独特优势，研究者选择治疗痛经的常用腧穴"神阙"穴和"关元"穴分别对痛经大鼠进行艾灸治疗，结果发现，灸"神阙"穴组与灸"关元"穴组大鼠脾脏淋巴小结数目及面积均明显增多增大，且灸"关元"穴大鼠脾脏淋巴小结数目稍多于灸"神阙"穴组。虽然灸"关元"穴与灸"神阙"穴均可通过提高原发性痛经大鼠脾脏 NK 细胞活性而发挥镇痛作用，但灸"关元"穴比"神阙"穴对原发性痛经大鼠免疫的影响更明显。采用直接灸对带状疱疹患者进行干预，结果患者外周血中 Th 细胞和 NK 细胞明显增加，同时患者的皮疹和神经痛消退迅速，说明艾灸治疗带状疱疹可能是通过提高机体免疫功能特别是细胞免疫而提高机体抗病毒能力。

巨噬细胞内富含溶酶体及线粒体，具有很强的吞噬功能。研究表明，艾灸的温热作用可以通过多种信号传导途径激活小鼠巨噬细胞的自噬反应，这可能是艾灸能快速发挥抗感染的作用机制之一。艾灸"大椎"穴对正常小鼠巨噬细胞吞噬功能影响不大，但对免疫低下小鼠巨噬细胞吞噬功能有显著增强作用，表明艾灸具有调节免疫平衡的作用。艾灸可上调溃疡性结肠炎大鼠肺组织中巨噬细胞重要功能表型 CD163 分化及关键细胞因子 IL-4、IL-13 的表达，下调活化表型 CD86 分化及关键细胞因子 IFN-γ、TNF-α 的表达。艾灸环磷酰胺所致骨髓造血抑制模型大鼠的"膈俞"穴，可提高外周血白细胞数量，增强化疗大鼠巨噬细胞诱生粒-巨噬细胞集落刺激因子的能力。艾灸"大椎"穴可明显抑制恶性淋巴瘤在 C57BL/6 小鼠体内的生长，显著增强小鼠腹腔巨噬细胞的吞噬功能、杀伤活性及释放 TNF、NO 能力。表明艾灸抗肿瘤作用与其增强小鼠巨噬细胞免疫功能有关。

艾灸对 T 细胞的影响具有双向性作用，可使 T 细胞亚群恢复平衡。运动性免疫功能失衡表现为 Th1 向 Th2 漂移，伴随 Th2 型细胞因子的大量分泌，以大负荷训练阶段中长跑运动员为研究对象，交替选用两组穴位：① 关元、足三里；② 关元、三阴交，每日灸 1 组，检测运动中 IFN-γ 和 IL-4 的变化，这两个指标被广泛应用为 Th1/Th2 失衡的评价指标，反映机体的免疫平衡状态，结果表明，艾灸组 IFN-γ/IL-4 比值随时间的变化先上升后恢复，提示艾灸预处理方法对维持运动员 Th1/Th2 平衡具有良性调节作用。有研究对脑瘫患病儿童的"关元"穴、"肾俞"穴、"足三里"穴行温和灸，每日 1 次，30 日为 1 个疗程，共治疗 90 日，结果发现,艾灸可明显提高患病儿童的 T 淋巴细胞亚群、血清免疫球蛋白(IgG、IgA)及发育指数。肿瘤患者 T 淋巴细胞亚群的异常分布及具有免疫调节作用的各类细胞数量的变化使机体免疫力下降,导致病情恶化。对 31 例胃癌术联合化疗治疗后免疫功能低下的患者采用艾灸"足三里"穴的方法进行治疗后,结果显示,患者 CD3$^+$ T 细胞、CD4$^+$ T 细胞及 NK 细胞的数量明显增加,并且患者在食欲、睡眠、精神方面有明显改善,表明艾灸能够提高胃癌患者的免疫功能及生活质量。有研究采用直接灸对幽门螺杆菌胃炎大鼠干预,足三里等穴位每穴连续灸 5 壮,每日 1 次,连续干预 16 日,结果显示艾灸后大鼠血清 TNF-α、IL-6、IL-8、CD8$^+$ 含量降低,CD3$^+$、CD4$^+$、CD4$^+$/CD8$^+$ 升高,表明艾灸可减轻 HP 胃炎大鼠炎症反应,提高大鼠免疫力。B 淋巴细胞不仅通过产生抗体发挥特异性体液免疫功能,同时也是重要的抗原提呈细胞,参与免疫调节。衰老是指机体各器官功能普遍的、逐渐降低的过程。中医理论认为,人体的生长、发育、衰老与脏腑功能和经络气血的盛衰关系密切。衰老多属本虚标实,气滞血瘀。基于艾灸的延缓衰老和益气活血理论,研究选取"百会"穴、"膈俞"穴、"气海"穴、"三阴交"穴、"膻中"穴为施治穴位。"百会"穴属督脉,可开窍醒神、回阳固脱,"膈俞"穴开胸通膈,"气海"穴培补元气,"三阴交"穴健脾益气,调补肝肾,"膻中"穴可理肺气、通乳络,共奏益气活血之功。结果表明,艾灸可明显提高衰老大鼠 T 淋巴细胞、B 淋巴细胞增殖能力,降低 TGF-β 含量,升高 IFN-γ 含量,增强衰老大鼠免疫功能,达到延缓衰老的目的。

3. 艾灸对细胞因子的调节作用　　细胞因子是一类能在细胞间传递信息且具有免疫调节和效应功能的蛋白质或小分子多肽。"膻中"穴主治上焦病症,是经络腧穴理论中的重要穴位之一,具有宽胸理气、行气活血的功效。艾灸 ApoE$^{-/-}$ 小鼠"膻中"穴 14 周后,小鼠主动脉病变明显减轻,主动脉内 TNF-α、MMP-9 含量明显降低,抗炎因子 IL-10 呈升高趋势,表明艾灸可通过抑制大鼠体内的炎性反应,缓解动脉粥样硬化病变,抑制动脉粥样硬化斑块生长。"逆灸"是"治未病"方法之一,是指在机体未病之时应用艾灸的方法刺激机体一定的腧穴,通过激发机体自身潜能,达到提高机体耐受与应变能力的传统方法。逆灸大鼠"大椎"穴具有减轻佐剂性关节炎大鼠早期、继发期足肿胀率的作用,这种作用可能与逆灸调节血清中炎性细胞因子 IL-1β、TNF-α 的浓度有关。类风湿关节炎的关节僵硬和疼痛等症状在晨起时剧烈,促炎因子在其特有的"晨僵"反应中起了关键的作用,中医有对类风湿关节炎节律性症状的描述,如《济生方》"病历节昼轻夜重,疼痛彻骨,如虎咬啮撕抓,乃百虎历节风也"。有研究在中医理论的指导下,根据辰时五行为土,此时胃经最旺,土可生万物,而脾胃为后天之本,辰时又属于阳,选择辰时麦粒灸"肾俞"穴、"足三里"穴治疗实验性类风湿关节炎大鼠,可以更好地提升阳气,以驱逐外邪,结果显示,在下丘脑-垂体-肾上腺轴完整的条件下,艾灸可能通过调整实验性类风湿关节炎大鼠 TNF-α 的昼夜节律,从而发挥控制炎症的作用。慢性胃炎是临床常见病,属中医学"胃脘痛""痞满""腹胀""嘈杂"等范畴,由于艾灸疗法具有良好的温经散寒、疏通经络、防病保健等作用,因此临床常用于防治胃脘痛、痞满等病症。"足三里"穴、"关元"穴、"中脘"穴、"胃俞"穴和"脾俞"穴有调气导滞、补益脾胃、振奋人体正气之功效,是临床上治疗慢性胃炎的重要腧穴,根据古典医籍和临床经验选取这 5 个穴位作为治疗穴位,研究结果显示,艾灸可降低幽门螺杆菌胃黏膜炎性损伤大鼠胃黏膜的损伤指数,其作用机制之一可能与艾灸抑制胃黏膜局部组织 TNF-α、IL-1β、IL-12 的表达，促进抗炎因子 IL-10 的表达有关。灸法的治疗作用在于借助灸火的热力和艾的温通功效，刺激穴位，激发经气，再通过相应经脉，内达脏腑，达到舒筋活络、行血消瘀、祛风除湿止寒的功用。该研究中选用"肾俞"穴，以"先天生后天"，从而达到祛邪扶正之功，借其传导艾灸的温经通络效应，使体内的阳气从内而生，达到行气活血，散寒除湿功效。研究发现，艾灸"肾俞"穴能抑制类风湿关节炎大鼠继发性足肿胀，可能与艾灸抑制血清中致炎因子 IL-1 的释放，提高免疫调节因子 IL-2 含量，增强模型大鼠关节滑膜组织的 STAT1 和 SOCS mRNA 的表达有关。有研究用隔附子饼灸和温和灸作用于实验性自身免疫性甲状腺炎模型大鼠的两组穴位：① 大椎、命门；② 天突、关元，每日取 1组穴位，2 组穴位交替轮流施灸，每日 1 次，共灸 30 日，结果显示，隔附子饼灸、温和灸均能有效纠正实验性自身免疫性甲状腺炎模型大鼠甲状腺组织病理学的变化，改善模型大鼠的甲状腺功能，降低甲状腺自身抗体水平，这种治疗作用可能与降低炎性细胞因子 IL-17 和IL-23 的表达有关。

三、中医其他疗法与免疫

(一) 推拿疗法与免疫

推拿疗法是通过手法作用于人体的经络、穴位、特定部位，以达到治病、防病作用的一种治疗方法，是中医传统养生保健与治疗疾病的方法之一，具有悠久的历史和完善的理论基础。

研究发现，通过不同的推拿方法能够有效调整机体的免疫功能。研究人员用环磷酰胺腹腔注射制造免疫抑制的家兔模型，在造模结束后第 2 日采用皮部推拿法干预，选择家兔背部脊柱两侧足太阳膀胱经皮部，从"肺俞"穴至"肾俞"穴之间部位，采用揉膀胱经、推膀胱经、捏脊法，每日 1 次，每次约 20 分钟，连续操作 21 日，结果显示，推拿可提高免疫抑制模型家兔的胸腺和脾脏指数，提高施术部位皮肤中 MHCⅡ、IL-12 的含量。选取亚急性衰老大鼠双侧"环跳"穴、"阳陵泉"穴及两穴之间的区域进行推拿干预，结果显示，推拿可通过降低胸腺 NO 浓度，提高 SOD 活性，延缓免疫器官萎缩和功能退化，提高机体免疫力，从而达到延缓衰老的效果。腰椎间盘突出症患者外周血 T 淋巴细胞亚群 $CD4^+$/$CD8^+$ 比值下降，血清 IgG、IgM 显著升高，这说明了腰椎间盘突出症患者同时存在细胞免疫和体液免疫异常的自身免疫炎症。经推拿治疗后患者腰痛及下肢疼痛症状得以显著性改善，$CD4^+$ 恢复至正常，$CD4^+$/$CD8^+$ 比值上调，同时，血清 IgG、IgM 也下降至正常水平，体液免疫和细胞免疫得以改善，阻断了椎间盘组织的退变及自身免疫性炎症，说明推拿治疗腰椎间盘突出症可能是通过对自体免疫反应和化学炎症的调节而发挥作用。脑瘫患者存在促炎细胞因子(如 TNF-α 和 IL-6 等)基因表达上调和抗炎细胞因子(如 IL-10 等)基因表达下调，而推拿可逆转这种现象，提示脑瘫发生发展中存在炎症细胞因子调节机制，推拿疗法可能通过重塑促/抗炎症反应体系新平衡来干预脑瘫。

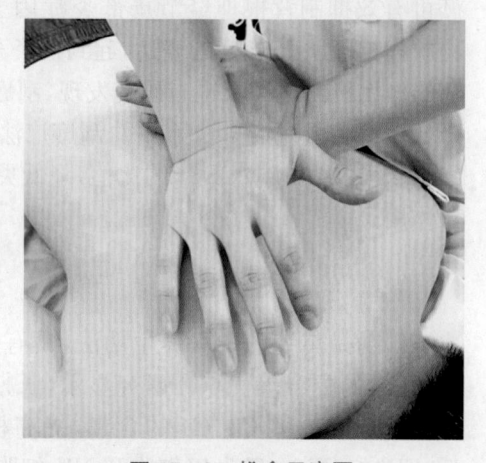

图 17-9　推拿示意图

（二）刮痧疗法与免疫

刮痧是在中医经络腧穴理论的指导下，用特制的器具，在体表进行相应的手法刮拭，出现皮肤潮红，或红色粟粒状，或紫红色，或暗红色

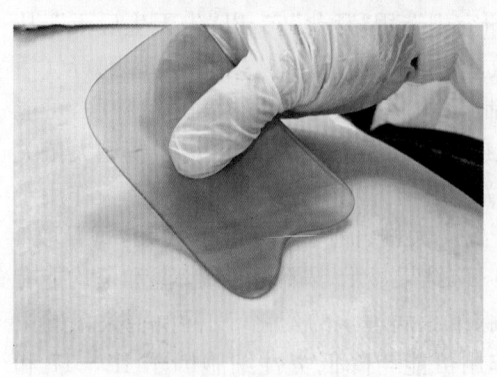

图 17 - 10   刮痧示意图

的血斑、血泡等出痧现象，达到活血透痧、防治疾病等作用的一种外治法。刮痧作为传统中医治法，在治疗上具有解表祛邪、调畅气血、活血化瘀、疏通经络的作用，其作为一种兼治疗和保健双重功效的自然疗法，以方法独特、简便安全、适应广泛、疗效可靠等特点，越来越受到人们的广泛重视。目前认为刮痧对免疫系统的调节作用是多方面影响的结果，并非单一作用于细胞或神经递质，而是对整个免疫系统的激活调整。

刮痧后体表皮肤毛细血管充血破裂，血液从破损的毛细血管进入组织间隙，微量红细胞溶解产生类组胺物质，激活局部免疫系统，释放细胞因子，提高机体免疫力。同时，刮痧操作时产生的机械性刺激通过皮肤感受器传入中枢神经系统，调节兴奋与抑制过程，提高操作区皮肤免疫细胞的代谢及吞噬能力，促进机体恢复。研究表明，刮痧出痧的现象可以刺激白细胞、IL-1 和 IL-6 增高，从而促进 B 淋巴细胞和 T 淋巴细胞的增殖和活化，影响到机体免疫力的调节，达到抗病防病的目的。刮痧可提高慢性疲劳大鼠的胸腺指数、脾脏指数、脾淋巴细胞增殖转化能力，降低 IL-2 和 TNF-α 的表达，进而增强慢性疲劳大鼠的免疫功能。采用刮痧 20 次、刮痧 40 次对小鼠进行处理，小鼠刮痧后刮痧区域的 TNF-α、IL-6、IL-12、IL-23 上调，IL-10 下调。表明，刮痧能造成局部的轻度炎症反应，且刮痧次数越多，炎症反应越强，同时，刮痧后未刮痧区域的 TNF-α 也出现上调，提示刮痧不仅能造成局部影响，还可以引起全身性的反应。腰椎间盘突出症在中医学上属于"腰痛""痹症"的范畴，其主要病因为正气不足、肝肾亏虚及感受风寒湿邪，导致气滞血瘀，痹阻经络。病机的核心是"虚"和"瘀"。通过刮拭腰椎间盘突出症模型大鼠的督脉，振奋阳气，从而补虚；刮拭其膀胱经，可促进气血运行，从而活血化瘀，达到标本兼治、补虚祛瘀的目的。结果显示，刮痧可有效抑制背根神经节局部炎症因子磷脂酶 A2 和前列腺素 E2 以及血清疼痛物质 P 物质和神经肽 Y 含量的表达，起到抗炎和神经调节的作用，这可能是刮痧治疗腰椎间盘突出症的作用机制之一。也有研究发现，刮痧可抑制腰椎间盘突出症模型大鼠的自身免疫反应，降低模型大鼠血清 IgG 水平。刮痧疗法可提高腰椎间盘突出大鼠外周血中 CD4+、CD8+ T 细胞水平及 CD4+/CD8+ 的比值，降低炎症因子 TNF-α 的表达，具有明显的抗炎及免疫调节作用。

（三）气功疗法与免疫

气功是传统的中医养生功法，具有动作简单易学、强度适宜、形态优美，注重呼吸、动作、意念的配合等优点。研究显示，长期坚持健身气功易筋经锻炼，能提高老年人免疫球蛋白 IgG 和补体 C3、C4 的含量，提高机体免疫功能。老年人锻炼健身气功易筋经 24 周后，CD4+、CD8+ T 淋巴细胞和 NK 细胞百分比，CD4+/CD8+ 比值，IL-2、IL-6 和 IFN-γ

水平均显著升高,表明健身气功易筋经能提高老年人的免疫功能,这可能与易筋经延缓衰老的机制有关。2 型糖尿病患者练习气功有助于血糖的控制,降低 HbA1c 及炎性因子 IL-4、IL-12、TGF-β 水平,提高机体免疫功能,具有积极的临床意义。健身气功马王堆导引术,对改善中老年女性的免疫功能有一定作用,练功 3 个月后,练功组 T 细胞亚群及其比值部分指标发生变化,CD4$^+$ 数量增加、CD4$^+$/CD8$^+$ 比值升高、NK 细胞百分比含量有所增加,其免疫功能改善的作用机制可能与马王堆导引术"调身""调息""调心"三调合一的运动特点有关。也有研究表明,健身气功马王堆导引术,可改善中老年女性心血管功能,提高血清免疫球蛋白 IgA、IgG 水平,虽然 IgM 水平也高于练功前,但无显著差异。

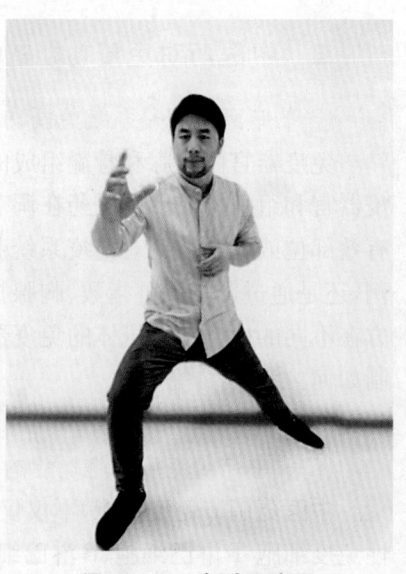

图 17-11　气功示意图

第三节　发 展 趋 势

中医药是中华文化的瑰宝,也是长期服务人民大众的传统医学,在中华民族的繁衍与发展过程中起着非常关键的作用,在祖国医学和卫生保健中具有举足轻重的重要地位,从古至今,我国学者和医疗工作者一直不忘初心,孜孜不倦地研究、发展和应用中医药。诸多研究表明中医药在免疫方面有独特的作用,从整体到局部,从组织到分子等不同层面进行免疫调节,直接实现或者辅助临床治疗。随着人民大众对中医药的更广泛的认同,中医药在调节免疫、治疗肿瘤、慢性疾病等方面应用范围的拓展和效果显现和中医药治疗优势的凸显,中医免疫的研究越来越受关注,成为诸多科学研究热点之一。立足现有研究进展预测研究趋势,中医免疫研究内容与发展将在中医药作用机制的免疫学解释、中医药对免疫功能的调节及其作用机制研究、中药及其复方免疫功能评价及其活性成分筛选和中医免疫治疗等方面引起更多的关注与研究探讨。

一、中医药作用机制的免疫学解释

中医学运用阴阳五行学说、气血津液学说、脏腑经络学说等基本理论与医学免疫学之间有着紧密的相关性,如阴阳盛衰、五行转变、精气血津液失常、脏腑经络失调等与免疫功能的调节有类似之处,可以说中医基本理论隐含着免疫学思维。如阴阳的互根互用是指一切事物或现象中相互对立的阴阳两个方面,阴阳互根关系受到破坏,就会导致"阴阳离决,精气乃绝",互用关系失常,就会出现"阴损及阳"或"阳损及阴"的病理变化,而机体在免疫应答过程中,发生的固有免疫和适应性免疫、细胞免疫和体液免疫之间也存在互根互用的关系。如何用免疫学概念解释中医学基本理论或者如何用中医学基本理论阐述免疫学现象,是中医免疫的一个发展方向。

二、中医药对免疫功能的调节及其作用机制研究

(一) 中药对免疫系统免疫功能的调节

免疫器官由胸腺和骨髓组成的中枢器官和脾脏、淋巴结和黏膜免疫系统组成的外周免疫器官和组织构成。中医药在调节免疫系统功能方面具有重要的作用,中药复方、单味药或有效部位或成分如何对免疫系统起作用,是通过调节派氏结来维持 CD4$^+$/CD8$^+$ T 细胞比例,还是通过影响脾脏指数、胸腺指数,调节外周免疫系统发挥效应,不同的中药、不同的配方在不同的模型中对机体的免疫器官造成不一样的影响,中药在免疫中如何调节,其作用机制如何?

(二) 中药对免疫细胞功能的调节

中医药调节免疫功能,不仅仅停留在整体的免疫系统水平,现代研究表明中医药对适应性免疫细胞 T 淋巴细胞、B 淋巴细胞和固有免疫细胞如巨噬细胞、NK 细胞,DC 细胞等从活性功能和增殖数量上均具有较好的调节作用。但同样,不同的中药、不同的配方其对免疫细胞功能的影响千差万别,其调节机制如何,其研究将是未来一个重要研究内容。

(三) 中药对免疫分子的调节

大量文献表明,随着对中医免疫研究的深入和各种免疫信号通路的阐明,中医药在调控免疫分子方面起着重要的作用。文献表明中药对细胞因子的表达具有显著影响,如黄芩对病毒性肺炎肺中炎症性细胞因子表达具有显著性影响。双氢青蒿素和氧化苦参碱对细胞因子表达具有选择促进和抑制作用。部分中药多糖对黏膜免疫分子 sIgA 具有影响。清热类及补益类中药在炎症状态及炎性疾病中能通过诱导或下调天然免疫分子的表达,起到杀伤病原体、调节免疫应答的作用。可以预测在今后的一段时间内,研究中医药对细胞因子等免疫分子的调节作用,同时研究这些免疫分子对信号通路的调控将是一个趋势。

三、中药及其复方免疫功能评价及其活性成分筛选

中医免疫不仅仅限于考察中医药对免疫功能的调节及其作用机制,还需要对中药资源进行筛选和进一步开发与拓展。哪些中药具有免疫调节作用,如何配伍能更好地实现中医药对免疫的调节,这些都需要进一步进行研究,因此,对免疫具有明显作用的中药复方或者单味中药的筛选,甚至对免疫具有明显作用中药单体成分的分离筛选及其作用机制研究将是中医免疫研究的热点和趋势。

四、中医疗法对机体免疫功能的协同增强作用

针刺、艾灸、推拿、刮痧、功法等中医疗法在促进人体免疫,改善机体生理功能状态方面具有一定的疗效,但在临床上常与其他药物联用,被认为起着协同辅助治疗。目前通过中医疗法调节免疫功能的机制阐述还不是很明确,需要进一步研究。

五、中医免疫治疗的发展趋势

中医药免疫治疗方法在艾滋病、恶性肿瘤、遗传性疾病、血液病等疾病的防治方面取得较好效果,同时,中医药免疫治疗在慢性、炎症性疾病方面也展现出明显优势。可以预期,传统中医学在理论与实践上与现代免疫学的有机结合,开展中医药免疫治疗将是中医免疫未来的一个发展趋势。

（程晓东　胡　丹）

索 引

参 考 文 献

［1］曹雪涛. 医学免疫学［M］. 7 版. 北京：人民卫生出版社,2018.

［2］Jenni Punt, Sharon Stranford, Judy Owen. Kuby Immunology［M］. New York：W. H. Freeman 2018.

［3］刘文泰. 医学免疫学［M］. 北京：中国中医药出版社,2017.

［4］Kenneth Murphy, Casey Weaver. Janeway's Immunobiology［M］. 9th edition. New York：Garland Science，2017.

［5］龚非力. 医学免疫学［M］. 北京：科学出版社,2016.

［6］曹雪涛. 医学免疫学［M］. 北京：人民卫生出版社,2015.

［7］王易. 免疫学导论［M］. 北京：中国中医药出版社,2013.

［8］Danilova N. The evolution of immune mechanisms［J］. J Exp Zool B Mol Dev Evol，2006，306(6)：496 - 520.

［9］Cooper MD，Alder MN. The evolution of adaptive immune systems［J］. Cell，2006，124(4)：815 - 822.

［10］周光炎. 免疫学原理［M］. 4 版. 北京：科学出版社,2018.

［11］Jenni Punt, Judy Owen, Sharon Stranford. Kuby immunology［M］. 7th edition. Freeman & Company，W. H，2013.

［12］David Male, Jonathan Brostoff, David Roth，Ivan Roitt. Immunology［M］. 8th edition. Elsevier Ltd，2013.

［13］William E. Paul. Fundamental Immunology［M］. 7th edition. Netherlands：Lippincott Williams & Wikins Publishers，2013.

［14］Abul K. Abbas. Basic Immunology［M］. 5th edition. ELSEVIER，2016.

［15］Abul K. Abbas. Cellular and Molecular Immunology［M］. 8th edition. ELSEVIER，2014.

［16］曹雪涛. 免疫学前沿进展［M］. 4 版. 北京：人民出版社,2017.

［17］Peter J. Delves, Seamus J. Martin, Dennis R. Burton, Ivan M. Roitt. Roitt's Essential Immunology［M］. 12th edition. Hoboken：John Wiley & Sons, Ltd, 2011.